Karolin Moormann

Augenkrankheiten der Haustiere

Vera Schmidt

Augenkrankheiten der Haustiere

Zweite, neugestaltete Auflage

239 Abbildungen

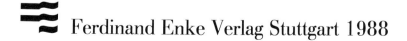
Ferdinand Enke Verlag Stuttgart 1988

OVR Prof. Dr. sc. med. vet. Vera Schmidt

Leiterin des Wissenschaftsbereiches Klein- und Heimtierkrankheiten der Sektion Tierproduktion und Veterinärmedizin der Karl-Marx-Universität Leipzig

CIP-Titelaufnahme der Deutschen Bibliothek

Schmidt, Vera:
Augenkrankheiten der Haustiere / Vera Schmidt. — 2., neugestaltete Aufl. — Stuttgart : Enke, 1988

ISBN 3-432-87412-x

1. Auflage 1973

Das Werk, einschließlich aller seiner Teile, ist urheberrechtlich geschützt. Jede Verwertung außerhalb der engen Grenzen des Urheberrechtsgesetzes ist ohne Zustimmung des Verlages unzulässig und strafbar. Das gilt insbesondere für Vervielfältigungen, Übersetzungen, Mikroverfilmungen und die Einspeicherung und Verarbeitung in elektronischen Systemen.

Lizenzausgabe für den Ferdinand Enke Verlag Stuttgart
© VEB Gustav Fischer Verlag Jena, 1988
Printed in the German Democratic Republic
Gesamtherstellung INTERDRUCK Graphischer Großbetrieb Leipzig

Vorwort zur zweiten Auflage

Vierzehn Jahre mußten seit der Erstauflage meines Buches „Augenkrankheiten der Haustiere" vergehen. Zwischenzeitlich konnte durch die enthusiastische Arbeit veterinärophthalmologischer Spezialisten in aller Welt ein enormer Erkenntniszuwachs erzielt werden. Diesen Umstand Rechnung tragend, versuchte ich, unter Beibehalten der Grundkonzeption und des annähernden Umfangs der Erstauflage notwendige Kompromisse hinsichtlich fachlich zu vertretender Stoffkürzungen und der Selektion des literarischen Quellennachweises einzugehen. So schrieb ich und verwarf und schrieb wieder in der Erkenntnis meiner mir selbst auferlegten Unzulänglichkeit der durchaus nicht umfassenden Darstellung aller ophthalmopathologischen Details. Ich erweiterte mein Stoffangebot auf die Vermittlung von Informationen über die optischen Funktionsbeeinträchtigungen des Haustierauges, und ich gab dem neuroophthalmologischen Untersuchungsgang und den angeborenen Netzhauterkrankungen breiteren Raum.

In dankbarer Entgegennahme aller kritischen Hinweise zur Erstauflage entschied ich mich, dieses Mal die Tierartenspezifik in den nach morphologischen und funktionellen Gesichtspunkten aufgebauten Kapiteln unterzubringen. Wesentliche speziesbedingte Besonderheiten des Vogelauges rechtfertigen allerdings die freundlicherweise von Herrn Veterinärrat Dr. BERND SEIDEL, Berlin, vorgenommene Bearbeitung der Augenkrankheiten der Vögel.

Vielen Dank Herrn Prof. Dr. sc. ROLF BERG, Berlin, der mir wieder als anatomischer Konsiliarius zur Verfügung stand und Herrn Veterinärrat Dr. HANS HEINZ KRÄMER, Berlin, für die kritische Durchsicht des Manuskripts. Es ist mir ein Bedürfnis, der dem Lehrstuhl Klein- und Heimtierkrankheiten der Karl-Marx-Universität Leipzig langjährig treu ergebenen Mitarbeiterin, Frau LISELOTTE LEINBERGER, für ihre aufopfernde technische Mitarbeit an diesem Werk sehr herzlich zu danken. Besonderer Dank gebührt auch Frau RENATE WELT-HERSCHEL, Leipzig, für die einfühlsame zeichnerische Umsetzung meiner Gedanken und Frau URSULA BAEHR, Leipzig, für das gute fotografische Erfassen zahlreicher Krankheitszustände am Tierauge.

Hervorhebenswert ist die harmonische, stets von Verständnis und Entgegenkommen geprägte Zusammenarbeit mit dem VEB Gustav Fischer Verlag, Jena, und Herrn Lektor Dr. Dr. ROLAND ITTERHEIM. Hierfür und für die großzügige Ausstattung dieses Buches bedanke ich mich von Herzen.

Wenn es mir gelingen sollte, mit vorliegender Zweitauflage den Studierenden der Veterinärmedizin eine Ergänzung ihres Lehrstoffes zu bieten, meinen Schülern, meinen in der Praxis tätigen veterinärmedizinischen Fachkollegen und allen ophthalmologisch Interessierten Hilfe und Anleitung in der Erkennung und Überwindung von krankhaften Zuständen des Auges der Haustiere zu vermitteln, so wird mir dies Freude bereiten und Genugtuung für die aufgewandte Arbeit sein.

Leipzig, im August 1987   VERA SCHMIDT

Inhaltsverzeichnis

1.	**Untersuchung augenkranker Tiere**	9
1.1.	Klinische Untersuchung	9
1.2.	Untersuchung der Augenfunktion	15
1.3.	Neuroophthalmologische Untersuchung	19
1.3.1.	Sehproben	20
1.3.2.	Augenreflexe	20
1.3.3.	Lakrimation	23
1.3.4.	Willkürliche Augenbewegungen	23
1.3.5.	Tonische Augenreflexe	23
1.3.6.	Ausfälle der Gehirnnerven und des N. sympathicus	24
2.	**Therapie am Auge**	28
2.1.	Lokale medikamentelle Therapie	28
2.2.	Systemische Therapie	32
2.3.	Spezielle Pharmakotherapie am Auge	32
2.3.1.	Reinigende, adstringierende, kaustische und desinfizierende Wirkstoffe	32
2.3.2.	Lymphtreibende, hyperämisierende und resorptionsbegünstigende Wirkstoffe	33
2.3.3.	Pupillenwirksame Mittel	34
2.3.4.	Lokalbetäubung des Auges	35
2.3.5.	Antimikrobielle Wirkstoffe	36
2.3.5.1.	Antibiotika	37
2.3.5.2.	Sulfonamide	38
2.3.5.3.	Antimykotika	38
2.3.5.4.	Virustatika	39
2.3.5.5.	Schwermetallverbindungen	39
2.3.5.6.	Farbstoffe	39
2.3.6.	Antiinflammatorische Wirkstoffe	40
2.4.	Substituierende Therapie	41
2.5.	Parenterale Eiweißzufuhr	42
2.6.	Osmotherapie	42
2.7.	Physikalische Therapie	42
2.8.	Chirurgische Therapie	43
2.8.1.	Allgemeine Voraussetzungen	43
2.8.2.	Anästhesie	44
2.8.3.	Instrumentarium	44
2.8.4.	Operationsraum	44
2.8.5.	Vorbereitung des Tieres	44
2.8.6.	Basischirurgie	45
3.	**Krankheiten der Augenlider**	50
3.1.	Untersuchung	51
3.2.	Angeborene Anomalien	51
3.2.1.	Kryptophthalmus	52
3.2.2.	Lidkolobom	52
3.2.3.	Epicanthus lateralis et medialis	53
3.2.4.	Makroblepharie	53
3.2.5.	Blepharophimose	53
3.2.6.	Distichiasis	53
3.2.7.	Ektopische Zilien	55
3.3.	Stellungsfehler der Zilien	55
3.4.	Anomalien der Lidstellung	56
3.4.1.	Entropium	56
3.4.2.	Ektropium	58
3.4.3.	Dritter Augenwinkel	60
3.5.	Anomalien der Lidspalte	61
3.5.1.	Blepharospasmus	61
3.5.2.	Lagophthalmus	61
3.5.3.	Ankyloblepharon	62
3.5.4.	Ptosis	62
3.6.	Lidödem	62
3.7.	Lidverletzungen	62
3.8.	Lidentzündungen	63
3.8.1.	Blepharitis diffusa	63
3.8.2.	Blepharitis marginalis	64
3.8.3.	Hordeolum	64
3.8.4.	Chalazion	65
3.8.5.	Abszeß- und Furunkelbildung	65
3.9.	Lidwinkelekzem	65
3.10.	Tumoren	66
4.	**Krankheiten der Bindehaut**	72
4.1.	Untersuchung	73
4.2.	Kongenitale Anomalien	74
4.2.1.	Dermoid	74
4.2.2.	Symblepharon	75
4.2.3.	Pterygium	75
4.2.4.	Bindehautxerose	76
4.3.	Entzündungen der Bindehaut	77
4.3.1.	Nichtinfektiöse Entzündungen	78
4.3.2.	Erregerbedingte Entzündungen	80
4.3.2.1.	Chronische purulente Konjunktivitis des Hundes	80
4.3.2.2.	Ophthalmia neonatorum	80
4.3.2.3.	Infektiöse Keratokonjunktivitis der Schafe und Ziegen	81
4.3.2.4.	Infektiöse Keratokonjunktivitis des Rindes	81
4.3.2.5.	Infektiöse Konjunktivitis der Katze	84
4.3.3.	Konjunktivitis bei Systemkrankheiten	85
4.4.	Tumoren der Bindehaut	87
4.5.	Krankheiten der Nickhaut	87
4.5.1.	Lageveränderungen des Blinzknorpels	87
4.5.2.	Plasmazelluläre Infiltration des Nickhautrandes	88
4.5.3.	Pigmentmangel des Nickhautrandes	89

4.5.4.	Nickhautvorfall	89	7.4.4.	Komplizierte, perforierende Hornhautwunden	130
4.5.5.	Tumoren	90	7.4.5.	Verätzungen	131
5.	**Krankheiten des Tränenapparates**	92	7.5.	Entzündungen und Ulzerationen	132
5.1.	Untersuchung	93	7.5.1.	Oberflächliche Punktatkeratitis des Hundes und Pferdes	133
5.2.	Krankheiten der Tränendrüsen	95			
5.2.1.	Tränendrüsenentzündung	95	7.5.2.	Keratitis superficialis chronica ÜBERREITER des Hundes	133
5.2.2.	Atrophie der Tränendrüse	95			
5.2.3.	Hyperplasie der Nickhautdrüse	96	7.5.3.	Keratoconjunctivitis sicca	136
5.3.	Krankheiten der tränenableitenden Wege	97	7.5.4.	Keratitis parenchymatosa des Hundes	139
5.3.1.	Atresien	97	7.5.5.	Lichtkeratitis	140
5.3.2.	Stenosen des Tränennasenganges	99	7.5.6.	Korneale Ulzeration	141
5.3.3.	Tränensackerweiterung	99	7.5.7.	Oberflächliche, chronisch ulzerierende Keratitis des Hundes und Pferdes	143
5.4.	Pathologisches Tränenträufeln	100			
6.	**Krankheiten des Augapfels und der Augenhöhle**	102	7.5.8.	Herdförmige Hornhautnekrose der Katze	145
			7.6.	Degenerative und dystrophische Veränderungen der Hornhaut	147
6.1.	Untersuchung	104			
6.2.	Entwicklungsanomalien	104	7.7.	Tumoren	150
6.2.1.	Anophthalmus	104			
6.2.2.	Mikrophthalmus	105	**8.**	**Krankheiten der Lederhaut**	154
6.2.3.	Makrophthalmus	105	8.1.	Angeborene Anomalien	154
6.2.4.	Zyklopie	105	8.2.	Verletzungen	155
6.3.	Verletzungen	105	8.3.	Entzündungen	155
6.3.1.	Augaupfelprellungen	106	8.3.1.	Episcleritis	155
6.3.2.	Frakturen der Orbita	106	8.3.2.	Episcleritis nodularis	156
6.3.3.	Retrobulbäre Blutungen	106	8.3.3.	Nekrogranulomatöse Sklerouveitis	156
6.4.	Entzündliche hyperplastische Prozesse in der Orbita	109	8.4.	Neubildungen	156
			8.5.	Episklerale subkonjunktivale Blutungen	156
6.4.1.	Orbitalphlegmone	109			
6.4.2.	Retrobulbärer Abszeß	110	**9.**	**Krankheiten der Gefäßhaut**	158
6.4.3.	Zystische Vergrößerung der Glandula zygomatica	111	9.1.	Untersuchung	159
			9.2.	Angeborene Anomalien	165
6.4.4.	Eosinophile Myositis	112	9.2.1.	Kolobom	165
6.5.	Neubildungen in der Orbita	112	9.2.2.	Aniridie	166
6.6.	Lageveränderungen des Augapfels	113	9.2.3.	Pigmentierungsanomalien	166
6.6.1.	Rassebedingter Exophthalmus	113	9.3.	Verletzungen	167
6.6.2.	Enophthalmus	113	9.3.1.	Stumpfe Gewalteinwirkungen	167
6.7.	Motilitätsstörungen des Augapfels	114	9.3.2.	Perforierende Traumen	168
6.7.1.	Strabismus	114	9.4.	Uveale Entzündung	169
6.7.2.	Nystagmus	115	9.4.1.	Uveitis anterior	170
6.8.	Intraokuläre Tumoren	116	9.4.2.	Uveitis posterior	172
			9.5.	Periodische Augenentzündung des Pferdes	174
7.	**Krankheiten der Hornhaut**	119			
7.1.	Untersuchung	120	9.6.	Infektiöse Leberentzündung des Hundes	176
7.2.	Allgemeine Pathologie und Symptomatologie	122	9.7.	Uveitis bei Infektionskrankheiten der Katze	177
7.2.1.	Ödem	122			
7.2.2.	Entzündung	123	9.8.	Tumoren der Uvea	177
7.2.3.	Vaskularisation	124	**10.**	**Pathologie des inneren Augendrucks und Flüssigkeitswechsels**	181
7.2.4.	Ulzeration	125			
7.2.5.	Regeneration und Heilung	127	10.1.	Untersuchung	182
7.3.	Angeborene Hornhautanomalien	128	10.1.1.	Messung des inneren Augendrucks	182
7.4.	Hornhautverletzungen	128	10.1.2.	Betrachtung des Kammerwinkels	182
7.4.1.	Fremdkörper	129	10.2.	Augapfelerweichung	183
7.4.2.	Hornhautabschürfungen	129	10.3.	Glaukom	183
7.4.3.	Unkomplizierte, nichtpenetrierende Hornhautwunden	129	10.3.1.	Primärglaukom	183
			10.3.1.1.	Winkelblockglaukom	184
			10.3.1.2.	Offenwinkelglaukom	185

10.3.1.3.	Hydrophthalmie	186
10.3.2.	Sekundärglaukom	186
10.3.3.	Das absolute Glaukom	187
10.3.4.	Glaukomtherapie	187
10.3.4.1.	Medikamentelle Therapie	187
10.3.4.2.	Chirurgische Therapie	189
11.	**Krankheiten der Linse**	**194**
11.1.	Untersuchung	194
11.2.	Angeborene Anomalien	195
11.3.	Linsentrübung	196
11.3.1.	Angeborene Linsentrübung	196
11.3.2.	Erworbene Linsentrübung	197
11.3.2.1.	Altersstar	197
11.3.2.2.	Symptomatischer Star	199
11.4.	Linsenverlagerungen	204
11.4.1.	Luxatio lentis anterior	204
11.4.2.	Luxatio lentis posterior	207
11.4.3.	Subluxatio lentis	207
12.	**Krankheiten des Glaskörpers**	**210**
12.1.	Untersuchung	210
12.2.	Angeborene Anomalien	211
12.2.1.	Entwicklung des Glaskörpers und der embryonalen Gefäßstrukturen	211
12.2.2.	Persistenz embryonaler Glaskörper- und Gefäßstrukturen	211
12.3.	Erworbene Veränderungen der Glaskörperstruktur	212
12.3.1.	Glaskörperverflüssigung	212
12.3.2.	Glaskörpereinlagerungen	213
12.4.	Glaskörpervorfall	214
12.5.	Neubildungen	215
13.	**Krankheiten der Netzhaut und des Sehnerven**	**217**
13.1.	Kongenitale Anomalien	219
13.1.1.	Hypoplasie des Sehnerven	219
13.1.2.	Pigmentmangelanomalien	219
13.1.3.	Progressive Retinaatrophie des Hundes	220
13.1.3.1.	Generalisierte (periphere) Form	220
13.1.3.2.	Zentrale Form	222
13.1.4.	Zapfendegeneration	223
13.1.5.	Retinadysplasie der Katze	223
13.1.6.	Kolobome	223
13.2.	Erworbene Krankheiten der Netzhaut	225
13.2.1.	Entzündungen des Augenfundus	226
13.2.2.	Netzhautblutungen	227
13.2.3.	Netzhautablösung	228
13.3.	Krankheiten des Sehnerven	229
13.3.1.	Ödem des Nervus opticus	229
13.3.2.	Entzündung des Sehnerven	230
13.3.3.	Atrophie des Sehnerven	230
13.4.	Netzhautdegeneration	230
13.5.	Nutritiv bedingte Retinopathien	231
13.5.1.	Vitamin-A-Mangel	231
13.5.2.	Taurinmangel	232
13.5.3.	Vitamin-E-Mangel	233
13.6.	Tumoren	234
13.6.1.	Tumoren der Retina	234
13.6.2.	Tumoren des Sehnerven	234
13.7.	Sehschwäche und Blindheit	234
14.	**Augenkrankheiten der Vögel**	**237**
14.1.	Das gesunde Vogelauge	237
14.2.	Untersuchungsgang	241
14.3.	Erkrankungen und ihre Therapie	244
14.3.1.	Periorbita	244
14.3.2.	Augenlider	245
14.3.3.	Konjunktiva	246
14.3.4.	Bulbus	249
14.3.5.	Amaurosis	256
14.4.	Arzneimittelübersicht	257

Zusammenfassende Literatur (Handbücher, Lehrbücher, Monographien) 262

Anhang (Kardinalsymptome bei Augenkrankheiten) 264

Sachregister 271

1. Untersuchung augenkranker Tiere

Als ein der Adspektion ideal zugängliches Organ des Zentralnervensystems mit reicher Blutgefäßversorgung erschließt das Auge dem veterinärmedizinischen Diagnostiker bei Kenntnis der Spezifik der Reaktion des Organs „Auge" in sich und in gegenseitiger Abhängigkeit zu anderen Organsystemen wertvolle Möglichkeiten des Erfassens pathologischer Prozesse des Gesamtorganismus oder Teile desselben. Als hochspezialisiertes Sinnesorgan ist es zudem maßgeblich für das tierarten-, aber auch individualspezifische Verhaltensmuster zuständig.

1.1. Klinische Untersuchung

Die Untersuchung augenkranker Tiere dient aus veterinärmedizinischer Sicht vornehmlich der Feststellung von pathologischen Zuständen, die am oder im Auge der Tiere selbständig oder im Zusammenhang mit systemischen Krankheiten auftreten. Sie berücksichtigt sowohl morphologische Veränderungen als auch funktionelle Störungen.

Beim Erheben der **Anamnese** erweist es sich von Vorteil, zunächst den Überbringer oder Halter ausführlich zu Worte kommen zu lassen. In dieser Zeit hat das Tier die Möglichkeit, sich an den Untersucher und an das Milieu des Untersuchungsraumes zu gewöhnen und damit Spannungszustände zu verlieren. Für den Diagnostiker erwächst hieraus der Vorteil, sich unter Berücksichtigung der Aussagen des Tierbesitzers einen ersten Eindruck über das Verhalten des Tieres und mögliche hervorstechende Symptome zu verschaffen. Sodann sollten gezielt und schemaartig folgende Fragen gestellt werden:
— Wann wurden erste Krankheitszeichen bemerkt und welcher Art waren sie?
— Welche Begleitumstände vollzogen sich?
— Wie gestaltete sich der Verlauf der Krankheit?
— Standen die Krankheitszeichen am Auge mit gesundheitlichen Störungen allgemeiner Art im Zusammenhang?
— Zeigen andere Tiere des gleichen Bestandes ähnliche Symptome?
— Wurde bereits eine Behandlung durchgeführt und welcher Art war sie?

Gewisse subjektive Faktoren, wie das Beobachtungs- und Urteilsvermögen des Überbringers des Tieres, sind zu beachten und einzuordnen. Da das Auge eines der empfindlichsten Organe des Körpers darstellt, muß der Tierarzt die Grundsätze der Augenuntersuchung beherrschen, diszipliniert und konsequent vorgehen und bei seinen diagnostischen Handlungen Sicherheit und Ruhe ausstrahlen, um Abwehrreaktionen oder Aggressivität des Tieres nicht herauszufordern und es für weitere, möglicherweise unangenehme Manipulationen zugänglich zu halten.

Bei der **klinischen Untersuchung,** die morphologische und funktionelle Aspekte zu berücksichtigen hat, steht zunächst die *orientierende Beobachtung* im Vordergrund aller diagnostischen Erhebungen. Das Tier wird in zwangloser Verfassung bei Tageslicht oder im durchleuchteten Raum betrachtet. Abweichungen der Bewegung und Haltung des Kopfes, Asymmetrien in der Kopf- und Gesichtsform, Veränderungen der Augenstellung und der Blickachse, Größen-, Form- und Bewegungsanomalien der Lider, ferner Sekretrinnen können hierbei auffallen. Die detaillierte Augenuntersuchung sollte grundsätzlich weitab von allen störenden optischen, akustischen oder olfaktorischen Reizeinflüssen der Umwelt und im abgedunkelten Raum erfolgen. Pferde werden stehend am Halfter, möglichst ohne Trense, weibliche Rinder ebenfalls stehend am Halfter, Bullen stehend am Halfter und Nasenring, Hunde und Katzen zwanglos sitzend oder liegend mit mäßig fixiertem aufrecht gehaltenem Kopf untersucht. Vorteilhaft ist, beide Augen des Tieres, auch das gesunde, einer Betrachtung zu unterwerfen und konsequent nach einem Untersuchungsgang vorzugehen. In seinem Verlauf sind die einzelnen Augenabschnitte von außen nach innen in logischer Reihenfolge, angefangen von der Umgebung des Auges, des Augapfels im ganzen, der Lider und Lidspalte, der Hornhaut und perikornealen sichtbaren Sklerateile, der vorderen Augenkammer, Iris, Pupille, Linse, den Glaskörper und

Augenhintergrund, die Konjunktiven einschließlich Membrana nictitans und Tränenabflußwege einzubeziehen. Hierbei hat der Grundsatz zu gelten, *zuerst* immer *die Adspektion* auszuführen und erst dieser die Palpation, inbegriffen die Augendruckmessung, und weitere zusätzliche Handlungen wie die manuelle Erweiterung der Lidspalte, das Evertieren der Lider oder Membrana nictitans, das Anfärben der Hornhaut, die Pupillenerweiterung usw. anzuschließen. Bei nervalen Ausfallserscheinungen sind spezielle neuroophthalmologische Untersuchungsmethoden angezeigt.

Für die Augenuntersuchung sind bestimmte Voraussetzungen unerläßlich:
— eine ausreichende Beleuchtung des Objekts mit auffallendem und durchfallendem Licht,
— optische Vergrößerungsmöglichkeiten des Objekts,
— Schmerzfreiheit und Zugänglichkeit für die Belange der detaillierten Untersuchung (geöffnete Lidspalte, fixierter Bulbus, erweiterte Pupille).

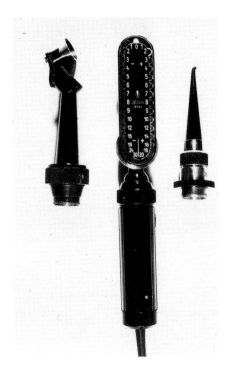

Abb. 2. Elektrischer Zeiss-Paternoster-Augenspiegel mit auswechselbaren Aufsätzen (Skleralleuchte, Handspaltleuchte).

Man bedient sich hierzu folgender **Hilfsmittel:** Diffuses auffallendes oder durchfallendes *Licht* läßt sich mit einfachen und handlichen Lichtquellen wie Taschenlampe oder Otoskoplampe erzeugen. Sie sind für die Betrachtung der Hornhaut, der Bindehaut, der vorderen Augenkammer, der Iris und Pupille durchaus geeignet. Der Beleuchtungseffekt wird intensiver und kontrastreich, wenn durch Anordnung einer Sammellinse zwischen der Lichtquelle und dem Objekt die Lichtstrahlen gebündelt, fokussiert, auf eine bestimmte Stelle konzentriert werden, wie z.B. Taschenhammerlampe nach GROSS (Abb. 1). Skleralleuchten (Abb. 2) liefern einen auf kleine Fläche konzentrierten Lichtkegel, der zur Durchleuchtung der Sklera in Limbusnähe und im abgedunkelten Raum zur Darstellung der Iris und Pupille geeignet ist. Die diasklerale Durchleuchtung oder Transillumination wird bei Trübungen der Hornhaut oder der vorderen Augenkammer angewandt und dient unter anderem der Darstellung von Synechien oder der Identifizierung abnormer Kammerwasserbeimengungen. Ultraviolettes Licht (Wood-Lampe) erleichtert die Durchleuchtung trüber Augenmedien, z. B. der Hornhaut, zur Identifi-

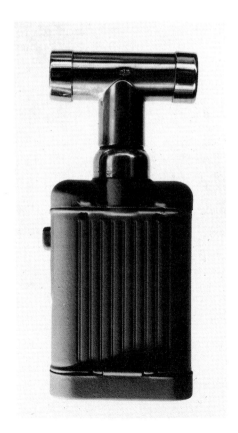

Abb. 1. Hammerlampe nach VON GROSS.

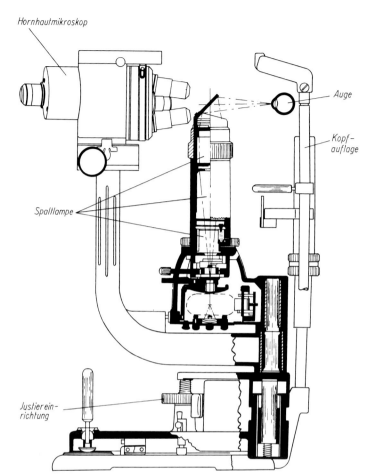

Abb. 3. Schematische Darstellung des Aufbaus einer ortsgebundenen Spaltleuchte (nach MARTIN, C.L.: J. small anim. pract. 10, 143 1969).

zierung von Veränderungen in der vorderen Augenkammer, der Iris oder einer verlagerten Linse. Es erhöht ferner den Fluoreszenzeffekt nach Anfärben von Läsionen des Hornhautepithels.

Feinheiten der Augenstrukturen lassen sich mit dem unbewaffneten Auge nicht wahrnehmen. Die einfachste Möglichkeit einer Vergrößerung bietet eine *Lupe*. Da sie eine Hand des Untersuchers blockiert, sollte man sich an den Gebrauch einer Lupenbrille gewöhnen, die das zu betrachtende Detail um das 2—3fache bei einem Arbeitsabstand von zirka 15 cm vergrößert. Zusätzliche Sammellinsen erhöhen, allerdings auf Kosten eines Lichtverlustes, den Vergrößerungseffekt. Das Prinzip der fokalen Beleuchtung in Kombination mit Vergrößerungseffekt wird bei der *Spaltlampe* dienstbar gemacht (Abb. 3). Die Strahlen einer spezifisch hellen Lichtquelle werden hier von einem Linsensystem zu parallel verlaufenden Strahlen geordnet und durch eine asphärisch-aplanatische Linse in Form eines in seiner Breite verstellbaren Lichtspaltes auf den zu untersuchenden Augenabschnitt gelenkt. Mit Hilfe eines binokulären Hornhautmikroskops können auf diese Weise Hornhaut und Linse in Abhängigkeit vom Modell in 10- bis 40facher Vergrößerung dargestellt und im „optischen Schnitt" durchmustert werden. Mit entsprechenden Ergänzungsstücken lassen sich auch Glaskörper, Augenhintergrund und Kammerwinkel (Gonioskopie) mit der Spaltlampe untersuchen. Eine leichte Handhabung bieten die um das 4- bis 6fache vergrößernden Handspaltleuchten (Abb. 2). Sie können zum unentbehrlichen Helfer der täglichen Untersuchungspraxis werden. Mit Hilfe eines *Augenspiegels (Ophthalmoskop)* ist es möglich, die hinter der Linse gelegenen Teile des Auges, insbesondere den Augenhintergrund (Fundus oculi) zu besichtigen (Ophthalmoskopie). In seiner einfachsten Form besteht er aus einem Hohlspiegel mit zentraler Öffnung, mit dessen Hilfe Licht eingefangen und gesammelt auf den Augen-

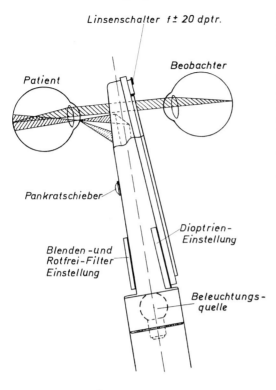

Abb. 4. Aufbau des elektrischen Ophthalmoskops und Weg des Lichtes bei der Untersuchung mit Hilfe des Zeiss-Paternoster-Augenspiegels.

hintergrund gelenkt wird. Die zentral liegende Hohlspiegelöffnung bietet dem Untersucher die Möglichkeit, den beleuchteten Teil des Augenfundus zu betrachten. Durch das Vorschalten verschieden starker Konvex- und Konkavlinsen in einer Abstufung von je 1 D wird es möglich, Brechungsfehler des Untersucherauges und des zu untersuchendes Auges auszugleichen. In dem weiterentwickelten elektrischen Augenspiegel befindet sich die Lichtquelle, eine kleine elektrische Glühlampe, im Handstück des Gerätes. Auf einem drehbaren Ring (Rekoss-Scheibe), der nach der Plus- oder Minusseite verändert werden kann, sind die entsprechenden Vorschaltlinsen aufgereiht (Abb. 4). Mit Hilfe positiver Linsen sind partielle Erhebungen am Fundus oculi, mit negativen Linsen Vertiefungen deutlich zu sehen. Bei der **direkten Betrachtung des Fundus im aufrechten Bild** wird der Augenspiegel dicht vor das Arzt- und das Tierauge placiert (Abb. 5), wobei zweckmäßigerweise das rechte Auge des Untersuchers für das rechte des Tieres und das linke für links zu benutzen ist. Mit dem Daumen läßt sich die Rekoss-Scheibe mühelos drehen. Man erhält ein Bild, das eine etwa 16fache Vergrößerung aufweist. Demzufolge sind immer nur Teile des Fundus zu erfassen. Bei der **indirekten Ophthalmoskopie im umgekehrten Bild** sind in 3—5facher Vergrößerung umfangreichere Teile des Fundus zu überblicken. Auch hierzu läßt sich der elektrische Augenspiegel verwenden, der in einer Einstellung der Rekoss-Scheibe von +1 D vor das Auge des Untersuchers gehalten wird. Der Lichtstrahl des Augenspiegels wird aus einer Entfernung von 1 m durch eine etwa 7 cm vom Auge des Patienten entfernte gehaltene Sammellinse von 20—30 D auf den Augengrund des Tieres geworfen (Abb. 6). Neben dem Vorteil einer größeren Fundusübersicht, insbesondere der peripheren Anteile, bleibt man mit dem Tier auf Distanz.

Oberflächenanästhetika lindern Schmerzen, lösen spastische Zustände und erleichtern damit die Adspektion ohne instrumentelle Hilfsmittel. Sie setzen die Sensibilität bei Manipulationen wie Evertieren der Lider oder der Membrana nictitans, instrumentelles Spreizen der Lider und Durchspülen der Tränenwege herab. Die in Anwendung kommenden Zubereitungen, unter anderem Cocain-, Oxybuprocain-, Tetracain- und Lidocainlösungen, sollten mindestens 5 min vor der Untersuchung geträufelt werden (s. S. 29). Ihre Stabilisatoren hemmen das Bakterienwachstum.

Mydriatika erweitern die Pupille und gestatten somit eine Betrachtung auch der peripheren Anteile der Linse, ferner des Glaskörpers und des Fundus. Zu diagnostischen Zwecken sollen möglichst solche Pharmaka verwendet werden, die nach einer schnell einsetzenden und ausreichenden Erweiterung der Pupille rasch wieder abklingen und den intraokulären Druck nicht erhöhen. Hierfür eignen sich die Sympathikomimetika oder sog. spastischen Mydriatika (Kontraktion des M. dilatator pupillae) wie Suprarenin 0,5%ig, Phenylephrin-Hydrochlorid 10%ig und/oder Parasympathikolytika, z. B. Tropicamid. Von den flüssigen Zubereitungen werden bei den kleineren Haustieren 1—2 Tropfen, bei größeren 3—4 Tropfen konjunktival verabreicht. Mit ihrem Wirkungseintritt ist erst nach Ablauf von 20 min zu rechnen. Die sichere Einwirkung wird durch kurzzeitiges Abheben des Unterlides gewährleistet, denn durch das spontane „Kneifen" der Lider wird das Arzneimittel aus dem Bindehautsack unmittelbar hinausgedrückt.

Zur mechanischen Öffnung der Lidspalte und zum Auswärtsdrehen eines Augenlides finden breit fassende, abgerundete, nach dem Prinzip des

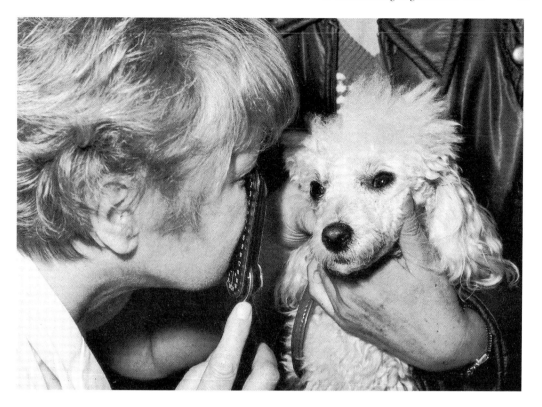

Abb. 5. Direkte Ophthalmoskopie im aufrechten Bild.

Wundrandspreizers konstruierte Instrumente Verwendung. Sehr schonend und deswegen wohl am gebräuchlichsten ist der *Lidhalter* nach DESMARRES (Abb. 7). Durch Einsetzen eines *Lidspreizers* (Abb. 8) werden das Ober- und Unterlid instrumentell über einen längeren Zeitraum in einer bestimmten Lage fixiert.

Für die Sicherung einer Diagnose sind zusätzliche oder **ergänzende Untersuchungsverfahren** mitunter von großem Wert. Zur Markierung besonderer pathologischer Zustände eignen sich **Farbstoffe**. Unter ihnen kommt das wasserlösliche *Fluorescein* vorrangig in Anwendung, das die Tränenflüssigkeit orangegelb, das Kammerwasser und Blut brillantgrün und das Hornhautstroma intensiv grün färbt. Es dient am äußeren Auge dem Nachweis von Hornhautepithelläsionen und der Durchgängigkeit der tränenableitenden Wege. Die konjunktivale Applikation kann durch das Einlegen eines farbstoffimprägnierten Teststreifens erfolgen, nachdem zuvor 1—2 Tropfen physiologischer Kochsalzlösung in den Bindehautsack verbracht wurden oder durch das Träufeln von 1—2 Tropfen einer 0,2%igen Fluoresceinnatriumlösung. Da der Farbstoff in der Interzellularsubstanz in Lösung geht, verbreitet er sich peripher über den eigentlichen Defekt hinaus. Der fluoresceinpositive Bereich ist also größer als der vorhandene Schaden. *Bengal-rosa* hat eine besondere Affinität zu degenerierten oder nekrotischen Zellen des Hornhautepithels, es wird bei Beleuchtung mit Grünfilter purpurblau sichtbar. In Verbindung mit dem Schirmer-Tränentest (s. S. 93) gelingt hierdurch die Diagnose der Keratoconjunctivitis sicca, ferner werden keratomalazische Zustände erkennbar.

Im Hinblick auf die Diagnostik und Therapie von Konjunktiva- und Hornhauterkrankungen liefern **Abstrich und Geschabsel für die mikrobiologische oder zytologische Untersuchung** aufschlußreiche Hinweise. Die *mikrobiologische Untersuchung* erstreckt sich vornehmlich auf Exsudate und Sekrete, die aus dem Bindehautsack mit einem Wattebausch oder angerauhter Platinöse gewonnen und der mikroskopischen und kulturellen Untersuchung zugeführt werden. Bei der Interpretation der Befunde ist zu beachten, daß im Bindehautsack eine

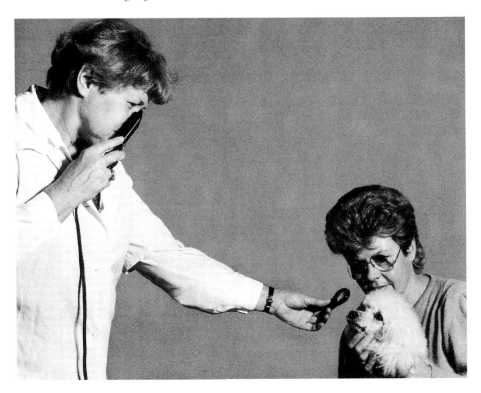

Abb. 6. Indirekte Ophthalmoskopie im umgekehrten Bild.

physiologische Keimflora herrscht, ferner daß das mikrobiologische Bild durch Überwuchern sog. opportunistischer Keime beeinflußt sein kann oder aber für den Nachweis bestimmter Erreger (Viren oder Pilze) besondere Verfahren der Isolierung anzuwenden sind. Demzufolge erweist es sich in besonderen Fällen von Vorteil, von einem Objekt mehrere Abstriche anzufertigen und einer speziellen Aufarbeitung zuzuführen. Für den Nachweis an Zellen gebundener Erreger oder für die Identifizierung bestimmter Zellarten, mit deren Hilfe auf den Charakter einer Entzündung zu schließen ist, wird eine *zytologische Untersuchung* angefertigt. Das Material stammt auch hierbei vorwiegend aus der Konjunktiva, mitunter von der Hornhaut und in seltenen Fällen aus der vorderen Augenkammer. Für die Gewinnung der Proben aus der Konjunktiva oder von der Hornhaut eignen sich Skalpell, scharfer Löffel oder eine angerauhte Platinöse. Die Gewinnung der zelligen Bestandteile des Kammerwassers setzt die Anwendung besonderer Entnahme- und Aufbereitungstechniken voraus.

Die **Röntgenografie** ist für die Diagnostik intra- oder retrobulbärer Fremdkörper aufschlußreich. Sie ist darüber hinaus auch bei Verdacht raumeinengender Prozesse im Schädelskelett oder in der Orbitalhöhle aussagekräftig. Die Aufnahmetechnik schließt den lateralen, den lateral-tangentialen und dorso-ventralen Strahlengang ein. Sofern sie im Nativverfahren nicht aussagekräftig ist, bedient man sich für die Darstellung des periorbitalen Raumes kontrastierender Flüssigkeiten, die sich über die A. infraorbitalis (Freilegen der Arterie ist unerläßlich) im Gefäßsystem der Orbita verbreiten. Die röntgenografische Darstellung der tränenableitenden Wege erfolgt mit Hilfe kontrastierender Flüssigkei-

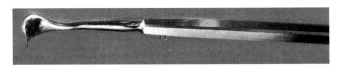

Abb. 7. Lidhalter nach DESMARRES.

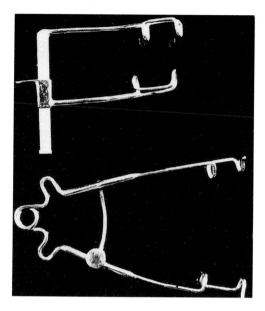

Abb. 8. Lidspreizer.

ten, die direkt in das Kanalsystem mittels Spritze mit angesetzer Venenverweilkanüle oder geknöpfter Kanüle eingebracht werden.

Wertvolle Dienste leistet die **Ultraschalldiagnostik**. Bei Vorliegen von Trübungen der Hornhaut, abnormer Einlagerungen in der vorderen Kammer und Linsentrübungen gibt sie auf dem Wege der oszillografischen oder akustischen Ortung Auskunft über Größe und Lage der Linse, Glaskörperblutungen, Netzhautablösungen, intraokuläre Fremdkörper oder Neubildungen. Sie kann außerdem auf indirektem Wege durch Messung der Augapfelausdehnung Hinweise auf Refraktionsanomalien bieten.

Mit der **Elektroretinografie (ERG)** wird die retinale Summenantwort auf einen Lichtreiz ermittelt. Sie beruht auf der Erfassung meßbarer elektrischer Potentiale, die im fotochemischen Prozeß des Verbrauchs und der Regeneration der lichtempfindlichen Elemente der Retina entstehen. Die elektrische Ableitung ergibt in der Aufzeichnung eines physiologischen ERG eine typische Reaktionskurve, die hinsichtlich ihres Verlaufs im wesentlichen eine a-, b- und c-Welle aufweist, denen jeweils die bioelektrischen Aktivitäten bestimmter Netzhautelemente zugeordnet werden. Demzufolge sind bei differenzierter Programmierung der Intensität des Grades und der Frequenz der Lichtstimulation Aussagen über pathologische Abweichungen der Netzhautfunktion möglich. Das ERG ersetzt nicht die klinische Diagnose und liefert keine Aussagen über das Sehvermögen.

Morphologische Abweichungen und Dysfunktionen der Netz- und Aderhautblutgefäße werden mit der **Intravitalfärbung des Augenhintergrundes** mit Fluorescein-Natrium, für den Hund 15 mg/kg KM einer 10%igen und das Pferd 8—12 mg/kg KM einer 20%igen Lösung, erkennbar. Der in die Blutbahn verbrachte Farbstoff gelangt in die Blutgefäße des Auges und wird hier aufgrund seines Fluoreszenz ophthalmoskopisch sichtbar. Für die Auswertung der in den Phasen der An- und Abflutung des Farbstoffs (Applikationsort-Retina-Zeit, arterielle und venöse Phase und Abströmphase mit einem Zeitverlauf von 19—29 s beim Hund und 45 s beim Pferd) in Erscheinung tretenden Veränderungen ist die **fotografische Dokumentation (Retinofotografie)** außerordentlich hilfreich.

Weitere spezielle Untersuchungsverfahren und -methoden, z. B. der Schirmer-Tränentest, Tonometrie, Gonioskopie und der Glaukom-Provokationstest, werden in den entsprechenden Kapiteln behandelt.

1.2. Untersuchung der Augenfunktion

Die Untersuchung der Augenfunktion erfaßt die Fähigkeit des Sehorgans zum Auffangen eines Lichtreizes und zu seiner Umgestaltung in einen andersartigen Nervenreiz; darüber hinaus kann sie jene Leistungen des Auges berücksichtigen, die zur Vervollkommnung des Sehens dienen. Hierzu gehören unter anderem die Refraktion (Brechkraft) des Auges und sein Akkommodationsvermögen (Nah- und Ferneinstellung). Letztere sind hinsichtlich ihrer Abweichungen und der daraus resultierenden möglichen Minderung des Leistungsvermögens und Nutzwertes eines Haustieres von geringerer Bedeutung. Sie werden unter praktischen Verhältnissen nur in besonderen Fällen, z. B. bei Sportpferden bestimmter Disziplinen und Hunden mit besonderen Anforderungen im Dienstgebrauch, von Fachleuten mit speziellen Kenntnissen geprüft werden müssen. Aus diesem Grunde wird auf die Darlegung der Grundzüge der ophthalmologischen Optik und der Feststellung und Korrektur von Anomalie der Refraktion und Akkommodation verzichtet.

● **Funktion des Auges der Haussäugetiere als Lichtsinnesorgan**
Unsere Kenntnisse hierüber sind noch außerordentlich lückenhaft. Sie resultieren im wesentlichen aus anatomischen und histologischen Studien und aus verhaltensphysiologischen Beobachtungen. Ihre Interpretation erfolgt in vergleichender Betrachtung zum menschlichen Auge. In dem Wissen um die Unzulänglichkeit sollen dennoch im folgenden — gewissermaßen schlaglichtartig — einige Informationen über bekannte und beschriebene Details der optischen Leistungen des Auges der Haussäuger gegeben werden.

Aufbau des Auges: Das Auge der Säugetiere besteht aus einem nervalen Teil und seinen für den Sehprozeß notwendigen Hilfseinrichtungen. Der **nervale Teil** wird durch die in der Netzhaut (Retina) gelegenen Rezeptoren oder Sinneszellen (Zapfen und Stäbchen) und das ihnen zugeordnete spezifische Netzwerk von Verschaltungselementen (bipolare, horizontale und amakrine Zellen und deren Leitungsbahnen oder Synapsen) dargestellt. Er hat die eigentliche Funktion des Auges als Lichtsinnesorgan zu gewährleisten: die Aufnahme, Umwandlung und Weiterleitung der Lichtreize über das Neuritenbündel zu den Ganglienzellen, dem Nervus opticus.

In Realisierung dieser Aufgabe ist das Auge an eine intensive **Ernährung über das Blutgefäßsystem** gebunden, das durch ein spezielles retinales Versorgungssystem, vor allem aber durch die Kapillaren der Aderhaut (Choriocapillaris), und ferner durch das Pigmentepithel, das stoffwechselvermittelnd zwischen der Aderhaut und dem Sinnesepithel liegt, dargestellt wird. Dem **Schutz des Auges** dienen die knöcherne Augenhöhle, die Lider, die Bindehaut, der Tränenapparat und der starke muskulöse „Zurückzieher" des Augapfels (M. retractor bulbi). Zu den Einrichtungen der **Lenkung der Lichtstrahlen** auf die Netzhaut gehören die Hornhaut mit dem präkornealen Tränenfilm, die vordere Augenkammer, die Linse, der Glaskörper. Sie werden unter dem Begriff „dioptrischer Apparat" zusammengefaßt, der als ein **zusammengesetztes Lichtbrechungssystem** wirkt. Die pigmentierte Iris gewährleistet mit ihrer Blendenfunktion als zusätzliche innere Hilfseinrichtung die Herstellung einer optischen Achse oder eines Projektionszentrums.

Refraktion: Im additiven Zusammenspiel der Unterschiede in der Krümmung der Vorder- und Hinterfläche der Hornhaut, der Linse mit ihrer Vorder- und Rückfläche, der optischen Qualität der Teile des dioptrischen Apparates und der Bulbustiefe kommt es zu einer **Lichtbrechung**, zur **Refraktion**, die am normalsichtigen, entspannten, auf Fernsicht eingestellten Auge, eine Bündelung parallel in das Auge fallender Strahlen in einem Brennpunkt auf der Netzhaut bewirkt. Dieser Zustand wird als *Emmetropie* bezeichnet; **Refraktionsanomalien** bedingen eine *Ametropie*. Präsentieren sie sich in der Bündelung der Strahlen vor der Netzhaut, ist eine **Myopie oder Kurzsichtigkeit** vorhanden. Liegt der Brennpunkt hinter der Netzhaut, besteht eine **Hyperopie oder Weitsichtigkeit**. Der Grad der Ametropie wird in Dioptrien angegeben (+ − Dioptrien = Hyperopie; − = Myopie). Refraktionsanomalien sind alters-, rasse- und haltungsbedingt. So haben junge Individuen eine Hyperopie, die sich im Laufe der Wachstumsphase zur Emmetropie hin reguliert, sofern nicht andere Faktoren wirksam werden. Hinsichtlich der Haltung wird die Erfahrung gemacht, daß Zoo- und Haustiere häufig, Wildtiere dagegen kaum kurzsichtig sein sollen. Bei Pferden ist Myopie wiederholt festgestellt worden. Sie soll bei warmblütigen Schlägen seltener (30%) als bei kaltblütigen (80%) vorkommen. Die Myopie resultiert entweder aus einer verlängerten Bulbusachse (Achsenmyopie) oder aus einer optischen Konvergenz der durch die Brechungsmedien gelangenden Strahlen (Brechungsmyopie), z. B. bei herabgesetzter Linsenelastizität. Die Hyperopie ist beim Pferd bei weitem seltener (2−3% der untersuchten Tiere) und tritt als Achsenhyperopie auf, z. B. im Falle eines verkleinerten Bulbus, oder als Refraktionshyperopie (Abflachung der Hornhaut oder der Linsenvorderfläche) in Erscheinung. Abweichungen bis zu 4 D werden als bedeutungslos befunden. Die bei fehlender oder luxierter Linse entstehende Hyperopie von 10 bis 16 D erzeugt allerdings schwere Sehstörungen. Für die sportlichen Leistungsanforderungen an das Pferd ist wichtig zu wissen, daß der untere Teil des Sehfeldes myopisch ist, also nahegelegene Gegenstände besser erfaßt, während der obere Teil hyperopisch ist und demzufolge weiter entfernte Gegenstände besser erkennt. Dem sollte man beim Sportpferd Rechnung tragen, indem man dem Tier ausreichend „Kopffreiheit" gewährt. Bei Katzen sind die Refraktionsfehler seltener und sehr gering (+1,75 D) ausgeprägt. Die Mehrzahl der Hunde soll emmetrop sein. Sofern Refraktionsanomalien bestehen, betragen diese <3 D, was als nicht bedeutungsvoll angesehen wird. Lediglich beim Pekinesen soll in der Mehrzahl der Fälle Kurzsichtigkeit von >4 D vorhanden sein. Refraktionsanomalien können bis zu einem gewissen Grad durch die Engstellung der Pupille ausgeglichen werden, und die Netzhautbilder gewinnen an Schärfe.

Akkommodation ist die Fähigkeit des Auges, sich mit seinem zusammengesetzten Brechungssystem auf unterschiedlich entfernte Gegenstände aktiv einzustellen. Die Akkommodationsfähigkeit ergibt sich aus der Akkommodationsbreite, d. h., dem Spielraum, den ein Auge besitzt, alle Punkte zwischen dem Nah- und Fernpunkt scharf abzubilden. Sie wird beim Menschen vornehmlich durch die Dickenveränderung der Augenlinse reguliert. Die Größe hierfür wird in Dioptrien angegeben. Eine Linse hat die Brechkraft von 1 D, wenn ihre Brennweite 1 m beträgt, 2 D hat die doppelte Brechkraft, also halbe Brennweite = 0,5 m; eine Linse mit 0,5 D hat eine Brennweite von 2 m. Dioptrien und Brennweite sind also reziproke Größen. Im Gegensatz zum Menschen hat die Linse bei Tieren nicht eine so ausschlaggebende Bedeutung für die Akkommodation. Die Akkommodationsbreite beträgt bei Tagvögeln 10 D, bei der Katze 4 D, beim Hund 2 D. Die sehr enge miotische Pupille der Katze und die sich erweiternde akkommodierende Pupille des Hundes reduzieren die Notwendigkeit eines flexiblen lentikulären Akkommodationssystems. Pferden soll die linsenbedingte Akkommodationsbreite ganz fehlen, dennoch sind sie in der Lage, aufgrund einer asymmetrischen Abflachung des hinteren Bulbusteils allein und einer damit schräg verlaufenden Netzhaut durch geringes Verstellen des Augapfels und der dadurch bedingten veränderten optischen Achse den Fokus zu verändern und sich somit in bescheidenen Grenzen auf unterschiedliche Entfernungen einzustellen.

Die **Pupille** hat im optischen System eine **zweifache Funktion**. Als *automatische Blende* regelt sie die retinale Beleuchtungsstärke. Die Erweiterung einer runden Pupille von 2 auf 8 mm führt zur 16fachen Erhöhung der einstrahlenden Lichtmenge. Eine Verengung schützt demzufolge vor retinaler Überstrahlung bei hoher Lichtintensität, was für dämmerungs- und nachtaktive Tiere, die mit einem kräftigen Tapetum ausgestattet sind, außerordentlich wichtig ist. Der Effekt des Pupillenschlusses wird beispielsweise bei der Katze so weit erhöht, daß bei enggestellter vertikaler Schlitzpupille nur zwei winzige Öffnungen übrigbleiben. Beim Pferd und beim Wiederkäuer wird ein zusätzlich pupillenverengender Effekt durch die Traubenkörner erzielt. Mit diesen Einrichtungen wird die Pupille zugleich ihrer zweiten Funktion, der *Erhöhung der Schärfentiefe* durch Verengung, gerecht. Somit werden Refraktionsanomalien korrigiert und zudem die Akkommodationsbreite erhöht.

Adaptation ist die Eigenschaft des Lichtsinnesorgans, sich den verschiedenen Helligkeitsstufen der Umwelt anzupassen. Sie wird ermöglicht durch eine stufenlose Veränderung der Sensibilität der Photorezeptoren an Lichterscheinungen und Lichtdichteunterschiede. Die Stäbchen vermitteln ein farbloses Sehen der Helligkeit. Ihre sehr intensive Reaktion beruht auf dem aus dem Pigmentepithel stammenden Sehpurpur (Rhodopsin). Innerhalb kurzer Zeit wird er während der Helladaptation zerstört, um sich beim Übergang zur Dunkeladaptation schnell zu regenerieren. Zapfen reagieren schneller auf Lichtintensitätsveränderungen als Stäbchen. Pferd und Hund haben ein ähnliches Zäpfchen-Stäbchen-Verhältnis. Beide, der Hund allerdings mehr, können im Halbdunkel und in der Dämmerung besser sehen als der Mensch. Die Katze weist ein sechsmal stärkeres Dämmerungssehen als der Mensch auf. Der größere Stäbchenanteil und die lichtverstärkende Wirkung des Tapetums dürften hierfür im wesentlichen zuständig sein.

Tagblindheit (Nyktalopie) beruht auf dem Ausfall der Zapfenfunktion. Bei Hunden der Rasse Alaska Malamut und Pudel wird hierfür eine primäre Zapfendysplasie angegeben. Eine dioptrische Tagblindheit ist bei Tieren mit zentraler Hornhaut- oder Linsentrübung und enggestellter Pupille zu bemerken. Die Tiere sehen in der Dämmerung besser, da dann die reflektorische Pupillenverengung wegfällt und die peripheren durchsichtigen Anteile von Hornhaut und Linse für Licht durchlässig sind. Die **Nachtblindheit (Hemeralopie)** kommt bei angeborenen dysplastischen Retinaveränderungen (verschiedene Formen der sog. progressiven Retinaatrophie), bei Vitamin-A-Mangel (vorrangig des juvenilen männlichen Rindes) vor. Sie ist bei den Tieren relativ spät klinisch zu erkennen.

Als **Sehschärfe** wird **das Auflösungsvermögen** oder die Fähigkeit des Auges, zwei eng beieinanderliegende Punkte als getrennt wahrzunehmen, bezeichnet. Für die praktische Bestimmung der Sehschärfe dienen beim Menschen Sehproben (Buchstaben, Ziffern, Bilder). Wird die Sehschärfe des Menschen als Maßstab verwendet, so wird angenommen, daß bestimmte Vögel eine 3mal bessere Sehschärfe als der Mensch besitzen, dagegen soll die der Katze nur den zehnten Teil betragen. Es wird jedoch aus entsprechenden Untersuchungen abgeleitet, daß die Katze ähnlich scharf und genau wie der Mensch sieht, insbesondere, wenn es sich um sehr nahe gelegene Objekte handelt.

Der Raum, der durch die Retina eines Auges wahrgenommen wird, ist das monokuläre **Gesichtsfeld**. Der Bereich, der durch Überlappung der monokulären Gesichtsfelder entsteht, ist das binokuläre Gesichtsfeld. Es ist bei den Tieren am größten, die Frontalstellung der Augen aufweisen (Katze); sie sehen zugleich stereoskopisch. Das Vorhandensein sich nicht kreuzender Neuriten im Chiasma ermöglicht den Säugern allerdings auch bei lateraler Augenanordnung **stereoskopisches Sehen**. Die Fähigkeit des Pferdes zum Überspringen komplexer Hindernisse läßt schlußfolgern, daß es über eine gute Stereoskopie verfügen muß. Voraussetzung ist, daß das Tier den Kopf heben und die Hinderniskombination binokulär durch konvergierende Augenstellung anvisieren kann. Für Tiere mit lateraler Stellung der Augen ergibt sich in der Summation der Gesichtsfelder beider Augen ein panoramisches Feld. Binokulär vermögen sie nur solche Gegenstände zu sehen, die sich in entsprechender Mindestdistanz vor ihnen befinden, für das Pferd werden 1,22 m ermittelt. Das panoramische Gesichtsfeld, gekoppelt mit einer querliegenden Pupille und zwei nebeneinanderliegenden bandartigen Areae centrales, ermöglicht dem Pferd — wie keinem anderen Haussäugetier — seitliche und seitlich hinten vorhandene bewegliche oder optisch reflektierende Gegebenheiten rechtzeitig zu erkennen. Da sie zunächst jedoch außerhalb des Sehschärfebereiches liegen, führen sie, wird dem Tier die Fokussierung des Bildes auf der Netzhaut und die Möglichkeit der binokulären Erfassung durch die Einengung seiner Kopfbewegung versagt, möglicherweise zum „Scheuen"; es sei denn, man schränkt das panoramische Gesichtsfeld durch Anlegen von Scheuklappen ein, was in früheren Zeiten bei nervösen Tieren, die im Straßenverkehr als Zugpferd genutzt wurden, praktiziert wurde.

Das **Farbensehen** beruht auf der Fähigkeit, Licht verschiedener Wellenlänge als Farben wahrzunehmen und voneinander zu differenzieren. Das Farbensehen wird vorrangig durch die Zapfen realisiert, was nicht ausschließt, daß sich hieran im Sinne eines Funktionssynergismus auch die Stäbchen beteiligen, wie umgekehrt Zapfen durch weißes Licht stimuliert werden. Für die Erklärung dieses zweifellos komplizierten Prozesses bestehen unterschiedliche Theorien, so die Young-Helmholtzsche Dreikomponententheorie, die Vierfarbentheorie von HERING, des weiteren die von GRANIT. Über das Vermögen der Farbwahrnehmung der Haussäugetiere bestehen unterschiedliche Auffassungen. Einheitlich ist die Meinung, daß bei relativ starkem Licht die meisten Säugetiere mit Hilfe verschiedener Zapfentypen und auch Stäbchen für Licht unterschiedlicher Wellenlänge (Farbe) sensibel sind. Die Angaben über Farbensehen der *Katze* sind sehr widersprüchlich. Nach letzten Untersuchungen soll sie Dichromasie mit Protanopie (Rotblindheit) und Tritanomalie (Blauschwäche) aufweisen. Das heißt, Rot, Grün, Gelb können nicht unterschieden werden, die Fähigkeit zur Differenzierung von Grün und Blau ist stark reduziert, Blautöne scheinen dagegen wahrgenommen zu werden. Der *Hund* soll keine Farbsehfähigkeit aufweisen, lediglich farblich bedingte Helligkeitsstufen erkennen. Versuche haben ergeben, daß rote, grüne und gelbe Futternäpfe von solchen unterschiedlicher Grautöne differenziert werden können. *Pferde* sollen farbenblind sein, andere Autoren meinen, daß sie Gelb, Blau und Grün, jedoch nicht Rot unterscheiden können. *Schafe* sollen Gelb und Blau, *Rinder* Grün und bevorzugt Gelb sehen können. Mittelblau wird von ihnen offensichtlich nicht als Farbe, sondern als optische Qualität empfunden. Einheitlich ist die Meinung, daß *Schweine* viele Farben gut sehen und differenzieren können.

Das **Sehvermögen** wird als die Summe aller Funktionen des Sehorgans zusammen, also Sehschärfe, Gesichtsfeld, Farbensehen, Adaptation usw., definiert. Von den Tieren insgesamt werden *bewegliche* Gegenstände wesentlich besser visuell wahrgenommen als ruhende. Die Wahrnehmungsdistanz für Jagdhunde erweitert sich bei Bewegung bis auf 900 m, während stationäre Objekte in starker Abhängigkeit von ihrer Größe, Erscheinung, Kontrastierung von den gleichen Probanden nicht einmal auf 300 m Distanz gesehen werden. Eine gute Bewegungswahrnehmung hat auch das Pferd. Es ist anzunehmen, daß hier die streifenförmig angeordneten Areae centrales, die querliegende Pupillenöffnung mit der zusätzlichen fokussierenden Eigenschaft der Traubenkörnerzwischenräume und die elliptische Bulbusform einen Summationseffekt auslösen. Auf spezifische bewegliche Phantome eingestellte Greyhounds beachten diese selbst unter 18 m Distanz nicht, wenn sie unbeweglich sind. Bei der Katze wurden spezialisierte Ganglienzellen für das Bewegungssehen in der Netzhautperipherie ermittelt. Im übrigen ist das **Sehen ein kortikaler Prozeß**. Tiere müssen, wie auch die Menschen, das Sehen erlernen. Sie werden dazu in freier Wildbahn im Daseinskampf gezwungen. Bei Haustieren, die besondere Leistungsanforderungen zu erfüllen haben, beispielsweise beim Sportpferd, beim Schutz-, Hüte-, Führ-, Jagd- oder Rennhund, sind diese Fähigkeiten in Kenntnis der physiologischen Voraussetzungen frühzeitig anzutrainieren.

Literatur (Physiologie)

CAMPBELL, F. W., MAFFEI, L., and PICCOLINO, M.: The contrast sensitivity of the cat. J. Physiol. **229**, 719 (1973).
COOK, R. C., and GLASSCOCK, R. F.: Refractive and ocular findings in the newborn. Am. J. Ophthal. **34**, 10 (1951).
DAW, N. W., and PEARLMAN, A. L.: Cat color vision: Evidence for more than one cone process. J. Physiol. **211**, 125 (1970).
DEJNEKA, J.: Zeszyty naukowe Wyższej Szkoły rolniczej we Wrocławiu. Weteryn. **22**, 169 (1968).
DODT, E.: Elektroretinographische Untersuchungen über das adaptive Verhalten tierischer Netzhäute. Neurophysiologie und Psychophysik des visuellen Systems. Symposium, Freiburg/Br., 28.8.–3.9.1960.
DODT, E.: Über die Grundvoraussetzungen der Duplizitätslehre des Sehens. Naturwiss. **49**, 530 (1962).
DUCKER, G.: Color-vision in mammals. J. Bombay Nat. History Soc. **61**, 572 (1964).
FLEKESSY, E. J., CAMPION, J. E., and HENRY, G. H.: Differences between the visual fields of Siamese and Common cats. Vision Res. **13**, 2533 (1973).
FUROTH-CUGELL, C., and ROBSON, J. G.: The contrast sensitivity of the retinal ganglion cells of the cat. J. Physiol. **187**, 517 (1966).
GRÄF, R.: Das Farbsehvermögen des Rindes; In: 11th Internat. Congress on Diseases of Cattle, Tel-Aviv (1980).
GUNTER, R.: The absolute threshold for vision in the cat. J. Physiol. **119**, 8 (1951).
HEBEL, R. und H. H. SAMBRAUS: Sind unsere Haussäuger farbenblind? Berl. Münch. Tierärztl. Wschr. **89**, 321 (1976).
HERRON, Mary A., MARTIN, J. E., and JOYCE, J. R.: Quantitative study of the decussating optic axons in the pony, cow, sheep, and pig. Amer. J. Vet. Res. **39**, 1137 (1978).
KNILL, L. M., EAGLETON, R. D., and HARVER, E.: Physical optics of the equine eye. Amer. J. Vet. Res. **38**, 735 (1977).
KRÄMER, H. H.: Die Skiaskopie beim Hund. Vortrag Jahrestagung „Kleine Haus- und Pelztiere" der WGV der DDR, Berlin 1971.
NEUHAUS, W., und REGENFU:, E.: Über die Sehschärfe des Haushundes bei verschiedenen Helligkeiten. Z. vergl. Physiol. **5**, 137 (1967).
PIRIE, A.: The chemistry and structure of the tapetum lucidum in animals. In: GRAHAM-JONES, O. (ed.): Aspects of Comparative Ophthalmology. Pergamon Press, Oxford 1966.
RIESE, Gotlind: Untersuchungen über das Farbsehvermögen des Schafes. Vet.-med. Diss., München 1975.
RODIECK, R. W.: The Vertibrate Retina-Principles and Function. W. W. Freeman, San Francisco 1973.
ROMESKIE, J., and YAGER, D.: Psychophysical studies of the pigeon color vision. I. Photopic spectral sensitivity. Vision Res. **16**, 501 (1976).
ROMESKIE, M., and YAGER, D.: Psychophysical studies of the pigeon color vision. II. The spectral photochromatic internal function. Vision Res. **16**, 507 (1976).
ROSENGREEN, A.: Experiments in color discrimination in dogs. Acta Zool. Finn. **121**, 19 (1969).
SCHEIBNER, H.: Zum Begriff der spektralen visuellen Empfindlichkeit, mit elektroretinographischen Ergebnissen am Hund. Albr. von Graefes Arch. klin. exp. Ophthal. **177**, 124 (1969).
SIEBECK, R.: Ophthalmologische Optik. In: Lehrbuch und Atlas der Augenheilkunde. Begründet von. Th. AXENFELD, herausgegeben von H. PERU. 11. Aufl. Gustav Fischer Verlag, Stuttgart 1973.
SIVAK, J. G., and ALLEN, D. B.: An evaluation of the „ramp" retina in the horse eye. Vision Res. **15**, 1353 (1975).
SMYTHE, R. H.: Veterinary Ophthalmology. Baillière, Tindall and Cox, London 1956.
STEINBERG, R. H., REID, M., and LACERY, P. L.: The distribution of rods and cones in the retina of the cat (Felis domesticus). J. Comp. Neurol. **148**, 229 (1973).
STONE, J., and CAMPION, J.: Retinal abnormalities in the Siamese cat. Proc. Austral. Physiological and Pharmacological Society, Armidale 1974.
TANSLEY, K.: Vision in Vertebrates. Chapman and Hall, London 1965.
VAKKAR, G. J., BISHOP, P. O., and KOZAK, W.: Visual optics in the cat including posterior nodal distance and retinal landmarks. Vision Res. **3**, 289 (1963).
WALLS, G. L.: The Vertebrate Eye and its Adaptive Radiation. Hafener Publishing Co., New York 1963.
WEBER, H.: Versuche zur Ermittlung der subjektiven Sehschärfe des Gebrauchshundes. Vet.-med. Diss., Leipzig 1961.

1.3. Die neuroophthalmologische Untersuchung

Auf dem Wege des Aufnehmens, Weiterleitens, Umformens und kortikalen Verarbeitens eines Lichtreizes können sich aufgrund unterschiedlicher pathologischer Abweichungen eine Reihe nervaler Fehl- oder Ausfallserscheinungen ergeben, die ihren Sitz im Auge, innerhalb des N. opticus, im Chiasma, im Tractus opticus oder im Gehirn haben können. Hier vermag die neuroophthalmologische Untersuchung diagnostischen Aufschluß zu bringen. Sie basiert auf einer sorgfältig erhobenen Anamnese und dem diagnostischen Ausschluß solcher pathologischen Veränderungen, die den Lichteintritt ins Auge und auf die Retina verhindern. Sodann sind die notwendige Zeit und Ruhe aufzubringen, sowohl bei Tages- als auch im Dämmerungslicht das Tier in seinem Gesamtverhalten
— gegenüber gewohnten und ungewohnten Reizen,

— gegenüber der gewohnten und ungewohnten Umgebung (im Stall, im Freigehege, in der Herde, am Futterplatz, in einem geschlossenen Raum usw.) frei umherlaufend, an langer Leine oder bei Verrichtung von Arbeitsleistungen zu beobachten und dabei insbesondere
- dem Gang (frei, sicher, zögernd, tappend, stolpernd, suchend),
- der Extremitätenaktion bei langsamer und schneller Gangart,
- der Kopfhaltung (schief, vorgestreckt),
- dem Ohrenspiel, den Nüstern und dem Nasenspiegel

besondere Beachtung schenken.

1.3.1. Sehproben

Die **Sehproben** schließen sich der Beobachtung an. Sie sind bei Tieren nur im Falle ausgeprägter Sehstörungen (Amblyopie) oder bei Blindheit (Amaurosis) für ein weiteres spezielles Vorgehen aufschlußreich, doch gestatten sie nicht die Graduierung der Störung und erfassen auch nicht die Sehbehinderungen geringeren Ausmaßes (Schwachsichtigkeit — Asthenopie). Im wesentlichen erstrecken sie sich auf das **Führen des Tieres** gegen oder über Hindernisse verschiedener Größe, Form und Anordnung wie Bodenwellen, rinnenförmige Bodenvertiefungen, am Boden liegende Balken, in unterschiedlicher Höhe aufgestellte oder in den Weg gelegte Latten, Leitern, Hürden, Wände oder gespannte Seile. Sollen beide Augen nacheinander geprüft werden, so muß das andere Auge durch entsprechendes Material (lichtundurchlässiges Tuch, Verband, Augenklappe) sicher abgedeckt werden. Liegt neben der visuellen Behinderung ein Hirnschaden vor, zeigen sich die Tiere von Hindernissen, Niveauunterschieden und ähnlichem unbeeindruckt, andernfalls werden sie in Abhängigkeit von den Anforderungen nervös, ängstlich und unsicher. Beim Hund eignet sich die **Sehprobe mit dem Wattebällchen**, das von oben-vorn und oben-seitlich vor dem Kopf des Tieres fallengelassen bzw. geworfen wird. Bei intakter nervaler Funktion wird das Tier das Bällchen visuell fixieren und verfolgen. Ein leichtes Ohrenspiel zeigt zudem Interessiertheit an dem Spiel an. Bei fixiertem Kopf ist es möglich, auf diese Weise *außerdem* die **Augapfelmotilität** zu prüfen und den **visuellen Aktionsradius** des jeweiligen Auges in etwa zu erfassen.

1.3.2. Augenreflexe

Für die neuroophthalmologische Untersuchung sind die Augenreflexe sehr aufschlußreich. Sie ermöglichen auf dem Wege der logischen Ableitung Rückschlüsse auf die Funktionstüchtigkeit der für das Auge zuständigen Kranialnerven.

Die **Reaktionsfähigkeit der Pupille** ist maßgebend für ihre vegetativ geregelte Funktion als automatische Blende im optischen System. Durch sie wird die Stärke des Lichteinfalls auf die Netzhaut geregelt, sie ist ferner in allgemeine vegetative Regelkreise einbezogen. So zeigt sie bei erhöhtem Sympathikotonus infolge Aufregung, Schreck, Angst, Schmerz reflektorische Vergrößerung. Für die Beurteilung ihrer **Lichtreaktion** werden zunächst beide Augen bedeckt, um dann plötzlich überschwelliges Licht in das zu untersuchende Auge einfallen zu lassen, dabei bleibt das andere Auge weiterhin bedeckt. Auf diese Weise wird der störende Effekt der konsensuellen Reaktion ausgeschaltet.

Konsensuelle Lichtreaktion: Bei Änderung des Lichteinfalls auf die Netzhaut des einen Auges treten an beiden Pupillen gleichstarke und gleichgerichtete Reaktionen auf. Ursache ist die teilweise Kreuzung der Fasern des Sehnerven im Verlauf des Tractus opticus. Man bezeichnet diese Reaktion auch als indirekten Lichtreflex und die des belichteten Auges als direkten.

Hinsichtlich der Zeit wird eine prompte, verzögerte oder aufgehobene und hinsichtlich des Ausmaßes eine vollkommene oder unvollkommene Reaktion der Pupille auf Lichteinfall unterschieden, wobei zu beachten ist, daß die Lichtreaktion zunächst durch zu wiederholenden Einfall von Licht zu bahnen ist, bevor sie aussagekräftig wird. Der Reflex läßt sich eindeutiger auslösen, wenn das Licht mehr auf die Temporalretina fällt; die Symmetrie der Reaktionsfähigkeit beider Augen setzt die Anwendung gleicher Lichtstärke und gleichen Applikationsausgangsortes voraus. Die Beurteilung der Pupillenreaktion ist an eine bestimmte Erfahrung des Diagnostikers gebunden. Es ist gut, sich hierin zielbewußt zu trainieren. Zur Auslösung der Lichtreaktion der Pupille beschreibt der Lichtreiz folgenden *Regelkreis*: Reizaufnahme durch die Retina, Weiterleitung des Reizes über den N. opticus — Chiasma — Tractus opticus — Corpora quadrigemina — Schaltneuronensystem — N. oculomotorius — G. ciliare — Iris (Abb. 9). Somit sagt die Lichtreaktion der Pupille aus:
— die Retina ist lichtempfindlich,

- die Sehbahn bis hin zum Reflexbogen ist leitfähig,
- Reflexbogen und Okulomotoriusbahn sind intakt.

Sie ist *nicht beweisend für das Sehvermögen des Tieres*. Bei Störungen der Leitung und Umformung des Lichtreizes außerhalb dieses Regelkreises kann die Lichtreaktion erhaltenbleiben, das Tier ist jedoch blind.

Eine **herabgesetzte** oder **fehlende Lichtreaktion der Pupille** deutet auf folgende Zustände hin:
- erhöhter Sympathikotonus bei Schreck, Angst, Aufregung = weite, starre Pupille in beiden Augen;
- herabgesetzter Sympathikotonus: Horner-Syndrom = Pupille eng;
- Netzhauterkrankungen: Ist die Netzhaut beider

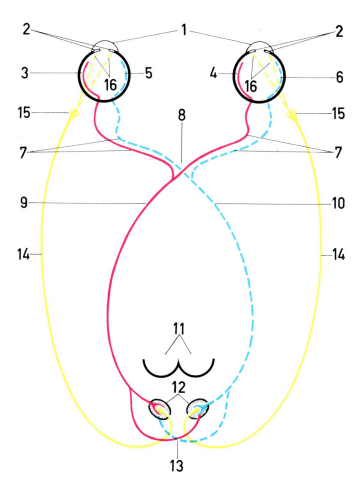

Abb. 9. Schema des Regelkreises der Lichtreaktion (Katze) nach BERG.
1 = Kornea, 2 = Iris, 3 = laterale Netzhauthälfte des linken Auges, 4 = mediale Netzhauthälfte des rechten Auges, 5 = mediale Netzhauthälfte des linken Auges, 6 = laterale Netzhauthälfte des rechten Auges, 7 = N. bzw. Fasciculus opticus, 8 = Chiasma opticum mit teilweiser Überkreuzung der Opticusfasern (1. Kreuzung), 9 = Tractus opticus sinister, 10 = Tractus opticus dexter, 11 = Vierhügelplatte (= nasales Vierhügelpaar = Mittelhirn), 12 = linker und rechter Nucleus (Ni. oculomotorii), 13 = teilweise Kreuzung zur Gegenseite der im Mittelhirn sich treffenden Neuriten (2. Kreuzung), 14 = N. oculomotorius zum Ggl. ciliare des N. oculomotorius, 15 = rechtes und linkes Ggl. ciliare des N. oulomotorius, 16 = Fasern des N. oculomotorius zur Iris (speziell bei der Katze die Pupillenverengung und -erweiterung regulierend).

Augen funktionsgestört, bleibt sowohl die direkte als auch die konsensuelle Pupillenreaktion aus = weite, starre Pupillen.
Ist die Netzhaut nur eines Auges funktionsgestört = beide Pupillen gleichgroß und reagierend.
Lichtstimulation des gesundes Auges = direkte und indirekte Reaktion an beiden Augen.
Lichtstimulation des kranken Auges = keine Reaktion.
Lichtstimulation partiell insuffizienter Netzhäute = Reaktion vorhanden.
— N.-opticus-Erkrankungen: bei Lichtstimulation keine Reaktion = Pupille halbweit bis weit, unbeweglich;
— Iriserkrankungen: Iritis, Uveitis, Iristraumatisierung (Augapfelkontusion, Linsenluxation) bedingen spastische Miosis = Pupille eng;
— Krankheiten des ZNS, z. B. Gehirntrauma, Enzephalomyelitis, Enzephalitis = enge Pupille, keine Lichtreaktion;
— Erhöhung des intraokulären Druckes: Glaukom = Pupille halbweit, keine Lichtreaktion.

Die Aussagefähigkeit des Pupillenreflexes ist begrenzt durch
— erhöhten Sympathikotonus infolge Aufregung, Schmerz, Angst (Mydriasis);
— pharmakologische Beeinflussung (Miotika, Mydriatika);
— mechanische Behinderung (Synechie);
— morphologische oder funktionelle Störungen außerhalb des Regelkreises.

Der **Droh- oder Optikofazialreflex** wird erzeugt, indem die geschlossene Hand (Faust) auf das Auge zugeführt und vor Erreichen des Kopfes unter Abspreizen der Finger geöffnet wird. Luftzug oder Haarberührung sind zu vermeiden. Wird hierdurch ein *einseitiger Blinzreflex* ausgelöst, so spricht dies für
— die Fähigkeit der Auslösung einer asymmetrischen Lidschlußreaktion auf einen einseitigen Reiz;
— die Intaktheit der afferenten optischen Leitungsbahnen, des visuellen Kortex, der Informationsweitergabe an den Hirnstamm, der Umschaltung auf den N. facialis und seiner Leitfähigkeit zum Erfolgsorgan (M. orbicularis palpebrarum).
Wird die Drohgebärde von vorn ausgeführt, so wird bei Intaktheit der oben genannten Bahnen der *Reflex an beiden Augen* ausgelöst. (Er kann übrigens auch und allein durch die Pupillen-Lichtreaktion bei plötzlichem kräftigem Lichteinfall im Dunkelraum erzeugt werden.) Fällt die *Reaktion negativ* aus, ist eine **weitere Differenzierung im Hinblick auf den Sitz der Läsion** möglich:
— die Läsion liegt im afferenten Verlauf: negativer Wattetest, das Tier sieht nicht;
— die Läsion liegt im afferenten Bereich proximal der Pupillenreflexbahn: die direkte und konsensuelle Pupillenreaktion ist vorhanden, der Blinzreflex bleibt beiderseits aus;
— die Innervation des Erfolgsorgans fehlt:
● negativer Lidschluß- und Palpebralreflex und positiver Wattetest, das Tier sieht; der Reflex ist nicht auslösbar infolge Parese des N. facialis;
● Reaktionsausfall der Kortex: Das Tier sieht, die Drohgeste wird als solche nicht empfunden (lebensunerfahrene Tiere wie Welpen, bewußtseinsgestörte Tiere), oder das Tier sieht, die Interpretationsfunktion ist vorhanden, der Kortex deutet die Geste als nicht bedrohlich, die efferente Bahn wird nicht aktiviert.

Unter dem **Korneal- oder Hornhautreflex** versteht man einen reflektorischen Lidschluß, resultierend aus einer mechanischen, chemischen oder thermischen Reizung der in der Hornhaut und Bindehaut gelegenen sensiblen freien Nervenendigungen. Er ist somit sowohl aussagekräftig für die Oberflächensensibilität der Hornhaut (sensible Endigungen des N. trigeminus) als auch für die Fähigkeit, die Lider zu schließen (aurikulopalpebraler Ast des N. facialis). Der Reflex wird durch Berühren der Hornhautoberfläche mit einem ausgezogenen Wattefädchen oder durch einen feinen gezielten Luftstrahl erzeugt.

Der **Palpebralreflex** wird durch Berühren des medialen Canthus (maxillarer Zweig des N. trigeminus) ausgelöst; hieraus resultiert der Lidschluß durch Innervation des M. orbicularis palpebrarum (N. facialis). Der Reflex muß nicht am anderen, nicht berührten Auge auftreten. Der Palpebralreflex darf nicht mit dem spontanen Blinzeln verwechselt werden. Folgende Ursachen kommen bei *Reflexausfall* in Frage:
— Parese des N. trigeminus. Die sensible Innervation des Lides ist gestört, bei Sehvermögen positive Reaktion auf Drohgebärde.
— Parese des N. facialis. Gestörte Innervation des Lides, bei Sehvermögen positiver Wattetest.

Mit Hilfe des **Abducensreflexes** wird es möglich, die Parese des N. facialis von der des N. trigeminus zu differenzieren. Er wird hervorgerufen, indem die Augenlider durch manuelles Fixieren an der reflektorischen Schließung bei Berühren des Canthus gehindert werden. In diesem Falle wird das Auge durch Kontraktion des M. retractor bulbi in die

Augenhöhle zurückgezogen (Funktion des N. abducens), und die Nickhaut fällt mechanisch vor.

1.3.3. L[...]

Für die [...]-facialis-Sch[...] liegt die Schä[...] [...]arasympathi[...] [...]nendrüse im [...] die Lakrima[...] [...] des mittleren Ohres, so sistiert die Tränenproduktion.

1.3.4. Willkürliche Augenbewegungen

Von wertvoller Aussagekraft für die Aktivität des Hirnstammes und der Hemisphäre sind die willkürlichen Augenbewegungen, die durch die äußeren Augenmuskeln erzeugt werden und vom II., IV. und VI. Gehirnnerv ihre Innervation erfahren. Die Kerne dieser drei Hirnnerven befinden sich in bilateraler Anordnung in der retikulären Formation des Mittelhirns bzw. in der Brücke. Sie erhalten ihrerseits Impulse von supranukleären und von den okulomotorischen Rindenzentren. Untereinander sind sie durch Assoziationsfasern verbunden und bilden in ihrer Gesamtheit die beiden hinteren Längsbündel, die in Gemeinschaft mit den Vestibularkernen das supranukleäre Blickbewegungszentrum des Hirnstammes darstellen. Dieser okulomotorische Elementarapparat bedarf für seine Funktion der vom Großhirn zufließenden Impulse. Fallen die willkürlichen Augenbewegungen aus, so läßt dies Schlußfolgerungen im Hinblick auf *Schädigungen des Hirnstammes oder der Großhirnrinde* zu. Die Rückkehr der willkürlichen Augenbewegungen nach Kopftrauma ist ein prognostisch günstiges Zeichen und spricht für die Wiederherstellung der Impulsleitung im Hirnstamm. Da die willkürlichen Augenbewegungen auch ohne Kopfbewegung möglich sind, bieten sie prognostische Hinweise für Zustände, bei denen der Kopf nicht bewegt werden kann.

1.3.5. Tonische Augenreflexe

Tonische Augenreflexe stehen in Beziehung zur Kopfbewegung. Es sind unwillkürliche Augapfelbewegungen, die in entgegengesetzter Richtung der Kopfbewegung auftreten. Sie sind von einem funktionierenden Vestibularsystem mit der Möglichkeit der Einflußnahme von Eigenreflexen der Halsmuskulatur, jedoch nicht von Rindenzentren abhängig. Nach Ablauf eines tonischen Reflexes kehrt der Augapfel in kürzester Zeit wieder in die Mitte der Lidspalte zurück. Diese Rückverlagerung wird von der retikulären Formation des Hirnstammes initiiert. Eine weitverbreitete Depression der retikulären Aktivität führt zum Koma, andererseits, im Koma vorhandene Augenreflexe weisen auf die Intaktheit des zervikovestibulären-okulären Systems und damit auf einen unbeeinflußten Hirnstamm hin. Die tonischen Augenreflexe lassen sich durch rasches Drehen des Kopfes nach rechts und dann nach links prüfen. Sind sie vorhanden, dann ist am Ende der Linksdrehung der Augapfel nach rechts verlagert. Zweckmäßigerweise ist hierfür das obere Augenlid nach oben zu ziehen, um den Limbus und damit das Auge deutlicher hervortreten zu lassen. Durch das Anvisieren bestimmter markanter Anhaltspunkte (bei der Katze die Pupillenöffnung, Irisflecke oder die mittels Ophthalmoskop zu erfassende Dorsalvene des Fundus) wird die Untersuchung insbesondere beim Rotieren des Kopfes leichter. Der tonische Reflex und die Rückkehr der Bulbi in die Ausgangsstellung müssen an beiden Augen übereinstimmend vorhanden sein. Aufgrund der Untersuchung lassen sich folgende **Ableitungen** treffen:

— Sind die tonischen Reflexe und die Rückkehr der Bulbi in alle Richtungen hinein und beidseitig übereinstimmend vorhanden, dann ist der Hirnstamm gesund. Das kann auch bei bewußtseinsgestörten oder komatösen Tieren der Fall sein.
— Weder die tonischen Reflexe noch die Rückkehrbewegungen hängen vom eigentlichen Sehen ab. Sie können demzufolge auch bei Hunden mit okulärer Blindheit vorhanden sein.
— Das Fehlen der gleichzeitigen Bewegung am zweiten Auge weist auf eine einseitige Hirnstammschädigung hin. Ein funktionsloses peripheres Vestibularsystem einer Seite unterdrückt nicht die tonischen Reflexe, da diese auch von den Stimulatoren der Halsbewegung herrühren können.
— Bewegt sich nur ein Auge, liegt eine intranukleäre motorische Störung vor, die auf eine Paralyse des VI. Gehirnnerven hinweist.
— Abnorme Reflexe sind Zeichen einer Läsion erstens im peripheren vestibulären System (inneres Ohr oder/und VIII. Kranialnerv), zweitens des Hirnstammes oder drittens des unteren motorischen Neurons für die extraokulären Muskeln.

— Herabgesetzte tonische Augenreflexe weisen auf schwere Leber- oder Nierenschäden (endogene Intoxikation) hin.

1.3.6. Ausfälle der Gehirnnerven und des N. sympathicus

Ausfallserscheinungen der Gehirnnerven und des N. sympathicus geben diagnostische Hinweise für Läsionen, die *außerhalb* des Auges liegen, aber für seine Funktion bedeutsam sind.
— Der **N. opticus** (II. Gehirnnerv) ist für die Übermittlung von Impulsen aus der Netzhaut zuständig. Ausfälle äußern sich durch fehlende Pupillenreaktion und Mydriasis. Ursächlich können entzündliche, hämorrhagische, atrophische, hypoplastische oder neoplastische Veränderungen ein- oder beidseitig vorkommen.
— Der **N. oculomotorius** (III. Gehirnnerv) ist ein rein autonomer und motorischer Nerv, dessen Fasern den dorsalen, medialen, ventralen und ventral-schrägen Augenmuskel und den Lidheber (M. levator) innervieren. Er enthält außerdem parasympathische Fasern für die Pupille. Ausfälle äußern sich in Pupillenerweiterung oder in Lähmung der extraokulären Muskeln.
Bei Lähmungen einzelner Muskeln liegen periphere (intraorbitale) Läsionen des Nerven vor, beispielsweise bei retrobulbären Blutungen oder Neoplasien.
Die Lähmung aller vom III. Nerv innervierten Augenmuskeln, bei Vorhandensein des Pupillenreflexes, spricht für intrakraniale Prozesse (Raumeinengung durch Blutungen, Neubildungen, Entzündungen). Bei Lähmung der Muskeln und Ausfall des Pupillenreflexes können sowohl intraorbitale als auch intrakraniale Läsionen vorliegen.
— Der **N. trochlearis** (IV. Gehirnnerv) innerviert die dorsalen schrägen Augenmuskeln. Ausfallserscheinungen sind klinisch schwer zu differenzieren. Diagnostisch hinweisend ist die nach temporal verlagerte Dorsalvene der Retina. Bei Tieren mit vertikal oder horizontal verlaufender Pupillenöffnung wirkt die nasale Begrenzung etwas nach oben aufgezogen.
— Der **N. trigeminus** (V. Gehirnnerv) gliedert sich in drei Teile. Sein *ophthalmischer* Ast ist rein sensibel und innerviert über seine drei Abzweigungen (N. lacrimalis, N. frontalis, N. nasociliaris) den Tränenapparat, die Bindehaut, die Haut des oberen Lides, die Hornhautoberfläche. Partielle oder komplette Läsionen des ophthalmischen Astes rufen Sensibilitätsstörungen an den genannten Augenteilen hervor, die letztlich zur Beeinflussung des Palpebralreflexes, zur Herabsetzung der Tränenproduktion, zu Austrocknungserscheinungen der Bindehaut, zur Minderung der Qualität des präkornealen Tränenfilms, zur ulzerativen neurotrophen Keratitis führen. Beachtenswert ist, daß zentrale Läsionen des V. Gehirnnerven, beispielsweise im Zusammenhang mit cerebellaren Hämatomen, Abszessen oder Tumoren, immer mit Ausfallserscheinungen der benachbarten Gehirnnerven (VI., VII., VIII.) einhergehen. Die *differentialdiagnostische Abgrenzung* gegenüber einer N.-facialis-Lähmung kann erfolgen, indem im Falle der Insuffizienz des ophthalmischen Astes eine Berührung der Kornea des nicht erkrankten Auges zu einer reflektorischen Schließung beider Augen führt. Das spontane Blinzeln unterbleibt bei einer Faziallähmung, und eine Drohgebärde wird in diesem Fall lediglich vom anderen, intakten Auge beantwortet.
— Der **N. abducens** (VI.) innerviert den lateralen geraden Augenmuskel und den M. retractor bulbi. Störungen präsentieren sich in einem medialen Strabismus und Ausfall des Abducensreflexes mit deutlichem Nickhautvorfall (s. 6.7.1.). Die Ausfallserscheinungen sind aufgrund der anatomischen Nachbarschaft mit denen der Nn. V., VII. und VIII. kombiniert.
— Lähmungen des **N. facialis** (VII.) treten vorrangig bei Pferd und Hund auf, sie betreffen fast ausschließlich eine Kopfseite. Die periphere Form zeigt sich durch hängende Oberlippe, fehlendem Lidschluß (Ausbleiben des Palpebralreflexes), hängendem Oberlid, fehlender Lakrimation. Im Falle anhaltender Lähmung wird die vom N. facialis versorgte Muskulatur bindegewebig induriert. Es entstehen Muskelkontraktionen an Stelle muskulärer Erschlaffung. Ist die Lähmung auf den Nervenkern beschränkt (zentrale N.-facialis-Lähmung), können, aber müssen nicht Lakrimation und Palpebralreflex fehlen. Bei Kopftraumen oder Blutungen innerhalb der Schädelkapsel treten allerdings die N.-facialis-Lähmungen meistens in Gemeinschaft mit Ausfallserscheinungen des II., V., VI. und des vestibulären Astes des VIII. Gehirnnerven auf. Ein hemifazialer Spasmus der vom N. facialis versorgten Muskulatur im Zusammenhang mit entzündlichen Veränderungen im Verlauf des peripheren Astes des N. facialis führen zur Dauerreizung und damit zu

einem Spasmus der vom Nerv versorgten Muskulatur. Dieser Hemispasmus — gewöhnlich nur auf einer Kopfseite auftretend — ist kombiniert mit Ausfallserscheinungen des N. sympathicus = Horner-Syndrom (Ptosis, Miosis, Enophthalmus, Nickhautvorfall).
- Beim **N. statoacusticus (VIII.)** ist der *cochleare* Ast für die Leitung der akustischen Impulse zuständig. Der *vestibuläre* Ast schaltet die statischen Impulse unter anderem auf den III. Gehirnnerv um und stellt somit die Beziehung zur Tätigkeit der Augenmuskeln dar. Störungen innerhalb des Vestibularapparates bewirken Kopfdrehungen zur Seite der Läsion, Gleichgewichtsstörungen, horizontalen Nystagmus (gewöhnlich mit einer raschen Phase zur anderen Seite des Kopfes) und eine abnorme Stellung der Augen (ventrolateraler Strabismus) auf der Seite der Läsion. **Kombinierte Lähmungen der Vestibular- und der Fazialnerven** können z. B. bei einem Tier mit Otitis media oder interna auftreten. Man achte auf die herabgesetzte Lakrimation und Fazialparese. Bei Labyrinthstörungen liegt das anormale Auge auf der Seite der Läsion.
- Die das Auge beeinflussenden Nervenschädigungen des **N. sympathicus** münden in einen Symptomenkomplex, der als *Horner-Syndrom* bezeichnet wird. Je nach Lokalisation der Schädigung wird eine Graduierung des Horner-Syndroms in ein zentrales, in ein präganglionäres oder in ein postganglionäres vorgenommen. In Abhängigkeit von der Lokalisation der Schädigung ist das Horner-Syndrom in den jeweiligen Fällen von weiteren klinischen Erscheinungen begleitet. Das *klinische Bild* des Horner-Syndroms am Auge ist gekennzeichnet durch
  - Miosis: Lähmung des vorwiegend sympathisch innervierten M. dilatator pupillae, damit Vorherrschen des Tonus des M. sphincter pupillae;
  - Ptosis: Tonusverlust des oberen tarsalen Muskels; da jedoch der M. levator palpebrae superioris (Innervation N. oculomotorius) als eigentlicher Lidheber normal funktioniert, ist die Ptosis nur gering ausgeprägt;
  - Nickhautvorfall: Tonusverlust des sympathisch gesteuerten Muskels an der Nickhautbasis;
  - Enophthalmus: scheinbarer Zustand eines nicht spastischen Bulbusrückfalls. Das klinische Bild wird vielmehr durch den Tonusverlust des oberen tarsalen Lidmuskels erzeugt.

Der herabgesetzte Sympathikotonus betrifft *ferner* Teile des Gesichts und der Nase, demzufolge ist mit zusätzlichen Symptomen zu rechnen:
- periphere Vasodilatation in der Gesichtshaut mit Anstieg der Hauttemperatur; bei Siamkatzen führt dies zur Veränderung der Haarfarbe im Kopfbereich;
- einseitiges Einziehen der Nasenschleimhaut beim Pferd;
- Schweißausbruch im Bereich der Kopfhaut *nur* des Pferdes.

Das **Syndrom wird hervorgerufen** durch
- retropharyngeale Abszedierung, z. B. Druse des Pferdes;
- Orbitalverletzungen, Bulbusprolaps und Neoplasien;
- entzündliche Erkrankungen des äußeren oder mittleren Ohres;
- Schädigungen im Nervenverlauf bei
  • Traumatisierung des Halsbereiches: chirurgische Manipulationen, Strangulation des Halses, Megaösophagus;
  • Traumatisierung des zervikalen Anteils des Rückenmarks: Enchondrosis intervertebralis, Luxationen oder Frakturen von Halswirbeln;
  • mediastinalen Raumengungen: Lymphosarkomatose der Katze;
  • Schädigung der hypothalamischen Region: Entzündungen, Traumen, Neoplasien.

Die *Diagnose* wird aufgrund der klinischen Symptome einschließlich der zusätzlichen Ausfallserscheinungen gestellt. Beim präganglionären Horner-Syndrom eignet sich für die Ermittlung der Ursache die Röntgenografie von Brustkorb, Hals und Kopf, ferner die Untersuchung der Zerebrospinalflüssigkeit. Ein sog. *Drogentest* trägt zur Sicherung der Diagnose bei.
- Cocainlösung in 1,5%iger Konzentration ruft am gesunden Auge eine Mydriasis hervor, im Falle des Horner-Syndroms spricht die Pupille nur sehr gering auf diese Substanz an.
- Hydroxyamphetamin in 1%iger Konzentration: Dilatiert die Pupille nicht, liegt ein postganglionäres Horner-Syndrom vor; wird sie erweitert, ist ein zentrales oder präganglionäres Horner-Syndrom vorhanden.
- 10%iges Phenylephrin erweitert die Pupille bei einem postganglionären Horner-Syndrom im Verlauf von 20 min. Eine normale Pupille reagiert erst innerhalb von 60 bis 90 min.

Normalerweise sympathisch innervierte Strukturen werden beim postganglionären Horner-Syndrom gegenüber Epinephrin überempfindlich. Für die Therapie der engen Pupille des Horner-Syndroms ist deshalb die 0,1%ige Epinephrin- oder die 0,12%ige Phenylephrinlösung angezeigt und nicht die sonst verwendete 10%ige!

Differentialdiagnostisch ist zu beachten:
— Nickhautvorfall und beiderseitiger Enophthalmus sind Begleitsymptome einer Dehydratation.
— Beiderseitiger Nickhautvorfall bei der Katze im Zusammenhang mit Infektionen oder Intoxikationen. In diesem Fall fehlt die Miosis.
— Traumatisierung der Iris durch Stoß- und Schlagverletzungen des Kopfes oder des Augenbereiches. Es ist nur eine Miosis vorhanden. In diesen Fällen fehlt der Nickhautvorfall.

Literatur (Untersuchung)

AMMANN, K., und MÜLLER, A.: Das Bild des normalen Augenhintergrundes beim Pferd. Berl. Münch. tierärztl. Wschr. **81**, 370 (1968).

AMMANN, K., und PEELONI, G.: Der Bulbus oculi des Hundes. Schweiz. Arch. Tierhk. **113**, 287 (1971).

ARNDT, U., HERZOG, A., und SMIDT, D.: Literaturbericht zu Struktur, Entwicklung und Anomalien des zentralen optischen Systems. Dtsch. Tierärztl. Wschr. **85**, 23 (1978).

BEDFORD, P. G. C.: The diagnosis of ocular disease in the dog and cat. Brit. Vet. J. **138**, 93 (1982).

BLAUCH, B., and CRAWFORD, B.: Neuroophthalmology. In: BLOGG, J. R.: The eye in veterinary practice. Vol. I: Extraocular Disease. W. B. Saunders Co., Philadelphia, London, Toronto 1980.

BISTNER, S. I.: Neuro-ophthalmology. In: HOERLEIN, B. F. (ed.): Canine Neurology. 3rd ed. W. B. Saunders Co., Philadelphia 1978.

BISTNER, S. I., ROBERTS, S. R., and ANDERSON, R. P.: Conjunctival bacteria: clinical appearances can be deceiving. Mod. Vet. Pract. **50**, 45 (1969).

BRUCE, D. F. M.: The use of Ophthalmoscope in Veterinary Practice. Vet. Med. **50**, 599 (1955).

BRYAN, G. M.: Tonometry in the dog and cat. J. Small Anim. Pract. **6**, 117 (1965).

CARTER, J. D.: Clinical use of electroretinography. Iowa State Univ. Vet. **31**, 86 (1969).

CATCOTT, E. J.: Ophthalmoscopy in Canine Practice. J. Amer. Vet. Med. Assoc. **121**, 35 (1952).

CHANDRE, J. S., SINGH, A. P., and NIGAM, J. M.: Retrograde Orbital Angiography in Bovines. Indian Vet. J. **59**, 895 (1982).

COHEN, Ch. M. and REINKE, D. A.: Equine tonometry. J. Amer. Vet. Med. Assoc. **156**, 1884 (1970).

DRAEGER, J., KÖHLER, L., ALLMELING, G., und DEGERING, B.: Handapplanationstonometrie am Tierauge. Tierärztl. Prax. **10**, 189 (1982).

ELFLEIN, G.: Untersuchungen über das Verhalten des intraokulären Druckes beim Hund und des Hornhautastigmatismus des Hundeauges. Inaug.-Diss., Leipzig 1970.

FISHER, C., and SMALL, E.: A new look at canine ophthalmology. Mod. Vet. Pract. **48**, 19 (1967).

FLACH, M., DAUSCH, D., und WEGNER, W.: Fluoreszenzangiographie bei Teckeln. Tierärztl. Prax. **8**, 375 (1980).

FORMSTON, C.: Examination of the Eye with Special Reference to the Horse and Dog. Vet. Rec. **68**, 984 (1956).

GELATT, K. N., and HENRY, J. D., Jr.: Ocular photography: a useful clinical tool. Mod. Vet. Pract. **50**, 45 (1969).

GELATT, K. N., and FINOCCHIO, E. J.: Variations on the normal equine eye. Vet. Med. Small Anim. Clin. **65**, 569 (1970).

GELATT, K. N., HENDERSON, J. D., Jr., and RAY, S. G.: Fluorescein angiography of the normal and diseased ocular fundi of the laboratory dog. J. Amer. Vet. Med. Assoc. **169**, 980 (1976).

GELATT, K. N., and GUM, G. G.: Evaluation of Electronic Tonometers in the Rabbit Eye. Amer. J. Vet. Res. **42**, 778 (1981).

GOLDFARB, S.: Horner's Syndrome (Horner-Syndrom). Aust. Vet. J. **51**, 588 (1975).

HARKER, D. B.: A modified Schirmer tear test technique. Its uses in aiding the diagnosis of chronic Keratoconjunctivitis sicca (filamentary keratitis) in dogs. Vet. Rec. **86**, 196 (1970).

HAUGWITZ, TH. VON: Einige Hinweise zur augenärztlichen Untersuchungsmethodik in der Tierheilkunde. Dtsch. Tierärztl. Wschr. **82**, 356 (1976).

HETKAMP, D.: Korrosionsanatomische Untersuchungen der Blutgefäße des Auges des Haushundes (Canis familiaris L.) unter besonderer Berücksichtigung des Kapillarsystems. Vet.-med. Diss., Gießen 1972.

JONES, B. R., and STUDDERT, Virginia P.: Horner's syndrome in the dog and cat as an aid to diagnosis. Aust. Vet. J. **51**, 329 (1975).

JOYCE, J. R., and BRATTON, G. R.: Keratoconjunctivitis sicca secondary to fracture of the mandible. Vet. Med. Small Anim. Clin **68**, 619 (1973).

KARNBACH, G.: Über ophthalmologische Untersuchungen des Augenhintergrundes von Rindern und Ziegen. Inaug. Diss., Berlin 1956.

KOCH, S. A.: A culturing device for use in ophthalmology. Vet. Med. Small Anim. Clin. **67**, 289 (1972).

KRAWITZ, L.: Clinical Examination of the Canine and Feline Eye. J. Amer. Vet. Med. Assoc. **147**, 33 (1965).

KULLMANN, H. J.: Vergleichende quantitative Morphologie von Bulbus oculi und Corpus ciliare einiger Species der Mammalia. Med. Diss., Erfurt 1985.

LAHUNTA, A., DE: Small animal neuroophthalmology. Vet. Clin. N. Amer. **3**, 491 (1973).

LAHUNTA, A., DE: Neuroanatomy and Clinical Neurology. W. B. Saunders Co., Philadelphia 1977.

LAWSON, D.: The use of ophthalmoscopes in veterinary practice. Practice **7**, 40 (1985).

MAKSIMOVIC, B.: Akinesie des M. orbicularis oculi bei dem Rinde, Pferde und Hunde. Belgrader Univ.-Schr. Vet.-Med. Fak. (1953).

MANNING, J. P., and CLAIR, L. E. ST.: Palpebral, frontal, and zygomatic nerve blocks for examination of the equine eye. Vet. Med. Small Anim. Clin. 71, 187 (1976).

MAROLT, J., BEJO, U., FRANK, A., und MATICIK, Z.: Beitrag zur Ptose und Akinesie des M. orbicularis oculi beim Pferd. Dtsch. Tierärztl. Wschr. 78, 378 (1971).

MARTIN, C. L.: Slit Lamp Examination of the normal canine anterior ocular segment: Part I. Introduction and Technique. J. Small Anim. Pract 10, 143 (1969).

MARTIN, C. L.: Slit Lamp Examination of the normal canine anterior ocular segment: Part II. Description. J. Small Anim. Pract. 10, 151 (1969).

MARTIN, C. L.: Slit Lamp Examination of the normal canine anterior ocular segment: Part III. Discussion and Summary. J. Small Anim. Pract. 10, 163 (1969).

MARTIN, C.L.: Gonioscopy and Anatomical Correlations of Drainage Angle of the Dog. J. Small Anim. Pract. 10, 171 (1969).

MODES, E.: Das Blutgefäßbild des Augenhintergrundes bei den Haussäugetieren (Pferd, Rind, Schaf, Ziege, Schein, Hund, Katze). Arch. wiss. prakt. Tierhk. 70, 449 (1936).

MONTI, F.: L'esame clinico del fondo dell'occhio nel cane. Nuova Veterinaria 4, 262 (1967).

MONTI, F.: L'esame clinico del fondo dell'occhio nel bovino. Annali della Facoltà di Medicina Veterinaria di Torino 18, (1969).

MÜLLER, A.: Das Bild des normalen Augenhintergrundes beim Rind. Berl. Münch. Tierärztl. Wschr. 82, 181 (1969).

OHMS, K.-D.: Der Hornhautastigmatismus und sein Vorkommen bei den Haustieren unter besonderer Berücksichtigung des Pferdeauges. Inaug.-Diss., Leipzig 1950.

OKSALA, A.: Das Echogramm in der Diagnostik von Augenkrankheiten. Klin. Mbl. Augenhk. 137, 72 (1950).

PARKER, A. J.: Differential diagnosis of brain disease. Part. 5. Blindness. Mod. Vet. Pract. 63, 199 (1982).

PEDLER, CH.: The Fine Structure of the Tapetum Cellulosum. Exp. Eye Res. 2, 189 (1963).

PFEIFFER, R.L., Jr., and GELATT, K.N.: Multiple iridal cysts and a cortical cataract in a dog. Vet. Med. Small Anim. Clin. 71, 445 (1976).

ROBERTS, S. R.: Animal Vision. J. Amer. Vet. Med. Assoc. 127, 236 (1955).

ROBERTS, S. R.: A system of Testing Vision in Animals. J. Amer. Vet. Med. Assoc. 128, 544 (1956).

ROSENBERGER, V.: Beitrag zur Messung des intraokulären Druckes beim Rind. Prüfung einiger Tonometer auf ihre Brauchbarkeit. Diss., Hannover 1978.

RUBIN, L. F.: Indirect Ophthalmoscopy in Canine Practice. J. Amer. Vet. Med. Assoc. 121, 35 (1952).

RUBIN, L. F.: Indirect Ophthalmoscopy in Veterinary Medicine. J. Amer. Vet. Med. Assoc. 137, 648 (1960).

RUBIN, L. F.: Clinical Electroretinography in Dogs. J. Amer. Vet. Med. Assoc. 151, 1456 (1967).

RUBIN, L. F.: Neuroophthalmology. In: HOERLEIN, B. F. (ed.): Canine Neurology. W. B. Saunders C., Philadelphia 1971.

SHELL, LINDA: Cranial Nerve Disorders in Dogs and Cats. Comp. Cont. Educ. Pract. Veterin. 4, 458 (1982).

SMITH, J.S., and I.G.MAYHEW: Horner's syndrome in large animals. Cornell Vet. 67, 529 (1977).

SOURI, E. N.: Use of the tonomat applanation in small animal ophthalmology. Vet. Med. Small Anim. Clin. 65, 469 (1970).

SZÚTTER, L.: Ophthalmoskopische und Lupenspiegeluntersuchungen an neugeborenen Haustieren. Acta Vet. Acad. Sci. Hung. Budapest 10, 45 (1961).

TRONCOSO, M. U.: Gonioscopy. F. A. Davis Co., Philadelphia 1948.

ÜBERREITER, O.: Augenuntersuchungsmethoden mit besonderer Berücksichtigung der Mikroskopie am lebenden Tierauge. Wien. Tierärztl. Mschr. 43, 1 (1956).

ÜBERREITER, O.: Die Mikroskopie am lebenden Tierauge. Wien. Tierärztl. Mschr. 43, 77 (1956).

ÜBERREITER, O.: Der derzeitige Stand der Augenuntersuchungen und der Augenoperationen bei Tieren. Wien. Tierärztl. Mschr. 46, 855 (1959).

ÜBERREITER, O.: Die Möglichkeit der Diagnosestellung von Augenveränderungen bei Anwendung der Spaltlampe mit besonderer Berücksichtigung des hinteren Bulbusabschnitts. Proc. VIII. Congr. European Society of Vet. Surgery, Bologna, Sept. 1968.

ÜBERREITER, O.: Biomikroskopische Befunde der Netzhaut und der Papille bei Hund und Katze. Wien. Tierärztl. Mschr. 57, 269 (1970).

VAINISI, S.-J.: Diagnostic Aids — Anterior Segment of the Eye. J. Amer. Vet. Med. Assoc 153, 1717 (1968).

VIERHELLER, R.: Clinical Experiences with Indirect Ophthalmoscopy. Med. Vet. Pract. 47, 41 (1966).

WALDE, I., und PUNZET, G.: Die Lebendfärbung des Augenhintergrundes mit Fluoreszein-Natrium bei Hund und Pferd. Wien. tierärzt. Mschr. 63, 216 (1976).

WALDE, I.: Das Fluoreszenzangiogramm des normalen Augenhintergrundes bei Hund und Pferd. Tierärztl. Prax. 5, 343 (1977).

WEBER, H.: Versuche zur Ermittlung der subjektiven Sehschärfe des Gebrauchshundes. Inaug.-Diss., Leipzig 1961

WYMAN, M., and DONOVAN, E.F.: The Ocular Fundus of the Normal Dog. J. Amer. Vet. Med. Assoc. 147, 17 (1965).

2. Therapie am Auge

2.1. Lokale medikamentelle Therapie

Für die lokale Therapie am Auge werden gegenüber der allgemeinen oder systemischen folgende *Vorteile* herausgestellt:
- Es ist möglich, das physiologische Barrierensystem zwischen dem Blut und den okulären Strukturen zu umgehen. Demzufolge sind außer der Bindehaut, der Hornhaut und Sklera, vordere Kammer, Iris, Ziliarkörper und Glaskörper erreichbar.
- Es sind örtlich höhere Konzentrationen zu erzielen, als bei systemischer Zufuhr für den Organismus verträglich wären.
- Es ist möglich, die Therapie länger ohne die Gefahr örtlicher und allgemeiner Schäden durchzuführen.
- Die örtliche Therapie gestaltet sich billiger.
- Die örtliche Applikation ist einfach, deshalb auch vom Laien ausführbar.

Die lokalen medikamentellen Therapie haftet die Gefahr einer allgemeinen und möglicherweise schädigenden Wirkung an, da über die Bindehaut eine sehr schnelle systemische Absorption stattfinden kann. Außerdem ist bei landwirtschaftlichen Nutztieren die Rückstandsproblematik von Wirkstoffen zu beachten. Man sollte daher nach dem Prinzip verfahren, nur solche Wirkstoffe zu verwenden, deren Pharmakodynamik man kennt und mit denen man bereits gute Erfahrungen machen konnte. Andererseits muß man berücksichtigen, daß die lokale Therapie bei einem allgemeinen Krankheitsgeschehen nicht ausreicht und daß der Resorptionsfähigkeit der Bindehaut und der Permeabilität der Hornhaut (Hornhautbarriere) Grenzen gesetzt sind.

Um die genannten Vorteile der Lokaltherapie voll ausschöpfen zu können, ist die Kenntnis jener Faktoren, die das Eindringvermögen und damit den Wirkungsgrad eines Arzneistoffes beeinflussen, von Bedeutung:
- Nur ein Teil der eingebrachten Stoffe wird auf dem Wege der Resorption durch die Bindehautgefäße und des Randschlingennetzes der Hornhaut in tieferliegende Augapfelstrukturen transportiert.
- Der größere Teil des Stoffaustausches von außen in das Augeninnere erfolgt durch Diffusion, wobei angenommen wird, daß diese vorrangig über die Hornhaut erfolgt. Die Frage der Permeabilität der Hornhaut ist somit ein Kernproblem der medikamentellen Therapie am Auge.
- Die einzelnen kornealen Schichten weisen eine selektive Permeabilität auf. Die Epithel- und Endothelzellen der Hornhaut sind reich an Lipoiden. Demzufolge diffundieren lipoidlösliche Substanzen leicht, wobei das Endothel 90mal stärker permeabel ist als das Epithel. Wasserlösliche Substanzen dagegen dringen schwer ein, da sie nur durch die Interzellularbrücken diffundieren. Ihr Penetrationsvermögen ist proportional ihrer Konzentration. Das Hornhautstroma setzt ihnen allerdings kaum Widerstand entgegen.
- Die Permeation ist auch pH-Wert-abhängig. Schwache Basen sind, wenn sie als Salze vorliegen, bei höherem pH-Wert weniger dissoziert als bei geringem, bei schwachen Säuren ist dies umgekehrt.
- Die Diffusion wird maßgeblich durch die Oberflächenspannung der Hornhaut beeinflußt. Diese ist abhängig von der Zusammensetzung des präkornealen Tränenfilms, der in seiner äußeren Schicht (Sekrete der Tränendrüsen und Becherzellen) hydrophil und seiner inneren Schicht (Sekrete der Talg- und Meibomschen Drüsen) hydrophob ist.
- Die Diffusion ist ferner abhängig von der Verweildauer des Arzneistoffes auf der Hornhautoberfläche. Von Bedeutung ist hier der Spüleffekt der Tränenflüssigkeit, der eine Reduzierung des Ophthalmikums bereits 5 min post applic. um 20 % bewirkt. Eine vermehrte Lakrimation (z. B. im Fall von Reizzuständen) hat stärkeren Spüleffekt, Kneifen der Lider verhindert den Zutritt des Medikaments zur Hornhautoberfläche.
- Die Gewebepermeabilität verändert sich bei pathologischen Zuständen. So kommt es im Falle

einer entzündlich bedingten Gefäßerweiterung der Bindehaut zur Beschleunigung und Erleichterung der Diffusion von Arzneistoffen, aber auch zu einem erhöhten und beschleunigten Abtransport. Die Durchlässigkeit des Hornhautepithels wird erhöht durch Unterbrechung oder Qualitätsveränderung des präkornealen Tränenfilms oder durch pathologische Auflockerungen des Epithelzellverbandes der Hornhaut.
- Schließlich wird das Diffusionsvermögen eines Augenmedikaments selbst unter anderem durch die Konzentration, die Teilchengröße und durch den Verteilungskoeffizienten seines therapeutisch wirksamen Anteils, durch den Trägerstoff und durch seine Applikationsart beeinflußt.

Man begegnet dem physiologisch unterschiedlichen Permeabilitätsverhalten der Hornhautschichten, indem der eigentlichen therapeutisch wirksamen Substanz eine Auswahl oder Kombination solcher Stoffe beigefügt wird, die eine Vehikelfunktion zur Erleichterung der Diffusion ausüben oder sog. Netzmittel darstellen. Die Hornhautbarriere läßt sich schließlich auch durch gezielte Maßnahmen (subkonjuktivale Injektion hypertonischer Lösungen zur Erzeugung einer Hyperämie; konjunktivale Verabreichung hypotonischer oder hypertonischer Lösungen; unspezifische Eiweißtherapie bis hin zur Erzeugung von Fieber zwecks Auflockerung des Epithelzellverbandes usw.) beeinflussen. **Arzneistoffe werden lokal**

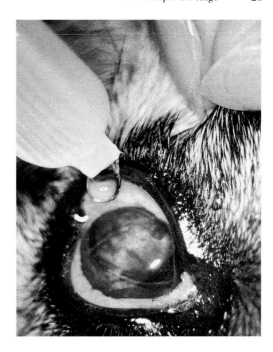

Abb. 11. Aufwärtsziehen des Oberlides für die konjunktivale Applikation einer Flüssigkeit.

- an oder in die Lider, auf oder in die Lidränder, auf oder in die Bindehaut und Hornhaut und in die Tränenwege durch Auftragen, Auftupfen, Aufpinseln, Träufeln, Einstreichen, Auf- oder Einstäuben, Auf- oder Einsprühen, Baden, Massieren, Einspritzen und
- in das Augeninnere auf perkonjuktivalem, perkornealem, interfibrillärem Wege oder durch subkonjunktivale, retrobulbäre, durch direkte (vordere Augenkammer) Einspritzung appliziert.

Die **konjunktivale Applikation** von Arzneistoffen ist wegen ihrer leichten Ausführung eine bevorzugte lokale Behandlungsform und wird vornehmlich durch Träufeln oder Einstreichen von Arzneizubereitungen vollzogen (Abb. 10, 11). Am häufigsten kommen Tropfen (Oculoguttae) und Salben (Oculenta) zur Anwendung. Sie sollten isotonisch, steril und stabil sein und werden vom Auge am besten bei einem pH-Wert-Spektrum von 6,8 bis 7,4 toleriert. Ihre Anwendung ist bei solchen Krankheiten indiziert, die an den Lidern, in der Konjunktiva und in den vorderen Augensegmenten (Hornhaut, vordere Augenkammer, Iris, Ziliarkörper) ablaufen. *Lösungen oder Suspensionen* (Oculoguttae) rufen keine oder nur geringe Behinderungen

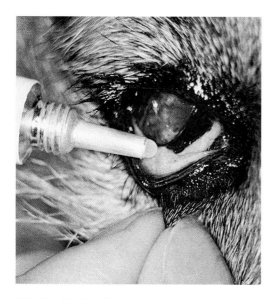

Abb. 10. Abheben des Unterlides für die konjunktivale Applikation einer Augensalbe.

des behandelten Auges hervor, stören die Mitoseaktivität und die Heilungsvorgänge der Hornhaut nur gering und sind leicht zu sterilisieren. Ihnen haftet allerdings der Nachteil starker Verdünnung durch die Tränenflüssigkeit, ihres teilweisen Verlustes durch schnellen Abfluß über den Tränennasenkanal, der geringen Zeit des Kontaktes mit der Konjuktiva und Hornhaut und ihrer raschen Resorption an. *Augensalben* (Oculenta) werden besonders gern und erfolgreich bei den großen Haustieren angewandt. Sie bleiben mit der Hornhaut und Bindehaut länger im Kontakt, müssen weniger oft appliziert werden, gehen weniger schnell durch den Tränennasengang für die Therapie verloren und sind dadurch besonders intensiv; sie stellen ein gutes Vehikel für Antibiotika dar. Andererseits beeinflussen sie die Sehfähigkeit durch Schlierenbildung, halten Konjunktivalexsudate länger im Bindehautsack fest, verstopfen die tränenableitenden Wege, beeinflussen die Heilung des Hornhautepithels nachteilig infolge ihrer längeren Verweildauer und sind schwerer zu sterilisieren. Eine Langzeittherapie wird durch das Einlegen von Inlets oder weicher, mit Wirkstoffen imprägnierter *Kontaktlinsen* (Polymere von Polyacrylamid, Methylacrylat) in den Bindehautsack möglich. Die bislang vornehmlich für die Belange der Humanmedizin entwickelten Arzneimittelträger dürften bei auf das Tierauge zugeschnittenen Ausführungen eine Zukunft insbesondere in der Behandlung schwer zugänglicher Tiere (Weidehaltung von Nutztieren, Zootiere) haben.

Die **subpalpebrale Applikationsform** (Abb. 12) eignet sich vor allem bei schmerzhaften, entzündlichen Zuständen der Lider, der Konjunktiva und der Hornhaut nach operativen Eingriffen am Auge. Sie stellt eine konjunktivale Applikation bei artifiziell verschlossener Lidspalte dar und erfolgt mit Hilfe eines weichen, elastischen Plastikschlauches, der vor Anlegen der Lidsutur in den Bindehautsack gelegt und über einen artifiziellen Gewebekanal durch das obere Augenlid nach außen geführt wird. Die **subkonjunktivale Applikation** (Abb. 13) ist dann angezeigt, wenn ein Arzneistoff unter Umgehung der Hornhautbarriere sehr rasch, über einen längeren Zeitraum und in sicherer Dosierung am und im Auge zur Wirkung gebracht werden soll.

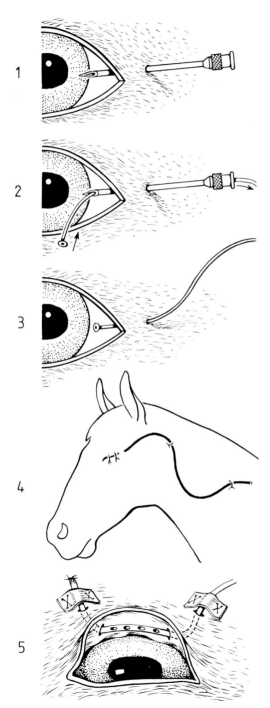

Abb. 12. Subpalpebrale Applikation eines Arzneimittels beim Pferd.
1 = Anlegen eines Gewebekanals mittels einer weitlumigen Kanüle; 2 = Einführen und Vorführen eines Plastikschlauches in und durch die Kanüle; 3 = im Konjunktivalsack endender Plastikschlauch; 4 = Situation nach Einlegen des Plastikschlauches und Matratzennaht der Lidspalte; 5 = Variante der Methode 1–3: Plastikschlauchprothese im oberen Bindehautsack.

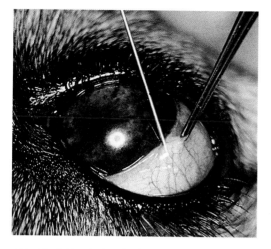

Abb. 13. Subkonjunktivale Applikation im Bereich der bulbären Bindehaut.

Dies wird möglich, da die Resorption hier vorrangig wirksam wird, zudem die Sklera permeabel ist und der Wirkstoff zum größten Teil unter der Konjunktiva zunächst unverdünnt und in der applizierten Menge für die Resorption und Diffusion erhalten bleibt. Diese Applikationsform wird besonders bei solchen Tieren angewandt, die einer wiederholten und intensiven konjunktivalen Therapie schwer zugänglich sind (widersetzliche Tiere, Zootiere). Sie ist vor allem bei der Behandlung der akuten Iritis. Episkleritis, bei hartnäckigen Hornhauterkrankungen (Pannus, Verätzungen, Verbrennungen, Ulzerationen) angezeigt. Zur Vermeidung von Schmerz- und Reizerscheinungen sind die Substanzen in gewebeverträglicher Form zu verwenden. Die Applikation hat nahe dem Ort der beabsichtigten Wirkung zu erfolgen. Für temporal und im Bereich der unteren zwei Quadranten liegende Krankheitsprozesse eignet sich hierfür die mediale Basis der Nickhaut. Die Injektionsmenge ist in Abhängigkeit von der Größe des Auges und der Arzneimittelkonzentration zu wählen; müssen mehr als 0,5 ml beim Kleintier und 1,0 ml beim Großtier appliziert werden, sollte dies in zwei oder mehreren Depots erfolgen. Der Injektion geht eine Oberflächenanästhesie voran (Wirkungseintritt abwarten!). Der Einstich wird tangential zum Bulbus ausgeführt, möglichst unter die Tenonsche Kapsel und mit englumiger, kurz angeschliffener Kanüle. Bei mehr als einer Stichöffnung ist die Dosierung unsicher, da die Lösung dann zum Teil in den Konjunktivalsack abfließt.

Bei der **retrobulbären** Applikation (Abb. 14) werden vornehmlich die sensiblen, vasomotorischen und vasodilatatorischen Gefäßnerven und die Nerven des Ganglion ciliare konzentriert erreicht und beeinflußt, oder der Wirkstoff gelangt entlang der Bindegewebescheiden der Gefäße und Nerven in den Augapfel. Die retrobulbäre Injektion findet speziell für die artifizielle Vorlagerung und für die Anästhesierung des Augapfels Verwendung. Der Einstich erfolgt vom lateralen Canthus her durch die Konjunktiva hindurch, die Kanüle wird am Bulbus entlang bis in die Orbitalhöhle geführt. Eine gutsitzende retrobulbäre Anästhesie blockiert *okulokardiale Reflexe* (Manipulationen an den extra-

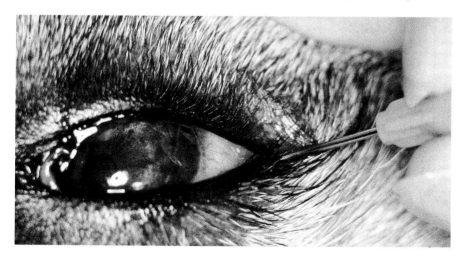

Abb. 14. Retrobulbäre Applikation vom temporalen Canthus her.

okulären Muskeln erzeugen Bradykardie) und ist deshalb bei allen Manipulationen, die mit Zug am Bulbus verbunden sind (Fixationshefte des Bulbus für intraokuläre Eingriffe, Bulbusexstirpation, Exstirpation von Neubildungen auf dem Bulbus usw.) erwünscht. Andererseits haften der retrobulbären Injektion insofern Nachteile an, als durch den Kompressionsstau intraokuläre Tensionsveränderungen möglich sind. Dem wird begegnet, indem die Injektionsgeschwindigkeit auf 0,2–0,3 ml/kg KM in Intervallen von 1 min bis insgesamt 10 Etappen reduziert oder die Resorption der applizierten Flüssigkeit durch Zusatz von Hyaluronidase erhöht wird. Die **intraokuläre (intrakamerale) Applikationsform** führt im Augeninnern zu hohen Konzentrationen des therapeutisch wirksamen Arzneistoffes. Sie kommt insbesondere bei der antibiotischen Therapie in Anwendung, es sind jedoch Gefahren zu beachten, die teils durch das Operationstrauma (Infektion, Linsenverletzung, Blutungen), teils durch das chemische Verhalten der eingeführten Arzneistoffe bedingt sind.

2.2. Systemische Therapie

Werden Arzneimittel systemisch (enteral, parenteral, pulmonal) appliziert, so erreichen die Wirkstoffe das Auge oder seine Anhangsgebilde auf dem Wege der Blutversorgung. Dafür stehen *drei* Gefäßsysteme, nämlich das konjunktivale, retinale und ziliare, zur Verfügung, jedoch gelangen aufgrund des Blut–Augen–Schrankensystems unter physiologischen Verhältnissen Arzneistoffe entweder nicht, reduziert oder selektiert in das Augeninnere. Neben einer aktiven neurovaskulären Funktion mit ausgeprägten tierartlichen Unterschieden werden hierfür Faktoren wie Teilchengröße, relative Molekülmasse, Verteilungskoeffizient, elektrische Ladung des durchtretenden Stoffes wie auch der Kapillarwand allein oder in ihrer Gesamtheit geltend und bedingen, daß beispielsweise Glucose 84%, Streptomycin 5%, andererseits Ascorbinsäure das 30fache der Plasmakonzentration im Kammerwasser erreichen. Wasserlösliche Wirkstoffe, zum Beispiel Penicillin, gelangen nicht in das Kammerwasser oder in den Glaskörper. Andererseits sind hohe Konzentrationen wasserlöslicher Antibiotika therapeutisch effektiv in der Chorioidea, im Ziliarkörper, in der Iris und in der Konjunktiva. Fettlösliche Wirkstoffe, z. B. Chloramphenicol, überwinden die Blut-Augen-Schranke leicht und werden unter anderem auch in der Hornhaut wirksam.

In kranken Augen allerdings verändern sich die Permeabilitätsverhältnisse, und die Schranke kann stark durchlässig oder völlig abgebaut sein. So sind bei Infektionskrankheiten, entzündlichen Veränderungen des Augeninnern oder Kammerwasserverlust vermehrt Eiweiße und andere Stoffe annähernd oder entsprechend der Plasmakonzentration im Kammerwasser nachweisbar. Um aber unter physiologischen Umständen dennoch bestimmte Therapeutika auf dem Blutwege ins Auge verbringen zu können, besteht die Möglichkeit einer Lockerung des Schrankensystems. Hierfür eignen sich die unspezifische Eiweißtherapie bis hin zur Erzeugung von Fieber, die allgemeine Verabreichung von Papaveraceen-Alkaloiden, ferner Theophyllin, Theobromin, Coffein. Schließlich führt die Entleerung der vorderen Augenkammer mittels Punktion zu einem plötzlichen Zusammenbruch des Schrankensystems, da mit der überstürzten Neubildung von Kammerwasser die Selektionsfunktion der Kapillaren und Ziliarkörperepithelien vorübergehend aufgehoben wird.

2.3. Spezielle Pharmakotherapie am Auge

2.3.1. Reinigende, adstringierende, kaustische und desinfizierende Wirkstoffe

Wenn diese vier Eigenschaften bestimmter Arzneistoffe in einer Gruppe zusammengefaßt werden sollen, so deshalb, weil nur der Konzentrationsgrad eines Wirkstoffes vorwiegend für einen der oben genannten Effekte maßgebend ist. Pharmaka mit diesen Eigenschaften setzt man insbesondere bei pathologischen Veränderungen der Augenhilfsgewebe (Konjunktiva, Lider, Tränenorgane) ein.

Für das **Lösen und Herausspülen** zähflüssiger und klebriger Exsudate verwendet man mit gutem Erfolg frische Erdnuß-, Oliven-, Rizinus-, Vitamin-A- oder Lebertranöle. Für **reinigende Spülungen oder Bäder**, zur Entfernung von Fremdkörpern oder zur Verdünnung ätzender Substanzen eignen sich körperwarme Lösungen von u. a.
– Natrium chloratum (Natriumchlorid) 0,9%ig,
– Natrium tetraboricum (Borax) 1–3%ig,
– Ammonium chloratum, 0,02%ig,
– Kalium permanganicum 0,02%ig,
– Hydrargyrum oxycyanatum 0,05%ig,
– Ethacridinum lacticum 0,1%ig

Adstringenzien gehen mit den albuminoiden Bestandteilen der Zellen und deren Sekreten schwerlösliche kolloide Verbindungen ein, wodurch ein Gerbungseffekt entsteht. Es bildet sich eine abdichtende Schutzschicht, die äußerliche Reize oder Infektionen abhält. Der Effekt auf die Zellen ist irreversibel, die Membran wird später abgestoßen. Dieser Vorgang gestaltet sich besonders intensiv, wenn mit höheren Konzentrationen gearbeitet wird. Folgende Wirkstoffe sind zu empfehlen:
— Acidum tannicum in 1%iger Konzentration,
— Zincum sulfuricum 0,2—0,5%ig,
— Zincum sulfuricum 0,2%ig mit Vasokonstriktoren (z. B. Phenylephrin-HCC 0,12%ig),
— Alumen (Alumunium-Kalium-Sulfat) 0,5—1,0%ig,
— Bismutum subnitricum 5%ig,
— Cuprum sulfuricum in 0,2—0,5%iger wäßriger Lösung,
— Argentum nitricum in 0,02%iger Lösung zum Träufeln,
— Argentum diacetylotannicum proteinicum in 2—5%iger Lösung,
— Hydrargyrum oxydatum flavum in Form der 1%igen gelben Präzipitatsalbe,
— Acidum salicylicum 0,1%ig in wäßriger Lösung oder 0,25%ig in Salbenform,
— Resorcinolum in 5%iger Lösung oder 1%ig in Salbenform.

Desinfizienzien sind eiweißfällende Protoplasmagifte, ihr Effekt ist wenig selektiv. Es werden Zellen und Mikroorganismen abgetötet. Die Wirkung auf die Zelle ist konzentrationsabhängig, erfolgt schlagartig und ist aufgrund der Zellalteration irreversibel. Die Anwendung hochprozentiger Kaustika ist nicht ohne Gefahr für die Hornhaut und kann deshalb nur umschriebene Bezirke der Bindehaut mit anschließender sorgfältiger Spülung und Entfernung aller verbleibenden Reste erfassen. Hierzu gehören:
— Argentum nitricum in 2%iger Konzentration (cave Hornhautkontakt!). Chemische Inaktivierung mit 1%iger Kochsalzlösung nach Verlauf von 2 min ist notwendig. Das Epithel stößt sich infolge der artifiziellen Verätzung ab. Es handelt sich um eine erwünschte Reaktion. Sie führt zur Beseitigung der in den oberen Epithelschichten vorhandenen Bakterien und Zelltrümmer, regt die Neubildung von Epithelzellen an und begünstigt eine heilsame Hyperämie (Ursache für kurzdauernde Rötung und Auftreten subjektiver Beschwerden nach der Behandlung).
— Phenolum liquefactum 2%ig,
— Solutio Iodi,
— Acidum trichloraceticum 5%ig,
— Zincum sulfuricum 5%ig,
— Zincum chloratum als Ätzstift;
— Argentum nitricum als Höllensteinstift.

2.3.2. Lymphtreibende, hyperämisierende und resorptionsbegünstigende Wirkstoffe

Hierdurch wird eine Entzündung im Sinne einer nützlichen Reaktion des bradytrophen Hornhautgewebes zur Abwehr toxischer und infektiöser Noxen, zur Beschleunigung der Resorption entzündlicher Infiltrate, zur Umwandlung eines trägen, chronischen Prozesses in einen akuten, zur Stimulation der Geweberegeneration und Heilung provoziert. Folgende Arzneimittel sind hierfür geeignet:
— Iod in Form der Iodlösung oder der wäßrigen 6—10%igen Kaliumiodidlösung, in Form des Iodoformpuders oder der 10%igen Iodoformaugensalbe.
— Hydrargyrum oxydatum flavum in 1—3%iger Konzentration. Es hat nach wie vor seine erfolgversprechende Stellung in der Überwindung von hartnäckigen Hornhautinfiltraten des Pferdes bewahrt.
— Hydrargyrum praecipitatum album in Form der 1%igen weißen Präzipitatsalbe und
— Hydrargyrum chloratum (Kalomel) zur Belebung schlaffer, mit zelliger Infiltration einhergehender Keratitiden.
— Ethylmorphinum hydrochloricum (Dionin) aufsteigend in 1—5%iger Konzentration in Salben- oder Tropfenform. Es hat eine stark lymphtreibende Wirkung, lockert die Hornhautbarriere für andere Arzneistoffe, regt den allgemeinen Stoffwechsel des Auges an und hat außerdem eine geringe lokalbetäubende Wirkung.
— Tolazolinum hydrochloricum (Priscol) erweitert die Arteriolen, hyperämisiert damit die Bindehaut und die Iris. Man verwendet es 2—5%ig konjunktival als Oculentum oder als Lösung in 1%iger Konzentration retrobulbär.
— Ammonium sulfobituminosum — in 2—5%igen Ichthyol-Augensalben enthalten — wird am Auge vor allem wegen seiner gefäßerweiternden, resorptionsfördernden, belebenden, tonisierenden Eigenschaften verwendet. Es wird vornehmlich bei chronischen Blepharitiden und Konjunktividen eingesetzt.
— Invertzucker 40%ig in Salbenform zur Resorptionsbegünstigung mit zusätzlichem osmotherapeutischen Effekt.

— Fenchel (Fructus Foeniculi) findet als Aufguß für Spülungen und für warme Kompressen Verwendung. Neben der physikalischen Komponente (Wärme) wird hierbei die sekretions- und resorptionsfördernde sowie tonisierende Eigenschaft des ätherischen Fenchelöls wirksam.

2.3.3. Pupillenwirksame Mittel

Die **pupillenwirksamen Mittel** gehören zu den sog. vegetativen Pharmaka, die entweder den parasympathisch innervierten Teil der Irismuskulatur, den Sphinkter, oder den sympathisch innervierten Dilatator beeinflussen. Hieraus resultiert entweder eine Erweiterung oder eine Verengung der Pupille. Die **Pupillenerweiterung** erfolgt **durch Mydriatika**. Zu ihnen gehören die Parasympathikolytika und die Sympathikomimetika. Die *Parasympathikolytika* hemmen die Sphinkterfunktion, rufen damit eine paralytische Mydriasis hervor. Zugleich sind sie Zykloplegika, da sie den beim Tier nur parasympathisch innervierten radiär angeordneten M. ciliaris inaktivieren.

Wichtigster Vertreter dieser Gruppe ist
— Atropinum sulfuricum, das als 1%ige Salbe oder 0,5—1,0%ige wäßrige Lösung in Anwendung kommt. Die Dilatation der Pupille setzt nach 15—20 min ein, der maximale Effekt ist beim Hund nach 30 min erreicht, die Wirkung hält bis zu acht Tagen an. Als Nebenwirkung ist Speicheln zu erwarten.

Atropin ist indiziert
● zur Weitstellung der Pupille vor und nach bestimmten intraokulären Eingriffen;
● bei der Iritis und Uveitis zur Pupillenerweiterung, zur Ruhigstellung der Iris und des Ziliarkörpers, damit verbunden zur Herabsetzung der durch den Ziliarspasmus verursachten Schmerzen; zur Verhütung von Synechien; zur Entquellung der Iris durch Erleichterung des Blutabflusses aus Iris und Ziliarkörpers;
● bei tiefen Keratitisformen zur Herabsetzung der durch den Ziliarspasmus hervorgerufenen Schmerzen und zur Linderung der von der pathologisch veränderten Hornhaut ausgehenden Reizung der sensiblen Nervenendigungen (direkte leichte Anästhesiewirkung von Atropin auf Binde- und Hornhaut). Die Schmerzherabsetzung ist hierbei den Lokalanästhetika bei weitem überlegen.

— Das Alkaloid Scopolamin ist in Gestalt des Scopolaminum hydrobromicum bereits in 2promilliger Lösung ein über Tage wirkendes Mydriatikum.
— Homatropin besitzt eine schwächere und schneller flüchtige pupillenerweiternde Wirkung im Vergleich zum Atropin. Als Homatropinum hydrobromicum wird es in 1%iger Konzentration für die Herstellung einer Mydriasis zu diagnostischen Zwecken angewandt. Das Wirkungsmaximum tritt nach 45 min ein und hält zirka 14 Stunden an.
— Tropicamidum ist ein synthetisches Parasympathikolytikum. Es wird in 0,5—1,0%iger Konzentration angewandt. Infolge seiner rasch einsetzenden Wirkung (nach 30 min maximale Mydriasis) und seiner schnellen Wirkungsflüchtigkeit (3—5 Stunden) eignet es sich sehr gut für die Pupillenerweiterung zu diagnostischen Zwecken.
— Cyclodrin findet als Hydrochchlorid in 0,25—2,00%iger Lösung Anwendung. Das Maximum der Mydriasis ist nach 45 min erreicht und währt beim Hund über 3—5 Tage. Eine mitunter bei dieser Tierart auftretende Chemosis läßt sich durch Kombination mit Phenylephrin (Sympathikomimetikum) vermeiden.

Die *Sympathikomimetika* bewirken im Gegensatz zu den Parasympathikolytika eine Kontraktion des M. dilatator pupillae und führen damit zu einer aktiven spastischen Mydriasis. Sie finden dann Anwendung, wenn die durch Parasympathikolytika erzeugte paralytische Mydriasis nicht ausreicht (additive Wirkung von Pharmaka mit verschiedenen Angriffspunkten), ferner bei Sprengung von Synechien oder zur Lösung von Iristeilen, die in Hornhautwunden eingeklemmt sind. Ihre gefäßverengende (adrenergische) Komponente wird zur Senkung der Kammerwasserproduktion bei Glaukomgefahr oder zur Anämisierung der Bindehaut und damit zur Herabsetzung des Resorptionsvermögens der Bindehaut für bestimmte Arzneistoffe (beispielsweise Zinksulfat-Epinephrin-Augentropfen) und in Vorbereitung auf intraokuläre Eingriffe eingesetzt. Unter der Wirkung der Sympathikomimetika wird die Nickhaut retrahiert, und der Bulbus tritt aufgrund der Kontraktion der glatten Orbitamuskulatur etwas vor.

— Phenylephrinhydrochlorid erzeugt in 10%iger Konzentration nach Verlauf von 40 min eine maximale Mydriasis, die beim Hund bis zu 18 Stunden anhalten kann. In Kombination mit Tropicamid ist die Wirkung bereits nach 15 min erreichbar. Für die Herstellung einer über Tage

währenden sicheren Mydriasis, z. B. im Gefolge von intraokulären Eingriffen, eignet sich die subkonjunktivale Applikation einer Kombination von 0,1 ml Phenylephrinhydrochlorid 10%ig mit 0,1 ml Homatropinum hydrobromicum-Lösung 2%ig.
— Epinephrinum hydrogentartaricum wird 0,5 bis 2,0%ig in Salben- oder Tropfenform angewandt. Es hat an der Bindehaut eine gute vasokonstriktorische Wirkung, senkt den Augendruck und hat eine besondere Stellung in der Diagnostik und Therapie des Horner-Syndroms.
— Norepinephrinum hydrogentartaricum in 4%iger Zubereitung und
— Pholedrinum formicicum finden ebenfalls als Mydriatika Anwendung.
— Pholedrinformiat 5%ig in Kombination mit 0,25%igem Tropicamid ergibt eine zuverlässige additive Wirkung der beiden in gleicher Richtung tätigen, aber unterschiedlich angreifenden Wirkstoffe.

Die **Pupillenverengung** wird **durch Miotika** erzielt. Sie flachen die Iris ab, entfalten die Iriswülste und reduzieren durch Erweiterung des Kammerwinkels und Begünstigung des Kammerwasserabflusses den intraokulären Druck. Von Bedeutung sind die *Parasympathikomimetika*. Es sind Cholinergika, d.h., sie wirken ähnlich wie der parasympathische Überträgerstoff Acetylcholin. Ihre Anwendung erfolgt in der Glaukomprophylaxe und -therapie, ferner zur Synechieprophylaxe bei peripher gelegenen Hornhautwunden (die Iris entfernt sich von der Hornhaut). Man unterscheidet Cholinergika, die *direkt* auf die Effektorzelle wirken, und *indirekt* wirkende. Zu der ersten Gruppe gehören:
— Acetylcholin, dem in der Therapie aber aufgrund seiner Flüchtigkeit nur geringe Bedeutung zukommt. Es wird zur raschen postoperativen Pupillenverengung in 0,5—1,0%iger Lösung des Hydrochlorids angewandt.
— Pilocarpin. Es wird als Hydrochlorid vorrangig in 0,25—4,00%iger Konzentration alle 3—4 Stunden zur Senkung des inneren Augendrucks angewandt. Der miotische Wirkungseintritt ist nach Verlauf von 30 min zu erwarten, er währt über 9 Stunden. Seine Anwendung ist bei intraokulären Entzündungen aufgrund einer kapillarerweiternden Wirkung kontraindiziert. Auf die gleiche Ursache sind Unverträglichkeitserscheinungen (konjunktivale Gefäßinjektion, Chemosis, Lakrimation) zurückzuführen.

Zu den *indirekt* wirkenden Cholinergika (Cholinesterasehemmer) gehören die mit reversibler Bindung an Cholinesterase auftretenden Pharmaka
— Physostigmin (Eserin), das als Salicylat oder Sulfat in 0,25—1%iger Lösung, und
— Neostigminbromid in 3%iger Lösung, die alle 3 Stunden geträufelt werden müssen.
Eine langzeitige, allerdings auch stärkere Wirkung wird durch die mit irreversibler Bindung vorkommenden Cholinesterasehemmer erzielt. Hier sind einzuordnen:
— Fluostigmin (Diisopropylfluorphosphat), das als 0,1%ige ölige Lösung Anwendung findet. Eine Untermischung mit Tränenflüssigkeit hebt allerdings die Wirkung auf.
— Ecothiopat als Iodid in 0,03—0,25%iger wäßriger Lösung,
— Demecarium in 0,125—0,250%iger Lösung des Bromids,
— Paraoxon (Diethylphosphorsäure-p-nitrophenylester).
Das Applikationsintervall beträgt jeweils 10 bis 12 Stunden.
Das sowohl direkt als auch indirekt wirkende
— Carbachol erzielt in 0,75—3,00%iger Konzentration eine über Stunden währende sichere Miosis. Es ist bei Pilocarpin-Überempfindlichkeit als Austauschmittel geeignet und entspricht dann etwa in der Wirkung dem Doppelten der Pilocarpin-Konzentration.

2.3.4. Lokalbetäubung des Auges

Die Lokalbetäubung des Auges oder von Teilen desselben kann auf dem Wege der terminalen Anästhesie (Oberflächen- und Infiltrationsanästhesie) und der Leitungsanästhesie geschehen.

Für die **Leitungs- und Infiltrationsanästhesie** geeignete Anästhetika unterbrechen am Ort ihrer Applikation die Leitfähigkeit der von ihnen erreichten Nerven. Sie werden fast ausnahmslos per injectionem verabreicht. Es werden im wesentlichen und vorzugsweise Aminoverbindungen verwendet. Gebräuchlich sind die Aminoalkylester, zu denen Procain, Chlorprocain gehören; ferner die Aminoacylamide, deren meist angewandter Vertreter Lidocain ist.

Oberflächenaktive Anästhetika lähmen die freien sensiblen Nervenendigungen von Bindehaut, Hornhaut, Sklera und Tränenorganen. Sie finden vornehmlich Verwendung bei bestimmten diagnostischen Handlungen wie Evertieren der Membrana nictitans oder der Lider zum Zwecke der Adspektion und bei der Tonometrie, auch bei kleineren chirurgischen Eingriffen, so die Entfernung von Fremdkörpern aus der Binde- oder Hornhaut, Entfernung hyperplastischer Lymphfollikel, Touchieren oder Bindehaut, Spülungen der tränenableitenden Wege, subkonjunktivale Injektionen usw.

Die Schnelligkeit des Wirkungseintritts und die Dauer der Anästhesie steigern sich im Verhältnis zur applizierten Menge des Wirkstoffes, aber nur bis zu einer maximal möglichen Konzentration. Höhere Konzentrationen sind toxisch.

Oberflächenanästhetika haben _Nebenwirkungen_ wie
— Austrocknung der Hornhaut durch herabgesetzte Lidschlagfrequenz,
— Auflockerung und Schädigung des Hornhautepithels,
— Minderung der Epithelregenerationsfähigkeit bei Läsionen,
— allgemeine Toxizität bestimmter, insbesondere fettlöslicher Lokalanästhetika durch starkes Penetrationsvermögen.

Sie sollten deshalb so sparsam als möglich und so gering konzentriert wie gerade notwendig angewandt werden. Sie gehören nicht in die Hand des medizinischen Laien!

Oberflächenanästhetisch wirken am Auge:
— Cocain. Es wird als Cocainum hydrochloricum in 2—10%iger Konzentration verwendet. Neben seiner ausgeprägten oberflächenanästhetischen Wirkung über zirka 20—30 min weist es folgende weitere Eigenschaften auf:
• rasches Penetrations- und Diffusionsvermögen durch die Hornhaut, allerdings auch Hornhautschädigung, Erweiterung der Pupille,
• Erweiterung der Lidspalte (Reizung des Müllerschen Lidhebers),
• Verengung der in der Bindehaut gelegenen Gefäße (nicht bei Pferd und Hund),
• Verengung der in der Iris gelegenen Gefäße und damit in Abhängigkeit Senkung der Kammerwasserproduktion (nicht bei Pferd und Hund).
Cocain unterliegt in seiner Verschreibung dem Suchtmittelgesetz.

Cocainersetzende, synthetische Lokalanästhetika sind weniger leicht zersetzlich, haltbarer, beeinflussen nicht die Pupille, verengen nicht die Gefäße; sie unterliegen nicht den suchtmittelgesetzlichen Beschränkungen. Sie werden deshalb in der Regel unter Praxisverhältnissen dem Cocain vorgezogen.
— Tetracainhydrochlorid wird 0,1—0,5%ig in Salben- oder Tropfenform verwendet. Es führt zu einer ausreichenden Oberflächenanästhesie für kleinere chirurgische Eingriffe und wird darüber hinaus zur Lösung blepharospastischer Zustände angewandt. Die Wirkung setzt innerhalb 1 min ein und dauert 15 min an. Tetracain ist hornhautschädigend. Beim Rind, Hund und bei der Katze sind Ödeme der Bindehaut als Unverträglichkeitserscheinung zu erwarten.
— Oxybuprocainhydrochlorid hat in 0,4%iger Konzentration als wäßrige Lösung oder 1%ig in Salbenform eine gute Lipoidlöslichkeit und dringt demzufolge in das Hornhautepithel ein; dennoch ist die epithelschädigende Wirkung gering. Es ist besser verträglich als Tetracain; Ödeme treten nur sehr selten auf. Man erreicht eine zuverlässige Oberflächenanästhesie, wenn die Lösung zweimal im Abstand von 2 min geträufelt wird. Die Wirkung hält zirka 30 min an.
— Proxymetacainhydrochlorid (Proparacainhydrochlorid), 0,5%ig,
— Piperocainhydrochlorid, 4%ig,
— Lidocainhydrochlorid, 2%ig,
werden als zusätzliche schmerzlindernde Oberflächenanästhetika bei Hornhauterosionen und -ulcera empfohlen, wo durch Atropin keine Beruhigung des schmerzhaften Prozesses erreicht werden kann. Sie sind nur einmalig und nur zur Unterbrechung des Circulus vitiosus einzusetzen. Eine schmerzlindernde Oberflächenwirkung hat neben seiner lymphtreibenden und resorptionsfördernden Eigenschaft das
— Ethylmorphinum hydrochloricum (Dionin) in 1—4%iger Konzentration als Lösung oder Salbe.

Da bestimmte Lokalanästhetika wie Cocain, Tetracain, Oxybuprocain, Lidocain und Procain zudem antimikrobielle Eigenschaften haben, sind sie vor der Entnahme von biologischem Material für die mikrobiologische Abklärung nicht zu applizieren.

2.3.5. Antimikrobielle Wirkstoffe

Antimikrobielle Wirkstoffe werden lokal zur Bekämpfung von Infektionen der Lider, der Bindehaut und der Hornhaut vorzugsweise unter Berücksichtigung der selektiven Permeabilität des Hornhaut-Schrankensystems konjunktival als Oculoguttae oder Oculenta, ferner subkonjunktival als wäßrige Lösungen eingesetzt.

2.3.5.1. Antibiotika

Eine erstrangige Stellung nehmen die Antibiotika ein. Werden sie ausschließlich örtlich angewandt, so werden solche vorgezogen, die selten oder nicht systematisch verabreicht werden können. Die Lokaltherapie wird bei infektiösen Prozessen innerhalb des Bulbus durch die systemische Therapie erweitert. Dann sind in jedem Fall Inkompatibilitäten der Antibiotika untereinander zu beachten. Die Effektivität der kombinierten Therapie ist unter Berücksichtigung der Ansprechbarkeit der Erreger (Antibiogramm, Resistogramm) gegeben, da infolge der infektiös-entzündlichen Prozesse das Blut-Augen-Schrankensystem zusammengebrochen ist. Die folgenden Übersichten enthalten Beispiele für die lokale Anwendung von Antibiotika am Auge.

Beispiele für die Konzentration örtlich am Auge anzuwendender Antibiotika

Wirkstoff	Konzentration		Zur subkonjunktivalen Applikation (gelöst in 0,3—10,0 ml)
	in Salbe	in Tropfen	
Ampicillin	0,4 %	0,25—1,0 %	50 mg
Bacitracin	250—500 E/g	260—10 000 E/ml	10 000 E oder 5—10 mg
Benzylpenicillin	1 000—10 000 E/g	1 000—10 000 E/ml	500 000 E plus 5 mg Streptomycin
Chloramphenicol	1 %	0,25—1,2 %	50—100 mg
Colistin-Methan-Sulfonatnatrium	—	1,5—3 mg/ml	10—200 mg
Erythromycin	0,5 %	0,5—1 %	2,5—5 mg
Gentamicin	0,1—0,3 %	0,3—0,5 %	5—20 mg
Kanamycin	0,5 %	0,5—1,0 %	10—20 mg
Lincomycin	—	5—15 %	50—150 mg
Neomycin	0,25—1 %	0,25—1 %	100—500 mg
Novobiotin	5—10 mg/g	3,5—10 mg/ml	15 mg
Oxytetracyclin	0,5—1 %	0,5—1 %	—
Polymyxin-B-Sulfat	5 000—20 000 E/g	5 000—20 000 E/ml	bis 10 000 E
Streptomycin	0,2—1 %	0,25 %	40—50 mg

Wirkungsspektrum und Wirkungsmechanismen einiger örtlich am Auge anzuwendenden Antibiotika

Antibiotikum	grampositiv			gramnegativ								Angriffspunkt (Ze — Zellwand, Zy — Zytoplasma, Zym — Zytoplasmamembran)	Wirkungsweise (w = auf wachsende Keime)
	Staphylococcus aureus	Streptococcus	Diplococcus pneumoniae	Clostridium perfringens	Neisseria	Escherichia coli	Aerobacter	Klebsiella	Proteus	Enterobacter	Pseudomonas	Salmonella	Shigella		
Ampicillin	x	x	x	x	x	x								Ze	bakterizid (w)
Bacitracin	x	x	x	x	x									Ze	bakterizid (w)
Bencylpenicillin	x	x	x	x	x									Ze	bakterizid (w)
Chloramphenicol	x	x	x	x	x	x	x	x	x		x	x		Zy	bakteriostatisch
Cholistin				x	x	x	x			x	x	x		Zym	bakteriostatisch
Erythromycin	x	x	x	x										Zy	bakteriostatisch
Gentamicin	x	x	x		x	x	x			x	x	x		Zy	bakterizid

Antibiotikum	grampositiv				gramnegativ									Angriffspunkt (Ze — Zellwand, Zy — Zytoplasma, Zym — Zytoplasmamembran)	Wirkungsweise (w = auf wachsende Keime)
	Staphylococcus aureus	*Streptococcus*	*Diplococcus pneumoniae*	*Clostridium perfringens*	*Neisseria*	*Escherichia coli*	*Aerobacter*	*Klebsiella*	*Proteus*	*Enterobacter*	*Pseudomonas*	*Salmonella*	*Shigella*		
Kanamycin	x	x	x	x	x	x	x	x	x	x		x	x	Zy	bakterizid
Lincomycin	x	x	x	x										Zy	bakteriostatisch
Neomycin	x	x	x	x	x	x	x	x	x	x		x	x	Zy	bakterizid (w)
Novobiocin	x	x	x		x				x	x				Ze	bakteriostatisch
Oxytetracyclin	x	x	x	x	x	x	x	x	x	x		x	x	Zy	bakteriostatisch
Polymyxin B					x	x	x			x	x	x	x	Zym	bakteriostatisch
Streptomycin	x	x	x	x	x	x	x	x	x	x		x	x	Zy und Zym	bakterizid (w)

2.3.5.2. Sulfonamide

Sulfonamide sind chemotherapeutisch wirksame Sulfonsäureamide, die sich fast alle vom Sulfanilamid ableiten. Sie wirken bakteriostatisch auf zahlreiche grampositive und einige wenige gramnegative Bakterien, einige Protozoen und große Viren, sofern eine entsprechende Wirkstoffkonzentration erreicht und erhalten bleibt. Eine Bakterizidie ist keinesfalls zu erzielen. Sulfonamide sind anwendbar bei akuten und chronischen Formen der Konjunktivitis, bei der Blepharitis und beim Ulcus corneae. Bei tiefer gelegenen Prozessen muß auf Antibiotika zurückgegriffen werden. Die örtliche Wirksamkeit wird durch Konjunktivalsekrete und -exsudate, insbesondere wenn sie eitrig sind (Gehalt an p-Aminobenzoesäure), aufgehoben. Demzufolge ist vor der Instillation des Arzneimittels die Bindehaut sorgfältig zu reinigen. Aus gleichem Grunde sind während einer Sulfonamidtherapie auch keine Lokalanästhetika, die Ester der p-Aminobenzoesäure sind, anzuwenden.

In der Therapie am Auge stehen aufgrund ihres guten Penetrationsvermögens Sulfacetamid-Natrium (Natriumsalz des N-[4-Aminobenzolsulfonyl]-acetamids) als Augentropfen in 10—30%iger Lösung oder Sulfafurazol (3,4-Dimethyl-5-sulfanilamidoisoxalol) als Augentropfen in 4—15%iger Lösung oder als 4%ige Salbe an vorderster Stelle. Sie sind allerdings nur bei intaktem Epithelzellverband anzuwenden, da sie die Hornhautregeneration stark verzögern.

2.3.5.3. Antimykotika

Als Antimykotika haben sich am Auge lokal fast ausschließlich die fungistatisch wirkenden Antibiotika eingeführt, die zur Gruppe der Polyene gehören. Sie verändern die Permeabilität der Zytoplasmamembran im Hinblick auf eine Störung des Ionenstoffwechsels. Der daraufhin einsetzende Verlust an Kalium ist die eigentliche Ursache ihres fungiziden Effektes.

Pilzinfektionen sind gefürchtete Komplikationen nach langzeitiger Kortikosteroid- oder Antibiotikabehandlung. Mit ihnen muß nach akzidentellen oder artifiziellen perforierenden Bindehaut- oder Hornhautwunden gerechnet werden. Hierfür scheint besonders das Pferd empfänglich zu sein. Die örtlich in Anwendung kommenden Wirkstoffe sind:

— Amphotericin B (wirksam gegen *Candida, Cephalosporum, Fusarium, Sporotrichum, Aspergillus, Trichophyton*); es wird 1%ig in Tropfen und Salben eingebracht. Für die subkonjunktivale Injektion beim Pferd werden 12—125 mg 3mal wöchentlich empfohlen. Die Therapie ist über drei Wochen beizubehalten.
— Nystatin (wirksam gegen *Candida, Cryptococcus, Trichophyton*) kommt mit 0,1—0,5 Mega E/ml in

Lösung oder Salbe konjunktival in Anwendung. Für die subkonjunktivale Applikation sind 5 000–50 000 E in 0,3–1,0 ml zu lösen.

Ferner wird für die mykotische Keratitis beim Pferd folgende Zubereitung empfohlen: 15 ml einer 0,5%igen Chloramphenicol-Lösung, 5 ml einer 1%igen Atropin-Lösung und 500 000 IE Nystatin-Puder werden gemischt. Hiervon werden alle 3 Stunden 1–2 ml subpalpebral appliziert.

— Pimaricin (Natamycin; wirksam gegen *Candida, Microsporum, Trichophyton*) wird 5%ig in Tropfen oder 1%ig in Salben konjunktival verabreicht.

Muß die örtliche Therapie durch eine systemische unterstützt werden, so ist zu beachten, daß Antimykotika stark nephrotoxisch sind und die Blut-Augen-Schranke schwer überwinden. Amphotericin B wird in einer Konzentration von 0,5–1,0 mg/kg KM in 10 ml einer 5%igen Dextroselösung i.v. alle zwei Tage über mehrere Wochen verabreicht. Andere systemisch anzuwendende Antimykotika sind:
— 5-Fluorocytosin (empfohlen werden oral 50–200 mg/kg KM/die, aufgeteilt auf 4 Einzeldosen).
— Clotrimazol (empfohlen werden 60–100 mg/kg KM/die) über 7 Tage.
— Griseofulsin (empfohlen werden 25–50 mg/kg KM/die über mehrere Wochen oder 250–500 mg verteilt auf 4mal über 10 Tage).

2.3.5.4. Virustatika

Virustatika verhindern oder schränken die Vermehrung des Virus in der lebenden Zelle ein. Von Bedeutung ist die Herpesvirusinfektion der Hornhaut, die als selbständige Erkrankung beim Hund und beim Pferd vorkommt und die Herpesviruskonjunktivitis, die im Zusammenhang der felinen Rhinotracheitisinfektion auftritt.

In Anwendung kommen:
— Idoxuridin (5-Iod-2-desoxyuridin, IDU), 0,1–0,5%ig in Salbe 0,1%ig in Lösung.
— 5-Ethyl-2-desoxyuridin (EDU), 0,15%ige Lösung.
— 5-Trifluoromethyl-2-desoxyuridin (Trifluorthymidin, Trifluridin, F_3T) 1%ig als Lösung.

Die Wirkstoffe haben eine geringe Penetrationskraft; so werden nur oberflächlich in der Hornhaut liegende Herpesviren, die sich in der Vermehrungsphase befinden, erreicht. Die Salbe ist 5–6mal täglich, die Lösung alle zwei Stunden rund um die Uhr zu verabreichen, da sich sonst sehr schnell Resistenz des Erregers entwickelt. Mit Ausnahme von EDU haben die Virustatika einen hemmenden Einfluß auf die Epithelregeneration, sie vertiefen Hornhautgeschwüre und begünstigen das Entstehen von Perforationen. Ihre Anwendung ist deshalb unter sorgfältiger tierärztlicher Kontrolle vorzunehmen.

2.3.5.5. Schwermetallverbindungen

Andere mikrobiell wirksame Substanzen sind die Schwermetallverbindungen von Bismut, Quecksilber, Silber und Zink. Obwohl sie durch die Sulfonamide und Antibiotika in ihrer Anwendung weitgehend zurückgedrängt werden, sind sie bei Resistenz- und Unverträglichkeitserscheinungen geradezu indiziert und für die Keimentfernung oder -verdünnung in Kombination mit adstringierenden Eigenschaften außerordentlich vorteilhaft. Empfehlenswert sind
— basisches Bismutsulfat oder -gallat in 1,0–1,5%iger Konzentration;
— Quecksilber als „weißes Präzipitat" (Amidoquecksilberchlorid), 1–2%ig, als „Sublimat" (Amidoquecksilber(II)-chlorid) 1%ig, gelbes Quecksilber(II)-oxidcyanid, 0,25%ig als Augentropfen;
— Silber als Silbernitrat 0,2%ig in Lösung, Diacetyltannin-Protein-Silber als 3–5%ige Lösung, Proteinsilber (Albumosesilber) 5%ig;
— Zink als Sulfat in 0,2–0,5%iger Lösung bei bakterieller Konjunktivitis und als Oxid in 5%iger Konzentration bei ekzematösen Erkrankungen der Augenlieder.

2.3.5.6. Farbstoffe

Ferner vermögen Farbstoffe Keimaktivitäten zu bremsen. Genannt werden
— Brillantgrün, 0,05%ig in Lösung, kombiniert mit Proflavinhemisulfat,
— Methylthioniniumchlorid, 0,02%ig als Bestandteil einer Augentropfenspezialität oder 0,01%ig kombiniert mit 0,01%igem Methylrosaniliniumchlorid in einer Augensalbe.

Die keimtötende Wirkung der
— Acridinfarbstoffe kommt in Verdünnung von 1:10 000 bei grampositiven und einer Vielzahl gramnegativer Keime zur Geltung.
— Ethacridinlactat und Proflavinsalze werden in wäßrigen Lösungen 1:1 000 bis 1:5 000 für Spülungen angewandt. Ethacridin findet als Base in öliger Lösung 0,1%ig bei Konjunktivitis, Ble-

pharitis und Hornhautverletzungen Anwendung.
Schließlich weist das
— Nitrofural, ein Nitrofuranderivat, ein breites Wirkungsspektrum gegenüber grampositiven und -negativen Erregern auf. Es wird bei Spülungen in einer Verdünnung von 1:50 000, als 0,5%ige Augensalbe und als 0,5—1,0%ige Augentropfenlösung eingesetzt.

2.3.6. Antiinflammatorische Wirkstoffe

Möglichkeiten der Entzündungsbekämpfung ergeben sich durch antiinflammatorische Mittel. Sie umfassen
— die Kortikosteroide,
— die Immunsuppressiva (ionisierende Strahlung, Folsäure- und Purinantagonisten, alkylierende Verbindungen, Antilymphozytenserum),
— Antihistaminika,
— Salicylsäurederivate,
wobei die Wirkstoffe der drei letztgenannten Gruppen mit ganz geringen Ausnahmen fast ausschließlich systemisch Verwendung finden.

Kortikosteroide reduzieren die exsudative und proliferative Aktivität mesenchymalen Gewebes und unterdrücken immunologische Reaktionen auf ein auslösendes Agens (mechanische, chemische, infektiöse, toxische Noxen). Mit dieser Eigenschaft haben sie in der Behandlung entzündlicher Augenerkrankungen und in der Verhütung irreversibler Folgeerscheinungen abgelaufener pathologischer Prozesse im Auge ein breites und bewährtes Indikationsfeld (siehe Tabelle). Es handelt sich um eine palliative, unspezifische Therapie, die vor allem gegen die Entzündung, nicht gegen deren Ursache, gerichtet ist. Die Wirksamkeit der natürlichen Nebennierenrindenhormone Cortison und Hydrocortison wird durch bestimmte Molekülenderungen, vor allem durch die Einführung von Methyl-, Hydroxyl- oder Fluorradikalen in verschiedenen synthetischen Derivaten, gesteigert. So verhält sich die antiinflammatorische Aktivität bei systemischer Verabreichung gegenüber dem Hydrocortison bei Prednisolon 4mal, bei Methylprednisolon 5mal, Betamethason 15mal, Dexamethason 23mal, Fluorometholon 58mal und Triamcinolon 111mal stärker. Zudem haben bestimmte Verbindungen (Methylprednisolon und Triamcinolon) einen Langzeiteffekt über drei bis sechs Wochen. Hierbei gilt allgemein, daß die Wirkung nicht durch höhere Konzentrationen, sondern lediglich durch eine größere Applikationsfrequenz erzielt werden kann.

Kortikosteroide werden örtlich konjunktival, unter anderem bei Lid- und Bindehauterkrankungen angewandt, ferner bei Hornhautentzündungen, die mit heftiger Vaskularisation und proliferativer Gewebereaktion einhergehen, bei der Episkleritis und zur Vermeidung postoperativer Hornhauttrübungen infolge Narbenbildung. Acetat- und Alkohol-Derivate penetrieren die Hornhaut besser als Phosphat-Derivate, im übrigen ist die Vehikelbeschaffenheit der Zubereitungen bedeutungsvoll. Bei chronischer infiltrativer Keratitis und bei der Uveitis anterior ist der intensiver wirkenden subkonjunktivalen Applikation der Vorzug zu geben, wobei die Kombination der konjunktivalen mit der subkonjunktivalen

Beispiele für die örtliche Anwendung einiger Kortikosteroide am Auge

Wirkstoff	Konjunktivale Applikation			Subkonjunktivale Applikation (Konzentration)
	Tropfen (%)	Suspension (%)	Salbe (%)	
Cortisonacetat	—	0,5—2,5	1—1,5	2,5%
Dexamethason-Na-Phosphat	0,1—0,5	—	0,5	0,1%
Fluorometholon	—	0,1	0,1	—
Hydrocortisonacetat	—	0,5—1,0	1,5	2,5%
Methylprednisolon	—	—	0,1	20 mg/ml
Prednisolon-Natriumphosphat	0,25—1,0	—	1,0	0,5%
Prednisolonacetat	—	0,1—1,0	0,25—0,5	25 mg/ml
Triamcinolon-acetonid	0,125	—	0,1	10—40 mg/ml

Applikation einen additiven Effekt hat. Zu beachten ist allerdings, daß die paraokuläre Kortikosteroidtherapie die endogene Cortisolproduktion hemmt. Die zusätzliche systemische Behandlung ist im Falle tiefer Hornhautentzündungen, bei der Iritis und Chorioretinitis vorzunehmen. Kortikosteroide sollen noch 14 Tage nach Verschwinden der letzten Entzündungssymptome angewandt werden. Kortikosteroide sind kontraindiziert
— lokal bei allen Erkrankungszuständen der Hornhaut, die mit Defekten des Hornhautepithels einhergehen (Hemmung der Epithelregeneration),
— bei unbehandelten eitrigen Entzündungen der Bindehaut, der Lider, der Hornhaut,
— systemisch bei allen infektiösen Prozessen (Blokkade der körpereigenen zellulären Abwehr), bei Diabetes mellitus (hyperglykämischer Effekt), sofern kein krankheitsspezifisches Therapeutikum zum Einsatz kommt.

Die Kontraindikationen lassen sich keineswegs durch den zusätzlichen Einsatz von Chemotherapeutika umgehen!

Das **adrenocorticotrope Hormon (ACTH)** des Hypophysenvorderlappens aktiviert die Nebennierenrinde und stimuliert dadurch insbesondere die Glukokortikosteroidausschüttung, die ihrerseits im Sinne einer systemischen Wirkung tiefen entzündlichen Prozessen des Auges entgegenwirkt. Folgende Dosierungen werden empfohlen: Pferd und Rind 50—200 IE/die, 1—3mal, Schwein und Hund 1—2 IE/die/kg KM.

2.4. Substituierende Therapie

Die substituierende Therapie ist bei Mangelzuständen oder zur Unterstützung regenerativer Prozesse angezeigt.

Vitamin A (Retinolpalmitat) findet als epithelschützendes und antixerophthalmisches Vitamin insbesondere bei entzündlichen oder degenerativen Erkrankungen des Epithels der Bindehaut, der Hornhaut und der Tränendrüse (Gl. lacrimalis) Anwendung. Infolge seiner besonderen Funktion in der Formation der Mucopolysaccharide ist es auch für den Aufbau des Hornhautstromas im Falle tiefgehender Substanzverluste angezeigt. Schließlich spielt es bei der Regeneration des Sehpurpurs (Rhodopsin) und im Prozeß des Farbensehens in den Zapfen der Netzhaut eine maßgebliche Rolle. Die lokale konjunktivale Applikation in Form öliger Lösungen der Augensalben in einer Konzentration von 500—2 000 IE/ml oder 5 000 IE/kg kann durch eine allgemeine parenterale oder orale Applikation (Pferde und Rinder 250 000 IE und Schweine 50 000/50 kg KM, Hunde 2 000 IE/kg KM) ergänzt werden. Zur Prophylaxe amaurotischer Zustände ist nur die allgemeine Vitamin-A-Therapie angezeigt. Bei der lokalen Therapie ist jedoch zu beachten, daß ein Überangebot an Vitamin A hydrolytische Enzyme freisetzt, die Fibroblasten und Hornhautgrundsubstanz zerstören können.

Vitamin B_2 (Riboflavin) unterstützt die Funktionstätigkeit der am Auge vorkommenden Nervensubstanz. Ein Mangel führt in der Hornhaut zu neurotrophen Störungen, die sich klinisch durch Trübungen und Zerfall oder Vaskularisation der Hornhaut äußern. Vitamin B_2 wird vorrangig in parenteraler Applikationsform eingesetzt. Man dosiert bei den großen Haustieren pro 50 kg KM 5 mg und bei den kleinen Haustieren 5—15 mg/die.

Vitamin C (Ascorbinsäure) dient der Erhaltung der interzellulären Kittsubstanz. Es hat in der Behandlung von Zusammenhangstrennungen oder entzündlichen Erkrankungen des Epi- und Endothels der Hornhaut eine gute Wirkung auf die Reinigungsphase und bei der Wiederherstellung des Zellverbandes. Die allgemeine (orale oder parenterale) Dosis beträgt bei großen Haustieren 500—1 000 mg, bei kleinen Haustieren 200—500 mg/die.

Vitamin E (α Tocopherolacetat) ist essentiell für den Stoffwechsel des Pigmentepithels der Netzhaut bzw. der Chorioidea. Bei seinem Mangel werden im Körper vorhandene ungesättigte Fettsäuren nicht substituiert, es kommt zur Fettperoxydation, die ihrerseits die Biomembranen und auf dem Wege von auslösenden Kettenreaktionen auch die für die Netzhautfunktion notwendigen, sehr labilen Aminosäuren Methionin, Histidin, Cystin und Lysin zerstört. Die Vitamin-E-Versorgung ist futterabhängig. Je mehr ungesättigte Fettsäuren in der Nahrung sind, umso relevanter wird die Vitamin-E-Substitution. Der erwachsene Hund muß pro Tag 100—200 mg Tocopherol aufnehmen, um einen Blutspiegel von mindestens 100 mg/100 ml Serum aufzuweisen.

Pantothensäure (Calciumpantothenat) ist Bestandteil des Koenzyms der Acetylase. Die Substanz nimmt eine zentrale Stellung im gesamten Stoffwechsel ein. Experimentell erzeugte ophthalmologische Mangelzustände provozieren eine Keratitis mit starker Vaskularisation. Die lokale Anwendung erfolgt in 0,5—5,0%igen Salben oder 0,1—3,0%igen Augentropfen. Sie ist zur Regenerationsbeschleunigung bei entzündlichen oder degenerativen Prozessen des Hornhaut- und Bindehautepithels einzusetzen.

2.5. Parenterale Eiweißzufuhr

Die parenterale Eiweißzufuhr wirkt stimulierend und aktivierend auf die allgemeine Abwehrbereitschaft eines Organismus und erhöht auch am Auge die zelluläre und humorale Reaktionsbereitschaft. Mitunter dient sie der Auflockerung der Hornhautbarriere und der Blut-Kammerwasser-Schranke und wirkt so unterstützend für andere Therapiearten. In Anwendung kommen
— frisch gemolkene oder abgekochte Milch oder entsprechende Präparate,
— Eigenblut,
— spezielle Arzneimittel zur Reizkörpertherapie,
— indifferente Sera,
— polybakterielle Vakzinen,
— tierische Gifte (Lachesis, Kobratoxin, Bienengifte).

Die unspezifische Eiweißtherapie ist indiziert bei chronischen Bindehauterkrankungen, bei schlaffen Hornhautentzündungen, zur Beeinflussung von Hornhauttrübungen, bei Hornhautgeschwüren, bei der idiopathischen und symptomatischen Uveitis.

2.6. Osmotherapie

Für die Aktivierung der gewebeeigenen Resorptionskräfte durch Tonisierung oder Hyperämisierung der bradytrophen Hornhaut stehen vornehmlich folgende *örtlich* anzuwendende Möglichkeiten der Osmotherapie zu Verfügung:
— die subkonjunktivale Applikation hypertonischer, 1—5%iger Natriumchloridlösungen,
— die konjunktivale Applikation von Zucker (Einblasen von feinstgepulverter Saccharose oder Einbringen einer 30—50%igen Invertzuckersalbe),
— das konjunktivale Träufeln von keimfreiem Glycerol 3mal täglich,
— das konjunktivale Träufeln einer 5%igen Natriumchloridlösung alle 3 Std.

Die *systemische* Osmotherapie unterstützt lokale entquellende Vorgänge durch das hierdurch entstehende Druckgefälle zwischen zentralem Kreislauf und Gewebe. Darüber hinaus dient sie dem Ziel, den intraokulären Druck im Rahmen der Glaukom-prophylaxe und -therapie sowie in Vorbereitung intraokulärer Operationen zu senken.

In Anwendung kommen hypertonische Lösungen, wie Harnstoff (Carbamidum AB-DDR) in 30%iger Konzentration, Natriumchloridlösung 10%ig, Glucoselösung 40%ig, die in einer Dosierung von 10—15 ml/kg KM verabreicht werden, auch Sorbitol 40%ig oder Mannitol 20%ig in einer Dosierung von 2—5 ml/kg KM. Beim Pferd eignet sich außerdem die orale Verabreichung von 2 ml/kg KM Glycerol per Nasenschlundsonde.

2.7. Physikalische Therapie

Es kommen verschiedene Energieformen in Frage, die am Auge allein oder in Ergänzung anderer Behandlungsmethoden angewandt werden. **Wärme** unterstützt die Abwehrkräfte, erhöht die Resorptions-, Regenerations- und Heilungsvorgänge, löst Gefäßspasmen und beseitigt damit schmerzhafte Zustände. Sie ist *indiziert* bei chronischen Lid- und Bindehautentzündungen (u. a. zum „Einschmelzen" von Augensalben), bei chronischen oder schlaffen Hornhautentzündungen, bei Hornhautgeschwüren, zur Resorptionsbeschleunigung exsudativer Entzündungszustände der Uvea, bei Phlegmonen der Lider oder der Orbita. Sie wird am Auge vermittelt:
— in feuchter Form durch Kompressen, Verbände, Umschläge, Packungen,
— in trockener Form durch Wärmekissen, Heizkissen, durch Strahler (Rotlicht) oder durch trockene Verbände oder Kompressen (Wärmestauung).

Bei ihrer Applikation müssen die Lider geschlossen bleiben.

Eine besondere und spezielle Form der Wärmevermittlung ist die **Lasertherapie**, die mit geeigneten Apparaten (Edelgaslasern) extrem fokussiertes Licht definierter Wellenlänge bestimmten Arealen oder Augengeweben zuleitet. Unter Berücksichtigung geweblich begründeter unterschiedlicher Absorptionsfähigkeiten ist es möglich, den thermischen Effekt der applizierten Lichtbündel von der Hyperämisierung bis hin zur thermischen Koagulation zu dosieren und einerseits für die Beseitigung oder Eindämmung proliferativer Prozesse (Tumoren), andererseits für das „Verschweißen" von Geweben (Netzhautablösungen) einzusetzen. **Lokal applizierte Kälte** bewirkt Konstriktion der Gefäße und der Gewebespalten und unterdrückt damit Flüssigkeitsergüsse in die Augengewebe. Bei Ödemen und

Hämatomen der Lider ist sie *indiziert*, auch bei den Konjunktiven, ferner zur Herabsetzung des inneren Augendrucks und zur Kühlung entzündeter äußerer Areale. Die Kälte wird durch Auflegen mit kalten Flüssigkeiten getränkter Kompressen oder mit Eiswasser gefüllter Plastik- oder Gummibeutel vermittelt. Die danach einsetzende reaktive Hyperämie kann sich zudem sehr positiv für die Resorption extrazellulärer Flüssigkeiten auswirken. Eine besondere Form der Kälteanwendung ist die **Kryotherapie**. Mit Hilfe geeigneter Gerätesysteme und spezieller Applikationssonden werden lokal tiefe Temperaturen von $-20\,°C$ bis $-180\,°C$ erzeugt, die unter anderem durch F_{12}-Gas (Dichlordifluormethan), Flüssigstickstoff- oder Lachgas-Verdampfung entstehen. In Abhängigkeit von der gewählten Temperatur, der Gefriergeschwindigkeit und der Wärmeleitfähigkeit wird ein Destruktionseffekt (z. B. bei Kryobehandlung von Tumoren), ein Stimulationseffekt (z. B. zur Aktivierung einer torpiden Hornhautentzündung), eine Funktionsdrosselung (z. B. Kryozyklopexie) oder ein Hafteffekt (Kryoextraktion der Augenlinse) erreicht. Das *Indikationsgebiet* umfaßt in der Therapie von Augenerkrankungen unter anderem entzündlich hypertrophierende Zustände wie die Conjunctivitis follicularis, die plasmazelluläre Nickhautinfiltration, die Keratitis pannosa, ferner ulzerierende Hornhautprozesse wie die Keratitis necroticans, Keratitis herpetica. Sie ist effektiv bei der Verödung von Zilienanomalien (Trichiasis, Distiasis) und bei der Destruktion neoplastischer Gewebe in den Augenadnexen.

Die hinsichtlich ihrer gewebebeeinflussenden Eigenschaften identischen **Röntgen- und β-Strahlen** werden fast ausschließlich bei oberflächlich gelegenen pathologischen Zuständen des Auges (bei pannoiden Entzündungsformen und Neovaskularisation der Hornhaut, bei massiven Melaninablagerungen in der Hornhaut, bei Leukomen, bei Neubildungen und bei purulenten Entzündungsformen der Binde- und Hornhaut) eingesetzt, bei geschwürigen Prozessen sind sie *kontraindiziert*. Aufgrund des zur Zeit noch notwendigen hohen materiell-technischen Aufwandes ihrer Erzeugung und Vermittlung wird diese Therapieform vorerst nur größeren klinischen Einrichtungen vorbehalten bleiben können.

Die durch „Beschallung" (**Ultraschall**) erzielte reversible Zustandsänderung des Zellplasmas und der Zellmembran schuf auch in der Therapie bestimmter Erkrankungen des Auges ein Indikationsgebiet. Durchschallungen von Augengeweben lassen sich in bezug auf Intensität und Dauer je nach Grad und Tiefe der pathologischen Veränderungen variabel gestalten. Sie werden als selbständige Heilmethode oder kombiniert mit Arzneimitteln (insbesondere Antibiotika), die gleichzeitig als Kontaktmittel für den Applikator dienen, angewandt. Die Ultraschallbehandlung ist *indiziert* bei oberflächlichen Keratokonjunktividen, bei der Reinigung von geschwürigen Hornhautprozessen, beim Aufbau von Hornhautsubstanz, bei der Aufhellung oder Auflockerung dichter Hornhautleukome, bei der Resorption von Vorderkammerexsudaten.

2.8. Chirurgische Therapie

Der Erfolg der chirurgischen Therapie ist von den folgenden Prämissen abhängig.

2.8.1. Allgemeine Voraussetzungen

— Von seiten des Operateurs sind eine genaue Kenntnis der Augenstrukturen und ihrer anatomischen Anordnung und die Kenntnis der Physiologie des Auges notwendig. Er muß Perfektion in den chirurgischen Grundtechniken besitzen, über eine ausreichende Operationserfahrung im allgemeinen und am Auge im besonderen verfügen, ihm müssen die Prinzipien der prä- und postoperativen Behandlung des Auges und des Tieres geläufig sein, er muß in der Indikationsstellung Sicherheit besitzen und die Grenzen und Möglichkeiten jedes geplanten chirurgischen Eingriffs einschätzen können.
— Das für die Operation in Aussicht genommene Tier sollte sich insbesondere bei notwendig werdenden intraokulären Eingriffen in einem guten Ernährungs- und Gesundheitszustand befinden. Die Entscheidung zur Durchführung bestimmter nicht dringlicher Eingriffe (Kataraktoperation) muß vom Allgemeinverhalten des Tieres abhängig gemacht werden. Scheue und widersetzliche Tiere sind während einer entsprechenden Vorbereitungszeit an zu erwartende Manipulationen am Auge zu gewöhnen (Inspektion mit fokalem Licht, Applikation von Oculenta usw.).
— Der Besitzer, Halter oder Pfleger des Tieres ist über die Grenzen und Möglichkeiten eines chirurgischen Eingriffs hinsichtlich seines Erfolges aufzuklären. Er ist in den technischen Einzelheiten seiner möglichen oder notwendigen Hilfe bei der prä- und postoperativen Behandlung zu unterweisen.

2.8.2. Anästhesie

Für die Durchführung extraokulärer, kurzdauernder, kleinerer chirurgischer Eingriffe eignet sich die Lokalanästhesie. Sie ist, da die Tiere infolge der Hantierung vor oder in Nähe des Auges leicht nervös werden, mit einer *Sedierung* zu kombinieren. Für länger dauernde Eingriffe und für intraokuläre Operationen ist das Tier in *Narkose* zu verbringen. Hierfür sind Narkoseformen zu wählen, die hinsichtlich Länge und Tiefe ein reflexloses Toleranzstadium erwarten lassen und exzitationsfreies Erwachen gewährleisten. Mitunter ist es zweckmäßig, zur örtlichen Ruhigstellung und Ausschaltung möglicher Reflexe zusätzlich lokalanästhetische Maßnahmen durchzuführen. Hierfür eignen sich die *Oberflächenanästhesie* (konjunktivale Applikation), die *Infiltrationsanästhesie* (subkonjunktivale, subkutane und retrobulbäre Applikation) und die **Leitungsanästhesie**. Zur letzteren gehören:

— Blockade des N. auriculopalpebralis zur Aufhebung des reflektorischen und willkürlichen Lidschlusses durch Lähmung des M. orbicularis palpebrarum.

● *Pferd:* Eingehen mit der Kanüle zirka 2 cm unterhalb des höchsten Punktes des Arcus zygomaticus durch die Haut. Vorführen der Nadel schräg dorsal bis zum Knochen und weiter bis zum Rand des Arcus zygomaticus. Infiltration von 2 ml einer 2%igen Lidocainlösung.

● *Rind:* Eingehen am temporalen Ende des Processus zygomaticus bis zum dorsalen Rand des Arcus. Subfasziale Infiltration von zirka 10 ml einer 2%igen Lidocainlösung.

● *Hund:* Eingehen oberhalb des Mittelpunktes des temporalen Drittels des Arcus zygomaticus in Richtung Stirnmitte. Subfasziale Applikation von 1–3 ml einer 2%igen Lidocainlösung.

— Anästhesie des N. ophthalmicus zur Erzeugung von Schmerzfreiheit am und im Augapfel, an der Bindehaut, den Lidern, den extraokulären Muskeln.

● *Pferd und Hund:* a) Einstich am aboralen Rand des Arcus. Vorführen der Kanüle kaudoventral und medial (Pferd 10 cm, Hund rassenabhängig 2–5 cm tief) bis zum Knochen. Infiltration von 10 bzw. 5 ml Lidocainlösung 2%ig.

b) Konjunktivaler Einstich innerhalb der Orbita zwischen lateralem Canthus und Augapfel. Vorführen der Kanüle in Richtung auf das gegenüberliegende Kiefergelenk. Infiltration von 8 ml (Pferd) oder 2 ml (Hund) einer 2%igen Lidocainlösung.

Gefahren: intrabulbäre Injektion, Nervenschädigung, Kompression der retrobulbären Gefäße mit vorübergehender Tensionserhöhung.
Vorteil: Vermeiden von okulokardialen Reflexen (auch bei Allgemeinnarkose).

● *Rind:* Einstich am lateralen Augenwinkel durch die Konjunktiva in Richtung auf das gegenüberliegende Horn mittels zirka 15 cm langer gebogener Nadel. Depot von 10 ml einer 2%igen Lidocainlösung.

2.8.3. Instrumentarium

Das Instrumentarium entspricht in den wesentlichen Merkmalen dem üblichen chirurgischen Instrumentarium, mit dem Unterschied, daß alle Instrumente wesentlich kleiner und feiner sind und demzufolge eine größere Präzision und Sorgfalt ihrer Handhabung und differenzierten Auswahl zum Erfassen, Durchtrennen, Entfernen, Durchstechen der verschiedenen Augengewebe erfordern. Die für die Augenchirurgie ausgewählten Instrumente sollten innerhalb einer tierärztlichen Praxis oder veterinärchirurgischen Einrichtung nur operativen Eingriffen am Auge dienen. Ihre schneidenden Seiten, fassenden Zähne oder anderen funktionellen Teile sind äußerst empfindlich und müssen besonders vor Stoß während der Reinigung oder Sterilisation bewahrt werden.

2.8.4. Operationsraum

Für den Operationsraum gelten die für jeden modernen aseptischen Operationsraum geltenden Grundsätze hinsichtlich seiner Ausstattung, vor allem aber seiner Säuberung und Desinfektion. Das Licht üblicher Operationsleuchten wird von der Hornhaut stark reflektiert, wodurch die Einzelheiten der vorderen Augenkammer schwerer erkennbar werden. Aus diesem Grunde ist insbesondere bei okulären Eingriffen der Operationsraum besser im Halbdunkel zu halten und das zu operierende Auge mit fokussiertem Licht (z. B. mit einer Hammerlampe) zu beleuchten.

2.8.5. Vorbereitung des Tieres

Die unmittelbare Vorbereitung des Tieres auf einen geplanten chirurgischen Eingriff beginnt mindestens 24 Stunden vorher. Innerhalb dieses Zeitraums werden der Bindehautsack und die tränenableitenden Wege mehrmals mit desinfizierenden Lösungen gespült, die Haare der Augenumgebung (bis zu 4 cm in der Augenperipherie) und der Lider rasiert und die Zilien des Oberlides mittels scharfer, mit Öl benetzter Schere gekürzt. Die Haut der Lider und der Augenumgebung ist mit milden Feindesinfektionsmitteln (Betain-Präparate) sorgfältig und augenschonend zu säubern. Mit feuchten Wattebauschen sind alle Reste des Desinfektionsmittels von der Haut zu entfernen. Anschließend werden wiederholt antibiotikumhaltige Salben in die Haut der Lider und Augenumgebung einmassiert und in den Bindehautsack Breitbandantibiotika instilliert. Das Operationsfeld findet zunächst mit Folie, darüber mit textilem Material Abdeckung. Eine digitale, mit der Kuppe des kleinen Fingers ausgeführte Bulbusmassage durch das geschlossene Lid hindurch (nicht bei bulbusinternen Strukturveränderungen) verringert den intraokulären Druck durch Freisetzen der im Glaskörper vorhandenen Flüssigkeit und begünstigt deren Abfluß über den vorderen Kammerwinkel.

2.8.6. Basischirurgie

Speziellen chirurgischen Eingriffen hat eine Basischirurgie voranzugehen.

So wird der chirurgische Zugang zum Augapfel, besonders wenn er tief in der Orbita liegt (wie beim Collie, Sheltie, Bullterrier, Dobermann), durch eine **Kanthotomie** erleichtert. Hierzu wird das zwischen Daumen und Zeigefinger der linken Hand gespreizte Gewebe des lateralen Lidwinkels auf eine Länge von 1–2 cm mit einer Schere mit geraden kräftigen Schenkeln durchschnitten (Abb. 15). Für die **Fixierung des Bulbus** eignen sich bei kleineren und kurzdauernden Eingriffen Lidpinzetten,

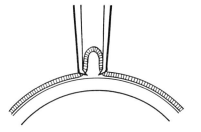

Abb. 16. Fixieren der Bindehaut mit Pinzette.

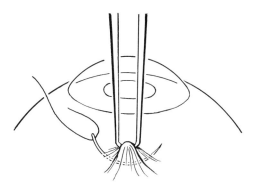

Abb. 17. Fixieren des Augapfels mit Hilfe der Zügelnaht.

mit deren Branchen die episklerale Bindehaut erfaßt wird (Abb. 16). Länger dauernde Eingriffe am oder im Bulbus setzen absolute Ruhigstellung des Operationsgebietes und unbehinderten Zugang zum Augapfel voraus. In solchen Fällen eignen sich für die Fixierung *Zügelnähte* (Abb. 17). Man erfaßt mit einer scharfzahnigen Pinzette die Sehne des M. rectus superioris durch die episklerale Bindehaut hindurch und zieht den etwa 50 cm langen Haltefaden bis zur Hälfte seiner Längen zwischen Sehnenansatz und Augapfelwand hindurch. Bei Bedarf wird ein zweiter, dritter oder vierter Faden durch den jeweils gegenüberliegenden Muskelansatz geführt. Mitunter reicht es, wenn für den zweiten oder dritten Faden auch nur die Konjunktiva des Bulbus angezügelt wird.

Einige chirurgische Eingriffe unterstützen andere Therapieformen. Die **Bindehautdeckung der Hornhaut** bringt eine zusätzliche Sicherung nach Hornhautnähten, nach Keratoplastik, Keratektomie. Sie ist zudem eine zweckmäßige Handlung zum

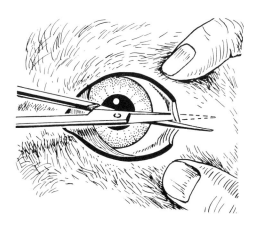

Abb. 15. Laterale Kanthotomie.

Schutz der Hornhaut vor physikalischen Einwirkungen (Lidschlag, Staub, Wind, UV-Licht), insbesondere bei hornhautgefährdenden Krankheitsprozessen wie schlaffe, serpiginöse Hornhautgeschwüre, Descemetozelen, Hornhautverätzungen, Hornhautdystrophien.

Die Bindehautdeckung garantiert die Erhaltung eines feuchten Milieus bei Lidschlußdefekten und fehlender Tränenflüssigkeit und unterstützt die Regeneration des Hornhautepithels. Nachteilig ist, daß der mit Bindehaut abgedeckte Bereich der Beobachtung entzogen ist, sich unter dem Bindehautlappen proeteolytisch wirkende Exsudate ansammeln können und die Sauerstoffzufuhr zur Hornhaut erschwert wird.

Die Bindehautplastik kann auf folgende Weise vorgenommen werden:
- Durch die lockere bulbäre Bindehaut wird zirka 5 mm vom Limbus entfernt ein Faden gezwirnten synthetischen Materials in einfachen Steppstichen in Art einer Tabaksbeutelnaht gelegt. Durch vorsichtiges Anziehen des Fadens wird die Bindehaut beliebig weit über die peripheren Anteile des Hornhautumfanges gezogen und durch Verknoten des Fadens in dieser Position fixiert (Abb. 18). Hierbei kommt das Bindehautepithel auf das Hornhautepithel zu liegen.
- Weit mehr Material für die Hornhautabdeckung gewinnt man, wenn die bulbäre Bindehaut zirkulär in ihrem Verlauf zwischen dem Faden und dem Limbus durchtrennt und nunmehr mit ihrer submukösen Seite der Hornhaut aufgelegt wird. Auch in diesem Fall ist durch Verknoten der Tabaksbeutelnaht die Bindehaut in ihrer Position zu fixieren.
- Bei der einfachen partiellen Deckung wird die Bindehaut am Limbusrand bogenförmig mittels kleiner spitzer Schere durchschnitten und von ihrer Unterlage mit gespreizten Scherenschenkeln gelöst. Sie wird dann beliebig weit über die Hornhaut gezogen und mit zwei seitlichen Situationsheften fixiert (Abb. 19).
- Liegt der abzudeckende Bereich mehr zentral, so wird durch einen zweiten bogenförmigen Schnitt ein Brückenlappen gewonnen, der entweder beiderseits mit seiner Basis verbunden bleibt oder einseitig abgetrennt und mittels Situationsheften an anderer Stelle der bulbären Bindehaut fixiert wird (Abb. 20).
- Eine inverse Deckung (Bindehautepithel liegt auf dem Hornhautepithel) wird möglich, indem ein entsprechend breiter Brückenlappen von der bulbären Bindehaut und weiterführend aus dem Fornix conjunctivae gewonnen, über die Hornhaut gelegt und auf der gegenüberliegenden Seite fixiert wird (Abb. 21).

Eine Lappennekrose ist bei der Wahl der vorgenannten Operationstechniken möglich, insbesondere dann, wenn das Bindehautgewebe Spannungen oder Zugkräften unterliegt. Kann eine

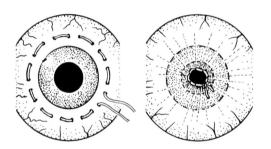

Abb. 18. Bindehautdeckung der Hornhaut durch Tabaksbeutelnaht.

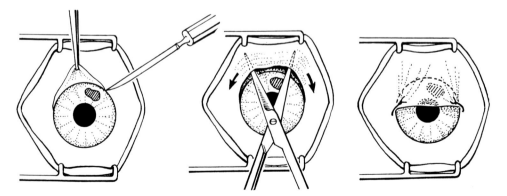

Abb. 19. Partielle Bindehautdeckung der Hornhaut.

Abdeckung von etwa acht Tagen erreicht werden, so kommt dieser Zeitverlauf dem Therapieziel bereits in den meisten Fällen schon sehr gut entgegen. In der Regel lösen sich die Nähte nach einer gewissen Zeit von selbst und der Lappen retrahiert sich. Die Bindehaut ist außerordentlich regenerationsfähig, so daß die Heilung der episkleralen Wundflächen keine Probleme mit sich bringt, zumal eine antibiotische Versorgung des Auges im Zusammenhang mit der Grundkrankheit ohnehin gewährleistet ist.

— Bei der **Hornhautabdeckung durch die Membrana nictitans** erfolgt die Fixation der Bindehaut an der bulbären Bindehaut oder am Oberlid (Abb. 22). Der Faden wird durch die palpebrale Seite der Schleimhautduplikatur der Nickhaut geführt. Er wird zugfester, wenn in die Fadenführung ein Teil des Nickhautknorpels einbezogen wird.

— Schließlich ist eine Abdeckung der Hornhaut durch **Matratzennahtverschluß der Lidränder** (artifizielles Ankyloblepharon) zu erzeugen. Die Fadenführung erfolgt gemäß Abb. 23. Der Knoten liegt der Haut des Lides auf.

Die **Punktion der vorderen Augenkammer** kann mit einer Kanüle oder einem speziellen lanzenartigen Instrument (Parazentesenadel) erfolgen. Im ersten Fall wird diese Manipulation angewandt sowohl zum Zwecke der Gewinnung oder der Reduzierung von Kammerwasser als auch zur Ausführung der intraokulären Applikationsform. Im zweiten Fall soll ein- oder mehrmals die vordere Kammer zur Entfernung von Kammerwasser oder Exsudaten eröffnet werden. Die kurz geschliffene Kanüle wird im Bereich des Limbus oder nahe des Limbus in die vordere Augenkammer geführt. Bei Verwendung einer Parazenteselanzette erfolgt das Eingehen in die Kammer auf perkornealem Wege.

Eine **Keratektomie** wird ausgeführt, wenn oberflächlich gelegene entzündliche oder degenerative Hornhautbereiche abgetragen werden sollen. Man

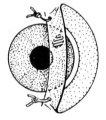
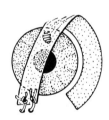

Abb. 20. Partielle Bindehautdeckung der Hornhaut durch Brückenlappen.

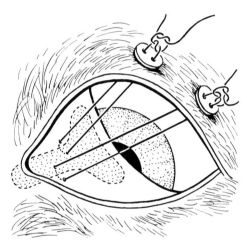

Abb. 22. Hornhautdeckung durch die Nickhaut.

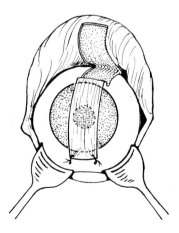

Abb. 21. Inverse Bindehautdeckung.

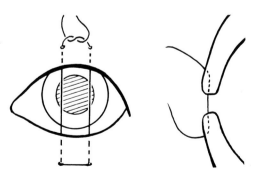

Abb. 23. Artifizieller Lidverschluß durch Matratzennaht.

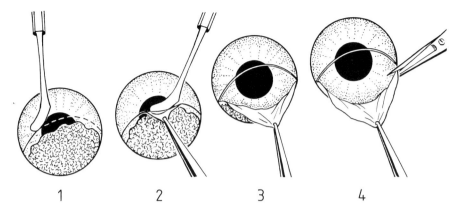

Abb. 24. Keratektomie.
1 = Initialschnitt mit senkrecht aufgesetzter Schneide im gesunden Hornhautgewebe; 2 = interlamelläres Trennen des kranken vom gesunden Gewebe; 3 = Situation nach interlamellärem Vorgehen; 4 = Entfernen des abgetragenen Gewebes entlang des Limbus mittels Schere.

bedient sich hierzu eines Graefeschen Starmessers oder eines Hockey-Messers, die vom Hornhautzentrum her unmittelbar am Rande des zu entfernenden Bereiches zunächst zur Markierung der Schnittlinie und der Schnittiefe senkrecht aufgesetzt werden. Von einer Ecke aus wird dann das pathologisch veränderte Gewebe unterminiert, mit einer Pinzette erfaßt, angehoben und durch interlamelläres Präparieren mittels eines Messers mobilisiert und schließlich abgetragen. Erstreckt es sich bis an den Limbus, so wird die Abtragung entlang der Limbuslinie mit einer Schere beendet (Abb. 24).

Bei einer **Abrasio corneae** wird das oberflächliche Hornhautgewebe mit senkrecht aufgesetzter Schneide eines Skalpells abgeschabt.

Literatur

Ackermann, N., and Munger, R. J.: Intracoronal Contrastorbitography in the Dog. Amer. J. Vet. Res. 40, 911 (1979).
Averkin, G., Kilian, J., Dant, C., and Rose, H. W.: An ophthalmic steroid preparation in the treatment of canine bacterial keratitis. Vet. Med. Small Anim. Clin. 69, 443 (1974).
Barrett, R. E., and Scott, D. W.: Treatment of feline cryptococcosis: Literature review and case report. J. Amer. Anim. Hosp. Assoc. 11, 511 (1975).
Bentz, H.: Veterinärmedizinische Pharmakologie. VEB Gustav Fischer Verlag, Jena 1982.
Böke, W.: Der Einfluß der Nebennieren-Corticoide auf die entzündlichen Reaktionen des Auges. VEB Georg Thieme, Leipzig 1960.
Breazile, J. E., and Howard, D. R.: Rationale for Treatment of Ulcerative Keratitis. Part. I. Vet. Med. Small Anim. Clin. 66, 194 (1971).
Buswell, J. F., and Hewett, G. R.: Single topical treatment for bovine Keratoconjunctivitis using benzathine-cloxallin. Vet. Rec. 113, 621 (1983).
Campbell, C. B.: Ophthalmic agents. Ointments or drops? Vet. Small Anim. Clin. 74, 971 (1979).
Catcott, E. J., Tharp, V. L., and Johnson, L. E.: Beta Ray Therapy in ocular Diseases of Animals. J. Amer. Vet. Med. Assoc. 122, 172 (1953).
Cunningham, G. R.: Ophthalmic kanamycin in small animals. Vet. Med. Small Anim. Clin. 65, 983 (1970).
Dalton, P. J.: Beta-ray Therapy in Veterinary Practice. Vet. Rec. 70, 233 (1958).
Devoe, A. B.: Keratomycosis. Amer. J. Ophthalmol. 71, 405 (1971).
Dimić, J. M., Andrić, R., und Michailović, B.: Radioaktive Isotope in der Behandlung der eiternden Hornhaut- und Bindehauterkrankungen der Hunde. Kleint.-Prax. 14, 126 (1969).
Dimitrejević, B., Petrović, B., and Gligorijević, J.: Application of ultra-sound in the therapy at domestic animals. XVI. Tierärztl. Kongreß, Madrid 1959, Vol. II, 51 (1959).
Dolder, R., und Skinner, F. S.: Ophthalmika. Pharmakologie, Biopharmazie und Galenik der Augenarzneimittel. Wiss. Verlagsgesellschaft m.b.H., Stuttgart 1983.
Duke-Elder, S.: Glaucoma, a symposion, Oxford 1955. Annal. ocul. 183, 1040 (1950).
Essig, C. J.: Erfahrungen mit dem Oberflächen-Lokalanästhetikum Benoxinat 0,4% am Auge des Hundes. Prakt. Tierarzt 59, 607 (1978).
Fiedler, G., Graupner, K., Kalman, E., und Klein, S.: Zur Wirksamkeit verschiedener pupillenerweiternder Pharmaka unter besonderer Berücksichtigung von Tropikamid und Pholedrin. medicamentum 11, 75 (1970).

FORSTER, R. K., and REBELL, G.: The diagnosis and management of keratomycosis. Arch. Ophthalmol. 93, 975 (1975).

GELATT, K. N.: Pseudomonas ulcerative keratitis and abscess in a horse. Vet. Med. Small Anim. Clin. 69, 1309 (1974).

GELATT, K. N., GUM, G. G., WILLIAMS, L. W., and PEIFFER, R. L., Jr.: Evaluation of a soluble sustained-release ophthalmic delivery unit in the dog. Amer. J. Vet. Res. 40, 702 (1979).

GWIN, R. M.: Veterinary Ophthalmic Pharmacology. Part III. Pharmacologic Agents that Reduce Intraocular Pressure. In: GELATT, K. N.: Veterinary Ophthalmology. Lea Febinger, Philadelphia 1981.

HAPKE, H. J.: Arzneimittelwirkungen auf das Auge. Dtsch. Tierärztl. Wschr. 74, 312 (1967).

HENTSCH, R.: Medikamentöse Behandlung einiger Formen der Hornhautentzündungen. medicamentum 16, 137 (1975).

HILDEBRAND, D.: The use of corticosteroids in ocular disease of small animals. Veterinarian 31, 49 (1969).

HOWARD, D. R., and BREAZILE, J. E.: Rationale for Treatment of Ulcerative Keratitis. Part II. Vet. Med. Small Anim. Clin. 66, 335 (1971).

HUGHES, D. E., and PUGH, G. W., Jr.: Infectious bovine keratoconjunctivitis: a ring device designed for prolonged retention in the bovine eye. Amer. J. Vet. Res. 36, 1043 (1975).

KÜCHLE, J. J.: Zur Beeinflußbarkeit der Regeneration des Hornhautepithels. Keratoplastik-Symposium, Greifswald 1956. Verlag VEB Carl Marhold, Halle/Saale.

LAMPARD, D. G.: Intraocular pressure during retrobulbar injection. Aust. Vet. J. 54, 149 (1978).

LAMPARD, D. G., and MORGAN, D. L.: Intra-ocular pressure during retrobulbar injection. Aust. Vet. J. 53, 490 (1977).

LEVENSON, J.: Corneal edema, Cause and treatment. Surv. Ophthalmol. 20, 190 (1975).

LUXENBERG, M., and GREEN, K.: Reduction of corneal edema with topical hypertonic agents. Am. J. Ophthalmol. 71, 847 (1971).

MAESTRONE, G., and BRANDT, W.: Evaluation of two cuprimyxin formulations in the treatment of cutaneous and ophthalmic infections in horse and cattle. Vet. Med. Small Anim. Clin. 75, 1307 (1980).

MAKSIMOVIĆ, B.: Akinesie des M. orbicularis oculi bei Rind, Pferd und Hund. Vet.-med. Diss., Belgrad 1953.

MARTIN, C. L.: Effect of topical vitamin A, antibiotic, mineral oil, and subconjunctival corticosteroid on corneal epithelial wound healing in the dog. J. Amer. Vet. Med. Assoc. 159, 1392 (1971).

MILLER, G. K.: Gentamicin for canine and feline eye infections. Vet. Med. Small Anim. Clin. 71, 1577 (1976).

NEUMANN, Sylvia M., KAINER, R. A., and SEVERIN, G. A.: Reaction of normal equine eyes to radiofrequency current-induced hyperthermia. Am. J. Vet. Res. 43, 1938 (1982).

PEIFFER, R. L.: Veterinary Ophthalmic Pharmacology. Part I. Principles. Part II. Antimicrobials and Anti-Inflammatory Agents. In: GELATT, K. N.: Veterinary Ophthalmology. Lea & Febiger, Philadelphia 1981.

PEIFFER, R. L., COOK, Cynthia S., and MÖLLER, Ida: Therapeutic strategies involving antimicrobial treatment of ophthalmic disease in small animals. J. Amer. Vet. Med. Assoc. 185, 1172 (1984).

PHOMIN, K. A., and KOPERSKIN, E. P.: Polymeric Films in Animals Ophthalmology. Welttierärztekongreß, Moskau 1979.

RUBIN, L. F., and KOCH, S. A.: Silver nitrate burn of the dog cornea. J. Amer. Vet. Med. Assoc. 155, 134 (1969).

SCHENK, H., und KUNZE, R.: Cortisonschäden am Auge. Klin. Mbl. Augenhk. 136, 663 (1960).

SCHLEITER, H., und DIETZ, O.: Antibiose am und im Bulbus unter besonderer Berücksichtigung der Blut-Kammerwasserschranke. Wien. Tierärztl. Mschr. 44, 641 (1957).

SCHMOOK, R.: Einige ophthalmologische Probleme der Kleintierpraxis in der Sicht der Neuraltherapie. Kleint.-Prax. 20, 150 (1975).

STARTUP, F. G.: Subconjunctival Injections. J. Small Anim. Pract. 6, 363 (1965).

STARTUP, F. G.: The corneal ulcer. V. Medical Treatment. J. Small Anim. Pract. 7, 271 (1966).

THYGESON, P., HOGAN, M. J., and KIMURA, S. J.: The unfavorable effect of topical steroid therapy on herpetic keratitis. Trans. Amer. ophth. Soc. 58, 245 (1961).

ÜBERREITER, O.: Zur Diagnostik und Therapie der Hornhautkrankheiten beim Hunde. Kleint.-Prax. 14, 29 (1969).

UVAROV, O.: Corticosteroids in Veterinary Medicine. Vet. Rec. 71, 338 (1959).

VEITH, L. A., and GELATT, K. N.: Full-thickness corneal laceration and iridal prolapse in a cat. Vet. Med. Small Anim. Clin. 65, 247 (1970).

WATSON, A. D. J., and McDONALD, P. J.: Distribution of chloramphenicol in some tissues and extravascular fluids of dogs after oral administration. Amer. J. Vet. Res. 37, 557 (1976).

3. Krankheiten der Augenlider

Der Augapfel wird durch die Lider (Palpebrae) nach außen schützend abgeschlossen. Die Haussäugetiere besitzen ein oberes und ein unteres Augenlid (Palpebra superior, Palpebra inferior). Beide Lider sind bewegliche, modifizierte Hautstrukturen, die lateral und medial den Augenwinkel (Canthus s. Angulus oculi medialis et lateralis) bilden und durch ein Band (Ligamentum palpebrale mediale et laterale) am knöchernen Augenring befestigt sind. Beim Hund befindet sich im lateralen Canthus außerdem der M. retractor anguli oculi, der mit den fibrösen und muskulären Strukturen der Lider in Verbindung steht und am knöchernen Augenbogen ansetzt. Im medialen, mehr abgerundeten Augenwinkel befindet sich eine kleine pigmentierte Erhöhung, die Caruncula lacrimalis. Sie besteht aus einem der Epidermis ähnlichen Epithel und enthält neben Haaren Talgdrüsen, die ein serös-muköses Sekret absondern. Eine unter der Caruncula gelegene Vertiefung dient der Aufnahme der Tränenflüssigkeit, sie bildet hier einen Tränensee (Lacus lacrimalis). Die Lidränder weisen eine äußere und eine innere Lidkante (Limbus palpebralis cutaneus et conjunctivalis) auf und ergeben die Lidspalte (Rima palpebrarum). Sie wirkt in der Phase der Lidbewegung symmetrisch. Im geöffneten Zustand hat sie eine mehr oder weniger runde bis querovale Form, im geschlossenen verläuft sie horizontal, zuweilen von medial in Richtung Ohr etwas auf- oder absteigend.

Das Augenlid ist aus vier Schichten, der äußeren Haut, der Muskelschicht, einer Bindegewebsschicht mit eingelagerter Tarsalplatte (elastische Fasern) und der innen liegenden Bindehaut aufgebaut (Abb. 25). An die mediale Fläche der Tarsalplatte legt sich eine Reihe langgestreckter Meibomscher Drüsen an, die mit ihren Ausführungsgängen am inneren Lidrand münden. Sie produzieren ein talgartiges Sekret (Sebum palpebrale), das den Augenlidrand fettig erhält und das Überfließen der Tränen verhindert, außerdem ist es an der Ausbildung des präkornealen Tränenfilms beteiligt. Die faltenreiche äußere Haut ist dünn, mit einer lockeren Submukosa ausgestattet und feinen Härchen besetzt.

An der äußeren Lidkante befinden sich reihenweise angeordnet kräftige, auswärts gerichtete Wimpern (Zilien), die aus Haarbalgdrüsen entspringen. Sie sind im Unterlid der Pferde und Schweine geringzahlig oder gar nicht vorhanden, beim Wiederkäuer sind sie zarter ausgebildet als am Oberlid; der Katze fehlen auch am Oberlid die Zilien. Das Pferd besitzt außerdem am Ober- und Unterlid einzelne lange, weiche Tasthaare, bei Schaf und Ziege sind sie auch vorhanden, aber starr, am Oberlid des Hundes befinden sie sich büschelartig gebündelt.

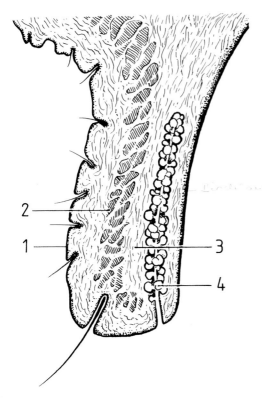

Abb. 25. Lidquerschnitt.
1 = Haut, 2 = Muskel, 3 = Tarsalplatte, 4 = Meibomsche Drüse.

Der *Bewegungsapparat* der Augenlider wird dargestellt durch den Schließmuskel (M. orbicularis palpebrarum, Innervation N. facialis), den Hebern des oberen Augenlides (M. tarsalis superioris syn. Müllerscher Muskel, Innervation N. facialis und dem M. levator palpebrae superioris, Innervation N. oculomotorius (beim Rind dafür der M. cutaneus frontalis), ferner den M. malaris, Innervation N. facialis. Das obere Lid weist größere Beweglichkeit auf.

Die *Blutversorgung* der Augenlider wird durch die Aa. frontalis, lacrimalis und malaris gewährleistet. Der venöse Blutabfluß steht mit den Venen der Nase, der Orbita, der Nasennebenhöhlen und dem Venennetz des Gehirns (Sinus cavernosus) in Verbindung (Ursache von Komplikationen bei phlegmonösen Zuständen der Lider!). Die Lider haben die Aufgabe, den Augapfel vor äußeren Einwirkungen zu schützen, die Hornhaut vor Eintrocknung zu bewahren und die Verteilung und den Abfluß der Tränenflüssigkeit zu gewährleisten. Für letztgenannte Funktion spielt die aktive Pumpfunktion des Ringmuskels der Lider eine besondere Rolle.

Neben der willkürlichen *Lidbewegung* gibt es den unwillkürlichen periodischen Lidschlag, das Blinzeln. Es wird beim Hund 15- bis 25mal in der Minute, bei der Katze ein- bis fünfmal, beim Pferd und beim Rind 25mal, beim Schwein 50mal ausgelöst, aber bei allen genannten Tierarten in der Frequenz nicht voll symmetrisch. Für die reflektorische Lidbewegung sind der Palpebral-, der Korneal- und der Drohreflex maßgebend. Die afferente Reizleitung erfolgt für den Palpebral- und Kornealreflex über Fasern des Trigeminus (oberes Lid ophthalmischer Ast, unteres Lid maxillärer Ast), für den Drohreflex durch den N. opticus, die efferente bei allen drei Reflexen über den N. facialis. Die Blinzelfrequenz erfährt eine Zunahme durch äußere Einflüsse wie starkes Licht, unvermittelt entstehende laute Geräusche, entzündliche Reizungen, während eine herabgesetzte Lidschlagfrequenz auf Störungen der Hornhautsensibilität oder des Sensoriums allgemein hinweist.

3.1. Untersuchung

Bei der Untersuchung der Lider steht die Inspektion an erster Stelle. Es interessieren die Stellung der Lider und des Lidrandes, die Beweglichkeit der Lider und die Form der Lidspalte. Geglättete Augenlidfalten, straff gespannte Augenlidhaut und Umfangsvermehrung der Lider deuten unter anderem auf Entzündungen, Flüsigkeitsergüsse und Neubildungen hin. Fehlerhafte Lidstellungen sind durch die Form und Anordnung des Lidrandes (dritter Augenwinkel, Ein- und Auswärtsdrehung) und durch Wimperstellung (Stellungswinkel zum Bulbus $<45°$ = Entropium, $>45°$ = Ektropium) erkennbar. Die Lidbewegung wird beeinflußt durch Verwachsungen (Symblepharon, Ankyloblepharon), durch Krampfzustände (Blepharospasmus), durch Lähmungszustände (Ptosis), durch mechanische Hindernisse (Neubildungen, Ödeme) oder durch Entzündungen.

Wenn durch krankhafte Veränderungen der Lider oder der Lidspalte die Untersuchung der Lider selbst oder der nächstfolgenden Augenabschnitte behindert ist, so ist der Anwendung solcher Hilfsmittel der Vorzug zu geben, die das klinische Bild am wenigsten beeinflussen oder verändern (z.B. bei spastischer Verengung der Lidspalte rangieren Oberflächenanästhetika vor mechanischen Lidöffnern).

Abweichungen der Lidspalte betreffen insbesondere ihre Größe. Enger als normal oder nicht vorhanden ist sie bei verkleinertem oder rückverlagertem Bulbus (Mikrophthalmus, Enophthalmus), bei Verwachsungen (Ankyloblepharon), bei Stellungsanomalien der Lider, bei Entzündungszuständen. Weiter als normal ist sie bei vergrößertem oder vorgelagertem Bulbus (Glaukom, Makrophthalmus, Protrusio bulbi), bei Bewegungs- oder Stellungsanomalien der Lider (Lagophthalmus, Ektropium).

3.2. Angeborene Anomalien

Angeborene Anomalien der Lider kommen allein, häufiger jedoch in Kombination mit anderen Augenanomalien vor. Vom völligen Fehlen der Augenlider (**Agenesia palpebrarum**) bis zu abnormal kleinen Augenlidern (**Mikroblepharie**) existieren alle Übergangsformen. Sie treten häufig in Verbindung mit weiteren Augenmißbildungen (z. B. Kolobom, Arteria hyaloidea persistens, Mikrophthalmus) auf. Das klinische Bild ist durch ungenügenden oder fehlenden Lidschluß und durch Ausfall des Palpebralreflexes in diesem Bereich gekennzeichnet. Hieraus resultieren je nach dem Umfang des fehlenden Lidschlusses Austrocknungserscheinungen der Hornhaut und weitere Komplikationen (geschwüriger Zerfall der Hornhaut, Panophthalmitis).

3. Krankheiten der Augenlider

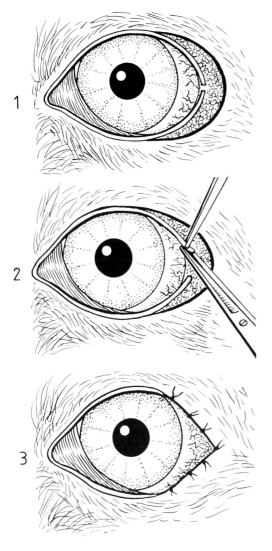

Abb. 26. Laterale Kanthoplastik.
1 = Sichelförmiges Umschneiden des lateralen Kanthus; 2 = Exzision von einem Drittel des Lidrandes von Ober- und Unterlid; 3 = Nahtvereinigung von Bindehaut und Haut.

Die *Therapie* dient zunächst der Verhütung von Austrocknungserscheinungen der Hornhaut. Fehlen die Augenlider, sind blepharoplastische Maßnahmen in Erwägung zu ziehen, wenn noch Teile des M. orbicularis palpebrarum als funktionstüchtige Elemente in die Plastik einbezogen werden können. Anderenfalls muß man sich zur Exenteratio orbitae entscheiden. Mikroblepharie läßt sich, sofern die nervale Innervation (N. oculomotorius, N. facialis, N. sympathicus) vorhanden ist, durch laterale Kanthoplastik (Vergrößerung der Lidspalte) positiv beeinflussen (Abb. 26).

3.2.1. Kryptophthalmus

Der Kryptophthalmus stellt eine Mißbildung dar, bei der sich die Haut des Kopfes über die Orbita hinweg auf den Masseterbereich erstreckt; häufig fehlt der Bulbus (Anophthalmus).

3.2.2. Lidkolobom

Das Lidkolobom (Coloboma palpebrae) ist hinsichtlich Form und Größe ein angeborener Defekt des Augenlides, vornehmlich im Bereich des Lidrandes (Abb. 27). Aufgrund des ungenügenden Lidschlusses kann es zur Hornhautaustrocknung mit allen Folgeerscheinungen kommen. Die Anomalie tritt

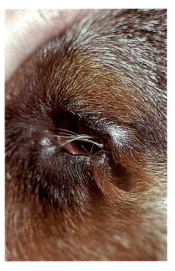

Abb. 27. Lidkolobom (Defekt ist mit Bindehaut-Lid-Dermoid gekoppelt).

sporadisch bei Hunden und gehäuft familiär bei Rassekatzen (Siamesen, Persern) und bei Schafen (Piebald, Karakul) auf. Der Defekt kann mit weiteren intraokulären Fehlbildungen vergesellschaftet sein.

Die chirurgische *Therapie* hat zum Ziel, die Kontinuität des Lidrandes herzustellen. Die Ränder kleinerer schmaler Gewebespalten werden unter präparatorischer Trennung der Bindehaut aufgefrischt und mit feinen, enganliegenden Knopfnähten vereinigt. Größere Defekte können nur durch plastische Operationen mit Transposition von Anteilen des M. orbicularis palpebrarum gedeckt und geschlossen werden.

3.2.3. Epicanthus lateralis et medialis

Epicanthus lateralis et medialis sind Anomalien der Augenwinkel, die durch senkrecht verlaufende Hautfalten zur Überlappung führen. Die Lidspalte erscheint hierdurch verkleinert. Die Hautfalte ist bei Reizerscheinungen (Blepharitis, Konjunktivitis) zu exzidieren. Bei Korrektur der medial gelegenen Falte ist auf die Erhaltung der Tränenpünktchen und Tränenröhrchen zu achten.

3.2.4. Makroblepharie

Eine Makroblepharie wird durch Malformation der den lateralen Kanthus bildenden Gewebe (M. retractor anguli oculi, laterales Kanthusligament) hervorgerufen. Das Lid wirkt infolge der dadurch entstehenden Lockerheit des Lidrandes, der sich vom Bulbus weg nach außen abhebt, zu groß. Die Anomalie wird beim Bernhardiner, beim Cocker-Spaniel und bei der Englischen Bulldogge beobachtet. Der Zustand kann zum Ektropium führen. Die chirurgische Korrektur ist erforderlich, wenn entzündliche Veränderungen an der Bindehaut auftreten. Die

3.2.5. Blepharophimose

Die Blepharophimose äußert sich durch eng anliegende Lider mit sehr kleiner Lidspalte. Die Anomalie tritt beim Terrier (Fox-, Bull-, Kerry-blue-Terrier), mitunter auch beim Chow-Chow auf; sie führt zu konjunktivalen Reizzuständen und zum spastischen Entropium. In diesen Fällen ist die chirurgische Korrektur durch kanthoplastische Vergrößerung der Lidspalte (Abb. 26) oder durch Kanthotomie mit Einbeziehung der bulbären Konjunktiva (Abb. 15) angezeigt.

3.2.6. Distichiasis

Neben einer Reihe normal gestellter Zilien findet man fortlaufend oder mit Unterbrechung eine zweite Reihe feinster Härchen vor, die am inneren Lidrand aus den Ausführungsöffnungen der Meibomschen Drüsen (Abb. 29.2) einzeln, zu zweit oder dritt entspringen und kornealwärts gerichtet sind (Abb. 30). Die dadurch bedingte Reizung von Binde- und Hornhaut führt zu schmerzhaften Entzündungserscheinungen mit Lakrimation und entzündlicher Konjunktivalexsudation. Die Befunderhebung der am falschen Ort und einwärts gedrehten, häufig nicht pigmentierten Härchen wird durch Fokalbeleuchtung und Benutzung einer Lupenbrille erleichtert. Die Anomalie wird bislang unter den Haustieren nur beim Hund, vornehmlich beim Roten Cocker-Spaniel, beim Amerikanischen Cocker-Spaniel und Boxer (nach eigenen Erhebun-

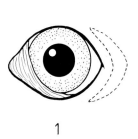
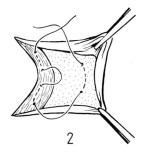
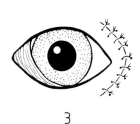

Abb. 28. Laterale Kanthoplastik.
1 = Exzision eines elliptischen Hautstreifens; 2 = Raffnaht zwischen dem Periost des Arcus zygomaticus und des M. orbicularis palpebrarum; 3 = Naht mit Einzelheften.

Kürzung des Lidrandes wird vom lateralen Kanthus her durch Exzision eines elliptischen Hautareals (Abb. 28) und Zügelnaht erzielt.

gen mit familiärer Disposition), ferner beim Zwergpudel, Malteser, Yorkshire-Terrier, Pekinesen und seltener beim Deutschen Schäferhund, Airedale-

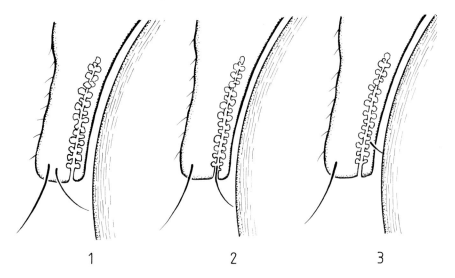

Abb. 29. Fehlanlage und Fehlstellung von Haaren am Lidrand.
1 = Trichiasis; 2 = Distichiasis; 3 = Zilienektopie.

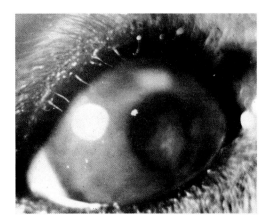

Abb. 30. Distichiasis am Oberlid.

Terrier, Golden Retriever beobachtet. Die Härchen erscheinen mitunter erst im Verlauf der ersten Lebensmonate oder noch später. Im Gefolge des ständigen Reizzustandes entwickeln sich neben einer Epiphora eine katarrhalische bis purulente Konjunktivitis, mitunter wird die Hornhaut irritiert, und es entsteht eine Keratitis. (Therapieresistente Konjunktividen sollten beim Diagnostiker immer den Verdacht einer Distichiasis aufkommen lassen!).

In leichten Fällen (bei Vorliegen von nur wenigen Härchen) erstreckt sich die *Therapie* auf eine mechanische Epilation. Die Härchen wachsen jedoch wieder nach. Aus diesem Grunde empfiehlt es sich, mittels Elektroepilation unter Verwendung feinster Nadelelektroden die Haarfollikel zu zerstören. Die Methode eignet sich für die Verödung vereinzelter Haarfollikel. Sie ist unsicher, da durch das „Verkochen" des Sekrets des jeweiligen Schlauches einer Meibomschen Drüse der Elektroeffekt auf die Haarwurzel gemindert wird. Zudem trifft man nicht immer die Haarwurzel mit der superfeinen Elektrode. Ist eine annähernd komplette zweite Reihe von Härchen vorhanden, erzielt man befriedigenden Erfolg durch die chirurgische Entfernung der Haarwurzeln. Zu diesem Zweck wird unter Zuhilfenahme mikrochirurgischer optischer Hilfseinrichtungen der Lidrand longitudinal unmittelbar neben der tarsalen Faserplatte gespalten. Die Haarfollikel werden nunmehr mittels Kürettage oder Elektrokoagulation destruiert, sie werden mikrochirurgisch durch eine V-förmige Schnittführung aus der umgebenden Substanz herausgeschnitten (Abb. 31), oder der innere Lidrandkanthus wird in toto entfernt und durch Schiebeplastik der verbleibenden medialen Lidanteile abgedeckt. Bei dieser Methode sind feine Situationsnähte zu legen, bei allen anderen genannten Methoden wird der Defekt durch Granulationsgewebe ausgefüllt. Dennoch muß man mit der Entstehung eines narbigen Entropiums rechnen. In diesem Fall ist die Entropiumoperation anzuschließen. Eine weitere Möglichkeit der Behandlung besteht in einer Kältedestruierung der Haarwurzeln. Dies erfolgt auf dem Wege einer Arealbehandlung mit Kontakt-Freezing in zwei Zyklen oder durch

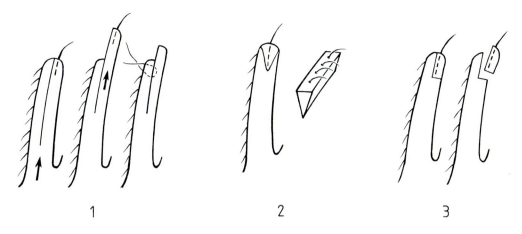

Abb. 31. Chirurgische Therapie der Distichiasis.
1 = Intermarginalschnitt und Schiebeplastik des inneren Lidkanthus; 2 = V-förmige Exzision; 3 = stufenförmige Exzision des inneren Lidkanthus.

Sprayapplikation von Flüssigstickstoff auf den Lidrand in der erforderlichen Ausdehnung.

3.2.7. Ektopische Zilien

Ektopische Zilien (Zilienektopie) sind Wimpern, borstenartige Haare oder Härchen, die, ausgestattet mit einer eigenen Haarbalgdrüse, in unterschiedlichen Bereichen der Bindehaut (Conjunctiva palpebrarum, Membrana nictitans) angelegt sind (Abb. 29.3) und je nach Exposition verschiedenartig starke Reizerscheinungen oder Läsionen im Hornhautepithel hervorrufen. Lakrimation, konjunktivale Exsudation, Epiphora, Konjunktivitis, Hornhautgeschwür und Keratitis sind die Folgen.

Die Härchen sind bei sorgfältiger Adspektion unter Lokalanästhesie und lokaler Beleuchtung in der Bindehaut des evertierten Augenlides erkennbar, und zwar hier vornehmlich in Lidrandnähe (Abb. 32) oder an der Innenseite der Membrana nictitans. Für die Untersuchung braucht man Zeit und Ruhe, das Tier ist hierfür zu immobilisieren. Therapeutisch nicht beeinflußbare Konjunktivitiden oder Epiphora sollten bei Negativbefund aller anderen Ursachenmöglichkeiten immer den Verdacht einer Zilienektopie aufkommen lassen! Die *Therapie* besteht in einer chirurgischen Entfernung der fehlangelegten Zilie. Hierzu hat eine sorgfältige Umschneidung des meist borstenartigen Härchens zu erfolgen.

3.3. Stellungsfehler der Zilien

Stellungsfehler der Zilien treten vorübergehend im Zusammenhang mit einer Blepharitis, Konjunktivitis oder Keratitis auf, wenn durch Reiben oder Scheuern sowie durch Sekrete und Exsudate einzelne oder mehrere Wimpern verdreht werden. Bei Blepharospasmus und Entropium kommt es zu einer temporären Einwärtsdrehung aller Zilien. Im Gegensatz dazu wird unter einer Trichiasis (Abb. 29.1) die permanente Stellungsänderung einzelner oder mehrerer normal angelegter Wimpern angesehen. Sie entsteht durch umschriebene Narbenbildungen am Lidrand nach Verletzungen, Verbrennungen, Hordeolosis usw. Die Wimpern können einwärts und auswärts gedreht sein. Lediglich die Einwärtsdrehung ist hinsichtlich der Folgeer-

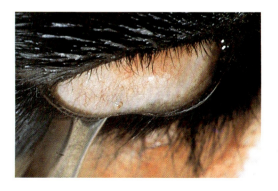

Abb. 32. Ektopische Zilie am Rand des Oberlides.

3. Krankheiten der Augenlider

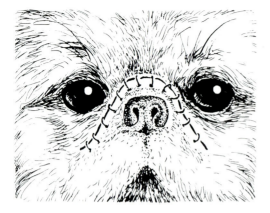

Abb. 33. Zustand nach Exzision der Nasenfalte bei Brachizephalen.

3.4. Anomalien der Lidstellung

Sie betreffen hauptsächlich das Unterlid, weil hier die Tarsalplatte weniger kräftig ausgebildet ist.

3.4.1. Entropium

Die als Entropium bezeichnete Einwärtsdrehung des Lidrandes rangiert an erster Stelle. Nach der kausalen Genese werden verschiedene Formen unterschieden.

Das **Entropium spasticum** entsteht infolge eines permanenten Reizzustandes, der durch Fremdkörper, Entzündungen, Zilienektopie oder ähnliche Insulte erzeugt wird. Es entwickelt sich ein krampfhafter Lidschluß (Blepharospasmus). Es ist eine der häufigsten Formen des Entropiums. Das **Entropium bulbare** bildet sich bei Mikrophthalmie, bei Atrophia und Phthisis bulbi oder infolge Schwund des retrobulbären Fettpolsters. Die Einrollung hängt hier mit der Volumenverminderung des Orbitainhaltes zusammen und ist mechanisch begründet (Stützverlust). Ein **Entropium cicatriceum** ist die Folge einer starken Narbenretraktion nach Verletzung des Tarsus und/oder der Konjunktiva. Mitunter treten in solchen Fällen an einem Lidrand Entropium und Ektropium nebeneinander auf. Das **kongenitale Entropium** beruht auf einer verkürzten Anlage des M. orbicularis palpebrarum oder einem verkürzten Lidrand. Es ist als hereditäre Fehlausbildung bei bestimmten Hunderassen (Chow-Chow, Rottweiler, Norwegischer Elchhund, Deutsch Drahthaar, Dalmatiner, Leonberger) vertreten, ferner bei Perserkatzen und bei Schafrassen (u. a. Hampshire, Border Leicester, Dorset-Horn

scheinungen (Reizung und Läsion von Binde- und Hornhaut) von klinischer Bedeutung.

Die *Behandlung* ist auf eine sorgfältige Entfernung der Wimpern mit Zerstörung der Haarwurzeln auszurichten. Hierfür eignet sich die Elektroepilation (Nadel-negativer Pol) oder die Diathermie, wobei die Nadel an der Zilie entlang bis zur Wurzel eingestochen und dann der Stromkreis geschlossen wird. Die Zilie läßt sich anschließend leicht herausziehen. Ferner bietet sich die kryogene Destruktion der Haarfollikel an. Schließlich ist die keilförmige Umschneidung der Haarwurzeln (Lid-Splitting-Technik) möglich.

Fälschlich als Trichiasis wird jener Zustand bezeichnet, durch den in der Haut normal gelegene Haare durch **faltenartige Hautaufwölbung** — z.B. bei Vertretern brachyzephaler Hunde- und Katzenrassen — Kontakt mit dem Augapfel bekommen. Hieraus resultieren schwere chronische Hornhautirritationen, die zur Geschwürsbildung bis hin zum Hornhautdurchbruch führen. Die *Therapie* der Wahl ist die chirurgische Exzision der Nasenfalte (Abb. 33) oder die Kryoepilation in diesem Bereich.

Stellungsänderungen der Haare der Augenumgebung führen, wenn sie augenwärts gerichtet sind, zu kornealem Kontakt und Reizerscheinungen. Die beim Pudel besonders häufig zu beobachtende „Tränenspur" ist — sofern andere auslösende Ursachen ausgeschlossen werden — darauf zurückzuführen. Kürzen der aufgedrehten Haare, Wegstreichen der Haare mit vaseline-benetzter Fingerkuppe führen zur Minderung der mechanischen Reizung, Säubern, Abtrocknen und Einfetten der Sekretrinne verhindern häßliche Farbveränderungen heller Haare.

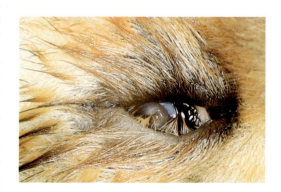

Abb. 34. Entropium des Unterlides. Starker Reizzustand der Konjunktiva, Exsudation, Hornhauttrübung.

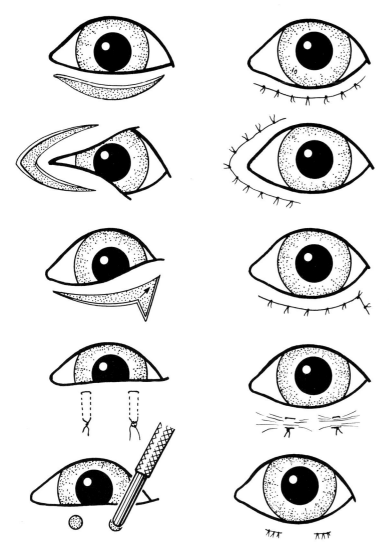

Abb. 35. Möglichkeiten der chirurgischen Korrektur eines Entropiums.

Sheep, Corriedale und Oxford Down Sheep). Das klinische Bild wird durch den Grad der Einwärtsdrehung des Lidrandes bestimmt. Diese kann so stark sein, daß nicht nur die Wimpern, sondern auch die Haare der Lidhaut der Hornhaut anliegen (Abb. 34). Lichtscheue und Blepharospasmus weisen auf starke Reizerscheinungen hin. Die Konjunktiven sind hyperämisch und mit Exsudaten in unterschiedlicher Qualität (serös, mukös, eitrig) belegt. Länger bestehende Entropien deuten sich durch ekzematöse Veränderungen der Lidhaut an. Durch die Inversion des Lidrandes scheuern die Haare ständig auf der Hornhaut. Epithelläsionen, Ödematisierung, Geschwürsbildung, Infektion der Hornhaut sind mögliche Folgen.

Bevor die *Therapie* einsetzt, muß das Auge gründlich auf evtl. vorhandene Primärleiden untersucht und gegebenenfalls behandelt werden. Das trifft besonders für entzündliche Veränderungen der Konjunktiva und Zilienanomalien zu. Das spastische Entropium läßt sich vorübergehend durch Träufeln eines geeigneten Oberflächenanästhetikums (s. 2.3.4.) lösen. Es muß sich dann eine Kausalbehandlung der Bindehaut oder Hornhaut an-

3. Krankheiten der Augenlider

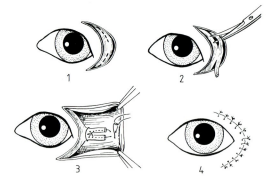

Abb. 36. Chirurgische Korrektur eines lidwinkelnahen Entropiums.
1 = Exzision eines elliptischen Hautareals; 2 = partielle Spaltung des M. orbicularis palpebrarum; 3 = kreuzweise Vereinigung der 2 Muskelstümpfe mittels nichtresorbierbaren Materials und Befestigung am Periost des Arcus zygomaticus; 4 = Knopfnaht.

schließen. Besteht die Lideinrollung noch nicht lange und wird das Primärleiden geheilt, ist mit einer Normalisierung der Lidrandstellung zu rechnen. Für die Massenbehandlung des Entropiums in Schafherden wird das Unterspritzen des Lides mit Paraffinöl (steril und körperwarm in einer Menge, die die normale Lidrandstellung bewirkt) empfohlen. Weiterhin kommen das Anlegen von Heftpflaster oder elastischen Kopfbändern, die Erzeugung einer Hautquetschfalte mittels Emaskulator, die anschließend bindegewebig induriert wird, oder das Anlegen einer Raff- oder Situationsnaht zur Anwendung. Beim angeborenen milden Entropium junger Hunde sollen, da sich im Laufe des Wachstums noch Veränderungen der Hauttopographie der Augenumgebung ergeben können, Situationsnähte in Form der Lembertnahtführung zur temporären Raffung der Lidhaut befriedigende Resultate bringen (Abb. 35). Bei hochgradigen und verschleppten Fällen bleibt nur die chirurgische Korrektur übrig, die je nach Lage und Ausmaß des Entropiums modifiziert wird. Allen Methoden gemeinsam ist die Raffung der Lidhaut durch Exzision eines der gewählten Operationsart entsprechenden Hautstückes. Die sich anschließende Vereinigung der Wundränder muß unter Berücksichtigung der Richtung und des Ausmaßes des späteren Narbenzuges erfolgen. Die verschiedenen Korrekturmöglichkeiten sind aus der Abb. 35 ersichtlich, wobei der Grad der Auswärtsdrehung nicht nur durch die Breite des exzidierten Hautlappens, sondern auch durch die Schnittiefe (unter Einbeziehung von Teilen des Lid-

schließmuskels) zu regulieren ist. Bei lidwinkelnaher Einrollung ist die Exzision eines entsprechend großen Hautstreifens, kombiniert mit einer Kanthoplastik (Abb. 36), erfolgversprechend. Die Infiltration des Lidrandes mit einem Lokalanästhetikum erleichtert, abgesehen von der anästhetischen Wirkung, die Schnittführung. Blutungen lassen sich durch Kompression stillen. Antibiotikumhaltige Augensalben über mehrere Tage, Halskragen, Kopfschutz, Ausbinden. Übliche Nachbehandlung.

3.4.2. Ektropium

Das Ektropium ist durch partielle oder totale Auswärtsdrehung des Lidrandes charakterisiert und betrifft vor allem das Unterlid (Abb. 37). Das **Ectropium spasticum** entsteht bei relativ straffer Haut nach entzündlichen Schwellungen der Konjunktiva. Ein Spasmus des M. orbicularis führt hier zur Auswärtswendung des Lides, das **Ectropium paralyticum** ist Folgezustand der Lähmung des N. facialis. Es ist immer das Unterlid betroffen, das sich mechanisch vom Auge abhebt und später nach außen dreht. Eine Art paralytischen Elektropiums entsteht auch bei Herabsetzung des Tonus des M. orbicularis palpebrarum als Senilitätserscheinung. Bei pathologischen Veränderungen des Lidrandes oder der Lidinnenfläche (Chalazion, Tumoren usw.) wird das Augenlid mechanisch nach außen gedreht (Ectropium secundarium). Das Ectropium cicatriceum entsteht infolge Narbenzuges nach Verletzungen. Das **Ectropium subcutis hyperplasticum** ist eine angeborene Form und bei Vertretern bestimmter Hunderassen wie Cocker-Sapniel, Boxer, Bernhardiner, Bassethound häufiger anzutreffen. Letztgenannte Rassen imponieren durch schlaffe Kopfhaut

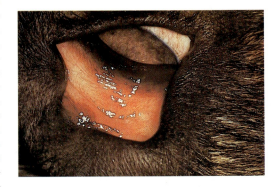

Abb. 37. Ektropium des Unterlides, konjunktivale Gefäßinjektion.

mit starker Faltenbildung, Hängelefzen und teilweise auch Hängeohren infolge starker Auflockerung des subkutanen Bindegewebes. Gleichsinnig mit der Zucht derartiger Rassenmerkmale entstand das Hängelid, das aufgrund der allgemeinen Schlaffheit der Kutis, Subkutis und Faszien am Kopf nun als unerwünschte Nebenerscheinung in Kauf genommen werden muß. Mitunter ist die Lidspalte bei Vertretern dieser Rasen auch abnorm groß. Da zudem die Tarsalplatte des Unterlides nur schwach ausgebildet ist, neigt das Lind insbesondere in der temporalen Hälfte zur taschenförmigen Auswärts-

haltung. Beim partiellen Ektropium steht das Unterlid in Taschen- oder Trichterform vom Bulbus ab. Es kann in Kombination mit einem Entropium am gleichen Lid vorkommen. Die Konjunktiva ist im Bereich der Abhebung sichtbar und infolge des unvollständigen Lidschlusses durch Einwirken äußerer Schädlichkeiten entzündlich gerötet; es bestehen Lakrimation, Epiphora und seröse bis eitrige Exsudation. In hochgradigen Fällen führt der unvollständige Lidschluß zu Austrocknungserscheinungen der Hornhaut mit allen Folgen (Entzündung, Ulzeration). Länger bestehende Ektropien

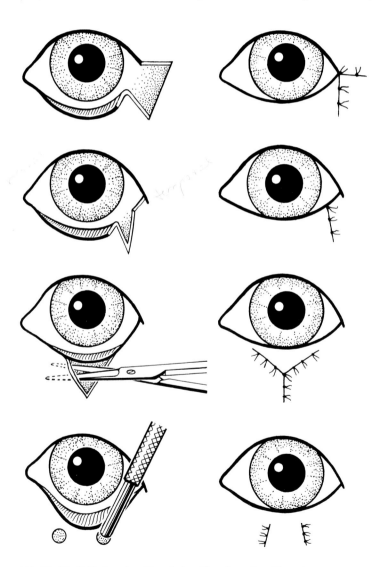

Abb. 38. Möglichkeiten der chirurgischen Korrektur eines Ektropiums.

3. Krankheiten der Augenlider

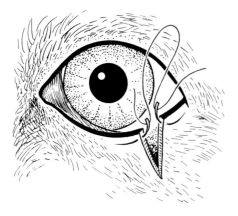

Abb. 39. Intermarginalnaht.

weisen Ekzeme im Verlauf der Sekretrinnen unterhalb des nasalen Augenwinkels auf.

Die *Behandlung* ist mit Ausnahme der angeborenen Form zunächst auf das Grundleiden auszurichten. Im Falle des Ectropium spasticum und E. paralyticum kann darüber hinaus eine örtliche hyperämisierende Therapie (Kompressen, Bestrahlung usw.) erfolgreich sein. Sollte sich die Auswärtsdrehung nicht beheben lassen, kann von Fall zu Fall zusätzlich eine Raffung des Augenlidrandes durch chirurgische Maßnahmen angestrebt werden. Hierfür stehen mehrere Operationsverfahren zur Verfügung (Abb. 38, 40). Nach üblicher Vorbereitung des Operationsfeldes erfolgt die Schnittführung wie in den Abbildungen ersichtlich. Die Wundränder müssen mit feinen Knopfnähten so vereinigt werden, daß das Augenlid dem Bulbus zwanglos anliegt. Ist der Lidrand in die Korrektur einbezogen, dann muß das erste Heft die Wundränder des Lidrandes einwandfrei vereinigen, damit die Kontinuität des Lidrandes und der Lidschluß garantiert werden. Zu diesem Zweck empfiehlt es sich, jeweils von der Wundfläche her das Gewebe zu durchstechen (Abb. 39) und seitlich den Faden zu knüpfen (Intermarginalnaht).

3.4.3. Dritter Augenwinkel

Von einem dritten Augenwinkel spricht man, wenn das obere Augenlid unter Ausbildung einer Falte nach oben gezogen wird. Der Zustand ist häufiger bei Pferden zu beobachten und entwickelt sich bei verkleinertem und/oder zurückverlagertem Bulbus (Atrophia bulbi, Phthisis bulbi, Enophthalmus usw.). Er ist die Folge einer ständigen kräftigen Kontraktion des M. levator palpebrae (Heber des oberen Augenlids), die von dem Tier ausgeübt wird, um die Lidspalte besser geöffnet zu halten (Abb. 85). Die Behandlung richtet sich nach dem Grundleiden.

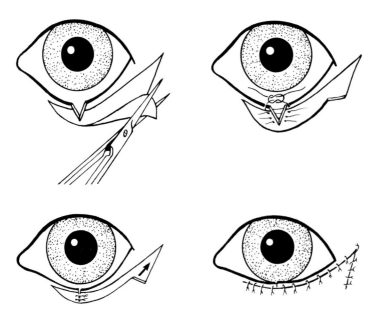

Abb. 40. Chirurgische Korrektur eines stark ausgeprägten Ektropiums.

3.5. Anomalien der Lidspalte

3.5.1. Blepharospasmus

Blepharospasmus ist ein krankhafter Lidschluß beider Augenlider auf der Grundlage mehr oder weniger heftiger, kurzer, rascher Kontraktionen des M. orbicularis palpebrarum mit kürzeren oder längeren Ruhepausen. Er kommt bei den Tieren recht häufig vor und ist als reflektorischer Blepharospasmus Symptom von Reizzuständen des N. trigeminus, unter anderem im Zusammenhang mit entzündlichen Erkrankungen der vorderen Augenabschnitte, bei Fremdkörpern im Konjunktivalsack oder auf der Hornhaut. Mitunter tritt er als symptomatischer Blepharospasmus bei Reizzuständen des N. facialis, im Verlaufe entzündlicher Erkrankungen des Nervensystems (Staupe der Hunde, Bornasche Krankheit der Pferde), bei raumeinengenden Prozessen der Schädelkapsel (Tumoren, Blutungen usw.) auf. Infolge starker Kontraktion bleibt die Lidspalte unterschiedlich lange krampfhaft geschlossen. Insbesondere beim Hund kann der Krampf so ausgeprägt sein, daß es zu einer Einwärtsdrehung der Lider kommt. Bei Palpation ist eine starke Spannung des Ringmuskels fühlbar.

Die *Prognose* ist günstig, wenn die Ursache der reflektorischen Reizung ausgeschaltet oder beeinflußt werden kann. Der Verlauf des reflektorischen Blepharospasmus hängt vom Zeitpunkt der einsetzenden Behandlung ab.

Bei der *Therapie* kommt es darauf an, schnellstens den Circulus vitiosus „Reiz — reflektorische Einwärtsdrehung — Reiz" zu beheben und kausal zu arbeiten. Zur kurzzeitigen Unterbrechung des Krampfzustandes eignet sich auch eine Oberflächenanästhesie der Binde- und Hornhaut. Krampflösend wirkt die Zufuhr von Wärme. Schließlich kann durch die Anästhesie des N. auriculopalpebralis (subfasziale Injektion eines Lokalanästhetikums an den Dorsalrand des aboralen Drittels des Arcus zygomaticus) der Muskelkrampf vorübergehend gelöst werden. Außerdem ist es möglich, durch eine Entropiumoperation den Circulus zu unterbrechen. Bei Vorliegen eines symptomatischen Blepharospasmus ist nur die kausale Therapie von Erfolg.

3.5.2. Lagophthalmus

Lagophthalmus (Hasenauge) wird Schlußunfähigkeit der Lider genannt; ein unterschiedlich großer Anteil der Hornhaut ist in diesem Fall unbedeckt. Ursächlich kommen Lähmungszustände des N. facialis (Insuffizienz des Schließmuskels des Lides), angeborene Kürze der Lider, narbige Verkürzungen der Lider, Lidkolobome, Ektropium und hochgradige Protrusio bulbi in Frage. In Ausnahmefällen kann auch ein gestörtes Sensorium (Insuffizienz der sensiblen Hornhautversorgung) Ursache des Zustandes sein. Neben einer verschiedenartig großen Lidspalte stellen sich bald an den unbedeckten Teilen der Hornhaut Austrocknungs-, später Entzündungserscheinungen ein. Mitunter besteht Epiphora. Prognose und Verlauf hängen vom Grundleiden ab, sie verschlechtern sich bei länger anhaltendem Zustand. Für die *Therapie* angeborener und erworbener Lidverkürzungen werden blepharoplastische Maßnahmen angewandt. Das Ektropium wird chirurgisch korrigiert. Die Behandlung der Protrusio bulbi richtet sich nach dem Grundleiden. Bei nervalen Funktionsausfällen gestaltet sich die kausale Therapie schwierig. Notwendige symptomatische Maßnahmen belaufen sich auf feuchtwarme Salbenverbände, auf das ständige Träufeln artifizieller Tränenlösungen oder öliger Zubereitungen. Nickhautschürze, Bindehautplastiken oder Lidsutur eignen sich für einen zeitweisen Schutz des Auges.

3.5.3. Ankyloblepharon

Die Verwachsung beider Lidränder ist ein Ankyloblepharon. Außer bei den Karnivoren und beim Kaninchen wird die Lidspalte bei oder unmittelbar nach der Geburt durch Betätigung der Lidmuskeln geöffnet. Bleibt die Lidspalte geschlossen, so sind meistens noch andere Entwicklungsanomalien wie Anophthalmus, Mikrophthalmus, Symblepharon usw. zu vermuten. Mißlingt der Versuch der konservativen Öffnung der Lidspalte durch Massage, legt man (evtl. unter Infiltrationsanästhesie) im Lidspaltenbereich von lateral her eine kleine Inzision und öffnet unter Sondenschutz oder mittels einer geraden geknöpften Schere die Falte. Wiederholtes Bestreichen der Wundränder mit Borvaseline oder chirurgisches Überdecken mit tarsaler Bindehaut verhindern ein erneutes Verkleben und Verwachsen der Lidränder. Bei den genannten Ausnahmen (Kaninchen, Karnivoren) besteht nach der Geburt eine über 10 bis 12 bis 14 Tage währende physiologische Atresie der Lidspalte durch Persistenz einer zarten gefäßführenden Epidermisbrücke. Öffnet sie sich nach dieser Zeit nicht, wird wie beschrieben vorgegangen. Mitunter öffnet sich die Lidspalte früher. In diesem Fall sind eitrige Prozesse an den inneren Augenteilen (Hornhaut, intraokuläre Strukturen) zu erwarten. Das Ankyloblepharon wird erworben durch Verwachsungen infolge von Gewebeverlusten nach traumatischen Insulten, nach Verätzungen oder Verbrennungen. In diesem Fall sind die defekten oder verwachsenen Lidrandanteile durch blepharoplastische Maßnahmen unter Einbeziehung von Haut oder Schleimhaut wiederherzustellen.

3.5.4. Ptosis

Ptosis ist das Herabhängen eines normal entwickelten oberen Augenlides. Nach der Genese werden zwei Formen unterschieden: Die Ptosis vera ist die Folge von Lähmungen des N. oculomotorius (M. levator superioris) und des N. facialis (M. tarsalis superioris) durch lokale oder allgemeine Schädigungen (Ptosis paralytica). Als Ptosis sympathica ist sie ein Zeichen des Hornerschen Symptomenkomplexes bei Lähmungen des Halssympathikus (Abb. 41). Bei der Ptosis spuria oder Pseudoptosis kann das Lid aufgrund von Schwellungen, Neubildungen usw. mechanisch nicht emporgehoben werden. Ein ptosisähnlicher Zustand ist auch beim Blepharospasmus vorhanden.

Die *Behandlung* richtet sich nach dem Grundleiden (d.h. Schwellungen der Lider werden zum Abklingen gebracht, Tumoren entfernt, spastische Zustände gelöst). Bei Nervenlähmungen sind Vitamin B, Glucose, evtl. Strychnin und lokale Wärmeapplikation indiziert, Allgemeinerkrankungen wie Beschälseuche und Gebärtetanie, die mit einer beiderseitigen Ptosis infolge allgemeiner Nervenschädigung verlaufen, unterliegen der spezifischen Behandlung.

3.6. Lidödem

Dem Lidödem liegt eine pathologische Ansammlung von Flüssigkeit in dem lockeren und weitmaschigen Bindegewebe des Augenlides zugrunde. Es entsteht durch örtliche Prozesse der Lider selbst, ihrer Umgebung, der Orbita oder der tränenabführenden Wege durch Insektenstiche, durch gestörte Blutzirkulation (im Zusammenhang mit Strangulationen, Tumoren, Blepharospasmen), bei Allgemeinerkrankungen toxischer und infektiöser Natur, bei Organerkrankungen (Nephritis, Myokarditis), bei Mangelkrankheiten (Kachexie), bei Allergien. Charakteristisches Symptom des Ödems ist die Lidschwellung. Sie kann am Oberlid so ausgeprägt sein, daß dadurch die Orbitalhöhle überdeckt und die Lidspalte geschlossen ist (Pseudoptosis). Die Lidhaut ist straff gespannt, die Lidfalten sind verstrichen. Liegt ein Stauungsödem vor, ist die Haut gegenüber der Umgebung kühler und nicht schmerzhaft. Ist es ein entzündliches Ödem, so wird bei Palpation ein Druckschmerz erzeugt. Die Haut ist vermehrt warm und in nicht pigmentierten Bereichen gerötet. Aus der Lidspalte entleert sich ein katarrhalisch-muköses bis eitriges Exsudat. Die *Behandlung* richtet sich nach dem Grundleiden. Unterstützend wirken beim entzündlichen Ödem kühlende Kompressen und lokal anzuwendende Antiphlogistika. Bei Insektenstichen oder Allergien sind Antiallergika und Antihistaminika örtlich und allgemein angebracht.

3.7. Lidverletzungen

Traumatische Insulte unterschiedlicher Art (Riß, Schnitt, Biß, stumpfe Gewalteinwirkung) führen zu Lidverletzungen, die gedeckt mit erheblichen Quetschungen des zarten Gewebes oder offen als blutende vielgestaltige Zusammenhangstrennungen in Erscheinung treten (Abb. 42). Alle Lidverletzungen neigen zur raschen Ödematisierung des Lidgewebes. Hierdurch wird die Untersuchung des Auges im Hinblick auf Verletzungen tiefer gelegener Augapfelstrukturen oder das Aufsuchen von Fremdkörpern erheblich erschwert. Ungeachtet der genann-

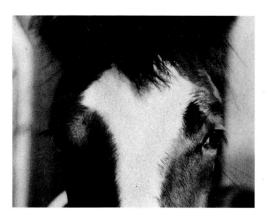

Abb. 41. Ptosis.

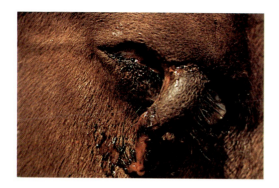

Abb. 42. Lidwunde beim Pferd.

ten möglichen und zusätzlichen Komplikationen sollte man sich zur schnellen Wiederherstellung des Gewebsverbandes durch Naht entschließen, um die posttraumatische Ödematisierung augenblicklich einzudämmen und den für die Augenfunktion notwendigen Lidschluß zu gewährleisten. Da die Augenlider gut vaskularisiert sind, zeichnen sie sich durch eine hohe Abwehrbereitschaft gegenüber Infektionserregern und durch gute Heilungstendenz aus. Somit sind alle Voraussetzungen für eine erfolgversprechende chirurgische Intervention gegeben, auch wenn es sich um die Nahtfixation sehr schmaler, aus dem Verband heraushängender Gewebelappen handeln sollte. Sie sind durch sorgfältige Knopfnaht mit feinem synthetischem Nahtmaterial (4/0) so einzufügen, daß der Lidrand in seiner Kontinuität wiederhergestellt und die Lidspalte sich schließen kann. Besondere Aufmerksamkeit ist der Erhaltung der Tränenpünktchen und Tränenröhrchen im nasalen Lidwinkel zu widmen. Bei größeren und tiefgehenden Zusammenhangstrennungen ist die Konjunktiva gesondert zu nähen. Bestehen umfangreiche Substanzverluste, dann ist der Defekt durch sorgfältig auszuwählende plastische Maßnahmen (Transposition von Hautteilen aus der Augenumgebung, Transplantation von Haut, Transposition von Lidrandgewebe einschließlich Konjunktivalappen usw.) zu beheben. Prinzipiell muß in derartigen Situationen beachtet werden, daß die Hornhaut ausreichenden Schutz vor Austrocknung und Irritation erhält (zusätzlich Nickhautabdeckung der Hornhaut), die Ableitung der Tränenflüssigkeit gewährleistet ist (gesonderte rekonstruktive Maßnahmen), die Naht keinerlei Spannungen unterliegt und das Operationsfeld postoperativ vor mechanischer Schädigung bewahrt bleibt (medikamentöse Ruhigstellung des Tieres, Ausbinden, Anlegen von Kopf- oder Augenklappen, Halskragen o. ä.). Postoperativ örtliche und systemische Antibiose.

3.8. Lidentzündungen

Die Lidentzündung (Blepharitis) betrifft entweder das gesamte Lid oder auch nur den Lidrand.

3.8.1. Blepharitis diffusa

Die Blepharitis diffusa ist eine entzündliche Erkrankung des Lides, die sich nicht selten aus einer Hautkrankheit der Augenumgebung herleiten läßt. Dies trifft zu von der kausalen Genese her für traumatische Insulte (Dekubitus, Schlag, Stoß), für die allergischen (Nesselfieber, allergisches Ekzem), die infektiösen (Exanthema juvenilis infectiosa, Pocken der Schafe und Ziegen, Trichophytie bei Pferd und Rind), die parasitären (kutane Myiasis des Rindes, Psoroptes- und Sarcoptesräude bei Pferd und Rind, Onchozerkose bei Pferd und Rind, Habronematose

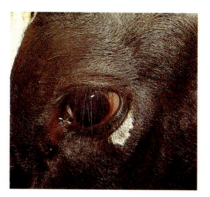

Abb. 43. Blepharitis partialis eines Kalbes bei Trichophytie.

beim Pferd, Demodikose beim Hund, Notoedresräude bei Katze und Kaninchen (Abb. 43) und Mangelzustände (Vitamin A, Pantothensäure). Mitunter ist der Zusammenhang zwischen Haut der Umgebung und Lidhaut nicht voll erkennbar. Dies trifft für die Pathogenität von Staphylokokken, die regelmäßig auf der Haut anzutreffen sind, zu. Ihre Toxine werden mit den dermatonekrotisierenden und allergisierenden Eigenschaften an der zarten, mitunter durch Tränenfluß und Exsudate angegriffenen Lidhaut im Hinblick auf die Unterhaltung

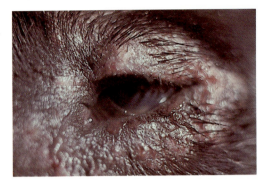

Abb. 44. Blepharitis diffusa, Lidekzem, Haarausfall.

oder Therapieresistenz entzündlicher Vorgänge besonders wirksam (Abb. 44).

Die klinischen *Symptome* entsprechen denen der Grundkrankheit. Sie sind infolge der lockeren Subkutis des Lides nicht selten mit einer entzündlichen Ödematisierung mit Schwellung, vermehrter Wärme, Schmerzhaftigkeit, Juckreiz, Haarausfall vergesellschaftet. In diesem Zustand stellen sich Lichtscheue und konjunktivale Exsudation ein.

Die *Behandlung* ist lokal und systemisch auf das Grundleiden auszurichten. Unterstützend wirkt zunächst eine antiphlogistische Therapie in Form kühlender Borwasserkompressen, später sind adstringierende Substanzen (Zink, Bismut) in Salbenform aufzutragen. Bei phlegmonösen Entzündugen sind hyperämisierende Maßnahmen (wie warme Kompressen, Auftragen von Augen-Ichthyolsalbe) angebracht. Allergien sprechen gut auf Kortikosteroide an.

3.8.2. Blepharitis marginalis

Die Blepharitis marginalis (Lidrandentzündung) ist die eigentliche selbständige Erkrankung des Augenlides. Sie entsteht durch Übergreifen entzündlicher Prozesse der Haut und Lidhaut einerseits oder der Konjunktiven andererseits, wobei bestimmte Infektionserreger (Virus der Staupe, des Bösartigen Katarrhalfiebers) prädisponierend wirken können. Die klinischen Symptome erstrecken sich auf eine Hyperämisierung des Lidrandes, sodann auf eine verstärkte Talgabsonderung der Lidranddrüsen, die zum Erscheinungsbild der **Blepharitis squamosa** führt. Die Veränderung ist durch einen verdickten Lidrand und trockene Schuppenbildung zwischen den Zilien und um den Lidrand herum charakterisiert. Unter Beimengung von Epithelien bilden sich Borken (**Blepharitis crustosa**) aus. Die Lidspalte ist bei den fast immer chronisch verlaufenden Fällen verkleinert; es bestehen Lichtscheue und Blepharospasmus. Bei geschwürigem Zerfall des Lidrandes (**Blepharitis ulcerosa**) sind unter Miterkrankung der Haarbälge zahlreiche kleine Abszesse unter den gelben, teilweise blutigen Krusten auffindbar. Die Wimpern stecken in eitergefüllten Follikeln und lassen sich beim Entfernen der Krusten leicht mit herausziehen, oder sie fallen später von selbst aus (**Madarosis**). Hauptsächlicher Urheber der Blepharitis ulcerosa ist *Staphylococcus aureus*, der bei chronischen Entzündungen des Lides oder der Konjunktiven besonders leicht haften kann. Bei längerem Bestehen der entzündlichen Vorgänge verdickt sich der Lidrand (**Tylosis**), und im Gefolge einer chronischen ulzerösen Blepharitis kommt es an den Stellen eitriger Gewebeeinschmelzungen zu narbiger Retraktion, gegebenenfalls zu fehlerhaft gestellten, einwärts gedrehten Zilien (Trichiasis) mit allen Folgeerscheinungen.

Wenn die Blepharitis als Begleitsymptom anderer Krankheiten auftritt, so ist die *Therapie* auch auf das Grundleiden auszurichten. Im übrigen erfordern die oft hartnäckigen und rezidivierenden Entzündungszustände eine intensive Behandlung. Bei der marginalen squamösen Blepharitis sind die Lidränder regelmäßig und sorgfältig zu reinigen. Schuppen und Borken werden mit Olivenöl, Rizinusöl, Vitamin-A-Öl oder Lebertran gelöst und mittels weicher, mit reinigenden Lösungen getränkter Wattebausche abgetupft. Anschließend wird auf den Lidrand Nifucin- oder Salicylsäuresalbe aufgetragen. Die ulzeröse Blepharitis läßt sich durch Epilation der in Eiterbläschen steckenden Zilien günstig beeinflussen. Dann intensive Bindehautversorgung mit Chemotherapeutika. Gute Erfolge werden durch Bepinseln des Lidrandes mit einer 1%igen Silbernitratlösung, einer 2%igen wäßrigen Tanninlösung oder durch Bestreichen des Lidrandes mit einer 2%igen Ichthyol-Salicylaugensalbe erzielt. Von Nutzen ist in der Nachbehandlung bei Bindehautbeteiligung die konjunktivale Applikation von 3%igen Targesin- oder $\frac{1}{4}$%igen Zinkaugentropfen. Chronische Lidrandverdickungen sind durch regelmäßiges Einmassieren von Ichthyol-Augensalbe zu bessern. Bei Trichiasis sind die in Frage kommenden Zilien zu epilieren.

3.8.3. Hordeolum

Gelangen Eitererreger, vorrangig Staphylokokken, über das Lidgewebe in die Liddrüsen oder von außen in deren Ausführungsgänge, entstehen umschriebene, eitrige Entzündugen, als *Gerstenkorn* oder Hordeolum bezeichnet. Betreffen sie mehr die außen liegenden Mollschen und Zeisschen Talgdrüsen, entwickelt sich ein **Hordeolum externum**. Es präsentiert sich als eine umschriebene entzündliche Verdickung mit einer zentral gelegenen, unterschiedlich großen, gelblich-rot umsäumten Erhabenheit, aus der sich auf Druck oder nach Inzision eine gelbliche Masse entleert. Das Lid und die Konjunktiven sind in der Umgebung des Krankheitsherdes ödematisiert, Lidschluß und Schmerzhaftigkeit sind die Folge. Erfaßt die Entzündung die Meibomschen Drüsen, entsteht ein **Hordeolum internum**. Es befindet sich mehr in der tarsalen Konjunktiva und ist erst nach Ektropionieren des Lides durch eine umschriebene entzündliche Schwellung mit gelblich schimmerndem Zentrum erkennbar, dessen Inhalt sich entweder aus der Öffnung der Meibomschen Drüse, häufiger jedoch unter Durchbre-

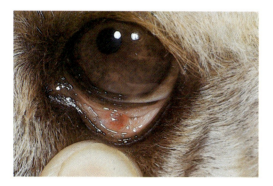

Abb. 45. Hordeolum internum, Rötung und Ödematisierung der Bindehaut.

chen der Konjunktiva in den Bindehautsack entleert (Abb. 45). In der Regel ist ein akuter Verlauf des Krankheitsgeschehens vorhanden, mitunter besteht Neigung zur Ausbildung neuer Gerstenkörner (**Hordeolosis**). In Ausnahmefällen kann sich daraus ein Lidabszeß oder ein Furunkel entwickeln.

Die *Therapie* richtet sich gegen die Erregerausbreitung. Hierfür eignet sich die lokale und intensive Zufuhr von Chemotherapeutika. Die durch einen Entzündungswall umgebene Eiteransammlung sollte zur Entleerung („Reifung") durch Auflegen von warmen Kompressen, Heizkissen, durch Rotlicht- oder Kurzwellenbestrahlung gebracht werden. Nur in Ausnahmefällen ist eine kleine Inzision notwendig. Zur Vermeidung einer Hordeolosis werden antibiotikum- oder sulfonamidhaltige Augensal-

ben angewandt, die über mehrere Tage aufgetragen werden müssen. Die mitunter überschießende entzündliche Reaktion ist durch Antibiotika-Glukokortikoid-Kombinationen zu kupieren.

3.8.4. Chalazion

Das Chalazion („Hagelkorn") ist eine chronische, granulierende Entzündung der Meibomschen Drüsen, die nicht selten durch eine chronische Follikulitis auf der Basis eines Hordeolums entsteht. Wahrscheinlich handelt es sich um eine Sekretstauung in den Drüsen, die die entzündliche Granulation mit Riesenzellbildung induziert. Das hieraus resultierende Fremdkörpergefühl kann zu Reizerscheinungen und schließlich zur Schmerzempfindung führen. Bei ausgedehnten Granulomen bleibt eine Verunstaltung der Lider nicht aus, zumal der Inhalt öfter eindickt und letzten Endes mit Kalk durchsetzt wird (mechanische Reizung des Augapfels). Die dann notwendige Inzision wird unter Lokalanästhesie durchgeführt. Nach dem Ektropionieren des Lides erfolgt auf der konjunktivalen Seite ein zum Lidrand senkrecht verlaufender Schnitt, der jedoch den Lidrand nicht erreicht. Der Inhalt quillt heraus, Reste desselben werden mit einem kleinen scharfen Löffel beseitigt.

3.8.5. Abszeß- und Furunkelbildung

Abszeß- und Furunkelbildung entsteht am Augenlid im Gefolge von Phlegmonen, bei unsachgemäßer Behandlung des Hordeolums, nach infizierten Verletzungen, durch das Übergreifen regionärer eitriger Prozesse auf das Augenlid, seltener infolge Metastasierung spezifischer Erreger. Die klinischen Symptome erstrecken sich auf eine knötchenförmige Verdickung mit fluktuierendem Zentrum inmitten eines schmerzhaft angeschwollenen Lides, Chemosis und eitriger Bindehautexsudation. Mit der Behandlung wird zunächst das Ziel verfolgt, den Abszeß zur Reifung zu bringen. Es eignen sich hyperämisierende Maßnahmen in jeder Form. Bricht der Abszeß nicht allein auf, so ist er zu spalten. Zusätzlich ist lokale und allgemeine Antibiose angezeigt.

3.9. Lidwinkelekzem

Das Lidwinkelekzem ist durch eine chronische ulzerierende, meist bilateral und symmetrisch auftre-

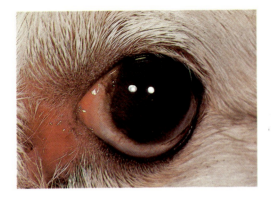

Abb. 46. Lidwinkelekzem beim Hund.

tende Entzündung gekennzeichnet, die von den Lidrändern des nasalen Bereiches ihren Ausgang nimmt und sich im weiteren Verlauf zur Nase zu in der Haut des Lidwinkels mehr oder weniger stark verbreitet (Abb. 46). Die Ursache blieb bisher ungeklärt. Es wurde beim Hund, und zwar vornehmlich bei den Rassen Deutscher Schäferhund, Langhaarteckel, Zwergpudel und Spitz gesehen. Die Erkrankung tritt selbständig auf, mitunter ist sie Begleiterscheinung anderer entzündlicher Zustände am Auge, wie bei der Keratitis superficialis chronica (Überreiter) und der plasmazellulären Nickhautinfiltration des Schäferhundes oder der Punktatkeratitis des Teckels. Der Entzündungsprozeß scheint sehr schmerzhaft oder juckend zu sein, denn die Tiere irritieren den Bereich sehr intensiv und wiederholt mit dem Vorderpfoten und schieben den Kopf am Boden entlang. Hieraus resultiert ein Circulus vitiosus. Weder Antibiotika noch Glukokortikoide sprechen an. Lokale Therapieversuche mit Adstringenzien (kolloidale Silberverbindungen, Bismut, Zink, Salicylsäure) haben nur vorübergehenden Erfolg. Nach eigenen Erfahrungen gestaltet sich die Kryotherapie (Sprayfreezing 2 Zyklen à 10 s) sehr effektiv. Gute Ergebnisse werden ferner durch plastischen Ersatz des exzidierten kranken Gewebes erzielt.

3.10. Tumoren

Alle Anteile des Augenlides (Epithel-, Muskel- und Fettgewebe, Blut- und Lymphgefäße, Drüsen, Nerven usw.) können isoliert oder in Verbindung mit einer Systemerkrankung tumorös entarten. Grundsätzlich tritt die Tumorbildung bei allen Tierarten auf, besonders häufig jedoch bei Rindern, Pferden und Hunden, die das sechste Lebensjahr überschritten haben. Zu den *gutartig* wachsenden, nicht metastasierenden Geschwülsten am Augenlied zählen in erster Linie die Warzen, die mit glatter oder zerklüfteter Oberfläche oft zerkratzt oder aufgescheuert werden und dann stark bluten. Ähnlich verhält es sich mit den Hauthörnern, die sehr langsam, aber ständig wachsen. Nicht selten kommen bei älteren Schimmeln und bei Hunden Melanome und bei Pferden und Rindern Papillome vor, die in der Regel nicht solitär auf das Augenlid beschränkt

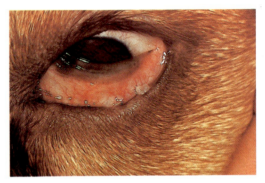

Abb. 47. Adenome Meibomscher Drüsen am Rande des Unterlides eines Hundes.

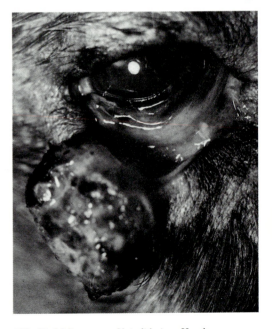

Abb. 48. Malignom am Unterlid eines Hundes.

bleiben, sondern multipel auch in anderen Körperregionen wachsen. Beim Hund entwickeln sich aus den Liddrüsen häufiger Adenome, die Neigung zur karzinomatösen Entartung aufweisen (Abb. 47). Sie sollten nicht mit dem Chalazion verwechselt werden. Ferner treten Fibropapillome (Hund), seltener Lipome, Hämangiome und nach Verletzungen auch Keloide am Augenlid auf. Beim Hund werden auch übertragbare venerische Tumoren gesehen. Die häufigste *bösartige* Geschwulst am Augenlid ist das Karzinom (Abb. 48), das außer beim Rind auch bei den anderen Haustierarten vorkommt und unbehandelt oder nicht frühzeitig erkannt, sehr schnell auf andere Augengewebe wie Konjunktiva, Nickhaut, Korneaskleralrand, Bulbus, Orbita übergreift.

Dagegen kommen Sarkome (Melonosarkome, Leukosarkome, Hämangiosarkome und Fibrosarkome) seltener vor. Sehr vorteilhaft gestaltet sich die *Kryotherapie*, mit deren Hilfe man nach sicherer Destruktion (mindestens 2 Frierzyklen) den aus der Basaliomchirurgie bekannten heilungsstimulierenden und rekonstruktiven Effekt ausnutzt. Neubildungen, die über den Lidbereich hinaus andere Anteile des Auges erfaßt haben, sollten radikal, unter Umständen mit Einbeziehung des Augapfels und seiner Adnexen (Exenteratio orbitae) chirurgisch entfernt werden (Abb. 49, 50, 51).

Cancereye des Rindes

Unter der Bezeichnung Cancereye wird das vornehmlich beim Hereford-Rind auftretende Plattenepithelkarzinom verstanden. Es wird bei Rindern in Asien, Afrika, Australien, Großbritannien, Europa, insbesondere aber in den Hereford-Rinderbeständen im Süden und Südwesten der USA, mit einer Befallsrate von 0,8 bis 1,6%, regional bis zu 5%, beobachtet. Die Krankheit ist rezessiv vererbbar. Nicht pigmentierte Lid- und Limbusareale scheinen Prädilektionsstellen für die Karzinomentstehung zu sein, wobei der Photosensibilisierung der nichtpigmentierten Haut durch den UV-Anteil des Sonnenlichtes eine maßgebliche Rolle zuerkannt wird. Eine Reihe von Autoren sieht außerdem einen ätiologischen Zusammenhang zur Anwesenheit von Viren,

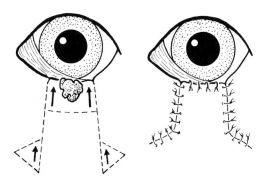

Abb. 49. Schiebeplastik beim Lidrandtumor.

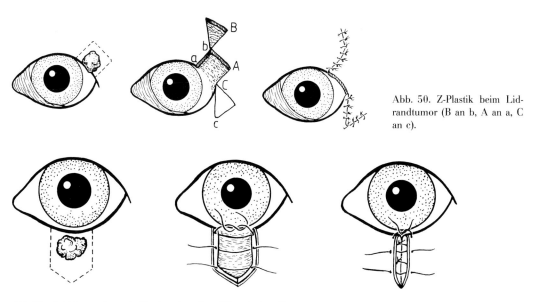

Abb. 50. Z-Plastik beim Lidrandtumor (B an b, A an a, C an c).

Abb. 51. Schichtennaht nach Exstirpation eines lidrandnahen Tumors.

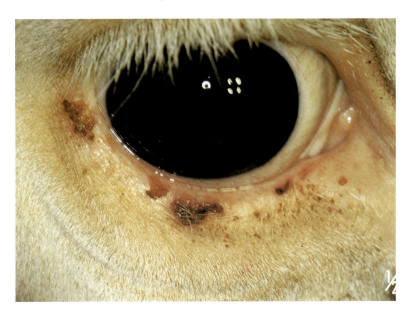

Abb. 52. Cancer-eye beim Rind: präkanzerogene hyperkeratotische Plaques (Foto: WALDE, Wien).

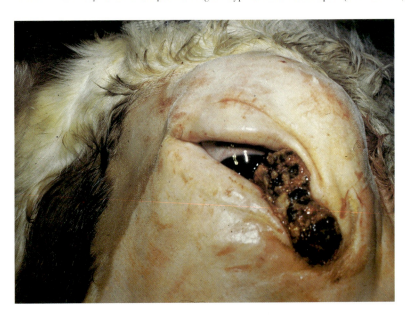

Abb. 53. Cancer-eye des Rindes: maligne Entartung der Nickhaut (Foto: WALDE, Wien).

unter anderem dem Erreger der Infektiösen bovinen Rhinotracheitis, die als Wegbereiter für die karzinogene Wirksamkeit anderer Einflüsse wie Staub, Dunst, Insekten, Chemikalien, traumatische Insulte, Ernährung, dienen sollen. Bei etwa 10% der erkrankten Tiere ist das Augenlid der Sitz der Neubildung. Zunächst bilden sich in Lidrandnähe kleine präkanzerogene hyperkeratotische Plaques (Abb. 52), die zu umschriebenen Papillomen anwachsen und so noch leicht entfernbar sind. Übrig bleibt eine blutende Fläche, aus der sich dann in relativ kurzer Zeit karzinomatöses Gewebe entwickeln

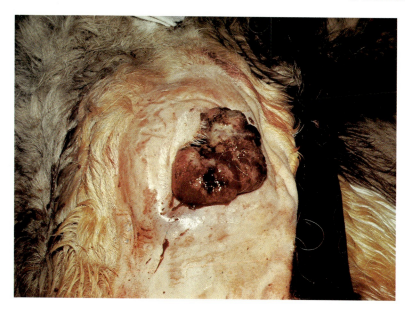
Abb. 54. Cancer-eye des Rindes: Destrukturierung des Augapfels (Foto: WALDE, Wien).

kann, das infiltrativ in das Lidgewebe eindringt, auf die palpebrale Konjunktiva übergreift, die Nickhaut erfaßt (Abb. 53) und fortschreitend die bulbäre Konjunktiva, den Korneoskleralrand und schließlich die Hornhaut erreicht (Abb. 54). Metastasierungen sind selten; sie ergreifen die regionären Lymphknoten, ausnahmsweise die Lungen.

Erste klinische Anzeichen in Gestalt einer Rötung der Epithelerhabenheit werden leicht übersehen. Die Oberfläche der teilweise warzenähnlichen gestielten Papillome erscheint zerklüftet und infolge Ansiedlung von Sekundärerregern eiterverkrustet. Neubildungen, die von der Bindehaut ihren Ausgang nehmen, ragen zunächst varizen-, später papillomähnlich aus dem übrigen Gewebeverband heraus und zeigen auf ihrer Oberfläche Einschmelzungsprozesse neben höckrigen Erhabenheiten. Direkt am Bulbus entstehende Neubildungen werden meist erst erkannt, wenn stark vaskularisierte Infiltrationen das Sklera- oder Hornhautgewebe sinnfällig verändert haben.

Die *Prognose* gestaltet sich nur im Anfangsstadium und unter der Voraussetzung günstig, daß alle tumorösen Anteile restlos eliminiert werden können. Sie ist im fortgeschrittenen Zustand in Anbetracht der starken Rezidivneigung zweifelhaft bis ungünstig.

Für die *Behandlung* stehen konservative Methoden allein oder in Kombination zur Verfügung. Befriedigende Erfolge werden mit der allgemeinen und lokalen (intra- und peritumoralen) Zytostatikaverabreichung erzielt. Eine Tumorregression wird durch immuntherapeutische Maßnahmen (intramuskuläre Applikation phenolabgeschwächten Konzentrats frischen Tumorgewebes) erreicht. Dieser Behandlungsweg wie auch die intratumorale Nuklidapplikation sind zum gegebenen Zeitpunkt nicht praxiswirksam. Dagegen findet die Kryotherapie hier ein breites Anwendungsbiet. Gute Erfahrungen werden auch mit der Hyperthermie gemacht. Des weiteren bietet sich chirurgische Entfernung des neoplastischen Gewebes an. Die Totalexstirpation der Neubildung im Lidbereich ist nur im präkanzerösen Stadium erfolversprechend. Sie muß erforderlichenfalls mit blepharoplastischen Maßnahmen kombiniert werden. Die tumorös entartete Nickhaut ist in toto zu exstirpieren. Hat die Neubildung bereits den Augapfel ergriffen (Abb. 54), ist eine Exenteratio orbitae unter sorgfältiger Entfernung aller tumorösen Anteile auch der Augenumgebung die Methode der Wahl.

Literatur

AMSTUTZ, H. E.: Cancer eye and infertility. Mod. veter. Pract. **61**, 521 (1980).
ANDERSON, D. E.: Cancer eye in cattle. Mod. veter. Pract. **51**, 43 (1970).

BISTNER, S. J., AGUIRRE, G., and BATIK, G.: Atlas of Veterinary Ophthalmic Surgery. Saunders Company, Philadelphia 1977.
BRALEY, A. E.: Lids, Lacrimal Apparatus and Conjunctiva. Arch. Ophth. 51, 91 (1954).
CALLAHAN, A.: Technical Features of Lid Reconstruction. Amer. J. Ophth. 53, 1 (1962).
CAMPBELL, L. H., and McCREE, Ann V.: Conjunctival resection for the surgical management of canine distichiasis. J. Amer. veter. med. Assoc. 171, 275 (1977).
CARTER, J. D.: Combines operation for noncicatricial entropion with distichiasis. J. Amer. Anim. Hosp. Assoc. 8, 53 (1972).
CHAMBERS, Elisabeth D., and SLATTER, D. H.: Cryotherapy (N_2O) of canine distichiasis and trichiasis: an experimental and clinical report. J. small Anim. Pract. 25, 647 (1984).
CROWLEY, J. P., and McCLOUGHLIN, P.: Hereditary Entropion in Lambs. Vet. Rec. 75, 1104 (1963).
FARRIS, H. E., and FRAUNFELDER, F. T.: Cryosurgical treatment of ocular squamous cell carcinoma of cattle. J. Amer. veter. med. Assoc. 168, 213 (1976).
Fox, S. A.: Distichiasis. Amer. J. Ophth. 53, 14 (1962).
Fox, S. A.: Lower lid reconstructions technic. Mod. veter. Pract. 53, 43 (1972).
GEARHART, M. S., CRISSMAN, J. W., and GEORGI, M. E.: Bilateral lower palpebral demodicosis in a dairy cow. Cornell Vet. 71, 305 (1981).
GELATT, K. N.: Blepharoplastic Procedures in Horses. J. Amer. vet. med. Assoc. 151, 27 (1967).
GELATT, K. N.: Congenital entropium in a Hampshire lamb. Vet. Med. 65, 761 (1970).
GELATT, K. N.: Meibomian adenoma in a dog. Veter. Med. and Small Anim. Clin. 70, 962 (1975).
GIANNONE, J. A.: Cryotherapy for Lesions of the Ear, Eye and Nose. Mod. Vet. Pract. 65, 905 (1984).
GRIER, R. L., BREWER Jr., W. G., PAUL, S. R., and THEILEN, G. H.: Treatment of bovine and equine ocular squamous cell carcinoma by radiofrequency hyperthermia. Amer. veter. med. Assoc. 177, 55 (1980).
GWIN, R. M., GELATT, K. N., and PEIFFER, R. L.: Enophthalmia and entropion associated with a ectopic cilia of the upper lid in a dog. Veter. Med. and Small Anim. Clin. 71, 1098 (1976).
HALLIWELL, W. H.: Undermined Skin Flaps as a Method of Entropion Correction. Vet. Med. 60, 915 (1965).
HALLIWELL, W. H.: Surgical management of canine distichiasis. J. Amer. vet. med. Assoc. 150, 874 (1967).
HEENEY, J. L., and VALLI, V. E. O.: Bovine Ocular Squamous Cell Lid Carcinoma. An Epidemiological Perspective. Can. J. Comp. Med. 49, 21 (1985).
HOFFMANN, D., JENNINGS, P. A., and SPRADBROW, P. B.: Immuntherapy of Bovine Ocular Squamous Cell Carcinomas with Phenol-Saline Extracts of Allogenic Carcinomas. Aust. Vet. J. 57, 159 (1981).
KAINER, R. A., STRINGER, J. M., and LUEKER, D. C.: Hyperthermia for treatment of ocular squamous cell tumors in cattle. J. Amer. vet. med. Assoc. 176, 356 (1980).

KASA, G., und KASA, F.: Exzisionsraffung zur Behebung eines Entropiums beim Chow-Chow. Tierärztl. Praxis 7, 341 (1979).
KOCH, S. A.: Congenital ophthalmic abnormalities in the Burmese cat. J. Amer. vet. med. Assoc. 174, 90 (1979).
KORNEL, D. A. S.: Entropion in new-born Corriedale lambs. Indian veter. J. 53, 866 (1976).
KREHBIEL, J. D., and LANGHAM, R. F.: Eyelid neoplasms of dogs. Amer. J. veter. Res. 36, 115 (1975).
LANGE, G., und MATTHÄUS, W.: Die Kryoepilation – ein neues Verfahren zur Behandlung der Trichiasis. Vortrag X. Kongreß der Gesellschaft der Augenärzte der DDR, Berlin 1976.
LITTLEJOHN, Annie I.: A defect of the upper eyelid in a flock of Piebald sheep. Vet. Rec. 85, 189 (1969).
LOMBARD, Ch.: Chemotherapie des „Augenkarzinoms" der Rinder. Vet.-med. Nachr. 1, 29 (1967).
MARTIN, Ch. L.: Feline ophthalmologic diseases. Mod. veter. Pract. 62, 865 (1981).
MATTHÄUS, W., und BAERTHOLD, W.: Das Verhalten der Tränenwege nach Kryotherapie von Lidtumoren. Ophthalmologica 176, 150 (1978).
MUNGER, R. J., and GOURLEY, I. M.: Cross lid flap for repair of large upper eyelid defects. J. Amer. veter. med. Assoc. 178, 45 (1981).
MURPHY, Joyce M., SEVERIN, G. A., LAVACH, J. D., HEPLER, D. I., and LUEKER, D. C.: Immunotherapy in Ocular Equine Sarcoid. J. Amer. veter. med. Assoc. 174, 269 (1979).
NEUMANN, Sylvia M.: Palpebral squamous-cell carcinoma in a cat: Mod. veter. Pract. 63, 547 (1982).
PLAYTER, R. F., and ELLETT, E. W.: Ectopic cilia (a case report). Veter. Med. Small Anim. Clin. 67, 532 (1972).
PEIFFER, Jr., R. L.: A suture technique for lateral canthoplasty. Veter. Med. Small Anim. Clin. 73, 1165 (1978).
PEIFFER, R. L., GELATT, K. N., and GWIN, R. M.: Inferior medial entropion as a cause of epiphora and its correction in the dog. J. Can. Pract. 5, 27 (1978).
RAATZSCH, H., WIPPLER, F., und HEBER, G.: Untersuchungen zur Kryoepilation der Haut und ihrer Verwendung für die Urethroplastik. Dt. Gesund.-Wesen 35, 817 (1980).
REBHUN, W. C.: Repair of a eyelid lacerations in horses. Veter. Med. Small Anim. Clin. 75, 1281 (1980).
ROBERTS, S. R., and BISTNER, S. I.: Surgical correction of eyelid agenesis. Mod. Veter. Pract. 49, 40 (1968).
ROOK, J. S., and CORTESE, V.: Korrektur des Entropiums beim Lamm. Veter. Med. Small Anim. Clin. 76, 571 (1981).
RUSSELL, W. O., WYNNE, E. S., and LOQUAM, G. S.: Studies on Bovine Ocular Squamous Carcinoma (Cancer Eye). Cancer 9, 1 (1956).
SCHMIDT, Vera: Kryochirurgische Therapie der Distichiasis des Hundes. Mh. Vet.-Med. 35, 711 (1980).
STADES, F. C.: Einige Operationen am Auge. Indikationen, Operationsverlauf und Nachbehandlung. Der prakt. Tierarzt 65, 411 (1984).
THIER, L., und BAY, F.: Einige Fälle von Entropium bei Bullen. Berl. Münch. tierärztl. Wschr. 78, 328 (1965).

VALENTON, M. J., and OKUMOTO, M.: Toxin-producing strains of Staphylococcus epidermidis (albus). Arch. Ophthalmol. 89, 186 (1973).

VOGT, D. W., ANDERSON, D. E., and EASLEY, G. T.: Studies on bovine ocular squamous carcinoma („cancer eye"). J. Animal Sci. 22, 762 (1963).

WHITE, D. J.: Neonatal entropium in a litter of pig. Vet. Rec. 542 (1983).

WITT, R. P.: Treating ocular carcinoma in cattle. Vet. Med. 79, 1088 (1984).

WYMAN, M.: Lateral canthoplasty. Mod. veter. Pract. 53, 45 (1972).

ZEDLER, W., und MÜLLER, E.: Über Augentumoren bei Rindern. Berl. Münch. tierärztl. Wschr. 79, 222 (1966).

4. Krankheiten der Bindehaut

Die **Bindehaut** (Tunica conjunctiva) ist eine Schleimhaut, die die Innenfläche der Lider (Tunica conjunctiva palpebrarum) bedeckt, sich jeweils in einem Fornix conjunctivae superior und inferior umschlägt und den skleralen Anteil des Augapfels als Tunica conjunctiva bulbi überzieht (Abb. 55). Conjunctiva bulbi und Conjunctiva palpebrarum stellen zwei aufeinanderliegende, lockere, durch eine geräumige Schleimhauttasche (Fornix conjunctivae) verbundene Schleimhautflächen dar, die ein reibungs- und spannungsloses Gleiten und Bewegen des Augapfels unter den Augenlidern ermöglichen. Der spaltförmige Raum zwischen den Lidern, der Sklera und der Hornhaut wird als Bindehautsack (Saccus conjunctivae) bezeichnet. In ihrem Feinbau setzt sich die Bindehaut aus einer Epithelschicht, einer Tunica propria und einer Subkonjunktiva zusammen. Das Epithel ist in seinem palpebralen Anteil geschichtet, zylindrisch (Pferd, Fleischfresser) oder gemischt, (Wiederkäuer, Schwein), setzt sich im bulbären Anteil als geschichtetes Plattenepithel fort und bildet schließlich über den Kornealrand hinweg das Hornhautepithel. Es enthält am Hornhautrand immer, in anderen Lidspaltenbereichen gelegentlich und in der Hornhaut nur unter pathologischen Verhältnissen Pigment. In der Propria sind inbesondere Plasmazellen und Lymphozyten, stellenweise zu Lymphknötchen angehäuft, zu finden. Sie spielen im Abwehrmechanismus der Bindehaut als eine der vier Schleimhautpforten des Körpers für infektiöse Noxen eine maßgebliche Rolle. Durch das Sekret der Glandula lacrimalis, der Nickhautdrüsen, der in der Bindehaut gelegenen tubulösen akzessorischen Tränendrüsen und der im Epithel vorhandenen Becherzellen wird die Schleimhautoberfläche feucht und geschmeidig gehalten.

Die Konjunktiva hat eine reiche, aus der A. ophthalmica externa stammende *Blutgefäßversorgung*. Es füllen sich jedoch nur unter entzündlichen Bedingungen alle Gefäßstämme mit Blut (vaskuläre Injektion). Zusammen mit den episkleralen Gefäßen beteiligen sich die Blutgefäße der Conjunctiva bulbi an der Bildung des Randschlingenetzes der Kornea,

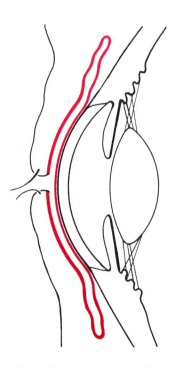

Abb. 55. Topographie der Bindehaut.

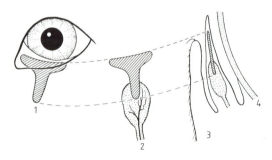

Abb. 56. Schematische Darstellung der Nickhauttopografie von vorn und im Schnitt.
1 = Blinzknorpel, 2 = Nickhautdrüse, 3 = Lid, 4 = Hornhaut.

das im Stoffwechselgeschehen der Hornhaut eine besondere Stellung einnimmt.

Das *Lymphsystem* der Konjunktiva unterteilt sich in einen oberflächlichen und einen tiefen Plexus. Der Lymphfluß zieht zu den Lidwinkeln, wo er sich mit dem der Lider vereinigt und über den nasalen Lidwinkel in das Lymphocentrum mandibulare und über den temporalen Winkel in das Lymphocentrum parotidicum gelangt. Im unteren, mehr nasalen Anteil des Fornix weist die Bindehaut eine durch Knorpel gestützte Duplikatur, als **Nickhaut** (Membrana nictitans) oder drittes Augenlid bezeichnet, auf (Abb. 56). Die Medialfläche dieser Nickhaut enthält beim Pferd, Rind und Fleischfresser eine größere Anzahl von Lymphfollikeln (Abb. 57). Unterhalb dieser Lymphplatte ist bei allen Haustieren die oberflächliche **Nickhautdrüse** (Gl. superficialis palpebrae tertiae) auffindbar, die beim Pferd und bei der Katze seröses Sekret, beim Schwein muköses und beim Rind, Schaf und Hund mukös-seröses Sekret produziert. Beim Schwein, Kaninchen und Rind ist außerdem eine zweite Drüse (Gl. profunda palpebrae tertiae), bekannt als **Hardersche Drüse**, vorhanden. Der freie, flach auslaufende Rand der Nickhaut ist bei allen Haustieren pigmentiert. Bei Hund und Katze gelangen an die Basis der Nickhaut radiär ausstrahlende Muskelfasern, die vom Lidschlußmuskel stammen, bei der Katze sind hier außerdem Muskelfasern zu finden, die vom M. rectus bulbi herrühren und einen aktiven Vorfall der Nickhaut hervorrufen können. Die Nickhaut schützt die Hornhaut vor traumatischen Insulten und vor Austrocknung. Sie nimmt mit der Nickhautdrüse an der Produktion von Tränenflüssigkeit teil und erhöht durch ihren Gehalt an lymphatischen Elementen die *Abwehrbereitschaft* der Bindehaut.

4.1. Untersuchung

Die Untersuchung der Bindehaut erfolgt vornehmlich durch Inspektion, zunächst bei Tageslicht und dann bei fokaler Beleuchtung unter Zuhilfenahme einer Lupe. Um beim Pferd und Rind größere Bindehautteile übersehen zu können, werden Daumen und Zeigefinger des Untersuchers von temporal her etwa auf die Mitte der Lider gesetzt und am Bulbus entlang sanft in die Orbitalhöhle gedrückt. Damit werden unter gleichzeitiger Druck- und Zugwirkung die *Lidspalte geöffnet* und die Lidränder etwas nach außen gedreht. Die Membrana nictitans fällt dann vor. Somit werden Teile der Conjunctiva bulbi, der Conjunctiva palpebrarum und der Außenseite der Membrana nictitans sichtbar. Die palpebrale Seite der Nickhaut läßt sich ferner gut besichtigen, indem man von temporal her durch das obere Augenlid auf den Augapfel einen Druck ausübt. Tiefer gelegene Konjunktivaübergangsfalten werden der Betrachtung zugänglich, indem das Lid durch Erfassen der Lidhaare oder durch Einlegen eines *Lidöffners* nach DESMARRES vom Augapfel abgehoben wird (Abb. 59). Die Innenfläche der Membrana nictitans kann erst einer Besichtigung unterzogen werden, wenn sie mit Hilfe eines Desmarresschen Lidhalters oder einer *Fixierpinzette* (in

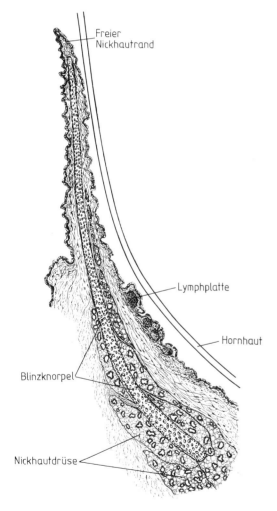

Abb. 57. Membrana nictitans im histologischen Schnittbild (nachgezeichnet nach PRINCE et al., 1960.).

4. Krankheiten der Bindehaut

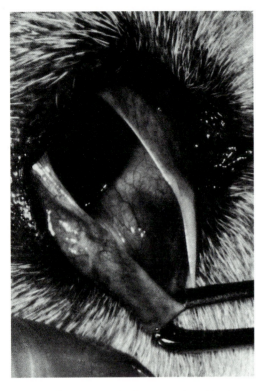

Abb. 58. Besichtigung der Bindehaut des Hundes am Übergang von der medialen Nickhautfläche zur Hornhaut (Nickhaut abgehoben).

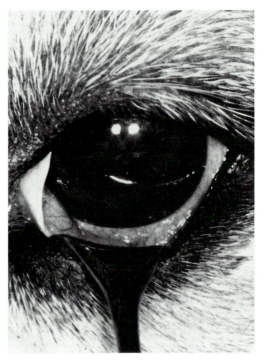

Abb. 59. Abheben der Nickhaut mit Hilfe des Lidöffners n. Desmarres

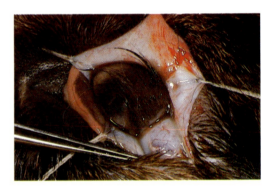

Abb. 60. Hornhautdermoid bei einem Hund. Für die Keratektomie vorbereitetes Auge.

diesem Fall besser nach Oberflächenanästhesie) abgehoben wird (Abb. 58). Will man den Fornix in der Gesamtausdehnung und die Nickhaut von beiden Seiten betrachten, sind instrumentelle Hilfsmittel (Pinzette, Lidöffner) unter Oberflächenanästhesie anzuwenden.

4.2. Kongenitale Anomalien

4.2.1. Dermoid

Es handelt sich hierbei um eine Dystopie von Gewebe, das alle Charakteristika der Haut, nämlich Epidermis, Kutis, Subkutis, Haare, Talgdrüsen, Pigment, aufweist. Es kann in der palpebralen oder bulbären Bindehaut lokalisiert sein oder sich von hier aus einerseits auf die Hornhaut, andererseits bis in das Lidgewebe erstrecken (Abb. 60, 61). Mitunter präsentieren sich Dermoide als rundliche, relativ feste Tumoren mit einer fibrösen Kapsel und einer epithelialen Auskleidung, die in ihrem inneren Hohlraum atheromartigen Brei sowie ektodermale Anteile (Haarbälge, Talgdrüsen) oder/und Bestandteile mesodermaler Herkunft (Fett, Muskelfasern, Knochen) aufweisen können. Sie werden in diesem Fall auch als **Dermoidzysten** bezeichnet. Dermoide üben einen permanenten Reiz auf die

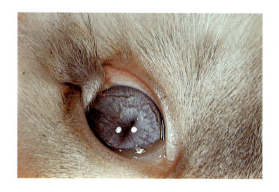

Abb. 61. Konjunktivales, bis in den Lidrand reichendes Dermoid bei einer Katze.

Binde- und Hornhaut aus und verursachen entzündliche Reaktionen. Man exzidiert sie sorgfältig unter Einbeziehung aller Rand- und Tiefenbezirke mittels einer Schere (Konjunktiva) oder Skalpell (Hornhaut) bei ruhiggestelltem Operationsfeld. Postoperative Antibiose und Epithelisierungsförderung.

4.2.2. Symblepharon

Ein Symblepharon liegt vor, wenn infolge ungenügender Konjunktivaausbildung die Übergangsfalte (Fornix conjunctivae) zwischen Lid und Bulbus partiell oder komplett fehlt und demzufolge das Augenlid mit dem Augapfel verwachsen ist (Abb. 62). Die kongenitale Anomalie tritt hin und wieder bei Katzen auf und ist dann mit anderen Defekten der Augenadnexe, z.B. Lidkolobomen, vergesellschaftet. Ein Symblepharon kann im Falle einer Bindehautverätzung, von Verbrennungen, im Gefolge von Wunden oder ulzerativen Entzündungen auch erworben sein. Der mit Schrumpfung verbundene Verwachsungszustand führt unter diesen Umständen zum teilweisen oder kompletten Verlust der konjunktivalen Übergangsfalte.

Die *Behandlung* dient der Wiederherstellung annähernd normaler topographischer Verhältnisse, indem die fehlende Bindehautsubstanz durch Transplantation autologer Schleimhaut, z. B. aus der Mundhöhle, ersetzt wird. Für die Naht wird nichtresorbierbares, sehr feines Material verwendet. Postoperativ lokale Antibiose.

4.2.3. Pterygium

Das Pterygium oder Flügelfell ist eine von der Conjunctiva bulbi ausgehende Schleimhautfalte, deren Basis dem Limbus entspringt und die mit einem blasigen sog. Kopfteil dem Hornhautpol zustrebt. Entsprechend dem Wege, den der Kopf bei seiner Wanderung auf der Hornhaut nimmt, ist die keilförmige Gewebefalte mit der Unterlage verbunden. Ihre Ränder sind auf der Hornhaut liegend, frei bewegliche Schleimhautduplikaturen. Dieses beim Menschen vorkommende *echte* Pterygium wird beim Tier selten beobachtet (Abb. 63). Vielmehr entsteht nicht selten im Anschluß an ausgedehnte und tiefgreifende Substanzverluste benachbart liegender Binde- und Hornhautbezirke eine pterygiumartige Wucherung der Bindehaut über den

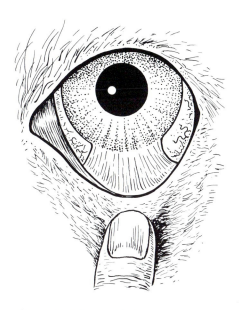

Abb. 62. Partielles Symblepharon anterius.

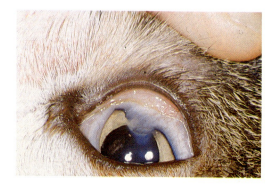

Abb. 63. Pterygium bei einer Katze.

4. Krankheiten der Bindehaut

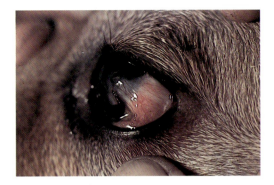

Abb. 64. Pseudopterygium nach Keratektomie.

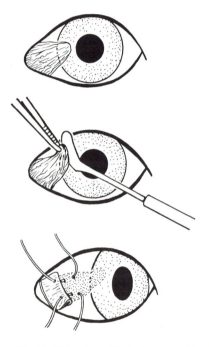

Abb. 65. Chirurgische Technik bei der Korrektur pterygiumähnlicher Zustände.

Limbus hinweg in den lädierten, epithelfreien Hornhautbezirk (Abb. 64). Hierbei handelt es sich um ein **Pseudopterygium,** bei dem die stark vaskularisierte Bindehautzubildung einschließlich ihrer Ränder der Hornhaut breit und fest aufliegt und von einem feinen Trübungssaum der Hornhaut begrenzt wird. Die in die Bindehautwucherung ziehenden Gefäße haben eine radiäre Anordnung. Mit derartigen Gewebereaktionen muß immer gerechnet werden, wenn limbusnahe Hornhautbereiche ohne Epithel sind. Offensichtlich ist die Regenerationsbereitschaft der Bindehaut stärker ausgeprägt als die des Hornhautepithels. *Kleinere,* auf den Hornhautrand begrenzte Pterygien beeinflussen die korneale Leistungsfähigkeit der Haustiere kaum. Ihre Blutgefäße bilden sich bald zurück, und sie erscheinen bei glänzender Oberfläche als rauchig bis milchig getrübte Bereiche. Im Falle einer Pigmenteinlagerung sind sie braun und wenig auffallend. *Größere* Pterygien verursachen Sehstörungen; sie sollten deshalb exzidiert werden.

Bei ruhiggestelltem Operationsfeld wird die Bindehautzubildung mittels eines scharfen Skalpells oder eines Skarifikators nach der Tiefe zu bis zum Anschluß an gesundes, durchsichtiges Hornhautgewebe unterminiert. Um ein erneutes Hinüberwachsen von Bindehaut auf die Hornhaut vor deren Epithelisierung zu vermeiden, empfiehlt es sich, den Basisanteil der von der Hornhaut mobilisierten Bindehaut einwärts zu drehen und mit Situationsheften neben dem Limbus zu fixieren (Abb. 65). Ein Rezidiv läßt sich mit der lamellären Keratoplastik verhindern.

4.2.4. Bindehautxerose

Die Bindehautxerose (Xerosis conjunctivae) ist durch abnorme Austrocknung des Bindehautepithels charakterisiert. Der Zustand präsentiert sich klinisch durch eine stumpfe, gefältete Oberfläche, die bei der Lidbewegung radierenden Kräften ausgesetzt ist. Die Folge sind Läsionen, die Sekundärbakterien Eintritt gewähren. Es entstehen flächige, eitrige Gewebeeinschmelzungen, die sich pseudomembranös, zähklebrig oder fadenziehend von der Unterlage lösen.

Histologisch weist das Epithel unter Einbeziehung der Becherzellen hyaline Degeneration auf, das Stroma ist ödematös, es besteht ein degenerativer Zerfall der kollagenen Fasern.

In bezug auf die *Ätiologie* dieser Erscheinungen muß zunächst an einen Vitamin-A-Mangel gedacht werden. Der Verdacht erhärtet sich, wenn gleichzeitig Symptome einer Austrocknung der Hornhaut oder Sehstörungen (Hemeralopie) zu beachten sind oder andere klinische Zeichen eines Vitamin-A-Mangels vorhanden sind. Differentialdiagnostisch kommen jedoch außerdem Krankheiten der tränenproduzierenden Organe (u. U. auch Vitamin-A-Mangel) und Stellungsanomalien der Lider (Lagophthalmus, Ektropium) in Frage, die zu ähnlichen Austrocknungserscheinungen, jedoch nicht mit den geschilderten histologischen Veränderungen führen können.

Die *Behandlung* ist auf das Grundleiden auszurichten. Neben einer allgemeinen Vitamin-A-Substitutionstherapie sind örtlich alle jene Maßnahmen angezeigt, die die Schleimhaut feucht oder geschmeidig machen, wie artifizielle Tränenlösungen, antibiotikumhaltige Salben, Öle.

4.3. Entzündungen der Bindehaut

Die Bindehautentzündung (Konjunktivitis) kommt sehr häufig vor. Sie
— tritt als selbständige Erkrankung auf;
— ist gleichermaßen Initial- wie Begleiterkrankung anderer pathologischer Zustände am Auge oder
— ist Initial- und Begleitsymptom systemischer Infektions- und Organkrankheiten.

Die maßgeblichen Gründe hierfür sind:
— ihre exponierte anatomische Lage;
— ihr unmittelbarer geweblicher Zusammenhang mit anderen Teilen des Auges;
— ihre spezielle Gewebestruktur (sie ist eine der vier muskösen Eintrittspforten für Krankheitserreger);
— ihr Reichtum an Abwehrzellen;
— ihre Eigenschaft zur Entwicklung einer lokalen Immunität;
— ihre spezielle Blutgefäßversorgung.

Letztere ist ist in Gestalt ihres **konjunktivalen und ziliaren Gefäßnetzes** für die Lokalisation und Beurteilung entzündlicher Prozesse am Auge sehr aufschlußreich. Die Differenzierung beider Gefäßsysteme ist anhand folgender *Kriterien* möglich:
— Gefäßverteilung: Das konjunktivale Netz ist im Fornix besonders dicht und verblaßt zum Limbus zu, das ziliare ist nur im Falle intraokulärer Entzündungszustände im perilimbalen Bereich gut sichtbar.
— Gefäßverzweigung: Die konjunktivalen Gefäße sind stark verzweigt, die ziliaren sind vom Limbus ausgehend vorwiegend radiär angeordnet.
— Dislozierbarkeit: Die konjunktivalen Gefäße sind synchron mit der Bindehaut beweglich, die ziliaren nicht.
— Farbe: Die konjunktivalen sind hellrot, die ziliaren dunkelrot bis violett.
— Strömungsrichtung des Blutes: In den konjunktivalen Gefäßen vom Fornix zum Limbus, in den ziliaren entgegengesetzt.
— Verhalten bei Entzündungen der Hornhaut: Die konjunktivalen sind in ihrem Verlauf über den Limbus hinweg zu verfolgen, die ziliaren wirken unmittelbar vor dem Limbus wie abgeschnitten, sie erscheinen direkt hinter dem Limbus in der Hornhaut engkalibrig und gerade verlaufend.
— Verhalten gegenüber örtlicher Anwendung von Adrenergika: Bei Betupfen mit 1‰iger Suprareninlösung verengen sich die konjunktivalen Gefäße, die ziliaren nicht.

Die **Hyperämie der ziliaren Gefäße** (ziliare Gefäßinjektion) deutet auf Entzündungszustände der tieferen Anteile der Hornhaut und der inneren Augenstrukturen hin. Die **Hyperämie der konjunktivalen Gefäße** (konjunktivale Gefäßinjektion) wird in eine aktive und eine passive unterschieden. Die *aktive Hyperämie* ist durch kräftig rote Färbung der Bindehaut gekennzeichnet. Die *passive Hyperämie* äußert sich durch dunkelrote Bindehautfärbung. Ursächlich kommen lokale, mechanisch bedingte venöse Stauungen wie beim Glaukom in Frage, oder es liegen systemische Zirkulationsstörungen vor, z.B. im Gefolge einer Herzinsuffizienz.

Bindehautblutungen treten per rhexin als Folge traumatischer Insulte auf die Schädel-, Hals- oder Thoraxregion (Hyposphagma) und per diapedesin als Symptom schwerer Allgemeinkrankheiten mit spezieller Affinität zum Gefäßendothel auf.

Gelblich verfärbte Bindehaut zeigt einen erhöhten Bilirubingehalt des Blutes im Zusammenhang mit Lebererkrankungen, Vergiftungen, Erythrozytenzerfall an. Anämische Schleimhäute mit allen Übergangsstadien bis hin zu porzellanweißer Verfärbung sind Symptom starken Blutverlustes, von Mangel- oder Infektionskrankheiten oder Endoparasitosen. Partielle oder diffuse Braunverfärbungen lassen eine angeborene oder degenerative endogene Pigmentierung oder die erworbene Ablagerung exogener Farbstoffe (kolloidale Silberpräparate) vermuten.

Die mit jeder *akuten* Bindehautentzündung einhergehende seröse Durchtränkung des Gewebes führt zu einer Auflockerung, zu einer Ödematisierung, zur Chemosis conjunctivae (Abb. 66). Sie entsteht allerdings nicht nur bei Entzündungen der Konjunktiva, sondern kann die Folge von Zirkulationsstörungen auf der Grundlage raumeinengender Prozesse (retrobuläre Tumoren oder Blutungen) sein, entwickelt sich als kollaterales Ödem bei entzündlichen Vorgängen der Augenumgebung, ist die Folge von Bindehautverletzungen oder Ausdruck einer Unverträglichkeitserscheinung gegenüber örtlich angewandten Arzneimitteln (Lokalanästhetika, Chemotherapeutika).

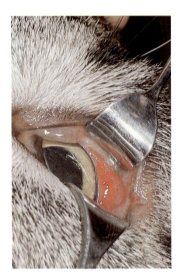

Abb. 66. Chemosis bei der Katze.

Mit der vermehrten Blutfülle kommt es zur Exsudation, die serös, schleimig, fibrinös oder eitrig sein kann und durch eine verstärkte Sekretion von Tränenflüssigkeit über den Lidrand nach außen gespült wird.

Länger dauernde Entzündungen leiten die akute Konjunktivitis in ein *chronisches* Stadium über. Die Bindehaut verliert allmählich ihr glattes und glänzendes Aussehen, sie erscheint dann nur mäßig gerötet, manchmal stark verdickt. Die Buchten der wulstigen Falten sind in diesem Zustand mit schleimigem, fibrinös-fädigem oder klebrig-eitrigem Exsudat oder membranösen Belägen ausgefüllt. Einzelne Blutgefäße können sich auffallend stark erweitern. Bestimmte Formen der chronischen Konjunktivitis führen zur *follikulären* Schwellung der Lymphplatte der Nickhaut und im fortgeschrittenen Zustand der in der Übergangsfalte und Conjunctiva palpebrarum gelegenen Lymphknötchen.

4.3.1. Nichtinfektiöse Entzündungen

Unter den nichtinfektiösen, entzündlichen Bindehauterkrankungen kommt die im Bindehautepithel ablaufende **Conjunctivitis simplex** (syn. Conjunctivitis catarrhalis) vornehmlich beim Hund, öfter beim Pferd und bei der Katze, seltener beim Rind vor. Ihre zweifellos häufigste *Ursache* sind exogene Noxen wie Fremdkörper (Spelzen, Sand, Staub), Stellungsanomalien der Lider oder Zilien (Entropium, Ektropium, Trichiasis, Distichiasis, Zilienektopie), mechanische Irritation durch Parasiten (Thelazien), Allergene (Blütenpollen, Bakterien, Pilze, Arzneimittel). Nicht selten ist die alleinige Ursache eine Inkongruenz zwischen Bulbus und Lidinnenfläche (z. B. rassebedingt beim Dtsch. Boxer und im Kontrast Bullterrier). Es sollte auch einmal an mögliche Refraktionsanomalien (beginnende Katarakta, sklerale Kolobome u. ä.) gedacht werden.

Im Anfangsstadium des entzündlichen Prozesses ist die Schleimhaut gerötet, glasig, stark durchfeuchtet, geschwollen und weist muköse Exsudation auf. Etwas später wird sie faltig, ist mit schleimigen Exsudaten belegt und hat eine verwaschene graurote Färbung. Es bestehen vermehrter Tränenfluß, Photophobie unterschiedlichen Grades, bei Hunden mitunter Blepharospasmus. Der *Verlauf* ist stark abhängig vom Zeitpunkt des Einsatzes einer zielgerichteten Therapie. Spontanheilungen sind, sofern die auslösende Ursache beseitigt ist, möglich. In der Regel läßt sich der akute Zustand innerhalb von 10 bis 12 Tagen überwinden, nicht selten rezidiviert er oder geht in das chronische Stadium über. Aus der katarrhalischen Entzündungsform kann sich die pseudomembranöse, eitrige oder follikuläre entwickeln. Länger andauernde Bindehautentzündungen haben die Gefahr des Übertritts auf die Hornhaut in sich. Infolge der permanenten Schmerzen entwickelt sich ein Spasmus des M. orbicularis palpebrarum, der zum spastischen Entropium und damit seinerseits zur Unterhaltung der Entzündung beiträgt.

Die *Behandlung* richtet sich zunächst gegen die Ursache; sodann ist eine reinigende, reizmindernde, antiphlogistische Therapie angezeigt. Prinzip der Behandlung sollte sein, unkompliziert verlaufende Entzündungen möglichst mit mild wirkenden Adstringenzien und Desinfizienzien zum Abheilen zu bringen, wobei bei längerer Dauer der Krankheit ein Wechsel in der Wahl der Mittel empfehlenswert ist. Hierzu eignen sich in den ersten Tagen mehrmalige Spülungen des Konjunktivalsackes unter Einbeziehung des Tränennasenganges mit körperwarmen Lösungen von Hydrargyrum oxycyanatum, Kalium permanganatum, mit physiologischer Kochsalzlösung usw. Als sehr wirksam erweisen sich u. a. immer wieder die kolloidalen Silberverbindungen Targesin 3%ig, Protargol 3%ig oder die $\frac{1}{4}$- bis $\frac{1}{2}$%igen wäßrigen Argentum-nitricum-Lösungen. In manchen Fällen ist von Zeit zu Zeit eine energische Behandlung durch Touchieren mit 2%iger Argentumnitricum-Lösung oder kristallinem Kupfersulfat (Vorsicht, anschließend mit Kochsalzlösung neutralisieren!) erfolgbringend. Bei spastischen Zuständen können Lokalanästhetika zur vorübergehenden Linderung eines stark schmerzhaften Zustandes angewandt werden (Vorsicht: epithelschädigend und allergisierend, nicht in Laienhand geben!). Bei Verdacht auf eine allergische Ursache können neben der Ausschaltung kausaler Faktoren kühlende Umschläge mit milden Adstringenzien (s. 2.3.1.) verwendet werden. Ferner eignen sich antihistaminhaltige, lokal verwendbare Prothanon-Augentropfen. Dagegen sind kortikosteroidhaltige Präparate aufgrund ihrer immunsuppressiven Wirkung (Gefahr von Herpes- oder Pilzinfektionen!) kontraindiziert. Die chronische Verlaufsform begünstigt das Aufkommen einer bakteriellen Superinfektion. Eine kurzzeitige und intensive örtliche Breitbandantibiotikatherapie ist dann, aber nur dann zusätzlich einzusetzen. Im übrigen ist bei chronischem Verlauf ein Wechsel der verschiedenen therapeutischen Prinzipien anzustreben.

Der **Follikularkatarrh** oder die **Conjunctivitis follicularis** kommt bei allen Tierarten, insbesondere aber beim Hund, beim Pferd und bei der Katze vor und unterscheidet sich von einem Bindehautkatarrh durch das zusätzliche Auftreten von etwa stecknadelkopfgroßen, glasigen, harten, nicht ausquetschbaren, subepithelial liegenden Knötchen, die an der Medialfläche der Membrana nictitans (bei der Katze mehr an der Basis des Knorpels) in großer Anzahl zu einem flachen Paket mit unregelmäßiger, gekörnter Oberfläche von hellroter Farbe (Ab. 67), in den übrigen Bindehautanteilen einzeln, verstreut angeordnet sind. Histologisch bestehen diese Knötchen aus einer Anhäufung von Lymphozyten und Plasmazellen im subepithelialen Gewebe.

Ätiologisch kann der Follikularkatarrh sowohl Ursache als auch Folge von Bindehautentzündungen sein und ist somit im Krankheitsgeschehen der vorderen Augenabschnitte sehr häufig anzutreffen. Es wird angenommen, daß es sich um eine tierartlich (ca. 50% aller Hunde zeigen diese Veränderungen) und konstitutionell bedingte Hyperplasie des lymphatischen Bindehautgewebes als Reaktion auf permanente mechanische oder chemische Reize (Dunst, Staub, Fremdkörper, Zugluft) oder allergisierende Stoffe (Blütenpollen) handelt.

Der *Krankheitsverlauf* ist chronisch. Durch den mechanischen Reiz der unebenen Fläche der Nickhaut und der hypertrophierten harten Knötchen bedingt, kommt es zu schmerzhaften Zuständen, die durch Bulbusretraktion, mechanischen Vorfall der Nickhaut, mitunter durch Blepharospasmus gekennzeichnet sind. Fast immer besteht eine Epiphora. Die *Behandlung* gestaltet sich im wesentlichen wie beim chronischen Bindehautkatarrh. Die Follikel müssen allerdings einer energischen Sonderbehandlung unterzogen werden. Hierfür bieten sich folgende Möglichkeiten an: Bei milden Graden der Hypertrophie der Lymphfollikel werden diese mit Adstringenzien, beispielsweise mit einer 2%igen $AgNO_3$-Lösung betupft und anschließend mit physiologischer Kochsalzlösung abgespült. Vorsicht ist geboten, da die adstringierenden Substanzen hornhautverätzend sein können. Die Bindehaut darf dann nicht unmittelbar mit der Hornhaut in Kontakt geraten. Bei paketartiger Anschwellung der Lymphfollikel geht man chirurgisch vor. Die Nickhaut wird nach Oberflächenanästhesierung evertiert und mittels eines scharfen Augenlöffels möglichst unter Lupenkontrolle hornhautwärts kürettiert (Abb. 67), anschließend mit einer Silbernitratlösung touchiert und mit physiologischer Kochsalzlösung abgespült. Zur Verhinderung von Sekundärinfektionen sind dann über drei Tage örtlich antibiotikum- oder sulfonamidhaltige Salben oder Tropfen zu instillieren. Ein Zusatz von Vitamin A wirkt epithelisierungsunterstützend. Die Weiterbehandlung erfolgt mit Zincumsulfuricum-Tropfen. Nach 8 bis 10 Tagen ist ein nochmaliges Touchieren mit $AgNO_3$-Lösung angebracht. Treten dann noch immer einzelne Follikel auf, so sind Kürettage und Nachbehandlung in der angegebenen Form zu wiederholen. Eine andere Möglichkeit besteht darin, das Follikelpaket mit einer Schere bei straff gespannter und abgestützter medialer Nickhautfläche abzutragen. Die Nachbehandlung gestaltet sich wie nach der Kürettage. Schließlich kann die hypertrophierte Lymphplatte durch Freezing im Kontakt- oder Sprayverfahren destruiert werden. Auch in diesem Fall erfolgt eine über drei Tage währende antibiotische Nachbehandlung.

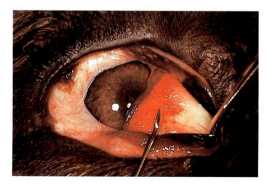

Abb. 67. Follikularkatarrh auf der Medialfläche der Nickhaut; Kürettage der hypertrophierten Lymphplatte.

4.3.2. Erregerbedingte Entzündungen

Erregerbedingte Bindehautentzündungen treten bei den Haustieren häufig auf. Bereits im gesunden Zustand befinden sich bei den Haustierarten bis auf sehr wenige individuelle Ausnahmen in der Bindehaut potentiell pathogene Erreger wie *Staphylococcus aureus, Streptococcus pyogenes, Coli, Pseudomonas, Neisseria, Mycoplasma, Proteus, Klebsiella*, wobei das Erregerspektrum hinsichtlich seiner qualitativen und quantitativen Zusammensetzung Abhängigkeiten von der Tierart, der Rasse, dem Klima, der geographischen Region, den Haltungsbedingungen, dem Immunstatus und vorangegangener Therapie aufweist. Durch Herabsetzen der örtlichen oder allgemeinen Widerstandskraft (im Falle permanenter physikalischer Reize, bei Mangel- oder Infektionskrankheiten), durch Erregerkontamination der Bindehaut (Kontaktinfektion bei Dakryozystitis, Dermatitis oder Otitis, ungenügende Sterilität am Auge verwendeter Instrumente oder Arzneimittel) entsteht eine bakterielle Superinfektion mit einem für den einzelnen dominierenden Erregertyp nur bedingt differenzierungsfähigen klinischen Erscheinungsbild. *Staphylokokken* und *Streptokokken* erzeugen eine akute entzündliche Reaktion der Bindehaut, die mit starker purulenter Exsudation einhergeht. Im weiteren Verlauf wird die Schleimhaut trockener, und das Exsudat liegt faden- oder klümpchenförmig in den Schleimhauttaschen oder entleert sich über den Lidrand hinweg unter Verkleben und Verkrusten der Zilien und der Lidränder. *Pseudomonas* synthetisiert Exoenzyme vom Typ der Proteinasen, sie führen zur Ausbildung pseudomembranöser Exsudate, die den Krankheitsverlauf hinsichtlich der Ausbildung serpiginöser Hornhautgeschwüre außerordentlich komplizieren. Ein pseudomembranöses Exsudat erzeugt auch die Mykoplasmeninfektion bei der Katze *(Mycoplasma gatae, M. felis)*. Für die Diagnose sind spezielle mikrobiologische und histologische Untersuchungen unerläßlich. Erregerresistenzbestimmungen geben Sicherheit für die *Therapie*.

Zunächst sind Spülungen des Lidbindehautsackes und des Tränennasenganges zwecks Reinigung und Desinfektion durchzuführen. Der gezielten Antibiose sollte eine örtlich umstimmende hyperämisierende Therapie des chronisch entzündeten Bindehautgewebes vorangehen. Hierzu eignen sich neben Rotlichtbestrahlungen oder warmen Fenchelteekompressen wiederholte Spülungen unter anderem mit körperwarmer physiologischer Kochsalzlösung, mit Hydrargyrum oxycyanatum oder einer zartrosa $KMnO_4$-Lösung. Eine sehr drastische, aber hochwirksame Maßnahme stellt bei chronisch entzündeten und stark irritierten Schleimhäuten die Behandlung der Bindehaut mit kristallinem Kupfersulfat dar. Nach Ablösen der artifiziell verätzten Epithellage vermag das Chemotherapeutikum (Sulfonamide, Tetracycline, Chloramphenicol) die subepithelial gelegenen Keime besser zu erreichen. Zur Unterstützung der lokalen Chemotherapeutikatherapie, und besonders dann, wenn eine Störung des Allgemeinzustandes vorliegt, sind auch systemisch Antibiotika einzusetzen.

4.3.2.1. Chronische purulente Konjunktivitis des Hundes

Eine besondere Form der infektiösen Entzündung ist die chronische purulente Konjunktivitis des Hundes, die im Krankheitsgut vorrangig beim Englischen Cocker-Spaniel (in den USA beim Amerikanischen Cocker-Spaniel und bei der Englischen Bulldogge) aufzutreten pflegt. Der Zustand ist häufig mit einer seborrhoischen Dermatitis und einer chronischen zeruminösen Otitis externa vergesellschaftet. Die Bindehautentzündung greift nach kurzer Zeit auf die Hornhaut über und führt zur Hornhautvaskularisation, Ulzeration und Pigmentierung. Im fortgeschrittenen Stadium ist die Produktion von Tränenflüssigkeit herabgesetzt, woraus eine Keratoconjunctivitis sicca resultiert. Von der Bindehaut lassen sich β-hämolysierende Streptokokken und Staphylokokken isolieren. Die *Pathogenese* der Krankheit ist nicht geklärt. Es wird vermutet, daß primär die Seborrhoe der Meibomschen Drüsen eine qualitative Veränderung des präkornealen Tränenfilms und des konjunktivalen Milieus bedingt, damit die Erregerausbreitung und die Entstehung der entzündlichen Veränderungen begünstigt.

Bei der Behandlung steht zunächst konjunktivale Applikation von Chloramphenicol oder Neomycin-Bacitracin-Polymyxin-B-Salben im Vordergrund. Bei kornealer Vaskularisation und Pigmentierung werden Antibiotikum-Glukokortikoid-Kombinationen empfohlen. Die herabgesetzte Tränenproduktion muß durch Zufuhr von Tränenersatzlösungen kompensiert werden.

4.3.2.2. Ophthalmia neonatorum

Unter der Ophthalmia neonatorum (Augenentzündung der Neugeborenen) wird eine eitrige Konjunktivitis neugeborener Hunde- und Katzenwelpen während der Zeit des physiologischen Verschlusses der Lidspalte verstanden. Sie *entsteht* durch Übertritt von Eitererregern aus dem Uterus oder den Geburtswegen des Muttertieres, ferner durch Erregermetastasierung während der Fetalentwicklung. Im Anfangsstadium der Krankheit sind die Lider stark geschwollen. Aus einer meist nasal liegenden Lidspaltöffnung entleert sich ein rahmig-eitriges Exsudat. Werden die pathologischen Veränderungen zu spät bemerkt, greift der Krankheitsprozeß auf die Hornhaut über und führt zu eitrigen Einschmelzungen und schließlich zur Panophthalmitis. Um dem Konjunktivalexsudat Abfluß zu verschaffen, ist die Lidspalte mittels einer geknöpften Schere zu öffnen. Der Bindehautsack wird sorgfältig ausgespült und danach intensiv mit Chemotherapeutika beschickt.

4.3.2.3. Infektiöse Keratokonjunktivitis der Schafe und Ziegen

Die Krankheit scheint durch regional unterschiedlich auftretende Erreger verursacht zu werden. Für sehr ähnlich ablaufende Krankheitsvorgänge werden *Moraxella bovis, Rickettsia conjunctivae, Mycoplasma agalactiae* (im amerikanischen Schrifttum *Mycoplasma mycoides* var. *capri* und *Mycoplasma conjunctivae* var. *ovis*), schließlich *Chlamydia psittaci* und *Chlamydia trachomatis* verantwortlich gemacht. Der mögliche Erreger scheint bei Schaf und Ziege unter Umständen sehr lange an den Augenadnexen zu persistieren. Er wird durch Konjunktival- und Nasensekrete — für Chlamydien werden auch Milch, Kot und Urin genannt — übertragen. Offensichtlich spielen resistenzmindernde Faktoren für den Ausbruch der Krankheit eine Rolle. Beim Schaf liegt der durch *Chlamydia* bedingte Krankheitsausbruch vorzugsweise in der Ablammzeit. Synchron mit den Augenveränderungen werden bei Lämmern polyarthritische Beschwerden beobachtet. An den Augen und in den Gelenken ist in diesen Fällen der gleiche Erregertyp auffindbar. Die *Krankheitssymptome* stellen sich zunächst durch Lakrimation, Blepharospasmus, Lichtscheue, akute katarrhalische Konjunktivitis dar. Unterbleibt die Behandlung, entsteht eine chronische Konjunktivitis mit entzündlicher Hypertrophie der lymphatischen Elemente in der Bindehaut. In diesem Stadium wird die Hornhaut in den Krankheitsprozeß einbezogen. Inmitten flächiger, rauchiger Trübungen entstehen punktförmige Verdichtungen, die sich histologisch als zellige Infiltrate darstellen. Diese haben die Tendenz der Ausbreitung und des Zusammenfließens und des geschwürigen Zerfalls. Hieraus entwickelt sich eine Iritis mit eitriger Exsudation in die vordere Kammer. Im weiteren Verlauf reagiert die Hornhaut mit heftiger, kranzförmig angeordneter Vaskularisation unter Einbeziehung des Limbus in der Peripherie der Ulzerationen. Im Zuge der Hornhautheilung kommt es zu vorübergehender Pigmentmigration vom Limbus her. Das Zurückbleiben mehr oder weniger großer Narben weist auf die tiefgehenden entzündlichen Hornhautprozesse und Synechien auf die abgelaufene Iritis hin. In Abhängigkeit vom Erreger scheint die Krankheit insbesondere die Fruchtbarkeit der Muttertiere und die Gewichtszunahme der Lämmer nachteilig zu beeinflussen.

Die Absicherung der Diagnose hinsichtlich Mykoplasmen und Chlamydien erfolgt mikrobiologisch und durch Nachweis intrazellulärer Einschlußkörper aus dem Bindehautepithel; sie sind allerdings nur im akuten Stadium der Krankheit auffindbar.

Die *Behandlung* geschieht auf konjunktivalem Wege durch Zufuhr von Chlortetracyclin, Oxytetracyclin oder Gentamicin. Kortikosteroide reduzieren sehr effektvoll Hornhautinfiltrate, bei Ulzeration sind sie kontraindiziert. Die systemische Anwendung von Tylosin kürzt den Krankheitsverlauf merklich ab. Erkrankte Tiere müssen, da sie wegen der schmerzhaften visuellen Behinderung nicht ausreichend Nahrung finden, Zufütterung erhalten; dieses betrifft besonders die Muttertiere.

4.3.2.4. Infektiöse Keratokonjunktivitis des Rindes

Die infektiöse Keratokonjunktivitis (Syn. Weideblindheit, Pink-eye) tritt in nahezu allen Ländern der Welt und ausschließlich beim Rind auf, hat endemischen Charakter und führt durch Leistungsrückgang (Gewicht, Milch) zu erheblichen wirtschaftlichen Verlusten (für die USA wurde unter Zugrundelegen von 10 Mill. erkrankten Rindern ein finanzieller Verlust von 150 Mill. Dollar berechnet). In Europa ist die Krankheit jahreszeitlich unterschiedlich in den Monaten Mai/Juni oder Juli/August anzutreffen und befällt auffallend stark solche Rinderbestände, die tiefer gelegene feuchte Gebiete beweiden. Sie kann jedoch auch bei im Stall gehaltenen Tieren und außerhalb der genannten Zeitabschnitte, ferner von Jahr zu Jahr in verschieden starker Befallshöhe auftreten. Bei einer Morbidität von 60% und mehr werden Rinder aller Rassen, unabhängig vom Geschlecht, befallen, wobei die Erkrankungsrate bei Tieren unter zwei Jahren höher ist. Für die *Erreger* der Krankheit scheinen regionale Abhängigkeiten zu bestehen. Während in den USA vornehmlich hämophile Varianten des Bakterium *Moraxella bovis* nachgewiesen werden, wird in Europa *Rickettsia conjunctivae bovis* die dominierende und *Moraxella bovis* eine untergeordnete Rolle als Erreger zugeschrieben. In den letzten Jahren werden außerdem vermehrt *Mykoplasmen* als Verursacher der Erkrankung identifiziert. Die Erreger persistieren in den tränenerzeugenden und tränenableitenden Teilen des Auges sowie im Bindehautsack latent infizierter Tiere. Für ihre massenhafte Vermehrung und das Auslösen von Krankheitserscheinungen werden zusätzliche belastende Faktoren wie UV-Licht, Photosensibilisierung, mechanische Irritation des Auges durch Staub, Grassamen, Parasiten (Thelazien), Allergisierung (Blütenstaub, Parasitentoxine) als maßgeblich angesehen. Nicht zuletzt kann das Vorhandensein oder Hinzutreten anderer Erreger krankheitsauslösend sein, das klinische Bild variieren und den Krankheitsverlauf komplizieren. In Frage kommen:

— Adenoviren (Erreger der respiratorisch-enteralen Erkrankung des Kalbes);
— Herpesviren (Erreger der Infektiösen bovinen Rhinotracheitis, die durch das Herpesvirus allein hervorgerufenen Krankheitssymptome betreffen nur die Konjunktiva; Conjunctivitis mucopurulenta);
— Chlamydien; bei alleinigem Vorkommen stehen die Symptome einer Konjunktivitis im Vordergrund;
— Thelazien. Sie schädigen das Auge mechanisch und toxisch, schwächen die örtliche Widerstandskraft und ebnen den Weg für Bakterien- oder Virusinfektionen.

Das hochinfektiöse Konjunktivalsekret gelangt teils direkt über den Tränennasengang des infizierten Tieres als Tröpfcheninfektion in die Lidbindehaut eines anderen Tieres oder wird indirekt durch Entlangfahren des Kopfes an Strauchwerk, Bäumen, Zaunpfosten, Wänden usw. von Tier zu Tier übertragen. Außerdem kommt offenbar der Übertragung durch Fliegen *(Musca domestica, Musca autumnalis, Stomoxys calcitrans)*, die sich bekanntlich zahlreich an der feuchten Augenumgebung der Rinder aufhalten, besondere Bedeutung zu. Die Infektiosität der Fliegen beschränkt sich auf 24 Stunden. Hier handelt es sich um eine reine Berührungsinfektion und nicht um eine generative Übertragung. Die Inkubationszeit ist unterschiedlich lang und von äußeren Bedingungen, vor allem von der Außentemperatur und der Ausgangslage des Tieres, abhängig; sie beträgt zwei Tage bis drei Wochen. Die *Symptomatologie* der Keratokonjunktivitis kann recht unterschiedlich sein bezüglich der Schwere

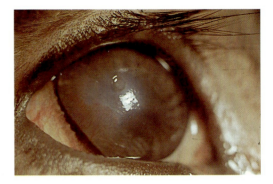

Abb. 68. Infektiöse Keratokonjunktivitis des Rindes: Ödem, Ulkus, Vaskularisation.

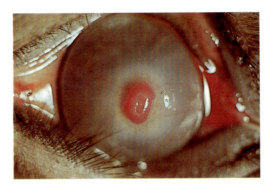

Abb. 69. Infektiöse Keratokonjunktivitis des Rindes: Hornhautperforation mit vaskularisiertem Fibrinpfropf, Hornhautödem und Vaskularisation.

der pathologischen Augenveränderungen. Da die Infektionserreger zunächst im Epithel der Konjunktivalschleimhaut haften, rufen sie hier — durch Zellzerfall und histochemische Einflüsse bedingt — erste Entzündungserscheinungen hervor, die durch konjunktivale Hyperämie, Ödematisierung insbesondere der bulbären Bindehaut, Epiphora, Blepharospasmus, Photophobie in Erscheinung treten.

Die besondere Epithelzellenaffinität des Erregers bedingt, daß schon nach Verlauf von 48 Stunden die Hornhaut erste Veränderungen in Gestalt oberflächlich liegender Ulzera aufweist (Abb. 68). Unter Abklingen der akuten Konjunktivitissymptome, der Lakrimation und der Umwandlung der katarrhalisch-musökösen Exsudats in ein mukopurulentes, geifen abszeßartige Hornhauteinschmelzungen um sich (Abb. 69). Ödematisierung oder zellige Infiltration führen in der Peripherie der Ulzera zu mehr oder weniger dichten Trübungen. Eine perilimbale Gefäßinjektion ist für die Aktivierung der Regenera-

4. Krankheiten der Bindehaut

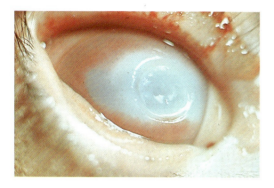

Abb. 70. Infektiöse Keratokonjunktivitis des Rindes: flächiges Hornhautulkus inmitten eines ausgedehnten Hornhautödems, massive perizentrale reaktive Hornhautvaskularisation.

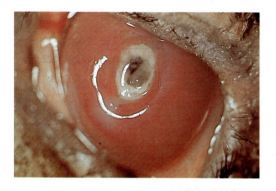

Abb. 71. Infektiöse Keratokonjunktivitis des Rindes: heftige Hornhautvaskularisation. Im Zentrum perforiertes Hornhautulkus mit Irisprolaps.

tionsvorgänge hinweisend. Sehr bald erscheinen auch Blutgefäße in der Hornhautperipherie, die sowohl dem oberflächlichen als auch dem tiefen Gefäßsystem entstammen und eine massive pannoide Vaskularisation (Pink-eye) erzeugen. Sie streben in relativ kurzer Zeit dem Hornhautzentrum zu und beteiligen sich maßgeblich an der Auskleidung der ulzerösen Substanzverluste mit Granulationsgewebe (Abb. 70, 71). Bei jungen Tieren ist der Krankheitsverlauf häufig sehr dramatisch. Die Einschmelzungsprozesse der Hornhaut gehen schnell vor sich und erfassen auch die tieferen Schichten. Es entstehen im Hornhautzentrum ausgedehnte Abszesse von schmutzig-gelber Farbe, die sich über das Hornhautniveau erstrecken (Keratokonus). Schnell kommt es zu Einschmelzungen und zum Geschwürsdurchbruch mit allen Komplikationen wie Abfluß des Kammerwassers, Irisprolaps, Linsenluxation, Panophthalmitis. In anderen Fällen persistieren die Abszesse über mehrere Tage und gehen dann unter geringgradiger Schrumpfung wieder in das Hornhautniveau zurück. Zwischenzeitlich hat sich in diesen Fällen nicht selten eine Iritis mit Fibrin- und Leukozytenabscheidung in die vordere Augenkammer (Hypopyon) eingestellt.

Krankheitsverlauf und Schweregrad der Veränderungen werden bei zügig einsetzender und intensiver Therapie entscheidend gemildert. Die zurückbleibenden pathologischen Veränderungen richten sich ebenfalls danach. Sie heilen oberflächliche Entzündungs- und Einschmelzungsprozesse ohne Narbenbildung ab, dagegen bleiben bei tiefen und ausgedehnten Geschwüren Narben zurück. Hornhautdurchbrüche ziehen irreversible intraokuläre Strukturveränderungen unterschiedlichen Ausmaßes nach sich, die zur Beeinträchtigung der optischen Leistungsfähigkeit führen. Die Krankheit hinterläßt beim Rind eine gewisse örtliche Immunität, die zwar eine Reinfektion nicht verhindert, jedoch erneut entstehende Krankheitserscheinungen mildert.

Sichere *diagnostische Hinweise* für das Vorliegen der infektiösen Keratokonjunktivitis bieten das plötzliche Absondern lichtscheuer Tiere, die starke Lakrimation und katarrhalische Exsudation der Konjunktiven, die Veränderungen der Hornhaut, der progressive Krankheitsverlauf, die rasche Ausbreitung der Krankheit innerhalb einer Herde. Sie sollten Veranlassung sein, die Therapie so schnell als möglich einzusetzen und auf jede Neuerkrankung sorgfältig zu achten. Durch das Fehlen schwerer Allgemeinstörungen läßt sich die Krankheit von anderen Infektionskrankheiten unterscheiden, bei denen ähnliche Augenveränderungen als Symptomatikum beobachtet werden (Bösartiges Katarrhalfieber, Listeriose, Rinderpest, Mucosal disease, Infektiöse bovine Rhinotracheitis). Die sog. Lichtkeratitis weist eine typisch lokalisierte, reizlose Hornhauttrübung auf, und die Thelaziose verläuft bei weitem weniger akut und hauptsächlich in den Wintermonaten. Ihre Abgrenzung von traumatisch bedingten Entzündungszuständen dürfte aufgrund der meist einseitigen und beim Einzeltier auftretenden Veränderungen keine Schwierigkeiten bereiten.

Die klinische Diagnose läßt sich durch Erregernachweis aus Exsudat- und Konjunktivaepithelabstrichen und aus Kammerwasserpunktaten bekräftigen. *Therapeutische* und *seuchenprophylaktische* Maßnahmen greifen ineinander über. Sie werden durch die jeweilige Haltungsform und die betriebsinternen Spezifika maßgeblich beeinflußt. In jedem Falle ist die Aufstallung der erkrankten Tiere anzustreben. Das im Stall vorhandene gedämpfte Licht lindert die Schmerzen, setzt Reizerscheinungen am Auge herab und fördert damit die Bindehaut- und Hornhautregeneration. Zudem sind isolierte, aufgestallte Tiere leichter und intensiver zu behandeln. Schließlich mindert eine durch Aufstallung erleichterte individuelle Haltung und Fütterung den krankheitshalber verursachten Wachstumsstillstand und Abfall der Milch- oder Mastleistung. Ist die Aufstallung nicht möglich, so sollten die erkrankten Tiere wenigstens isoliert an schattige Weideplätze verbracht werden. In einem Milchviehbestand ist durch geeignete veterinärhygienische Maßnahmen der Erregerverbreitung am Melkstand und auf den Triftwegen entgegenzuwirken. Eine breit angelegte Fliegenbekämpfung schränkt zudem die Erregerübertragung ein.

Zur Vermeidung eines tiefgehenden Hornhautzerfalls und allen daraus resultierenden Risiken für das Auge ist die individuelle örtliche *Therapie* anzustreben. Sie beinhaltet zunächst Breitbandantibiotika, die in Form von Ölen, Suspensionen, Lösungen oder Salben regelmäßig mehrmals täglich konjunktival zu applizieren sind (Spraybehandlungen erreichen nicht die Bindehaut und sind deshalb uneffektiv). Glukokortikoide — auch in Kombination mit Antibiotika — sind bei Prozessen, die mit Hornhautzerfall verlaufen, kontraindiziert. Dagegen haben sie einen hervorragenden Effekt bei der Beseitigung von Hornhautinfiltraten. Die Instillation von 1%iger Atropinlösung dient der medikamentellen Ruhigstellung der Iris, damit zur Schmerzbekämpfung des Auges und der Synechieprophylaxe. Bei Vorliegen eines Keratokonus, einer Hornhautperforation oder eines Irisprolapses ist die Hornhautabdeckung mit der Nickhaut oder die Matratzennaht der Lidränder (temporäres Ankyloblepharon) empfehlenswert.

Für die *Prophylaxe* der Krankheit werden Vakzinen erprobt. Sie erweisen sich bislang aufgrund der Variationsbreite der Moraxellenstämme nur im Falle der Herstellung stammspezifischer Vakzinen und dann auch nur hinsichtlich einer krankheitsabschwächenden Wirkung annähernd befriedigend. Die *Prognose* hängt vom Schweregrad der pathologischen Augenveränderungen und von der Haltungsform der Tiere ab. Sie ist hinsichtlich der späteren Leistungsfähigkeit auch stark sehbehinderter Tiere unter den Bedingungen der Anbindehaltung nicht ungünstig zu beurteilen, sie gestaltet sich zweifelhaft bis schlecht bei Tieren in der Gruppenhaltung.

4.3.2.5. Infektiöse Konjunktivitis der Katze

Für die bei der Katze häufig auftretende Konjunktivitis sind häufig Erreger zuständig. Ihre Herkunft läßt sich mit infektiösen Prozessen des Respirationsapparates in Verbindung bringen, oder sie entstammen infizierten Verletzungen der Bindehaut.

Von Bedeutung ist die durch *Mycoplasma felis* erzeugte Bindehautentzündung bei älteren Tieren. Der in den Augenadnexen vorhandene Erreger wird krankheitsauslösend, wenn zusätzlich resistenzmindernde Faktoren (Kortikosteroidabusus, systemische Krankheiten) wirksam werden.

Die klinischen *Symptome* erfassen häufig zunächst ein Auge und greifen erst nach Verlauf einiger Tage auf das andere über. Der anfangs seröse Augenausfluß wird wenig später mukopurulent. Die Bindehaut, einschließlich der Nickhaut, ist anfänglich stärker gerötet und ödematisiert, mitunter papillär hypertrophiert. Weiterhin wirkt sie blaß, etwas verdickt, und in den wulstigen Schleimhauttaschen sammelt sich purulentes oder pseudomembranöses Exsudat. Der Allgemeinzustand ist — sofern das Bild einer anderen Erkrankung nicht dominiert — ungestört. Der Krankheitsverlauf kann sich über einen längeren Zeitraum, bis zu 30 Tagen, erstrecken. Er wird wesentlich abgekürzt durch eine zielgerichtete Behandlung.

Die eindeutige *Diagnose* läßt sich durch eine zytologische Untersuchung des Konjunktivalabstriches stellen. Die Mykoplasmen sind bei der Giemsa-Färbung als basophile, kokkoide oder kokkobazilläre Konglomerate auf oder in unmittelbarer Nähe der Epithelzellen erkennbar. Die Behandlung gestaltet sich mit der intensiven lokalen Applikation von Tetracyclin-, Chloramphenicol- oder Gentamicinhaltigen Ophthalmika erfolgreich.

Katzen jeden Alters sind für eine konjunktivale Infektion mit *Chlamydia psittaci* empfänglich. Auch hier dominiert zunächst der seröse bis musköse Augenausfluß. Die stark durchfeuchtete Konjunktiva hat eine schmutzig-rosa Farbe. Wird die Krankheit nicht behandelt, kann sie über Monate bestehenbleiben. In diesem Fall klingt das konjunktivale Ödem ab, die Bindehaut wird rosarot, die Bindehautfalten wirken verdickt, die Nickhaut weist Hyperplasie der Lymphfollikel auf. Daneben kann eine seröse Rhinitis auftreten, während Lungenaffektionen nur ausnahmsweise entstehen. Nicht behandelte Katzen werden zu Ausscheidern, unter Umständen ist auch der Mensch für den Erreger empfänglich. Die exakte *Diagnose* läßt sich durch die Untersuchung von Giemsa-gefärbten Konjunktivalausstrichen stellen. Im positiven Fall sind in den Epithelzellen Einschlußkörperchen vorhanden, ferner finden sich im Ausstrich Neutrophile und Lymphozyten. Für die *Behandlung* eignen sich Chloramphenicol und Tetracycline, die intensiv (6mal/die) konjunktival verabreicht werden müssen. Die systemische Therapie führt zur Resistenzentwicklung des Erregers.

Die *mykotische* Konjunktivitis der Katzen wurde bislang seltener beobachtet. Typisch ist die trokkene, verdickte und hyperämische Bindehaut. Der im Konjunktivalsack saprophytär vorhandene Erreger wird erst durch resistenzmindernde Faktoren (z. B. chronische Fremdkörperläsionen, Hornhautverletzungen, Antibiotikum- oder Glukokortikoidabusus) pathogen. Die Behandlung kann mit einer Nystatinlösung (1 000 IE/ml) erfolgen, die 4- bis 6mal täglich von 2—3 Tropfen in einer Mischung von 0,5 ml der Lösung und 6,5 ml einer artifiziellen Tränenflüssigkeit (Methyl- oder Ethylcellulose) geträufelt wird. Ebenfalls eignet sich Amphotericin B, das in einer Dosierung von 125 mg dreimal wöchentlich über 2—3 Wochen subkonjunktival verabreicht wird.

4.3.3. Konjunktivitis bei Systemkrankheiten

Die Konjunktivitis ist ein markantes Krankheitssymptom einer Reihe systemischer Erkrankungen, insbesonderer solcher, die den Respirationsapparat betreffen. Beim **Hund** tritt anläßlich des Initialstadiums der **Staupeinfektion** seröse konjunktivale Exsudation, im weiteren Verlauf bei Aufkommen von Sekundärerregern die mukopurulente bis purulente Exsudation in Erscheinung, während bei der Infektion mit dem Erreger der **caninen Hepatitis** die Bindehautexsudation ihren katarrhalischen Charakter behält. Das klinische Bild der Konjunktivitis im Zusammenhang mit der **Infektiösen Rhinotracheitis der Katze** kann in Abhängigkeit von der Dominanz des in Frage kommenden Erregers (Reo-, Myxo-, Herpes-, Calcivirus) variabel sein. Bei Vorherrschen des *Herpesvirus* präsentiert sich die Konjunktivitis zunächst durch seröse Exsudation, später entwickelt sich ein purulentes Exsudat, das an den Lidrändern verkrustet und schmerzhafte Lidrandentzündung hervorruft. Ein ausgeprägter Blepharospasmus deutet auch auf starke Schmerzhaftigkeit des Prozesses in der Bindehaut hin. Der Erreger gelangt im weiteren Verlauf in die Hornhaut und ruft hier zunächst kleine, später konfluie-

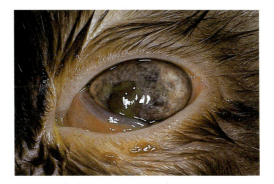

Abb. 72. Herpesvirusinfektion bei der Katze. Conjunctivitis purulenta, Keratitis ulcerosa (konfluierende, fluoresceinpositive Geschwüre), Iritis.

rende und infolge Sekundärinfektion sich vertiefende Ulcera hervor (Abb. 72). Die *Calicivirus*-Infektion ist dagegen durch anhaltende seröse Exsudation und Lakrimation ohne Reiz- oder Schmerzzustände gekennzeichnet. Mehr als 60% der erkrankten Tiere bleiben Keimträger. Die Konjunktivitis rezidiviert bei diesen Tieren nicht selten. Fehlen ausgeprägte respiratorische Krankheitssymptome, sollte differentialdiagnostisch an *Mykoplasmen* oder *Chlamydien* gedacht werden. Giemsa-gefärbte Bindehautausstriche können Zelleinschlüsse (Mykoplasmen, Chlamydien) oder Riesenzellen (typisch für Herpesviren) erbringen. Die *Behandlung* kann bei der Herpesvirusinfektion mit Idoxuridin oder Adenin-Arabinosid dann erfolgreich sein, wenn das Virus in der Teilungsphase erreicht wird. Für die Niederhaltung von Sekundärerregern ist eine Breitbandantibiose essentiell. Cave Kortikosteroide!

Bei der **Infektiösen bovinen Rhinotracheitis** kann die Konjunktivitis alleiniges Symptom oder mit fieberhafter Affektion des Respirationsapparates gekoppelt sein. Die Bindehautentzündung beginnt zunächst mit einer katarrhalischen Exsudation, die wenig später in eine mukopurulente umschlägt. Der Zustand ist außerordentlich schmerzhaft. Im weiteren Krankheitsverlauf ist mit einer Iridozyklitis zu rechnen. Sowohl die bulbäre als auch die palpebrale Bindehaut weisen nach anfänglicher Ödematisierung an Zahl und Größe unterschiedliche Schleimhautnekrosen von plaqueähnlicher Beschaffenheit auf, die sich abstoßen und pseudodiphtheroides Exsudat erzeugen. Die *Diagnose* wird aufgrund serologischer Untersuchungen, der Virusisolation und des Fluoreszenz-Antikörpernachweises gestellt. Die *Therapie* gestaltet sich symptomatisch.

Spülungen mit warmer physiologischer Kochsalzlösung begünstigen das Abstoßen der nekrotischen Gewebefetzen, Breitbandantibiotika verhüten Sekundärinfektionen.

Im Zusammenhang mit der sog. Kopf-Augen-Form des **Bösartigen Katarrhalfiebers des Rindes** entwickelt sich zeitlich synchron mit der Erkrankung der Nasen- und Maulschleimhaut eine starke Konjunktivitis mit zunächst seromuköser, dann mukopurulenter und kruppöser Exsudation, die an beiden Augen in nahezu gleicher Stärke und Form abläuft. Als Folge der Augenerkrankungen trübt die Hornhaut durch Ödematisierung ein, es entsteht eine Flächenkeratitis (schwammige Auflockerung des Epithelzellverbandes mit Abhebung von der Unterlage), der sich als Sekundärinfektion eine eitrige Keratitis mit Gewebeeinschmelzungen anschließt. Unter Ausbildung eines Hypopyons wird nunmehr die Uvea und wenig später die Retina von der Entzündung erfaßt.

Die *Therapie* kann sich nur auf Breitbandantibiose zur Verhinderung von Sekundärinfektionen des Auges erstrecken. Bei Einbeziehung der inneren Augenstrukturen in die entzündlichen Prozesse ist die Prognose sehr ungünstig.

Parasitäre Konjunktivitis. Sowohl mechanische als auch toxische Alterationen sind für die Entstehung der Konjunktivitis bei Parasitenbefall der Augenadnexen maßgebend. Von klinischer Bedeutung ist die **durch Thelazien hervorgerufene Konjunktivitis des Rindes.** *Thelazien* sind obligate Augenparasiten aus der Klasse Nematoda. Sie können am Auge des Rindes in großer Anzahl vorkommen. Sie werden außerdem in Einzelexemplaren beim Dam- und Hirschwild, beim Hund *(Th. californiensis)*, bei Katzen, Bären, Schafen, Pferden *(Th. lacrymalis)* und beim Menschen gefunden. Über die Thelaziose des Rindes liegen Berichte aus allen Erdteilen außer Australien vor. Mitunter verursacht sie infolge Leistungsdepression stark befallener Tiere schwere wirtschaftliche Verluste (Sowjetunion, Frankreich, Israel). *Thelazia rhodesi* parasiert vorwiegend in den Schleimhautfalten des Konjunktivalsackes und unter der Membrana nictitans, während sich *Th. gulosa* und *Th. skrjabini* vorzugsweise in den tränenableitenden Wegen aufhalten. Die *Infektion* erfolgt vorrangig im Sommer, wobei die Entwicklung generativ an Fliegen des Genus *Musca*, unter anderen *M. autumnalis, M. larvipara, M. amica, M. convexifrons* und *M. domestica* gebunden ist. Die Fliegen nehmen beim Lecken von Tränenflüssigkeit am Rinderauge die von den Thelazien abgesetzten ersten Larven mit auf. Diese gelangen in den Abdominalraum der Fliege und machen hier in den Eifollikeln und dem dazugehörenden Fettgewebe eine über 15—30 Tage währende Entwicklung durch, wandern zu den Mundwerkzeugen, gelangen bei erneuter Nahrungsaufnahme an und in das Rinderauge, differenzieren sich im Verlauf weiterer 6—8 Wochen zu geschlechtsreifen Thelazien aus, die den Infektionskreislauf unterhalten und im Bindehautsack bis zu einem Jahr lebensfähig bleiben. Sie hinterlassen keine Wirtsimmunität. Die Schadwirkung der Thelazien, insbesondere der *Th. rhodesie*, wird auf mechanische Irritation, abgesonderte Stoffwechselprodukte und Begünstigung bakterieller Sekundärinfektionen zurückgeführt. Außerdem sind die Wegbereiter für andere Erreger.

Die *klinischen Symptome* treten in Abhängigkeit vom Entwicklungszyklus und von der über mehrere Fliegengenerationen vollzogenen Anreicherung der Parasiten im Auge (bei entsprechenden Untersuchungen konnten bis zu 110 der etwa 5—10 mm langen männlichen und 17—21 mm langen weiblichen Würmer gefunden werden) in der Regel im Herbst und Winter auf. Sie offenbaren sich unter dem Bild einer chronischen katarrhalischen Konjunktivitis, in deren Gefolge sich durch Schwächung der örtlichen Widerstandskraft und Besatz von Sekundärerregern entzündliche Hornhautveränderungen ausbilden können. Die *Diagnosestellung* ist aufgrund der wenig spezifischen klinischen Erscheinungen nicht ganz einfach. Das endemische Auftreten der Krankheitserscheinungen im Herbst und Winter und der chronische Krankheitsverlauf sind aufschlußreiche Hinweise. Differentialdiagnostisch sicher geht man vor, wenn ein Nachweis der Würmer erbracht werden kann. Hierfür stehen folgende Methoden zur Verfügung:
— Spülung des Konjunktivalsackes und des Tränennasenganges, Nachweis der Würmer in der Spülflüssigkeit;
— makroskopischer und mikroskopischer Nachweis der Würmer an Schlachtrindern (Hinweis auf Parasitenvorkommen innerhalb eines bestehenden Distrikts);
— mikroskopische Untersuchung von Fliegen zum Nachweis der Larvenstadien.

Spülungen des Bindehautsackes und der tränenableitenden Wege bewirken im bescheidenen Umfang eine Reduzierung der Parasitenzahl. Unter Einsatz von desinfizierenden, adstringierenden oder chemotherapeutischen Wirkstoffen werden entzündliche und infektiöse Prozesse bekämpft. Die perkutane Anwendung von Repellents in der Augenumgebung ist eine geeignete Maßnahme zur Herabsetzung des Fliegenbesatzes an den Augen. Die eigentliche Verhütung der Krankheit ist jedoch nur durch eine großangelegte Bekämpfung der Fliegen möglich. Für die in Einzelhaltung befindlichen Tiere (Rinder, Pferde) eignet sich die konjunktivale Instillation von Echothiophat-Iodid (Cholinesterasehemmer) in 0,03- bis 0,06%iger Konzentration (2mal/die über eine Woche) zur Elimination der Parasiten im Bindehautsack.

Von klinischer Bedeutung kann **beim Pferd die Augenform der Habronemose** *(H. megastoma, H. muscae, H. microstoma)* sein. Die Larven werden von infizierten Exemplaren der Fliegenarten *Musca domestica* und *Stomoxys calcitrans* an der Augenumgebung oder an den Lidern abgesetzt. Sie gelangen in die Bindehaut und verursachen hier katarrhalische bis eitrige Exsudationen und die Ausbildung ulzeröser Granulome (Conjunctivitis granularis). Neben der *Kausaltherapie* werden wäßrige Lösungen organischer Phosphorverbindungen zur Eliminierung der Parasiten im Bindehautsack eingesetzt. Bei Pferden werden in Südeuropa, Iran und Nordamerika weiterhin in der Bindehaut **Mikrofilarien** *der Haut (Parafilaria multipapillosa)* und im mitteleuropäischen Raum solche *des Bindegewebes und der Sehnen (Onchocerca cervicalis* und *O. reticularis)* gefunden, die in den Konjunktiven Reizzuständen erzeugen. Neben der systemischen und lokalen Behandlung mit Imidazolderivaten auf der Basis organischer Phosphorverbindungen ist die Bekämpfung der Zwischenwirte (für *Onchocerca* Stechmücken, für *Parafilaria Haematobia atripaltis*) anzustreben. Onchocercalarven vermögen außerdem die Augapfelhülle zu durchdringen, sie verusachen dann eine Uveitis.

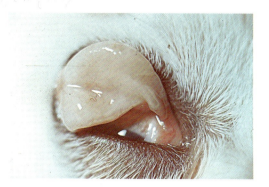

Abb. 73. Prolaps orbitalen Fettgewebes.

tungsgut beim Rind gesehen (Abb. 73). Obwohl die Augentumoren meistens Primärcharakter haben, ist mit der Möglichkeit der Entwicklung sekundärer Neoplasmen am Auge zu rechnen. So werden am Auge von Hunden und Katzen Metastasen von Adenokarzinomen der Mamma und des Uterus gefunden.

In der Bindehaut liegende Neubildungen werden sorgfältig unter Einbeziehung der peripheren und basalen Regionen *exzidiert*. Sofern sie breitflächig und der Unterlage fest aufliegen, ist die Kryotherapie indiziert. Ist die Nickhaut neoplastisch verändert, sollte sie in toto entfernt werden (einzige Indikation für die Nickhautexstirpation!). Für die Rezidivprophylaxe oder Metastasierung ist eine Immuntherapie in Aussicht zu nehmen. Der Fettgewerbsprolaps ist, da beim Rind im Gegensatz zum Menschen genügend konjunktivale Substanz vorhanden ist, leicht und ohne Gefahr postoperativer Verwachsungen der Konjunktivablätter zu exstirpieren.

4.4. Tumoren der Bindehaut

Tumoren der Bindehaut rekrutieren sich vorrangig aus dem Epithel- und Bindegewebe und können sowohl gut- als auch bösartigen Charakter besitzen. Beim Rind rangiert das Plattenepithelkarzinom (Cancer eye) an erster Stelle. Karzinome und Sarkome der Bindehaut werden wiederholt beim Pferd und Hund beobachtet, außerdem werden beim Hund Hämangiome, Pigmentneubildungen, Histiozytome und Mastozytome gefunden. Ein seltener Befund dürfte der beim Menschen häufiger vorkommende **Fettgewebsprolaps** (Pseudotumor) sein. Er wurde im eigenen klinischen Beobach-

4.5. Krankheiten der Nickhaut

Als eine spezielle Ausbildung der Bindehaut unterliegt die Nickhaut gewöhnlich den gleichen pathologischen Einwirkungen, die an der Bindehaut herrschen. Das bezieht sich insbesondere auf die entzündlichen Veränderungen; dennoch gibt es einige Krankheitszustände, die auf die Nickhaut beschränkt bleiben und für diese spezifisch sind.

4.5.1. Lageveränderung des Blinzknorpels

Ein- oder Auswärtsdrehung von Teilen des freien Randes der Nickhaut sind Zeichen einer Um-

4. Krankheiten der Bindehaut

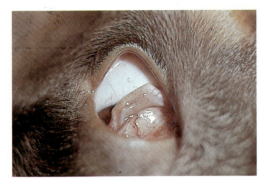

Abb. 74. Auswärtsdrehung des Nickhautknorpels.

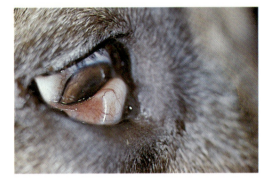

Abb. 75. Einwärtsdrehung des Nickhautknorpels.

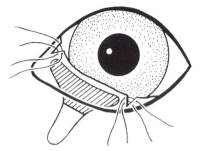

Abb. 76. Raffung des Bindehautrandes nach Exzision aufgerollter Blinzknorpelanteile.

stülpung des Nickhautknorpels (Abb. 74, 75). Diese Anomalie ist bei einer Reihe von Hunderassen (Weimaraner, Bernhardiner, Dobermann, Deutsche Dogge, Afghane und Deutscher Schäferhund) angeboren und beruht auf einer fehler- oder mangelhaften Ausbildung des Blinzknorpels. Hin und wieder kann sie allerdings als erworbene Anomalie bei spastischen Lid- und Bindehauterkrankungen oder bei gleichzeitig vorliegender Hyperplasie der Nickhautdrüse zur Beobachtung kommen. Neben der Entstellung der Nickhaut treten katarrhalische Konjunktivitis, muköse Exsudation, Lakrimation und Epiphora auf.

Die *Therapie* ist bei der erworbenen Form auf die Behebung des Grundleidens auszurichten. Bei der angeborenen Form werden funktionelle und kosmetisch befriedigende Ergebnisse erzielt, wenn der aus- bzw. einwärtsgedrehte Knorpelanteil exzidiert wird. Zu diesem Zweck durchschneidet man in der Scheitellinie des gedrehten Blinzknorpels die Konjunktiva, trennt mit einer kleinen Schere präparierend den Knorpel zum Nickhautrand hin aus den zarten Bindehautblättern heraus und setzt ihn ab.

Der nunmehr faltige Nickhautrand wird an seinen Ansatzstellen zur Konjunktiva hin durch keilförmige Gewebeexzision und Nahtvereinigung der Wundränder gerafft (Abb. 76). Antibiotische Lokalbehandlung über vier Tage.

4.5.2. Plasmazelluläre Infiltration des Nickhautrandes

Die **plasmazelluläre Infiltration des Nickhautrandes** wird bisher hauptsächlich beim Deutschen Schäferhund beobachtet. Sie präsentiert sich durch wulstige, unebene, gering pigmentierte, leicht verletzliche Gewebezubildungen von graurosa Farbe, die sich in unterschiedlicher Breite entlang der lateralen Seite des Nickhautrandes erstrecken (Abb. 77). In der Regel sind sie an beiden Augen zu finden und von einem seromukösen Augenausfluß begleitet. Erstes und für den Laien auffälligstes Zeichen ist der Vorfall der stark geröteten Nickhaut. Nach eigenen Erfahrungen tritt sie mitunter gemeinsam mit der Keratitis superficialis chronica Überreiter oder als deren erstes Symptom auf. Die Pro-

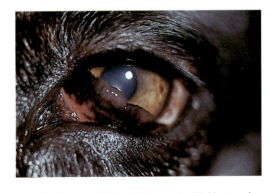

Abb. 77. Plasmazelluläre Infiltration des Nickhautrandes.

gnose ist — sofern keine Hornhautbeteiligung am Entzündungsgeschehen vorhanden ist — günstig; nur hin und wieder treten nach größeren Zeitintervallen Rezidive auf. Für die *Therapie* wird die tägliche mehrmalige Instillation von Glukokortikoiden in Salbenform, die subkonjunktivale Injektion einer wäßrigen Glukokortikoidsuspension oder in schweren Fällen das chirurgische Abtragen oder die Kryodestruktion der wulstigen Gewebezubildungen unter Schonung der darunterliegenden Konjunktivalschleimhaut empfohlen. Postoperative Breitbandantibiose über sechs Tage, dann weiterhin in Kombination mit Kortikosteroiden, später alleinige Kortikosteroidtherapie bis zur Wiederherstellung eines geschlossenen Pigmentsaumes im Nickhautrand.

4.5.3. Pigmentmangel des Nickhautrandes

Ein beim Hund häufiger zu beobachtender ein- oder beidseitiger, umschriebener oder diffuser Pigmentmangel des Nickhautrandes kann angeboren oder erworben sein. In der *angeborenen Form* fällt diese Anomalie, besonders wenn sie einseitig vorhanden ist, durch die Asymmetrie der Augenpartie und als vermeintliche Entzündung auf (Abb. 78). Angeborene Pigmentanomalien der Nickhaut werden beim Collie wiederholt im Zusammenhang mit Retinadystrophien beobachtet. Der kosmetisch nachteilige Eindruck läßt sich nur durch Tätowie-

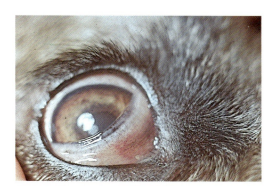

Abb. 78. Pigmentloser Nickhautrand.

rung mildern. In seiner *erworbenen* Form ist er nach eigenen Beobachtungen fast ausschließlich Symptom chronischer Entzündungen der Binde- und Hornhaut. Es wird angenommen, daß dieser Zustand vermutlich auf eine Abwanderung pigmentbeladener Epithelzellen im chronisch entzün-

deten Hornhaut- und Bindehautbereich zurückzuführen ist (s. auch 7.5.4.). Mit einer erfolgreichen therapeutischen Beeinflussung der Entzündungszustände kommt es allmählich wieder zur Ausbildung eines pigmentierten Nickhautsaumes.

4.5.4. Nickhautvorfall

Gewöhnlich ist die Nickhaut bei unseren Haussäugetieren als sichelförmige, mit Pigmentsaum versehene Schleimhautfalte nur im nasalen Augenwinkel sichtbar. Im Falle eines **Nickhautvorfalls** (Prolapsus membranae nictitantis) wird auch der nichtpigmentierte Anteil der Nickhaut sichtbar, sie über-

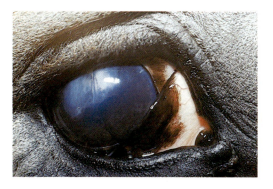

Abb. 79. Nickhautvorfall beim Pferd infolge Bulbusverkleinerung im abgeschlossenen Zustand der Periodischen Augenentzündung.

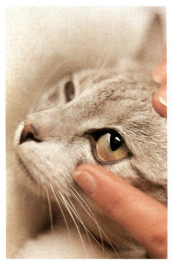

Abb. 80. Nickhautvorfall bei der Katze.

deckt die Hornhaut unterschiedlich weit, mitunter nahezu vollkommen. Er tritt ein- oder beiderseitig auf. *Ursächlich* kommen dafür folgende Faktoren in Frage (s. Anhang):
— mechanischer Vorfall, bedingt durch Bulbusverkleinerung (Abb. 79), aktive spastische Bulbusretraktion (Schmerz), passive Bulbusrücklagerung (Schwund von Orbitainhalt, Wasserverlust bei Kachexie);
— Vergrößerung der Nickhaut durch Hyperplasie, Hypertrophie, Tumoren, Kongestion;
— Zeichen eines herabgesetzten sympathischen Tonus bei mechanischer oder toxischer Schädigung des N. sympathicus; sind gleichzeitig Pupillenenge und Ptosis vorhanden, so ist dies Zeichen eines Horner-Syndroms;
— kongential als Merkmal bestimmter Hunderassen mit tiefliegendem Bulbus (Bullterrier, Collie).

Der Nickhautvorfall kann auch **Symptom** verschiedener systemischer Erkrankungen sein. So führt die entzündliche Infiltration der extraokulären Muskeln bei der **Myositis eosinophilica des Deutschen Schäferhundes** zu einem durch entzündliche Rötung der Nickhaut geprägten starken Prolaps. Nicht selten stellt sich bei infektiösen **Erkrankungen des Respirationsapparates der Katze** ein beiderseitiger und symmetrisch ausgeprägter Nickhautvorfall noch vor dem Auftreten anderer Symptome als erstes Symptom ein (Abb. 80). Er wird sowohl als ein aktiver Vorgang — spastische Kontraktion der an die Nickhaut ziehenden Faserabspaltungen des M. rectus bulbi lateralis — als auch ein passiver Vorgang — mechanischer Vorfall infolge Spasmus des M. retractor bulbi — definiert. In beiden Fällen liegt dem Geschehen kausal eine toxische Schädigung des die genannten Muskeln versorgenden N. abducens zugrunde. Auch beim **Tetanus** des Pferdes ist der Nickhautvorfall auf einen toxisch bedingten Muskelpasmus des Bulbusretraktors zurückzuführen. Mit der erforderlichen Behandlung des Grundleidens wird der Nickhautvorfall behoben.

4.5.5. Tumoren

Alle in der Mebrana nictitans auftretenden Gewebearten, also Epithel, Bindegewebe, Fettgewebe und Knorpelgewebe, vermögen gutartige oder bösartige **Neoplasmen** auszubilden. Sie nehmen von den Strukturen der Nickhaut selbst oder von der Bindehaut ihren Ausgang (Abb. 81).

Die *Behandlung* der Wahl ist im ersten Fall die Totalexstirpation der Nickhaut, noch bevor Abklatschmetastasen entstehen oder das tumoröse Ge-

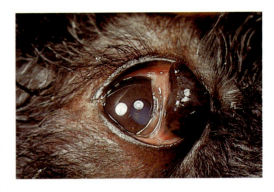

Abb. 81. Melanotische Neubildung der Nickhaut.

webe auf weitere Augenteile übergreift. Sind gleichzeitig neoplastische Veränderungen der Bindehaut vorhanden, ist die Kryodestruktion empfehlenswert.

Literatur

Abbott, R. N.: Ocular allergies in dogs. Veter. Med. Small Anim. Clin. 70, 1085 (1975).

Anderson, D., E.: Cancer eye in cattle. Mod. vet. Pract. 51, 43 (1970).

Arbuckle, J. B. R., Chandler, R. L., and Turfrey, B. A.: An attempt to infect cattle with thelazia worms by direct inoculation. Vet. Rec. 103, 55 (1978).

Arbuckle, J. B. R., and Bonson, M. D.: The isolation of Acholeplasma oculi from an outbreak of ovine keratoconjunctivitis. Vet. Rec. 106, 15 (1980).

Arora, A. K., and Killinger, A. H.: Isolation and characterization of Moraxella bovis from cattle with infectious keratoconjunctivitis. Indian vet. J. 53, 396 (1976).

Arora, A. K., Killinger, A. H., and Mansfield, M. E.: Bacteriologic and vaccination studies in a field epizootic of infectious bovine keratonconjunctivitis in calves. Amer. J. Veter. Res. 37, 803 (1976).

Baptista, P. J. H. P.: Infectious bovine keratoconjunctivitis. A review. Brit. Vet. J. 135, 225 (1979).

Bedford, P. G. C.: Infectious bovine keratoconjunctivitis. Vet. Rec. 98, 134 (1976).

Belkin, P. V.: Malignantmelanoma of the bulbar conjunctiva in a dog. Veter. Med. Small Anim. Clin. 70, 957 (1975).

Bellhorn, R. W.: Secondary Ocular Adenocarcinoma in three dogs and a cat. J. Amer. Vet. Med. Assoc. 160, 302 (1972).

Biesel, H.: Die klinische Bedeutung der Bakterienflora im Konjunktivalsack des Hundes. Dissertation, Berlin 1953.

Bistner, S. I., and Riis, The Conjunctiva. In: Practical Ophthalmology. Amev. Anim. Hosp. Assoc. Elkhart/Indiana.

Bistner, S. I., Carlson, J. H., Shively, J. N., and Scott, F. W.: Ocular manifestations of feline Herpesvirus infection. J. Amer. Vet. Med. Assoc. 159, 1223 (1971).

Campbell, L., Snyder, S. B., Reed, C., and Fox, J.: Mycoplasma Felis-Associated Conjunctivitis in Cobs. I. Amev. Vet. Med. Assoc. 163, 991 (1973).

Caspar, E. L., Wood, P. D. P., and Newton, J. M.: Eyelid pigmentation and the incidence of infectious bovine kerato-conjunctivitis in Hereford-Frisian cross-bred calves. Brit. Vet. J. 136, 210 (1980).

Coles, J. D. W. A.: A Rickettsia-like Organism in the Conjunctiva of Sheep. Rep. et Res. Union South Africa 17, 175 (1931).

Cooper, B. S.: Contagious conjunctivo-keratitis (c. C. K.) of sheep in New Zealand. New Zealand vet. J. 15, 79 (1967).

Cooper, B. S.: Transmission of a Chlamydia-like agent isolated from contagious conjunctivo-keratitis of sheep. New Zealand vet. J. 22, 181 (1974).

Cordy, D. R., Adler, H. E., and Yamamoto, R.: Pathogenic Pleuropneumonia-like Organism from Goats. Cornell Vet. 45, 50 (1955).

Divljanović, D. K.: Osvort na odnos stepena invazije Thelazia rhodesii u govede prema patlosko anatomskim promenama u oku. Vet. Glasnik 12, 1017 (1958).

Dušbabek, F., Soukupová, A., Gregor, F., and Krejči, J.: The role of Hydrotaea armipes Fall (Diptera, Muscidae) in the transmission of infectious bovine keratoconjunctivitis. Folia parasit. 29, 79 (1982).

Eckert, J., Stöber, M., und Schmidt, H.: Beobachtungen über das Vorkommen von Augenwürmern (Thelazien) beim Rind in Nordwestdeutschland. Nord. Vet. Med. 16, Suppl. 1, 506 (1964).

Fox, J. G., and Gutnick, M. J.: Horner's syndrome and brachial paralysis due to lymphosarcoma in a cat. J. Amer. Vet. Med. Assoc. 160, 977 (1972).

Fox, J. G., and Galus, C. B.: Salmonella-associated conjunctivitis in a cat. J. Amer. Med. Vet. Assoc. 171, 845 (1977).

Gelatt, K. N.: Eversion of the nictitating membranes. Vet. Med. Small Anim. Clin. 65, 674 (1970).

Geden, Ch. J., Stoffolano, J. G.: Geographic range and temporal patterns of parasitization of Musca autumnalis (Diptera: Muscidae) by Thelazia sp. (Netatoda: Spirurate) in Massachusetts, with observations on Musca domestica (Diptera: Muscidae) as an unsuitable intermediate host. J. med. Entomol. 18, 449 (1981).

Gerhardt, R. R., Allen, J. W., Greene, W. H., and Smith, P. C.: The role od face flies in an episode of infectious bovine keratoconjunctivitis. J. Amer. Vet. Med. Assoc. 180, 156 (1982).

Glass, H. W., Jr., Gerhardt, R. R., and Greene, W. H.: Survival of Moraxella bovis in the alimentary tract of the face fly. t. econ. Entomal. 75, 545 (1982).

Hiepe, Th, Világiová, E., und Uschmann, J.: Über das Vorkommen von Thelazien — Erreger einer enzootischen Augenkrankheit beim Rind in der DDR. Mh. Vet. — Med. 23, 25 (1968).

Hirst, L. W., Jabs, D. A., and Stoskopf, M.: Benign epibulbar melanocytoma in a horse. J. Amer. Vet. Med. Assoc. 183, 333 (1983).

Hopkins, J. B., Stephenson, E. H. Storz, J., and Pierson, R. E.: Conjunctivitis associated with chlamydial polyarthritis in lambs. J. Amer. Vet. Mes. Assoc. 163, 1157 (1973).

Hughes, D. E., Kohlmeier, R. H., Pugh, Jr., G. W., and Booth, G. D.: Comparison of a vaccination and treatment in controlling naturally occuring infectious bovine keratoconjunctivitis. Amer. J. Vet. Res. 40, 241 (1979).

Kelly, J. I., Jones, G. E., and Hunter, A. C.: Isolierung von Mycoplasma bovoculi und Acholeplasma oculi bei Ausbrüchen der infektiösen bovinen Keratokonjunktivitis. Vet. Rec. 20, 82 (1983).

Khamis, M. Y., and Ghonim, N.: Conjunctival microflora of normal and diseased eye in buffaloes and cattle. Egypt. Vet. Med. J. 17, 137 (1970).

Kuhns, E. L.: Correction of eversion of the membrana nictitans in the dog. Vet. Med. Small Anim. Clin. 72, 411 (1977).

Ladouceur, Cynthia A., and Kazacos, K. R.: Thelazia lacrymalis in horses in Indiana. J. Amer. Vet. Med. Assoc. 178, 301 (1981).

Lahunta, De, A.: Small animal neuro-ophthalmology. Vet. Clin. North Am. 3, 491 (1973).

Latriner, Claire Anne, Wyman, M., Szymanski, C., and Wirling, Kathryn: Membrana nictitans gland cyst in a dog. J. Amer. Vet. Med. Assoc. 183, 1003 (1983).

Lavach, J. D., and Severin, G. A.: Neoplasia of Equine Eye, Adnexa, and Orbit. J. Amer. Vet. Med. Assoc. 170, 202 (1977).

Lavach, J. D., Thrall, Mary Anna, Benjamin, M. M., and Severin, G. A.: Cytology of normal and inflamed conjunctivas in dogs and cats. J. Amer. Vet. Med. Assoc. 170, 722 (1977).

Martin, C. L.: Feline ophthalmologic diseases. Mod. Vet. Pract. 62, 929 (1981).

Rebhuhn, W. C., Mirro, E. J., Georgi, M. E., and Kern, T. J.: Habronemic blepharoconjunctivitis in horses. J. Amer. Vet. Med. Assoc. 179, 469 (1981).

Schmidt, G. M.: Mycotic keratoconjunctivitis. Vet. Med. Small Anim. Clin 69, 1177 (1974).

Stades, F. C.: Eine Modifikation der chirurgischen Behandlung der Eversion und Inversion der Membrana nicticans beim Hund. T. Diergeneeskd. 101, 1079 (1976).

Stephenson, E. H., Storz, J., and Hopkin, J. B.: Properties and frequency of isolation of chlamydiae from eyes of lambs with conjunctivitis and polyarthritis. Amer. J. Vet. Res. 35, 177 (1974).

Surman, P. G.: Mycoplasma aetiology of keratoconjunctivitis („pinkt-eye") in domestic ruminants. Aust. J. Exper. Biol. med. Sci. 51, 589 (1973).

Urban, Marie, Wyman, M., Rheins, M., and Marraro, R. V.: Conjunctival flora of clinically normal dogs. J. Amer. Vet. Med. Assoc. 161, 201 (1972).

Webber, J. J., and Selby, L. A.: Risk factos relatec to the prevalence of infectious bovine keratoconjunctivitis. J. Amer. Med. Assoc. 179 823 (1981).

5. Krankheiten des Tränenapparates

Die Tränenorgane bestehen aus den tränenerzeugenden und tränenableitenden Teilen (Abb. 82). **Tränenerzeugend** ist die latero-dorsal vom Augapfel gelegene Glandula lacrimalis, deren Ausführgänge nahe der oberen Bindehautumschlagstelle in den Konjunktivalsack münden. Ferner sind an der Tränenerzeugung die in der Membrana nictitans gelegene Glandula superficialis membranae nictitantis (bei allen Haussäugetieren vorhanden) und die darunter liegende Glandula profunda membranae nictitantis (beim Schwein, Kaninchen, weniger ausgeprägt beim Rind) beteiligt. Die Tränendrüse wird von Nervenfasern der Äste des N. trigeminus und des N. sympathicus versorgt. Ihre Blutversorgung erfolgt sehr großzügig durch die A. lacrimalis, einem Ast der A. ophthalmica externa. Beim Hund werden von der Gl. lacrimalis zirka $2/3$ und von der Nickhautdrüse $1/3$ der Tränenflüssigkeit produziert. Die Gl. lacrimalis ist in der Lage, den Ausfall der Nickhautdrüse annähernd zu kompensieren, dagegen kann der Ausfall der Tränendrüse nicht durch die Nickhautdrüse ausgeglichen werden. Das Sekret der Drüsen ist wasserklar, reagiert alkalisch. Es enthält neben 1% Kochsalz Spuren anderer Salze, etwas Eiweiß und das proteolytische Enzym Lysozym (außer bei der Katze), dem für die Aufrechterhaltung der physiologischen Abwehrvorgänge am Auge Bedeutung beigemessen wird. Ihm sind die Sekrete der in der Bindehaut verstreut liegenden Becherzellen und der zu kleinen Paketen angeordneten akzessorischen Tränendrüsen untermischt. Beim Hund gelangt ferner das Sekret der Gl. zygomatica in diese Tränenflüssigkeit. Unter Einbeziehung der Sekrete der Lidranddrüsen entsteht so eine Öl-in-Wasser-Emulsion, die die Hornhautoberfläche benetzt. Dieser **präkorneale Tränenfilm** ist für die Hornhaut essentiell. Er setzt sich aus drei Schichten zusammen. Die *innere*, dem Epithel aufliegende stammt vom Sekret der Becherzellen und dem der tiefen Nickhautdrüse (Rind, Schwein, Kaninchen). Neben ihrer speziellen nutritiven Funktion hat sie die Aufgabe der Herstellung und Erhaltung des kontinuierlichen Flüssigkeitsfilms durch Herabsetzen der Oberflächenspannung der Tränenflüssigkeit. Der Sekretfilm erneuert sich ständig durch ein langsames „Wandern" von temporal nach nasal. Der morgens im nasalen Canthus liegende „Schlaf" ist das Sekret der Becherzellen, für das Ergebnis mikrobiologischer Untersuchungen ist es besonders aufschlußreich. Die *mittlere*, dickste Schicht wird aus dem Sekret der Tränendrüsen, einschließlich dem der abzessorischen, gebildet. Ihr obliegt die Transportfunktion der für den Hornhautstoffwechsel notwendigen Nährstoffe und des Sauerstoffs. Die *äußere* Lipidschicht hat vorwiegend die Stabilität des Tränenfilms gegenüber thermischen und mechanischen Einflüssen zu gewährleisten. Sie entstammt dem Sekret der Meibomschen- und der übrigen Lidranddrüsen (Zeis- und Mollsche Drüsen).

Die Tränenproduktion erfolgt durch kontinuierliche Funktion der Drüsen, sie wird reflektorisch angeregt durch äußere Einwirkungen (Licht, Staub, Fremdkörper, chronische Irritationen von Binde- oder Hornhaut, Entzündungen, Schmerzzustände am Auge), sie wird durch verschiedene Pharmaka

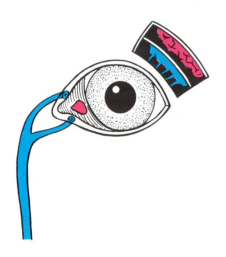

Abb. 82. Schematische Darstellung des Tränenapparates (rot: tränenproduzierender Teil, blau: tränenableitender Teil).

wie Pilocarpinhydrochlorid ausgelöst, sie sistiert während des Schlafes. Die **tränenableitenden Wege** bestehen, abgesehen von tierartlichen Unterschieden, aus
- den Tränenpünktchen (Puncta lacrimalia);
- den Tränenröhrchen (Ductuli lacrimalia);
- dem sich anschließenden und in der Fossula lacrimalis des Tränenbeins gelegenen Tränensack (Saccus lacrimalis);
- dem Tränennasenkanal (Ductus nasolacrimalis), über den die Tränenflüssigkeit in die Nasenhöhle gelangt.

Die Tränenflüssigkeit wird mit jedem Lidschlag über die Hornhaut verteilt, sammelt sich im nasalen Augenwinkel in einer unter der Tränenkarunkel gelegenen Vertiefung als Tränensee und gelangt über die tränenableitenden Wege in die Nasenöffnung. Für die Weiterleitung der Tränenflüssigkeit spielen Lidschlag, Augapfelbewegung, Kapillarwirkung der Tränenröhrchen und Kontraktionswirkung des M. orbicularis palpebrarum und seine Abspaltung (M. lacrimalis bzw. M. ciliaris Riolani) eine Rolle.

5.1. Untersuchung

Sie befaßt sich zunächst mit der Feststellung der Funktionsfähigkeit der tränenproduzierenden Anteile. Hierfür eignet sich der **Schirmer-Tränentest**. Durch ihn wird eine quantitative Ermittlung der Tränenproduktion ermöglicht. Er sagt nichts aus über die Qualität und die Kontinuität des präkornealen Tränenfilms. Somit hat er lediglich orientierenden Charakter. In Abhängigkeit von der individuellen Technik des Untersuchers, der für den Test verwendeten Materialqualität, der vegetativen Ausgangssituation des Tieres ergeben sich Einflußgrößen, die die Angaben über absolute und allgemein geltende Meßwerte erschweren. Man verwendet einen für diesen Zweck genormten Fließpapierstreifen (Hund und Katze 5 mm breit, 50 mm lang, Pferd 7,5 mm breit, 80 mm lang), der an einem Ende mit der Pinzette umgeschlagen und geknifft wird. Dieser Teil wird an den Bindehautfornix des Unterlides am Übergang vom mittleren zum lateralen Drittel der Lidspalte eingehängt. Bei geschlossener Lidspalte wird nunmehr über 3 min die durch Tränenflüssigkeit erzeugte Befeuchtung des Streifens abgewartet und dann die benetzte Strecke ausgemessen (Abb. 83). Wird die Probe an der nichtanästhesierten Schleimhaut durchgeführt *(Schirmer I)*, so sind die ermittelten Werte indikativ für die Reflexsekretion, wird er an der anästhesierten Schleimhaut ausgeführt *(Schirmer II)*, ist er aussa-

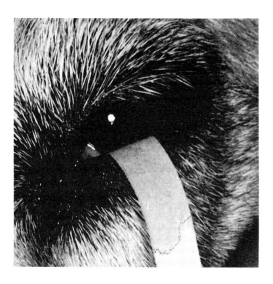

Abb. 83. Tränentest. In den Bindehautsack eingelegter und befeuchteter Fließpapierstreifen.

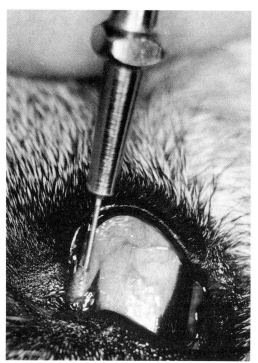

Abb. 84. Spülung der tränenableitenden Wege beim Hund vom oberen Tränenpünktchen aus.

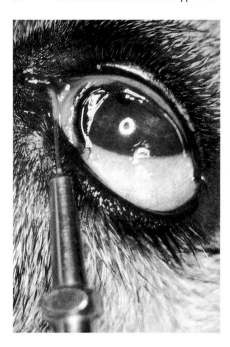

Abb. 85. Spülung der tränenableitenden Wege beim Hund vom unteren Tränenpünktchen aus.

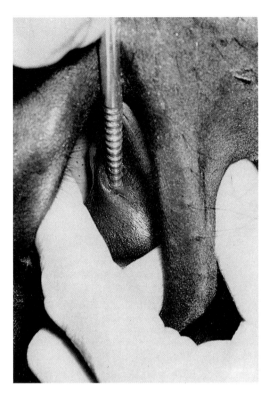

Abb. 86. Einführen der Tränennasengangkanüle nach NEUMANN-KLEINPAUL in den Tränennasenkanal des Pferdes.

gekräftig für die Basalsekretion der akzessorischen Tränendrüse. Die Durchschnittswerte betragen für die ungestörte Tränenproduktion beim Hund bis 19—20 mm, mit einer unteren Normgrenze von 9 mm, bei der Katze 18 mm — untere Normgrenze 8 mm. Für das Pferd werden bis 12,70 mm/min (Schirmer I) bzw. 9,9 mm/min (Schirmer II) als Norm angegeben.

Hinsichtlich der tränenableitenden Anteile inspiziert man zunächst die Tränenpünktchen. Sie stellen jeweils am Ober- und Unterlid eine ovale (Pferd, Hund) oder runde (Katze) Öffnung dar, die beim Pferd und bei großen Hunden ungefähr 8 mm, bei kleinen Hunden und Katzen 3—4 mm vom nasalen Canthus entfernt an der Innenseite der Lidränder liegen. Beim Rind sind mehrere Pünktchen vorhanden. Die *Prüfung der Pumpfunktion* der tränenableitenden Wege erfolgt mit Fluoresceinlösung. Der konjunktival applizierte Farbstoff muß bei intakter Funktion binnen weniger Minuten in der Nasenöffnung der betreffenden Seite erscheinen (beachte anatomische Besonderheiten beim Rind und beim Hund!). Liegt eine Stenose vor, fällt die Farbstoffprobe negativ aus; ist der Farbstoffluß sehr verzögert, muß eine funktionelle Störung im Bereich der Tränenwege vermutet werden.

Die *Prüfung der Durchgängigkeit* erfolgt mittels Spülung. Sie kann von oben oder von unten her ausgeführt werden. Beim Pferd, Hund und bei der Katze führt man unter Oberflächenanästhesie von einem der Tränenpünktchen aus eine stumpfe gebogene oder gerade Spezialkanüle in der in den Abb. 84 und 85 angedeuteten Richtung ein. Das Tränenpünktchen des korrespondierenden Lides wird während des Spülvorganges durch Fingerdruck verschlossen. Für Spülungen von unten (Ausführungspapille des Tränennasenganges) verwendet man beim Pferd mit gutem Erfolg die Tränennasengangkanüle nach NEUMANN-KLEINPAUL, beim Rind geknöpfte Kanülen oder weitlumige Rüdenharnkatheter, beim Hund stumpfe gerade Kanülen oder Ureterenkatheder. Die Ausführungsöffnung beim Pferd liegt am unteren inneren Abschnitt des Nasenvorhofes am Übergang von pigmentierter zu nichtpigmentierter Schleimhaut (Abb. 86), beim Rind am seitlichen Nasenflügel nahe der Nasenöffnung (Abb. 87) und beim Hund in der Mitte der Bodenfalte des Nasenvorhofes. Ist der Kanal durch-

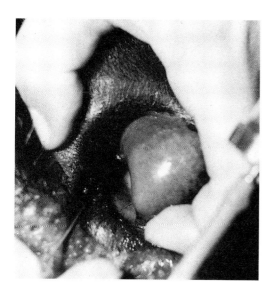

Abb. 87. Einführen einer Knopfkanüle in die Ausführungsöffnung des Tränennasenkanals des Rindes.

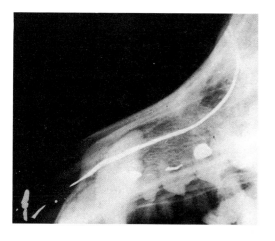

Abb. 88. Kontrastdarstellung der tränenableitenden Wege beim Hund (Foto: KRÄMER, Berlin).

gängig, so ergießt sich die Flüssigkeit in kleinem Strahl aus den Tränenpünktchen des Auges der betreffenden Seite. Zu beachten ist, daß bei etwa der Hälfte aller Hunde, vor allem bei brachyzephalen Rassen, und bei Rindern der Tränennasengang in seinem Verlauf bereits Öffnungen, mitunter sogar Unterbrechungen, aufweist, so daß die Tränenflüssigkeit in den ventralen Nasengang und damit in den Pharynx abfließt. Die Fluoresceinlösung ist dann bei Beleuchtung der Mundhöhle mit UV-Licht zu erkennen. Wird bei diesen Tieren an Stelle der Farbstofflösung eine bitter schmeckende Flüssigkeit geträufelt, reagieren Kleintiere (Hunde und Katzen) kurze Zeit darauf mit Kaubewegungen und Speichelfluß. Zur Beurteilung der Lage von Stenosen eignet sich die Röntgenkontrastdarstellung der Tränenwege (Abb. 88).

5.2. Krankheiten der Tränendrüsen

5.2.1. Tränendrüsenentzündung

Die Tränendrüsenentzündung (Dakryoadenitis) kann die eigentliche Tränendrüse (Gl. lacrimalis) allein oder auch die Nickhautdrüse (Gl. superficialis membranae nictitantis) betreffen. Inwieweit eine selbständige Erkrankung, etwa durch eine tränendrüsenspezifische Affinität eines Erregers, vorliegt oder ob es sich um fortgeleitete Entzündungsprozesse aus der Konjunktiva handelt, die die akzessorischen Tränendrüsen und die Becherzellen miterfassen, wird intra vitam schwerlich zu klären sein. Die entzündliche Veränderung des Düsenparenchyms oder der sekretführenden Gänge ist klinisch kaum erfaßbar. Möglicherweise ist mit einer entzündlichen Schwellung des periglandulären Bereiches am oberen Augenlid zu rechnen. Im übrigen sollte man bei jeder Konjunktivitis an eine Einbeziehung der tränenproduzierenden Gewebe in die Entzündung denken. Da entzündliche Veränderungen immer die Gefahr einer anschließenden Atrophie des Drüsengewebes in sich bergen, muß die *Behandlung* schnell einsetzen. Örtliche Hyperämisierung durch Kompressen, Infrarotbestrahlung und eine intensive antibiotische Lokaltherapie sind zunächst angezeigt. Sehr bald sollte man sich entscheiden, die Entzündung zusätzlich durch die lokale Anwendung von Kortikosteroiden zu bekämpfen.

5.2.2. Atrophie der Tränendrüse

Die Atrophie der Glandula lacrimalis mit Funktionsverlust kann sich aus einer Entzündung oder aus einer toxischen Schädigung des Drüsenparenchyms direkt oder der die Drüse versorgenden Äste des N. trigeminus nach systemischen Intoxikationen oder Infektionen (fortgeleitete bakterielle Prozesse der Bindehaut, systemische Virusinfektionen, z. B. FCC, FIP) entwickeln. Ferner wird sie als Symptom

5. Krankheiten des Tränenapparates

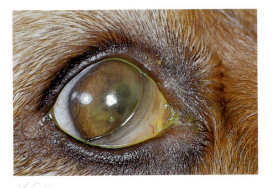

Abb. 89. Verminderte Tränenproduktion: brüchiger präkornealer Tränenfilm (Fluoreszenzanfärbung, verminderter Glanz der Hornhautoberfläche).

von Mangelzuständen, insbesondere eines Mangels an Vitamin A, als Folge traumatischer Einwirkungen, als Senilitätserscheinung oder nach Langzeitbehandlung sulfonamidhaltiger Arzneimittel beschrieben. Da die gleichen Ursachen nicht nur an der Tränendrüse selbst, sondern auch in der Nickhautdrüse wirksam werden, äußert sich der Zustand klinisch vor allem durch Herabsetzung bzw. Aufhebung der Tränensekretion. Der ausbleibende Tränenfluß führt zu Austrocknungs- und Reiberscheinungen an der Hornhaut und Konjunktiva und zu entzündlichen Veränderungen. Es entsteht eine Keratoconjunctivitis sicca (Abb. 89), die durch Sekundärinfektion kompliziert werden kann (Keratoconjunctivitis purulenta). Die *Diagnose* wird mit Hilfe des Schirmer-Tränentestes gestellt. Liegen Werte von weniger als 9 mm/min bei Pferd und Hund und 6 min/min bei der Katze vor, muß mit einem für das Auge bedrohlichen Zustand gerechnet werden.

Das Hauptziel der *Behandlung* ist auf die Wiederherstellung der Tränensekretion bzw. die Regeneration potentiell funktionsfähiger Drüsenteile zu richten. Bei Verdacht bakteriell bedingter Entzündung der Tränendrüse hat die systemische und örtliche (konjunktivale) antibiotische Behandlung zu erfolgen. Die Regeneration des Drüsengewebes ist durch örtliche, hyperämisierende Maßnahmen zu unterstützen (Rotlichtbestrahlung, Auflegen von warmen Kompressen) und die Funktion der Drüsenepithelien durch systemische Vitamin-A-Zufuhr zu stärken. Der parenterale Verabfolgung von B-Vitaminen kann die Funktionsfähigkeit der Nerven günstig beeinflussen. Die spezielle Stimulation potentiell sekretionsfähiger Drüsenanteile läßt sich mit der oralen Verabreichung von Pilocarpin versuchen (3mal täglich 0,25 mg/kg KM oder 1 Tropfen der 2%igen Pilocarpinhydrochloridlösung; cave bei Herzinsuffizienz!). Zeitlich parallel laufend mit dieser möglichen Kausaltherapie sind symptomatische Maßnahmen einzuleiten, die eine geschmeidige Bindehautoberfläche bewirken sollen. Hierzu und zur gleichzeitigen Niederhaltung von Sekundärinfektionen eignen sich vornehmlich antibiotikumhaltige Öle oder Salben. Ferner werden Methylcellulose in 0,5%iger Konzentration oder Polyvinylpyrrolidon als artifizielle Tränenflüssigkeit empfohlen. Bringen die genannten Therapieformen nicht den gewünschten Erfolg, liegen bereits chronische Veränderungen an Binde- und Hornhaut vor und will man sich dem Zwang der regelmäßigen Instillation artifizieller Tränenlösungen entziehen, so kann über die Transposition des Ductus parotideus Speichelflüssigkeit als physiologischer Tränenersatz an das Auge geleitet werden (Abb. 144).

5.2.3. Hyperplasie der Nickhautdrüse

Die Hyperplasie der Nickhautdrüse (Gl. membranae nictitantis) fällt durch eine kräftig rot gefärbte Gewebebildung im nasalen Augenwinkel auf. In diesem Fall hat das den Blinzknorpel umgebende Drüsengewebe ein Vielfaches seiner Ausdehnung erreicht. Mit zunehmender Größe hebt es die Nickhaut von der Hornhaut ab und wulstet sich über den Nickhautrand als hellrotes, glänzendes, etwa kirschgroßes, nicht schmerzhaftes Gebilde vor

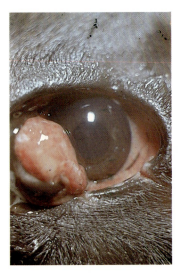

Abb. 90. Hyperplasie der Nickhautdrüse.

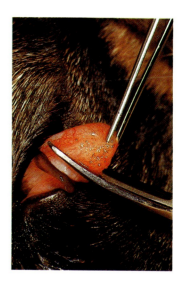

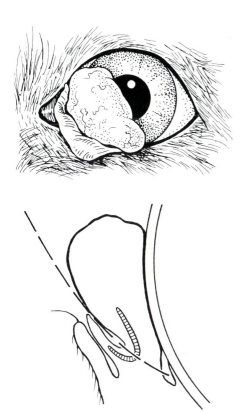

Abb. 91. Topografische Situation bei Hyperplasie der Nickhautdrüse und ihrer chirurgischen Korrektur (gestrichelte Linie).

Abb. 92. Exstirpation der hypertrophierten Nickhautdrüse.

(Abb. 90). Mitunter ist Epiphora oder bei sekundärer Superinfektion ein schleimig-eitriges Exsudat zu beobachten. Der Zustand, dessen Ursache auf angeborene Gewebeschwäche der Periorbita zurückgeführt wird, kommt häufiger bei Hunden der Rassen Französische Bulldogge, Deutsche Dogge, Rottweiler, Cocker-Spaniel, Malteser, Boston-Terrier, Beagle und vereinzelt auch anderer Rassen vor. Da das vorgefallene Gewebe nicht nur kosmetisch entstellend ist, sondern zudem einen Fremdkörperreiz erzeugt, muß die Drüse entfernt werden. Dies ist insofern ohne nachteilige Folgen, als die ausgefallene Sekretion an Tränenflüssigkeit kompensatorisch von der Gl. lacrimalis übernommen wird.

Die *Operation* läßt sich am sedierten Tier unter Oberflächenanästhesie ausführen. Man sollte möglichst die darüberliegende, für notwendige Abwehrvorgänge mit Lymphgewebe ausgestattete Konjunktiva erhalten, indem sie in vertikaler Schnittführung mit dem Skalpell etwa in der Mitte der Nickhaut durchtrennt wird, dann mittels kleiner gebogener Schere von der Unterlage abpräpariert und nach beiden Seiten abgehoben wird. Nun kann die Drüse vom Basisbereich der Nickhaut abgesetzt werden, es geht ein Teil des Blinzknorpels mit verloren (Abb. 91, 92), was erfahrungsgemäß die Stabilität der Nickhaut nicht nachteilig beeinflußt. Kurzzeitige Kompression des zunächst heftig blutenden Gefäßes der exstirpierten Drüse reicht aus für die Blutstillung. Antibiotische Nachbehandlung über vier Tage.

5.3. Krankheiten der tränenableitenden Wege

Unter ihnen sind die **kongenitalen Defekte** von klinischer Relevanz.

5.3.1. Atresien

Atresien betreffen vorrangig die Tränenpünktchen, gelegentlich die Tränenröhrchen des Tränennasenganges oder auch seiner Ausführungspapille. Im Falle des angeborenen Fehlens *des unteren Tränenpünktchens* ist im nasalen Augenwinkel ein auffallender Tränensee vorhanden, der sich entlang des unteren Lidrandes als Flüssigkeitsspiegel fortsetzt. Infolge des Verschlusses läuft die Tränenflüssigkeit im nasalen Canthus über (Epiphora) und bildet Se-

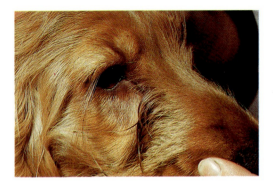

Abb. 93. Sekretrinne bei Epiphora.

kretrinnen, die im Laufe der Zeit bei weißbehaarten Tieren rotbraune Verfärbung von Haaren und Haut (Abb. 93), Haarausfall oder Ekzembildung in diesem Bereich hervorrufen. Für die Atresie eines oder auch beider Tränenpünktchen besteht eine Disposition bei Hunden der Rassen Bedlington-, Sealyham-Terrier und Pudel, bei Katzen der Rassen Siamese und Burmese. Die kosmetisch nachteiligen und möglicherweise entzündlichen Folgen der unaufhörlichen Epiphora lassen sich durch Einfetten der Haut und Haare in diesem Bereich mildern. Die kausale Therapie erstreckt sich auf die Exzision des den Tränenpunkt verlegenden Schleimhautstückchens. Dies gelingt gut, wenn vom anderen Tränenpünktchen — oder wenn dies auch nicht vorhanden, vom Tränennasengang her — durch Flüssigkeitsdruck die Schleimhaut über dem Lumen des Tränenröhrchens ballonziert werden kann (Abb. 94). Wiederholte Spülungen mit milden adstringierenden Lösungen und/oder der täglich mindestens einmalige Gebrauch eines Dilatators (Ureterenkatheter) verhindern das Verkleben und Verwachsen der artifiziellen Pünktchen. Die Öffnung kann ferner durch Einlegen eines weichen Silikonröhrchens, das über eine gebogene Tränengangsonde geschoben wird, erhalten werden. Das Röhrchen wird nach etwa 12 Tagen entfernt. Diese Methode eignet sich auch für die Erweiterung zu enger Tränenpünktchen. Dennoch ist der Erfolg dieser Handlungen nicht immer befriedigend. Vermutlich liegt dann gleichzeitig eine Agenesie der um das Tränenpünktchen angeordneten Muskelfasern vor, oder sie werden durch den Eingriff geschädigt. In beiden Fällen fehlt die Kontraktions- oder Pumpwirkung, und die Tränenflüssigkeit läuft weiterhin über den Lidrand. Mitunter kann das Tränenpünktchen zwar vorhanden, aber fehlangelegt oder durch Lidstellungsanomalien (Entropium, Ektropium) verlagert sein. Schließlich ist eine Verstopfung durch Schleim oder Entzündungsprodukte möglich. Im letzteren Fall sind Spülungen vom Tränennasengang oder vom korrespondierenden Tränenpünktchen her erfolgreich. Die genannten sonstigen Defekte machen rekonstruktive *chirurgische Maßnahmen* notwendig.

Beim Pferd wird eine **Atresie der Ausführungspapille des Tränennasenganges** (Atresia ostii inferioris canalis nasolacrimalis) durch Tränenstau und -rückfluß, durch Tränenträufeln (Epiphora) und durch Vorwölbung der Schleimhaut der Nasenöffnung bemerkbar. Bei stärkerer Sekretstauung bilden sich eine wurstförmige Anschwellung und Vorwölbung der Haut im Bereich des Nasenbeins der betreffenden Seite. In diesem Fall ist *therapeutisch* ein artifizieller Ausgang an der tiefsten Stelle der Schleimhautvorwölbung zu schaffen, die mit Hilfe einer über den unteren Tränenpunkt eingelegten elastischen Hohlsonde (Venüle) ermittelt wird. die Inzisionsöffnung wird mit feinem, nicht resorbierbarem Material zirkulär vernäht. Die an der Nüster mit einigen Situationsheften befestigte Venüle bleibt

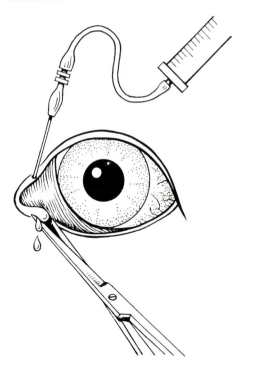

Abb. 94. Ballonieren der Schleimhaut bei Atresie des unteren Tränenpünktchens und Erzeugen einer artifiziellen Öffnung des vorhandenen unteren Ductulus nasolacrimalis.

bis zum Verheilen der Wundränder liegen. Postoperative konjunktivale Kortikosteroidtherapie. Fortan fließt die Tränenflüssigkeit durch diese Öffnung in das Cavum nasi ab.

Eine *Konjunktivorhinostomie* wird bei einer Atresie des Tränennasengangs empfohlen. Prinzip des Eingriffs ist die Herstellung eines Tunnels, der vom ventromedialen Augenwinkel seinen Ausgang nimmt und bis in das Cavum nasi führt. Das Bindehautgewebe wird im Bereich der Tränenkarunkel bis auf das Periost in einem Areal von 2,3 mm Durchmesser entfernt. Mit Hilfe eines Bohrers wird sodann der Kanal vorgebohrt, mit Steinmann-Nägeln unterschiedlicher Dicke erweitert bis zu der lichten Weite, die in der Lage ist, den aus möglichst geschmeidigem Material bestehenden Tubus aufzunehmen. Dieser wird zunächst im Augenwinkelbereich mit einigen Nähten fixiert, während das andere Ende frei in dem Nasenraum endet. Um einen ungehinderten Abfluß der Tränenflüssigkeit über den Tubus in die Nasenhöhle zu gewährleisten, muß er besonders in der ersten Zeit mehrmals durchspült werden; sein korrekter Satz ist zu kontrollieren.

5.4.2. Stenosen des Tränennasenganges

Stenosen des Tränennasenganges sind eine der häufigsten Erkrankungen des Tränenapparates der Haustiere. Sie treten partiell oder total, komplett oder inkomplett, permanent oder temporär auf. Neben der angeborenen Form, die auf Fehlentwicklung oder ungenügende Differenzierung des Gewebes zurückzuführen ist, unterscheidet man bei den erworbenen Formen nach der Ursache *Obturationsstenosen* (Verstopfung des Lumens durch Entzündungsprozesse, Fremdkörper, Parasiten; seltener durch Entzündungen der Schleimhautwandung oder durch Neubildung) und *Kompressionsstenosen*, die durch Einengung des Lumens von außen her bei Frakturen des Nasenbeins, entzündlichen Vorgängen (Periostitis, Rhinitis, Sinusitis), ferner bei Neubildungen, entstehen. Die Intensität der klinischen Anzeichen richtet sich nach dem Grad und der Dauer des Verschlusses. Charakteristisches Symptom ist das Tränenträufeln, bei längerem Anhalten mit allen Folgeerscheinungen wie Sekretrinne, Haarausfall usw. und beim Kleintier die Trokkenheit der betreffenden Nasenöffnung. Im weiteren Verlauf kommt es bei längerem Bestehen der Stenose zu entzündlichen Zuständen des Tränensackes, der Konjunktiven, mitunter auch der Hornhaut. Die Durchgängigkeit läßt sich durch Spülungen oder beim Kleintier durch Träufeln von Farbstofflösungen prüfen. Die *Behandlung* muß zunächst auf die Wiederherstellung der Durchgängigkeit des Tränennasenkanals ausgerichtet werden. Bei Vorliegen von Obturationen eignen sich am besten körperwarme desinfizierende, adstringierende oder bei bakterieller Infektion antibiotikumhaltige wäßrige Flüssigkeiten, mit denen mehrmals täglich und über mehrere Tage der Tränennasengang sowohl von den Tränenpünktchen als auch der Ausführungsöffnung des Tränennasenganges her mit dafür geeigneten Kanülen oder elastischem Katheter unter angemessener Druckentfaltung zu spülen ist. Die Behandlung von Kompressionsstenosen gestaltet sich in der Regel schwieriger. Ein Rekanalisationsversuch mit elastischen Sonden muß wegen der Gefahr fistelbildender Läsionen des Schleimhautrohres vorsichtig gestaltet werden. In Abhängigkeit vom Grundleiden ist bei nicht geglückter Rekanalistion die Konjunktivorhinostomie in Erwägung zu ziehen.

5.3.3. Tränensackerweiterung

Eine Tränensackerweiterung (Ectasia sacci lacrimalis) entsteht hauptsächlich mechanisch im Gefolge einer Stenose nasenwärts gerichteter Anteile des Tränennasenganges oder einer Atresie seiner Ausführungsöffnung. Mitunter entwickelt sich durch Bakterienansiedlung begünstigt, daraus eine schleichende Entzündung des Tränensackes (**Dakryozystitis**). Der ektatische Tränensack ist zunächst durch eine nicht schmerzhafte Vorwölbung der Haut im Bereich nasal und etwas unterhalb des medialen Augenwinkels zu ertasten. Bei Druckausübung auf diese Vorwölbung entleert sich aus den Tränenpünktchen wäßriges Sekret. Entzündliche Prozesse sind schmerzhaft, und das Sekret ist in Konsistenz und Farbe verändert. Bei Anwesenheit und Vermehrung von Eitererregern kann eine Peridakryozystitis oder eine **Dakryophlegmone** entstehen, die im weiteren Verlauf Tendenz zur Abszedierung (Empyem des Tränensackes) zeigt. In diesem Fall ist die Haut der betreffenden Gegend stark geschwollen, vermehrt warm und schmerzhaft. Bricht das Empyem nach außen auf, entsteht eine Tränensackfistel (Fistula sacci lacrimalis).

Im Vordergrund der *Behandlung* steht die Schaffung eines Abflusses der gestauten Tränenflüssigkeit. Sodann sind je nach Befund reinigende und desinfizierende Spülungen angebracht. Die Dakryophlegmone wird lokal durch Wärme und systemisch durch Antibiotika und Sulfonamide günstig beeinflußt. Tränensackfisteln müssen, nachdem die Stenose beseitigt worden ist, sorgfältig mit Schleimhautnaht verschlossen werden. Bei ostitischen, osteolytischen oder neoplastischen Prozessen als Ursache der Tränenwegverlegung ist eine Dakryozystektomie angezeigt. Epiphora ist eine notwendige Folge.

5.4. Pathologisches Tränenträufeln

Krankhaftes Tränenträufeln (Epiphora) ist keine Krankheit sui generis, sondern lediglich ein Symptom. Die Tränen gelangen entweder in Form eines Flüssigkeitsstromes aus dem nasalen Augenwinkel oder auch tropfenweise über den Rand des unteren Augenlides. Ursächlich kommen Hypersekretion der Tränendrüsen bzw. Störungen des Tränenabflusses durch Erkrankung der tränenableitenden Wege in Frage. Die ein- oder beidseitige Hypersekretion der Tränendrüsen erfolgt vorrangig auf dem Wege der reflektorischen Reizung. Hierfür kommen mechanische Insulte wie Fremdkörper, Stellungsanomalien der Lider oder der Zilien, entzündliche und schmerzhafte Zustände bei Konjunktivitis, Blepharitis, Keratitis, Iritis sowie chemische Einflüsse, z. B. Luftbeimengung, in Betracht. Die funktionelle Überbeanspruchung manifestiert sich dann nicht selten pathologisch-anatomisch durch eine Hypertrophie oder Hyperplasie der Tränendrüsen, insbesondere der Nickhautdrüse. Störungen des Tränenabflusses resultieren, außer aus den oben genannten Ursachen, bei übermäßiger Kongruenz von Lid und Bulbusoberfläche. In diesem Fall ist der Bindehautsack sehr schmal, die Ränder der Tränenpünktchen sind schlitzförmig verengt, so daß einerseits die Aufbewahrung, andererseits der Abfluß der Tränenflüssigkeit via naturalis nur unvollständig erfolgen kann. Diese Ursache dürfte bei sorgfältigem Ausschluß aller anderen Anomalien für die verbreitete Epiphora bei Kleinsthunden (Zwergpudel, Maltester, Chihuahua, Bologneser) maßgeblich sein. Ein ähnlicher Zustand ist auch bei vergrößertem Augapfel, im Fall eines Glaukoms, zu erwarten. Für die Therapie ist das Grundleiden ausschlaggebend. Die Entfernung der Nickhauttränendrüse hätte keinen Sinn, da die Lakrimaldrüse kompensatorisch stärker sezerniert. Zur Einschränkung der Tränensekretion werden mit äußerst fraglichem Endresultat als Alternativlösung bei den genannten Kleinsthundrassen die systemische Verabreichung von lakrimotoxischen Wirkstoffen, z. B. Tetracyclin oral 5–10 mg/kg KM/die oder Metronidazol 100 bis 200 mg/die/Tier über mehrere Wochen, empfohlen.

Literatur

AGUIRRE, G. D., RUBIN, L. F., and HARVEY, C. E.: Keratoconjunctivitis sicca in Dogs, J. Amer. Vet. Med. Ass. 168, 1566 (1971).

ARRIGO, R., e. SCOFFIDI, L.: Ricerche sulla gastriti chroniche e sperimentali. Lesioni gastriche da adrenalina e da philocarpina. Boll. Soc. Ital. Biol. Sper. 44, 989 (1968).

BAKER, G. J., and FORMSTON, C.: An Evaluation of Transplantation of the Parotid Duct in the Treatment of Keratorconjunctivitis sicca in the Dog. J. Small Anim. Pract. 9, 261 (1968).

BENNETT, J. E.: The Management of Total Xerophthalmia. Arch. Ophthalmol. 81, 667 (1969).

BRASS, W., HORZINEK, I., und RICHTER, H.: Weitere Erfahrungen mit der chirurgischen Behandlung der Keratokonjunktivitis sicca beim Hund. Kleint.-Prax. 15, 186 (1969)

BRYAN, G. M. and SLATTER, D. H.: Drug-induced keratoconjunctivitis sicca. Arch. Ophthalmol. 90, 310 (1973).

CARWARDINE, P. C.: Metronidazole in the treatment of tear staining in dogs. Vet. Rec. 98, 59 (1976).

COVITZ, D., HUNZIKER, J., and KOCH, J.: Conjunctivorhinostomy: a surgical method for the control of epiphora in the dog and cat. J. Amer. Vet. Med. Assoc. 171, 251 (1977).

EHLERS, N.: The Precorneal Film-Biomicroscopie, Histological and Chemical Investigation. Acta Ophthalmol. 81, 1 (1965)

FILIPEK, M. D., and RUBIN, L. F.: Effect of metronidazole on lacrimation in the dog.: A Negative Report. J. Am. Anim. Hosp. Assoc. 8, 339 (1977).

GELATT, K. N., PEIFFER, R., Jr., ERICKSON, J. L., and GUM, G. G.: Evaluation of tear formation in the dog, using a modification of the Schirmer tear test. J. Amer. Med. Assoc. 166, 368 (1975).

GALE, V. C.: Use of metronidazole in treating „tear staining" in the dog. Vet. Rec. 98, 14 (1976).

HAENDLER, E.: Weinen Rinder aus Angst? Prakt. Tierarzt 44, 7 (1963).

HARKER, D. B.: A modified Schirmer Tear Test Technique. Its uses in aiding the diagnosis of chronic Keratoconjunctivitis sicca (filamentary keratitis) in dogs. Vet. Rec. 86, 196 (1970).

HARVEY, C. E., and KOCH, S. H.: Surgical complications of parotid duct transposition. J. Am. Anim. Hosp. Assoc. 7, 122 (1971).

HEIDLER, L., WYMAN, M. BURT, J., and ROOT, C. G.: Nasolacrimal duct anomaly in calves. J. Amer. Vet. Med. Assoc. 167, 145 (1975).

HELPER, L. C.: The Effect of Lacrimal Gland Removal on the Conjunctiva and Cornea of the dog. J. Amer. Vet. Med. Assoc. 157, 72 (1970).

HOWARD, D. R.: Hypertrophy of the nictitans gland. Vet. Med. Small Anim. Clin. 64, 304 (1969).

HOWARD, D. R.: The surgical correction of epiphora. Vet. Med. Small Anim. Clin. 64, 683 (1969).

JOYCE, J. R., and BRATTON, G. R.: Keratoconjunctivitis sicca secundary to fracture of the mandible. Vet. Med. Small Anim. Clin. 68, 619 (1973).

KAMPEN, K. R. van, and JAMES L. F.: Ophthalmic lesions in loco weed poisoning of cattle, sheep and horses. Amer. J. Vet. Res. 32, 1293 (1971)

KERPSACK, R. W., and KERPSACK, W. R.: The orbital gland and tear-staining in the dog. Vet. Med. Small Anim. Clin. 61, 121 (1966).

KRÄMER, H. H.: Versuche zur röntgenologischen Darstellung der tränenableitenden Wege beim Hund. Kleint.-Prax. 12, 102 (1967).

KÜPPER, W.: Die Darstellung des Tränennasenganges bei der Katze. Kleint.-Prax. 18, 42 (1973).

LAVIGNETTE, A. M.: Keratoconjunctivitis sicca in a dog treated by transposition of the parotid salivary duct. J. Amer. Vet. Med. Assoc. 148, 778 (1966).

LONY, R. D.: The relief of epiphora by conjunctivorhinostomy. J. Small Anim. Pract. 16, 381 (1975)

MICHEL, G.: Beitrag zur Anatomie der Tränenorgane von Hund und Katze. Dtsch. tierärztl. Wschr. 62, 347 (1955).

MILOSEVIĆ, Z.: Die röntgenologische Darstellung des Tränenkanals bei den Haustieren. Vet. Arch. 31, 246 (1961).

MISHIMA, S.: Some Physiological Aspects of the Pre-corneal Tear Film. Arch. Ophthalmol. 73, 233 (1965).

MORGAN, Rhea V., and BACHRACH, A. Jr.: Keratoconjunctivitis sicca associated with sulfonamide therapy in dogs. J. Amer. Vet. Med. Assoc. 180, 432 (1982).

MURPHY, J. M., SEVERIN, G. A., and LAVACH, J. D.: Nasolacrimal characterization for treating chronic dacryocystitis. Vet. Med. Small Anim. Clin. 72, 883 (1977).

PLAYTER, R. F., and ADAMS, G.: Lacrimal cyst (dacryops) in 2 dogs. J. Amer. Vet. Med. Assoc. 171, 736 (1977).

RICHTER, H.: Erfolgsbeurteilung der chirurgischen Behandlung der Keratoconjunctivitis sicca beim Hund. Vet.-med. Diss., Hannover 1969.

ROBERTS, S. R., and ERICKSON, O. F.: Dog tear secretion and tear proteins. J. Small Anim. Pract. 3, 1 (1962).

RUBHAU, W. C., and EDWARDS, N. J.: Two cases of orbital adenocarcinoma of probable lacrimal gland origin. J. Am. Anim. Assoc. 13, 691 (1977).

RUBIN, L. F., LYNCH, R. K., and STOCKMAN, W. S.: Clinical Estimation of Lacrimal Function in Dogs. J. Amer. Vet. Med. Assoc. 147, 946 (1965).

RUBIN, L. F., and AGUIRRE, G.: Use of Pilocarpine for Keratoconjunctivitis Sicca in Dogs and Cats. J. Amer. Vet. Med. Assoc. 151, 313 (1967).

SADEWASSER, K.: Zur Anatomie der Tränenwege des Hundes, insbesondere des Tränennasenganges. Vet.-med. Diss., Berlin 1935.

SAMSON, Jane, and BARNETT, K. C.: Keratoconjunctivitis sicca in the dog: a review of two hundred cases. J. Small Anim. Pract. 26, 121 (1985).

SCHIRMER, O.: Studien zur Physiologie und Pathologie der Tränenabsonderung und Tränenabfuhr. Alb. v. Graefe Arch. Ophth. 56, 197 (1903).

SEVERIN, G. A.: Epiphora, In.: BOJRAB, M. H. (ed.): Current Technique in Small Animal Surgery. Lea Febiger Philadelphia, 1975.

SLATTER, D. H., and BLOGG, J. R.: Keratoconjunctivitis sicca in dogs associated with sulphonamide administration. Aust. Vet. J. 54, 444 (1978).

STADES, F. C., BEIJER, E. G. M., and HARTMAN, E. G.: Use of the lysozyme test in the diagnosis of kerato-conjunctivitis sicca in dogs and cats. T. Diergeneeskd. 101, 1141 (1976).

TODENHOFER, H.: Toxische Nebenwirkungen von Sulfadiazin (Debenal-Sulfatidin) bei Anwendung als Geriatrikum für Hunde. Dtsch. tierärztl. Wschr. 76, 14 (1969).

VEITH, L. A., CURE, T. H., and GELATT, K. N.: The Schirmer Tear Test in Cats. Mod. Vet. Pract. 51, 48 (1970).

WOUTERS, L., and DE MOOR, A.: Congenital and acquired affections of the lacrimel drainage system in the horse. Vlaams diergeneesk Tijdschr. 47, 122 (1978).

YAKELY, W. L., and ALEXANDER, J. E.: Dacryocystorhinography in the dog. J. Amer. Vet. Med. Assoc. 159, 1417 (1971).

6. Krankheiten des Augapfels und der Augenhöhle

Die **Augenhöhle** oder Orbita dient der Aufnahme des Augapfels und soll damit als wichtigstes Nachbarschaftsorgan des Auges in die nachfolgende Betrachtung einbezogen werden. Als ein schalen- bis becherförmiges Gebilde wird sie bei unseren Haustieren aus Anteilen des Os frontale, des Os zygomaticum, des Os sphenoides, des Os lacrimale, des Os palatinum und in ihrem dorsalateralen und ventrotemporalen Teil bei Hund und Katze aus einem derben Faszengewebe, der Periorbita, gebildet. Ihr freier Rand, der Anulus orbitalis, ist bei den Wiederkäuern und beim Pferd völlig knöchern, beim Schwein und Fleischfresser in seinem lateralen Anteil durch das sich zwischen dem Os frontale und dem Os zygomaticum erstreckende Ligamentum orbitale bindegewebig ausgestattet. Die Orbita nimmt in sich den Augapfel mit den äußeren Augenmuskeln und den M. levator palpebrae superior, den Sehnerv, die Tränendrüse, Gefäße und Nerven, ferner die beim Hund vorkommende Gl. zygomatica, auf. Alle sich in der Orbita befindenden Gewebe werden von Faszien umschlossen bzw. eingehüllt. Die am weitesten nach außen liegende stellt einen konischen, fibrösen Sack, die Periorbita dar (Abb. 95). Sie umschließt außer dem Augapfel das zwischen Muskeln und Bulbus liegende Fettgewebe (Corpus adiposum intraperiorbitale). Eine mittlere Faszie (Septum orbitale) strebt vom Foramen opticum ausgehend, die in ihrem Verlauf unter Septenbildung die Augenmuskeln einhüllt, teils bis an die Augenlider, teils bis zur Kornea-Skleralgrenze. Die dritte Faszie liegt am tiefsten. Als Tenonsche Kapsel oder Capsula bulbi umschließt sie den Bulbus und verläuft von der Hornhaut bis in die Scheide des N. opticus und geht mit dieser in die Dura mater über. Zwischen der Tenonschen Kapsel und dem Augapfel befindet sich ein Lymphraum, der mit dem des Sehnerven und damit auch mit dem Cavum subdurale in Verbindung steht.

Der **Augapfel** (Bulbus oculi) beherbergt einen vorverlagerten Gehirnteil (Netzhaut und Sehnerv) zum Zwecke der Aufnahme und Umwandlung von Lichtreizen. Sein vorderes Segment wird durch Hornhaut, vordere Augenkammer, Iris, Linse und Ziliarkörper, sein hinteres durch Sklera, Chorioidea, Glaskörper und Netzhaut dargestellt (Abb. 96). Er wird nach vorn zu (außerhalb des Anulus orbitalis) durch die Lider und Bindehaut bedeckt. Der Bulbus differiert tierartlich und rassespezifisch in seiner Größenausdehnung, die in Meßlinien oder -punkten definiert werden (Abb. 97). Er besteht aus drei konzentrisch angeordneten Hüllen:
— der formgebenden äußeren Tunica fibrosa, aus den Abschnitten Sklera und Hornhaut;
— der mittleren, gefäßführenden Augenhaut, aus der Chorioidea, Ziliarkörper und Iris und
— der inneren Tunica nervalis.

Der Augapfel wird durch die äußeren Augenmuskeln bewegt, und zwar
— 4 gerade Muskeln (M. rectus bulbi dorsalis, ventralis, lateralis, medialis),
— 2 schräge Muskeln (M. obliquus dorsalis und ventralis),
— 1 Zurückzieher des Bulbus (M. retractor bulbi).

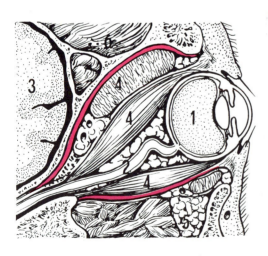

Abb. 95. Topografische Situation der Orbita und des Augapfels beim Hund (modifizierte Zeichnung nach STARTUP, 1969).
1 = Augapfel, 2 = N. opticus, 3 = Gehirn, 4 = Augenmuskeln, 5 = Gl. zygomatica, 6 = Stirnhöhle; rot: Periorbita.

6. Krankheiten des Augapfels und der Orbita 103

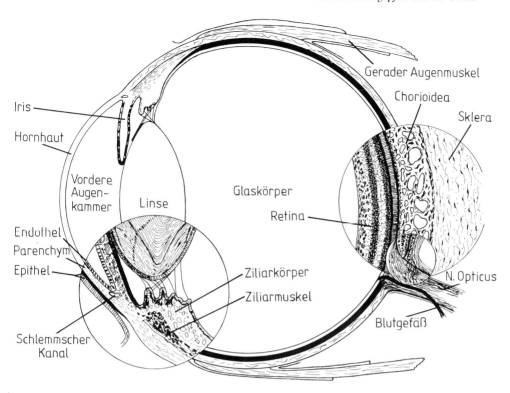

Abb. 96. Schnitt durch den Augapfel (nachgezeichnet nach PRINCE et al., 1960).

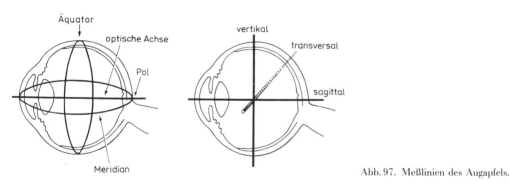

Abb. 97. Meßlinien des Augapfels.

Abb. 98. Äußere Muskeln des Augapfels (römische Ziffern: zuständiger Gehirnnerv).
1 = lateraler gerader Augenmuskel (VI. Gehirnnerv);
2 = medialer gerader Augenmuskel (III. Gehirnnerv);
3 = oberer gerader Augenmuskel (III. Gehirnnerv);
4 = unterer gerader Augenmuskel (III. Gehirnnerv);
5 = oberer schräger Augenmuskel (IV. Gehirnnerv);
6 = unterer schräger Augenmuskel (III. Gehirnnerv);
7 = Zurückzieher des Augapfels (VI. Gehirnnerv).

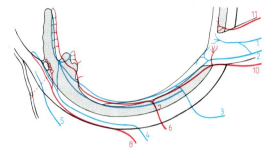

Abb. 99. Schematische Darstellung der Blutversorgung des Auges der Equiden.
1 = A. centralis retinae, 2 = Aa. ciliaris posteriores breves, 3 = Aa. ciliaris posteriores longae, 4 = Aa. ciliares anteriores, 5 = malaris, 6 = V. ophthalmica externa, 7 = Vv. vorticosae, 8 = Vv. ciliares anteriores, 9 = Plexus venosus sclerae, 10 = Vv. ciliares posteriores breves, 11 = V. centralis retinae.

Ihre Funktion wird durch die Nn. oculomotorius, trochlearis und abducens reguliert und koordiniert (Abb. 98). Allgemein gilt, daß die Beweglichkeit des Augapfels umgekehrt proportional der Drehfähigkeit des Kopfes ist. Die arterielle Blutversorgung des Auges nimmt aus der A. maxillaris interna ihren Ursprung. Aus ihr zweigt sich als wichtigste Gefäßbahn die A. ophthalmica externa ab, die über vier Trunci die Blutversorgung der Augapfelstrukturen und der Bindehaut gewährleisten (Abb. 99). Die Nerven für den Augapfel stammen aus dem Ganglion ciliare (parasympathisch) und vom N. caroticus internus (sympathisch), die parasympathischen innervieren den M. ciliaris und M. sphincter pupillae, die sympathischen den M. dilatator pupillae. Beide Faserarten bilden in der Chorioidea, der Sklera, dem Ziliarkörper und der Iris Geflechte. Vom Irisgeflecht treten Fasern in die Kornea ein.

6.1. Untersuchung

Die Untersuchung der Augenumgebung und des Bulbus im ganzen erfolgt im diffusen natürlichen oder künstlichen Licht ohne die Anwendung von Hilfsmitteln. Zunächst wird die Augenregion aus einiger Entfernung und möglichst vergleichend mit der anderen Kopfseite betrachtet. Dabei fallen Asymmetrien der betreffenden Kopfseite oder des knöchernen Augenbechers in Gestalt von Vorwölbungen, Auftreibungen oder auch Eindellungen auf.

Zu beachten sind Hautveränderungen unter anderem in Form von Abschürfungen, Narben, Sekretbahnen, Haar- und Pigmentverlust, Auflagerungen. Der Bulbus als Ganzes wird unter Berücksichtigung der tierartlichen Spezifik in seiner Größe (Mikrophthalmus, Makrophthalmus), in seiner Motilität (Nystagmus) und in der Stellung seiner Augenachse (Strabismus) beurteilt. Der Augapfeldruck wird mit Hilfe unterschiedlicher Techniken (s. 10.1.1.) gemessen. Für die Ermittlung und Lokalisation von intraorbitalen oder intrabulbären Neubildungen oder Fremdkörpern eignen sich röntgenografische Spezialtechniken (Positivkontrastierung des retrobulbären Raumes) und die Ultraschalldiagnostik.

6.2. Entwicklungsanomalien

Entwicklungsanomalien resultieren aus den engen topografischen Beziehungen und Wechselverhältnissen zwischen Augapfel und Orbita.

6.2.1. Anophthalmus

Unter einem **Anophthalmus congenitus** versteht man das vollständige Fehlen eines oder beider Augäpfel (Abb. 100). Er kommt bei fast allen Haustiergarten vor. Dem Zustand können ursächlich Fehlen der Augenanlage, endo- oder exogen bedingte Störungen der Entwicklung und des Wachstums des Bulbus oder durch Umwelteinflüsse hervorgerufene degenerative oder regressive Prozesse zugrunde liegen. Häufig bleibt die Ursache unbekannt, doch ist bewiesen, daß Vitamin-A-Mangel der Muttertiere (Wiederkäuer und Schwein) und Sauerstoffmangel

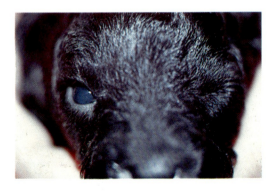

Abb. 100. Fehlender Augapfel, rudimentärer Bindehautsack.

(Kaninchen und Fische) zur Anophthalmie führt. Darüber hinaus wird beim Schwein, Wiederkäuer und Kaninchen für das Zustandekommen der Anophthalmie ein rezessiver Erbgang angenommen.

Klinisch stellt sich die Anophthalmie als eine leere, mit Schleimhaut ausgekleidete, meist verkleinerte Augenhöhle dar, deren Augenlider sehr fest, in der Regel aber gut ausgebildet sind. Histologisch lassen sich unter den Augenlidern jedoch fast immer noch Teile der Augenmuskeln und des Sehnerven nachweisen. Nicht selten ist die Anomalie mit weiteren Mißbildungen an der Orbita oder dem Gehirn verbunden.

6.2.2. Mikrophthalmus

Jede angeborene Form der Verkleinerung eines oder beider Bulbi mit Anlage einer entsprechend kleinen Orbita ist als **Microphthalmus bulbi** anzusehen. Das Auge erscheint in allen Teilen proportioniert, allerdings fast immer mit stark herabgesetzter oder völlig aufgehobener Sehleistung. Der Mikrophthalmus ist als Symptom der Minderwertigkeit formativer Augenstrukturen, wie z.B. des Pigmentepithels oder der Linse, zu deuten, so daß zu erwarten ist, daß mit dem Mikrophthalmus Pigmentanomalien der Iris (Heterochromia iridis), Katarakte, Netzhautdystrophien, persistierende Pupillarmembranen, ausgedehnte äquatoriale Skleralstaphylome vergesellschaftet sind (Abb. 101). Die Mißbildung tritt meist beidseitig auf und kommt bei allen Haustierarten vor, am häufigsten ist sie bei Schweinen im Zusammenhang mit Vitamin-A-Mangel zu beobachten. Unter den Hunden sind Bedlington-Terrier, Zwergpinscher, Zwergschnauzer, Pudel und rauhhaarige Collies für diese Mißbildung prädestiniert.

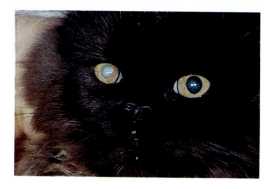

Abb. 101. Mikrophthalmus mit kongenitaler Katarakta.

Beim Australischen (Kalifornischen) Schäferhund, wurde für diese unter anderem mit Heterochromia iridis, Mikrokornea, Staphylom, Katarakt und Schwachsinn einhergehende Anomalie Erblichkeit mit autosomalem rezessiven Erbgang nachgewiesen. Beim Hereford-Rind ist die Mikrophthalmie Bestandteil des Hydrozephalomyopathie-Syndroms, das einfach autosomal rezessiv vererbbar und durch Blindheit bei der Geburt, Mikroblepharie, Mikrophakie, Uveamalformationen, Retinadysplasie, darüber hinaus Degeneration der Skelettmuskulatur gekennzeichnet ist.

6.2.3. Makrophthalmus

Ein abnorm vergrößerter, aber proportionierter Augapfel wird als Makrophthalmus, auch Gigantophthalmus, Megalophthalmus oder Macrophthalmus congenitus bezeichnet. Er ist nicht identisch mit einem Hydrophthalmus (Bulbusvergrößerung mit Druckerhöhung).

6.2.4. Zyklopie

Zyklopie (syn. Zyklozephalie) ist weniger eine selbständige Augenmißbildung als vielmehr Folge einer Hemmungsbildung im Bereich des Vorderarmes. Neben Malformationen der Gesichts- und Gehirnausbildung sind minderwertige, untereinander verwachsene Augäpfel mit paariger Anlage unterschiedlicher Augenteile bei gemeinsamer Orbita aufzufinden, die eine Einäugigkeit vortäuschen. Sie kommt bei nicht lebensfähigen Mißgeburten vor und wird beim Menschen, Schwein, Kaninchen und Meerschweinchen als erblicher Defekt ermittelt, beim Hund gelingt der Erblichkeitsnachweis nicht. Die Verdopplung eines Augapfels in einer gemeinsamen Orbita wird als *Reduplicato bulbi* bezeichnet. Als Ursache wird eine örtliche Trennung der Induktionsreize angenommen (bisher beim Rind und bei der Katze beobachtet).

6.3. Verletzungen

Die Orbita ist in ihrer relativen Prominenz vielfältigen traumatischen Insulten ausgesetzt. Die daraus resultierenden Verletzungen rangieren von einfacher Kontusion oder Abrasion der Haut bis hin zu Zusammenhangstrennungen ihrer knöchernen Anteile. Hautwunden sind einer sorgfältigen chirurgischen Wundtoilette unter Entfernung von Schmutz, Fremdkörpern, zerstörtem Gewebe zu unterziehen. Scharfrandige Wunden ohne Hautsubstanzverlust werden unter sorgsamer Umschneidung und lokaler antibiotischer Therapie genäht. Die Neigung zur Ödembildung, vor allem auch im Lidgewebe und in der Konjunktiva, ist durch Auflegen kühlender Kompressen oder durch Auf- und Einbringen z. B. zinkhaltiger Dermatika oder Ophthalmika zu reduzieren. Auf jeden Fall muß eine örtliche und systemische Infektionsprophylaxe durch Antibiotika durchgeführt werden, da die an Gewebetaschen reiche Periorbitalgegend ein geeignetes Nährmedium für Erreger darstellt.

6.3.1. Augapfelprellungen

Augapfelprellungen (Kontusion) bewirken Vorderkammerblutung infolge Ruptur von Iris- oder Ziliarkörpergefäßen (Hyphaema), Irisabriß (Iridodialyse) oder Iriseinrisse, traumatische Mydriasis (Lähmung des M.sphincter pupillae, Iridoplegie), Lid- oder Orbitahämatome mit Exophthalmus. In schweren Fällen besteht Skleraruptur mit Linsenluxation, Glaskörpereinblutung, Aderhautriß, Ablatio retinae. Nach sorgfältiger Diagnosestellung ist die *Behandlung* vom Ausmaß der Verletzung abhängig.

Sklerale oder korneale Wunden müssen genäht werden. Bei Substanzverlust sind Gewebetransplantate einzubringen. Die chirurgische Versorgung der intraokulären Verletzungen erfolgt gemäß den speziellen Erfordernissen.

Fremdkörper sollten, da sie zu orbitaler Reizung der Gewebe und Fistelbildung Anlaß geben können, möglichst entfernt werden. (Intraorbital verbleibende Schrotkugeln oder Luftgewehrgeschosse rufen allerdings nach eigener Erfahrung keine Reaktionen hervor.) Lidwunden müssen im Hinblick auf die Erhaltung der Funktionstüchtigkeit immer genäht werden. Dagegen sind alle anderen im unmittelbaren Orbitalbereich vorhandenen tieferen Wunden offen zu behandeln.

6.3.2. Frakturen der Orbita

Frakturen der Orbita entstehen entweder durch direkte örtliche Gewalteinwirkung und sind dann meist mit Alterationen des Bulbus, der Lider oder der weiteren Umgebung verbunden oder aber auf indirektem Wege nach Gewalteinwirkungen auf die hintere oder seitliche Kopfpartie (Contrecoup). Gedeckte Frakturen äußern sich klinisch manchmal überhaupt nicht, in anderen Fällen sind Impressionen oder Deformationen der betreffenden Kopfseite erkennbar. Bei Zertrümmerung bestimmter Anteile der Orbita sinkt der Augapfel zurück. Dislokationen von Knochenteilen in der Orbitahöhle rufen dagegen Exophthalmus, orbitale Gewebezerreißungen und Blutungen hervor. Gedeckte Frakturen der Orbita ohne Beteiligung anderer Kopfknochen und ohne Schaden des Augapfels oder tieferer Anteile des Kopfes bedürfen außer der Ruhigstellung des Tieres und Verabreichung von nur weichem Futter keiner Behandlung. Offene Frakturen sind nach den Grundsätzen der allgemeinen Chirurgie zu behandeln.

6.3.3. Retrobulbäre Blutungen

Retrobulbäre Blutungen entstehen direkt und sofort als Folge einer traumatisch bedingten Läsion orbitaler Blutgefäße oder stellen fortgeleitete, erst nach einem größeren Zeitraum auftretende Hämorrhagien dar, die sich durch Ruptur entfernterer arterieller Gefäße oder venöser Stauungen (insbesondere der V. jugularis) bei Thorax- oder Bauchhöhlenkompressionen ausbilden. Außerdem können Spontanblutungen als Folge von Infektionen, auch Intoxikationen oder als Ausdruck immunologischer Reaktionen und Koagulopathien auftreten.

Die klinischen *Symptome* richten sich nach dem Ausmaß der retrobulbären Blutung. Fortgeleitete Blutungen sind bei Kleintieren sehr oft im Zusammenhang mit Verkehrsunfällen oder Raufereien zu beobachten. Sie sind durch auf dem Augapfel lie-

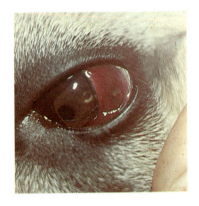

Abb. 102. Blutung unter die bulbäre Bindehaut (Hyposphagma).

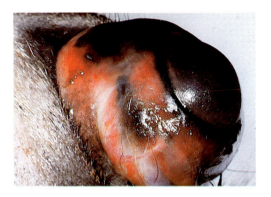

Abb. 103. Traumatischer Exophthalmus bei einem Pekinesen (imbibierte chemotische Bindehaut, Hornhaut glanzlos infolge fehlender Tränenflüssigkeit).

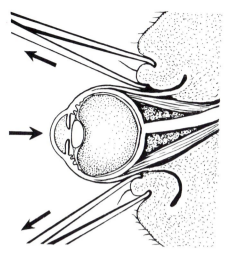

Abb. 104. Reposition des prolabierten Augapfels unter Erfassen und Auswärtsdrehen der Augenlider (Idee der zeichnerischen Darstellung: Martin: Mod. Veterin. Pract. 63, 449 (1982)

gende, subkonjunktivale Blutergüsse (Hyposphagma, Abb. 102) erkennbar. Der Bulbus wird durch sie nur selten vorverlagert. Dagegen führen traumatisch bedingte Läsionen der an den Augenbulbus gelangenden Gefäße zur retrobulbären Raumeinengung. Breitet sich die Blutung neben dem Muskelkegel aus, entsteht eine gegenseitige Deviation; erfolgt sie in den Muskelkegel, strebt der Bulbus nach vorn und außen *(Exophthalmus traumaticus)*. Der Augapfel kann in diesem Zustand so stark prolabiert *(Luxatio bulbi)* sein, daß die Lider weder aktiv noch passiv darüber zu schließen sind. Die mit dem Bulbus vorgefallene Konjunktiva wulstet sich an den Augenlidern vor, sie ist von blauroter Färbung, ödematös, sulzig (Chemosis). Im weiteren *Verlauf* wird die Hornhautoberfläche infolge des fehlenden Lidschlages und der fehlenden Tränenflüssigkeit trocken, stumpf und brüchig (Abb. 103).

Die *Prognose* des traumatischen Exophthalmus ohne Verletzung des Bulbus ist hinsichtlich der Erhaltung der Funktionsfähigkeit des Auges nicht so sehr vom Grad des Exophthalmus (der geschlängelte Verlauf der Sehnerven zum Canalis nervi optici bietet bei Lageveränderungen des Bulbus einen gewissen Spielraum) abhängig, als vielmehr vom Zeitpunkt der einsetzenden Behandlung. Sie ist umso günstiger zu stellen, je früher der Bulbus wieder in die Orbita verbracht werden kann. Kalte Kompressen über einen Zeitraum von 30 min stoppen bei der *Behandlung* weitere Blutungen, bringen entzündliche Schwellungen zum Abklingen und befeuchten die Hornhautoberfläche. Unter Mitbenutzen der Kompressen wird dann versucht, nach Auswärtsziehen der Lidränder unter gleichmäßig verteiltem Druck den Bulbus in dorso-orbitale Richtung zurückzuverlagern (Abb. 104). Erweist sich die Lidspalte infolge der ödematösen Schwellung der Augenadnexen als zu eng, wird sie durch Kanthotomie erweitert. Bis zum Abklingen und zur Resorption aller Flüssigkeitsergüsse der orbitalen Gewebe ist, da der Bulbus noch immer prolabiert sein wird, durch eine Matratzennaht der Lidränder ein Gegendruck zu erzeugen (Abb. 23). Zudem wird die Hornhaut vor Austrocknung geschützt. Eine andere Möglichkeit der Rückverlagerung des Augapfels besteht in der zirkulären Raffung der chemotischen Konjunktiva (Abb. 105) mit temporärer Nickhautüberbrückung des Augapfels zur Erzeugung eines Gegendrucks und der Stabilisierung der Bindehautwunde (Abb. 22). Zur Resorptionsbeschleunigung von Blut- und Flüssigkeitsextravasaten eignen sich feuchtwarme Umschläge. Das Auge wird lokal intensiv mit Breitbandantibiotika beschickt.

Bei **Läsionen des Bulbus** selbst, bei Ruptur des N.opticus oder in verschleppten infizierten Fällen sollte man mit der Entfernung der Ausräumung des Augapfels nicht zögern.

Folgende Operationsverfahren sind gebräuchlich:
Exstirpatio bulbi oder Exenteratio orbitae (Abb. 106): Parallel zum Lidrand des oberen und unteren Augenlids wird ein Schnitt durch die Haut gelegt. Beide Schnitte werden am lateralen und medialen Lidwinkel vereinigt. Sodann geht man am besten mit einer Schere zwischen Konjunktiva und Haut präparierend in die Tiefe. Unter

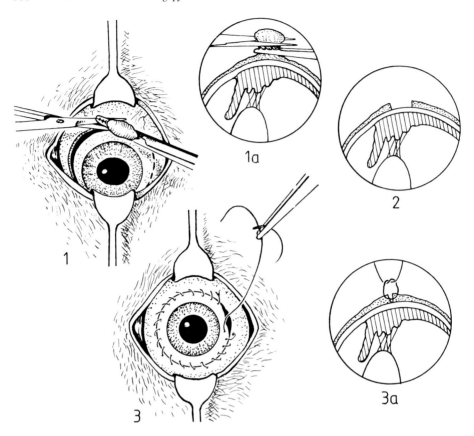

Abb. 105. Zirkuläre Bindehautraffung nach Reposition des prolabierten Bulbus (Idee der zeichnerischen Darstellung: Carter, 1981).
1 = Zirkulärer Schnitt durch die bulbäre Bindehaut, Raffung des chemotischen Gewebes und Exstirpation (Ansicht von vorn); 1a = schrittweise Exstirpation des gerafften Gewebes (Ansicht im Schnitt); 2 = Situation nach Exstirpation des Bindehautgewebes; 3 = zirkuläre Nahtvereinigung der Wundränder der bulbären Konjunktiva; 3a = zirkuläre Nahtvereinigung (Ansicht im Schnitt).

Miterfassen der Tränendrüse und Teilen des orbitalen Bindegewebes durchtrennt man die am Bulbus ansetzenden Augenmuskeln, erreicht den Anulus orbitalis und folgt nun der Kurvatur des Augapfels bis zum Sehnerven. Unter Durchschneiden des Sehnerven, der Bulbusgefäße und des M. retractor wird der Bulbus entfernt. Die starke und sprudelnde Blutung der A. ophthalmica externa wird durch Drucktamponade beherrscht, man kann sie auch vor dem Durchschneiden ligieren. Die Lider werden zu einem artifiziellen Ankyloblepharon durch Knopfnähte vereinigt. Der in die Wundhöhle gelegte Tampon wird am nächsten Tag gezogen.

Exenteratio bulbi: Durch Kreuzschnitt der Hornhaut wird der Bulbus eröffnet. Mit dem scharfen Löffel werden alle inneren Teile des Auges bis auf die Sklera entfernt. Tamponade und provisorischer Verschluß der Höhle durch Nahtadaptation der verbliebenen Hornhautteile. Das Operationsverfahren ist nur dann indiziert, wenn man an Stelle des herausgenommenen Auges Prothesen einsetzen will. Hierfür scheinen sich in der Augenhöhle härtende Dacron-Implantate gut zu eignen.

Entscheidet man sich für die Bulbusexstirpation, so sinken nach Abheilen der Operationswunde die verwachsenen Lider (artifizielles Ankyloblepharon) in die Augenhöhle zurück. Der kosmetische Effekt gestaltet sich jedoch meist durch die Behaarung der Augenlider zufriedenstellend. Die von einigen Autoren empfohlene Unterspritzung der Augenlider mit einem bindegewebszubildenden Mittel oder einer Plastikmasse birgt Gefahren der Infektion bzw. des Fremdkörperreizes in sich.

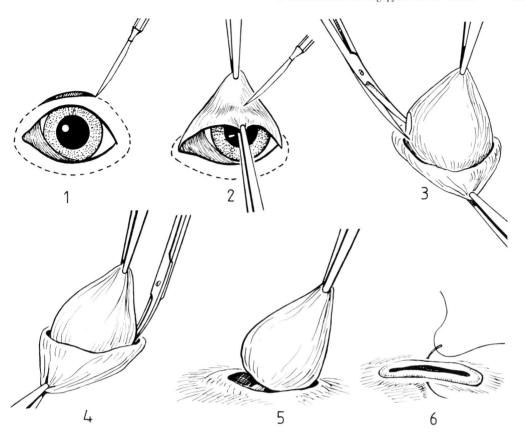

Abb. 106. Exstirpation des Augapfels.
1 = Zirkulärer Schnitt um die Lidspalte; 2 = vom Schnitt ausgehendes präparierendes Trennen der Bindehaut von der äußeren Haut, bulbusnahes Vorgehen bis zum Rand der Orbita; 3 = Durchtrennen der äußeren Augenmuskeln; 4 = Durchtrennen der bulbären Faszien; 5 = Augapfel ist nunmehr nur noch mit dem Nerv und dem Gefäß verbunden, Ligatur und Durchtrennen derselben; 6 = die leere Augenhöhle wird mittels Knopfnähten verschlossen.

6.4. Entzündliche und hyperplastische Prozesse in der Orbita

6.4.1. Orbitalphlegmone

Die Orbitalphlegmone (Cellulitis orbitae) ist durch Entzündung oder Infektion des fett- und bindegewebsreichen Orbitalinhalts gekennzeichnet. Bei verzögerter oder inkonsequenter Behandlung besteht die Möglichkeit des Übergreifens auf Periost und knöcherne Orbita einerseits und des Einbruchs in den Augapfel oder in den Sinus cavernosus und in die Meningen andererseits. Sie wird verursacht bei Hunden und Katzen durch Biß- oder Rißwunden, bei Pferden und Rindern und Kleintieren durch perkutane, von der Konjunktiva oder von der Mundschleimhaut her eingedrungene Fremdkörper, ferner durch fortgeleitete Entzündungsprozesse der Zähne, der Alveolen, der Oberkieferhöhle (bei Pferden ist zwischen dieser und der Orbita nur eine dünne Knochenlamelle vorhanden), der Nasen- und Nasennebenhöhlen (Hund).

Klinisch ist die Orbitalphlegmone durch starke Schwellung der Augenumgebung, insbesondere der Lider, zu erkennen. Es sind ausgeprägte Druckempfindlichkeit und lokale Temperaturerhöhung im periobitalen Bereich bemerkbar. Die Körpertemperatur ist ebenfalls erhöht, und das Futter wird infolge einer sich einstellenden Entzündung des M. pterygoideus und daraus resultierender Schmerzen beim Kauen, Mahlen oder Schlingen verweigert. Der vorgedrängte Bulbus ist in seiner Beweglichkeit eingeengt oder seitlich verschoben *(mechanischer Strabismus)*. Bei mangelndem oder unvollkommenem Lidschluß besteht Gefahr der Hornhautaustrocknung, die Hornhautsensibilität ist zudem durch Funktionsausfall des 5. Gehirnnerven herabgesetzt. Infolge Kompression des Sehnerven, Zirkulationsstörungen oder Neuritis kann das Sehvermögen beeinträchtigt oder erloschen sein. Die Gefäße des Fundus und der Papille erscheinen bei der ophthalmoskopischen Untersuchung gestaut (Papillenödem). In ungünstigen Fällen gelangen Erreger in den Bulbus und erzeugen eine Panophthalmitis.

Die *Diagnose* erfolgt zunächst auf dem Wege der Adspektion der Mundhöhle im Hinblick auf Fremdkörper oder entzündliche Veränderungen der Mundschleimhaut in Höhe der letzten Zähne des Oberkiefers. Da das Öffnen der Mundspalte Schmerzen bereitet, ist mitunter eine Allgemeinanästhesie vonnöten. Schwierigkeiten beim passiven Öffnen des Fanges bei Hunden weisen auf eine Myositis hin. Unter Umständen ist die Röntgenografie der Orbita in zwei Ebenen im Hinblick auf röntgenstrahlenschwellige Fremdkörper aufschlußreich. Schließlich ist von der Möglichkeit der explorativen Chirurgie Gebrauch zu machen.

Die *Therapie* der Orbitalphlegmone umfaßt zunächst kausale Maßnahmen (Fremdkörperentfernung, chirurgische Therapie entzündlicher und infizierter Zahn- und Sinuserkrankungen usw.). Sodann sollte man versuchen, den Prozeß durch örtliche Hyperämisierung (Rotlichtbestrahlung, Auflegen von wärmenden Kompressen oder Kissen) bei gleichzeitiger systemischer Breitbandantibiose zur Resorption zu bringen. Im Prozeß der Heilung muß man mit der Herausbildung eines Narbengewebes rechnen, das den Augapfel in die Augenhöhle zurückzieht (Enophthalmus) oder die Augenbeweglichkeit einschränkt. Tritt statt der Resorption eine Abszedierung ein, besteht die Gefahr des Einbruchs in den Sinus cavernosus und in die Meningen.

6.4.2. Retrobulärer Abszeß

Der retrobulbäre Abszeß ist durch eine eitrige Entzündung der Orbita mit Gewebsnekrosen und Eiteransammlung gekennzeichnet. Die klinischen Symptome beinhalten schwere Allgemeinstörung (Temperaturerhöhung, Apathie, Appetitlosigkeit, lokale Schmerzhaftigkeit des oberen Augenlides, Chemose, eingeschränkte Augapfelbeweglichkeit, erhöhter Augeninnendruck, Nickhautvorfall, Exo-

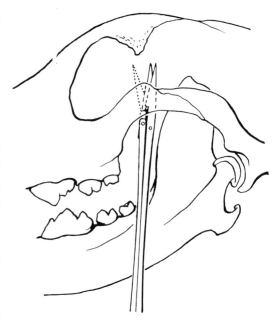

Abb. 107. Punktion oder Drainage eines retrobulbären Abszesses von der Maulhöhle des Hundes her.

phthalmus, Schmerzen bei Öffnen der Maulhöhle, entzündliche Rötung der Mundschleimhaut oberhalb der letzten Molaren der betreffenden Seiten.

Die *Diagnose* kann durch Röntgenografie, durch die hämatologische Untersuchung (Neutrophilie und Linksverschiebung), durch die retrobulbäre Punktion oder durch die explorative Chirurgie erhärtet werden. Differentialdiagnostisch ist beim Hund die eosinophile Myositis (Deutscher Schäferhund und Weimaraner) in Betracht zu ziehen.

Die medikamentelle *Therapie* erstreckt sich auf systemische und örtliche Breitbandantibiose, ferner örtliche Tensionsreduzierung. Im Falle einer eitrig abszedierenden Entzündung der Gl. zygomatica im lateralen Orbitalboden erstreckt sich das infiltrierte Drüsengewebe bis in den ventrolateralen Bereich des Konjunktivalsackes oder wölbt die Mundschleimhaut kaudal der oberen Zahnreihe vor. Hier gestaltet sich die antibiotische Therapie mit einer chirurgischen Ausräumung der Drüse in Kombination effektiver. Das chirurgische Vorgehen ist auf die Spaltung des Abszesses mit anschließender Drainierung ausgerichtet. Die *Drainage von der Mundhöhle her* eignet sich für Hund und Katze. Man geht mit einer spitzen, langschenkligen, geschlossenen Arterienklemme oberhalb der letzten Molaren durch die Schleimhaut der Mundhöhle in Richtung auf den retrobulbären Raum ein, schiebt das Instrument bis in die Orbita vor (Abb. 107) und öffnet dann die Schenkel. Nach Abfluß des Eiters wird mit einer kristallinen Penicillinlösung gespült. Bei der *Drainage vom medialen Kanthus her* wird die geschlossene Arterienklemme zwischen Bulbus und knöcherner Orbita bis in den retrobulbären Raum vorgeführt und dann geöffnet. Diese Manipulation ist zur Entleerung angesammelten Eiters möglicherweise zu wiederholen. Die Drainage über die Oberkieferhöhle eignet sich besonders für das Pferd. Nach Trepanation der Kieferhöhle wird der rostrale Anteil des Orbitalbodens (die Knochenlamelle ist hier nur sehr zart ausgebildet) durchstoßen und der retrobulbäre Raum mit einer kristallinen Penicillinlösung gespült.

Der **chirurgische Zugang zur Orbitalhöhle** wird durch diagnostische Fragestellung, ferner durch das therapeutische Ziel der Entfernung entzündlicher oder neoplastischer Gewebezubildungen, Mukozelen der Gl. zygomatica beim Hund oder arteriovenöser Fisteln, der Drainierung retrobulbärer eitriger Prozesse oder die Realisierung spezieller Maßnahmen, z. B. einer Kryopexie, motiviert. Grundsätzlich bieten sich zwei Möglichkeiten des Zugangs zum peri- oder retrobulbären Raum an: Der Weg über die Konjunktiva eröffnet die Augapfel- und Orbitaregion etwa bis zum Bulbusäquator und gibt den Muskelkegel des Bulbus für Punktionen frei. Die Orbitotomie, die zwar stärker traumatisierend und zeitaufwendiger ist, macht dagegen den retrobulbären Raum voll zugänglich.

Zum **transkonjunktivalen Weg**: Mit Hilfe der Kanthotomie wird der Augapfel verfügbar gemacht. Mit 3 bis 4 Zügelnähten, die durch das Gewebe von Sklera und Tenonscher Kapsel des vorderen Bulbusdrittels gelegt werden, erfolgt die Fixation. Beabsichtigt man, den Zugang von *medial oder lateral* her zu schaffen, so muß zwischen dem Ansatz des M. rectus bulbi medialis bzw. lateralis und dem Bulbus corneae in die Konjunktiva eine Inzision erfolgen, um den Muskel etwa 3 mm kaudal seines Ansatzes durchschneiden zu können. Hierdurch läßt sich der Augapfel gut in die entgegengesetzte Position verbringen, und es gelingen die Besichtigung und der Zugang zur hinteren Augapfelregion. Abschließend werden die Muskelstümpfe mit resorbierbarem Nahtmaterial vereinigt. Die Konjunktiva ist zu nähen. Ein komprimierender Verband ist notwendig, um Chemosis und subkonjunktivale Blutungen zu vermeiden. Geht man von *dorsal* heran, so muß die Sehne des oberen schrägen Augenmuskels mit durchtrennt werden. Die laterodorsal liegende Tränendrüse ist zu schonen. Der *ventrolaterale* Weg wird durch die Membrana nictitans erschwert. Man muß ihn beim Hund wählen, wenn der Prozeß von der Gl. zygomatica ausgeht. Die Nickhaut wird sorgfältig vor dem Eingriff abgehoben, bei weiterem Vorgehen ist sie zu schonen.

Für die **Orbitotomie** wird das Tier auf das Sternum gelegt, der Kopf wird durch einen untergelegten Sandsack gut gelagert. Durch großzügige Schnittführung wird die Haut von der Gesichtshälfte der betreffenden Seite, angefangen vom Bereich 1 cm lateral des äußeren Augenwinkels über den M. temporalis einerseits und M. masseter andererseits zum Ohr hin, präparatorisch abgeklappt. Auf diese Weise gelingt es, den Arcus zygomaticus unter Schonung der für die Funktion der Augenlider notwendigen Fazialisäste zugänglich zu machen und schließlich temporär zu exzidieren. Von oben her wird der M. temporalis nach sagittalem Durchtrennen seiner Faszie von den Schädelknochen (Os frontale) abpräpariert und nach vertikal abgeklappt. Nunmehr ist es möglich, unter sorgfältiger Schonung der kegelartig angeordneten Augenmuskeln die Periorbita und den retrobulbären Raum zu erreichen. Während des gesamten chirurgischen Vorgehens ist darauf zu achten, daß alle für die Funktion des Auges notwendigen Anhangsgewebe (Lakrimaldrüse, M. retractor anguli oculi) und deren versorgende Nervenäste nicht geschädigt werden. Die Wiederherstellung der anatomischen Ausgangssituation erfolgt schrittweise in umgekehrter Reihenfolge. Die Fixation des exzidierten Jochbogens gelingt mit Drahtschlingen, die durch zuvor angelegte Bohrkanäle eingebracht werden. Für die Naht der Faszien muß, da sie besonderen Zugkräften ausgesetzt sind, verzögernd resorbierbares Material gewählt werden. Nach der Hautnaht wird zur Herabsetzung von Wundschwellung über mehrere Tage ein Verband angelegt.

6.4.3. Zystische Vergrößerung der Glandula zygomatica

Die zystische Vergrößerung der Gl. zygomatica des Hundes (Mukozele) ist häufiger bei brachyzephalen Rassen zu beobachten und durch eine Gewebezubildung im ventrolateralen Anteil der Orbita charakterisiert. Sie ist schmerzhaft, wenn sie sich mit Teilen des zystischen Gewebes zwischen Augapfel und lateroventralen Orbitalring drängt oder in den Mundhöhlenbereich kaudal der letzten Molaren ragt. Klinisch fällt bei den Tieren vor allem der einseitige Exophthalmus mit Deviation auf. Die Therapie der Wahl ist die Entfernung der Drüse auf transkonjunktivalem Wege von lateral.

Bei Rindern, Pferden und Hunden ist hin und wieder ein **Prolaps des orbitalen Fetts in den episkleralen Raum** zwischen Tenonscher Kapsel und Orbitalring (Abb. 73) zu beobachten. Der Zustand kann angeboren sein oder wird als Folge abnormaler Funktion von Augenmuskeln wie beim Strabismus, retrobulbärer Raumeinengungen, z. B. Vergrößerung des retrobulbären Lymphknotens, oder mit traumatischen Einwirkungen erklärt. Die gelblich glänzende Masse quillt aus dem Spalt zwischen dem Augapfel und der Orbita hervor. Sie scheint die Tiere nicht zu belästigen. Die chirurgische Entfernung kann den Vorfall weiteren Fettgewebes begünstigen.

6.4.4. Eosinophile Myositis

Im akuten Stadium beherrschen die „Augensymptome" das Krankheitsbild maßgeblich, obwohl die schubweise verlaufende Krankheit durch entzündliche Muskelschwellung, unter anderem und zunächst nur der Mm. temporalis, masseteri und pterygoideae, später der Muskeln der Vorderextremitäten und der des Stammes, charakterisiert ist. Die Krankheit tritt nur beim Hund und hier vornehmlich beim Deutschen Schäferhund und beim Weimaraner auf. Am Auge umfassen die klinischen Symptome eine bilateralen, durchaus nicht symmetrischen Exophthalmus, Stauungsödem der Lider, Vorfall der Nickhaut. Des weiteren fällt die Schwellung der genannten Muskeln auf. Der Kopf wirkt hierdurch massig (Abb. 108). Die Tiere haben Schmerzen beim Öffnen des Fanges und verweigern deswegen im akuten Stadium die Futter- und Wasseraufnahme. Die Attacken währen 3—7—10 Tage, dann gehen die Muskelschwellungen zurück. Im Gefolge weiterer entzündlicher Schübe atrophieren die Muskeln durch Fibrosierung. Es entsteht ein „Totenschädel" mit starkem Hervortreten aller Knochenvorsprünge des Gesichtsschädels. Die Augen liegen tief in den Augenhöhlen und bewegen sich synchron mit den Bewegungen des Fanges innerhalb der Augenhöhle nach vorn und hinten.

Eosinophilie im weißen Blutbild (10- bis 30%) kann, muß jedoch nicht aufschlußreich sein. Weiterhin erbringt die Biopsie der Kopfmuskulatur (am besten geeignet für die Entnahme des Bioptats ist der M. masseter) Hinweise auf die Krankheit; ihre Ursache ist noch ungeklärt. Vermutlich handelt es sich um ein immunologisches Geschehen.

Die *Behandlung* läuft sich auf eine intensive Kortikosteroidtherapie (Initialdosierung von 2—4 mg/kg KM Prednisolon mit kontinuierlicher Reduzierung über zirka drei Wochen). Je früher die Therapie einsetzt, umso schneller wird die entzündliche Muskelschwellung überwunden und umso geringer sind die fibrosierenden Veränderungen in den Muskelfasern. Beim nächsten Krankheitsschub kann die Kortikosteroiddosis tiefer gehalten werden. Die Behandlung der Augen erübrigt sich.

6.5. Neubildungen in der Orbita

Neubildungen in der Orbita rekrutieren sich primär aus orbitalen Geweben und stellen sich als Rhabdomyosarkom, Angiosarkom, Osteosarkom, Melanosarkom, Adenokarzinom, Meningiom oder Gliom der (Abb. 109). Allerdings besteht auch die Möglichkeit, daß sie aus anderen Bereichen stammen und sich bis in die Orbita hinein erstrecken. Hierfür sind tumoröse Prozesse der Kiefer- oder Nasenhöhlen bekannt. Schließlich sind metastatische sekun-

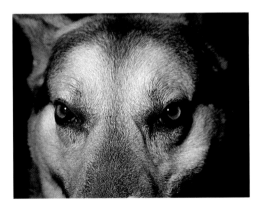

Abb. 108. Exophthalmus und Nickhautvorfall bei eosinophiler Myositis eines Deutschen Schäferhundes.

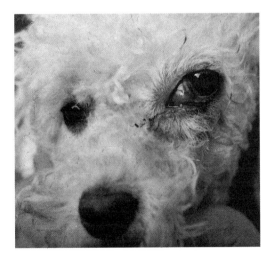

Abb. 109. Exophthalmus und Strabismus mechanicus infolge einer retrobulbären Neubildung beim Hund (Sarkom).

däre Orbitalneoplasien, wie im Fall der Wucherung des retrobulbären Lymphknotens bei der Leukose des Rindes, zu beobachten. Hauptsymptom ist ein einseitiger Exophthalmus mit Deviation in Abhängigkeit von der Lokalisation der Neubildung. Hieraus entwickeln sich Abweichung der Blickachse *(Strabismus mechanicus)* und Einschränkung der Bulbusbeweglichkeit. Vergrößerte Lidspalte, inkompletter Lidschluß, Stauungsödeme der Konjunktiven, Unterbrechungen im präkornealen Tränenfilm, intraokuläre Tensionserhöhungen sind augapfelbedrohende Folgeerscheinungen. Druckentwicklung auf Sehnerv und Retina führen schließlich zur Blindheit. Die rechtzeitige chirurgische Exploration des Tumors oder die Bulbusexstirpation sind im Falle von Primärtumoren angezeigt. Knöcherne Tumoren sind inoperabel. Sekundärtumoren sind vom Ort ihrer Entstehung her anzugehen. Die chirurgische Therapie metastasierender Tumoren ist im Hinblick auf das Grundleiden fraglich.

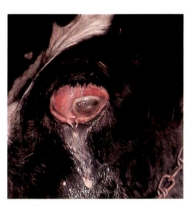

Abb. 110. Exophthalmus beim Rind infolge leukotischer Entartung des retrobulbären Lymphknotens.

Die **Lymphknotenleukose** als eine Form des tumorösen Stadiums der Leukose erfaßt nicht selten das retrobulbär gelegene Lymphgewebe und führt bei zirka 20 % der an Leukose erkrankten Tieren zum Hervortreten eines oder beider Bulbi aus der Orbita (Abb. 110). Bei der *Diagnosestellung* kann es zu Fehlschlüssen (traumatisch bedingter Exophthalmus) kommen, wenn andere klinische Symptome der Leukose fehlen und der Bestand bisher keine Leukoseverdachtsfälle hatte. Aus diesem Grunde ist eine sorgfältige klinische Untersuchung unter besonderer Berücksichtigung aller explorierbaren Körperlymphknoten durchzuführen. Die Diagnose wird durch serologische und hämatologische Untersuchungen gesichert. Eine Behandlung kommt im Hinblick auf die Leukosebekämpfung nicht in Frage. Das Tier ist zu merzen.

6.6. Lageveränderungen des Augapfels

Aus der Beziehung der Lage und Größe des Augapfels zur Orbita ergeben sich hinsichtlich der Leitsymptome „Exophthalmus" und „Enophthalmus" für den Diagnostiker wertvolle Hinweise auf Krankheiten des Augapfels und der Orbita (s. Anhang).

6.6.1. Rassebedingter Exophthalmus

Der rassebedingte Exophthalmus einiger Hunderassen (Mops, Deutscher Boxer, Pekinese, Französische Bulldogge usw.) beruht auf einem angezüchteten Kurzschädel mit abnorm flacher Orbita. Der Augapfel ist nur gering in die schützende Grube eingebettet und entbehrt somit zu einem gewissen Teil seines Schutzes und Haltes. Schon geringe traumatische Insulte können demzufolge zum Bulbusprolaps führen. Dementsprechend sind mangelhafter Lidschluß mit allen bulbusgefährdenden Komplikationen (Verlust des präkornealen Tränenfilms, Hornhauteintrocknung, Hornhautläsionen) relativ häufig. Der rassespezifische Exophthalmus ist nicht zuletzt prädisponierend für Hornhautläsionen, insbesondere, wenn eine ausgeprägte behaarte Nasenfalte (Pekinese) zusätzliche Irritationen an der Hornhaut verursacht. Der vorstehende Bulbus, die in ihrer gesamten Zirkumferenz freiliegende Hornhaut, die relativ starke Hornhautwölbung sind Faktoren, die den präkornealen Tränenfilm zudem nachteilig beeinflussen und damit ihrerseits die Entstehung von mechanisch oder nutritiv erzeugten Hornhautschäden bedingen.

6.6.2. Enophthalmus

Der Enophthalmus (Rückverlagerung des Bulbus) ist Hauptsymptom einer Reihe von Krankheitszuständen, die systemischen oder auch örtlichen Ursprungs sind und Veränderungen des Orbitainhalts oder des Augapfels bewirken. Zu nennen sind:
— Raumvergrößerung der Orbita mit Einsinken des Bulbus bei Frakturen der knöchernen Orbitalschale, Schwund des retrobulbären Gewebes in-

folge Kachexie oder atrophischen Schwundes der Augenmuskeln bei chronischer eosinophiler Myositis;
- aktive Rückverlagerung des Bulbus in die Orbita infolge spastischer Kontraktion des M. retractor bulbi bei schmerzhaften Prozessen oder bei Tetanus;
- passives Zurücksinken des Bulbus bei Lähmung der zervikalen Sympathikusbahn (einschließlich Ptosis und Pupillenverengung = Horner-Syndrom) als Folge akzidenteller Verletzungen, destruierender Neubildungen im Hals-Brusteingangsbereich oder der anästhesierenden Blockade des Ganglion stellatum, die therapeutisch zur Induktion einer Hyperämie (Heilanästhesie) im entsprechenden Nervenversorgungsbereich angewandt wird;
- angeborene oder erworbene Augapfelverkleinerung (Mikrophthalmus, Phtisis bulbi, Abb. 111).

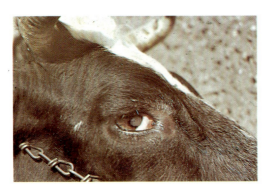

Abb. 111. Enophthalmus infolge erworbenen Mikrophthalmus beim Rind.

Mit der Rückverlagerung wird die Kongruenz der Lider zur Bulbusoberfläche gemindert. Der Rand des unteren Lides hebt sich vom Bulbus ab (Ektropium), das obere Lid hängt gemäß seiner Schwerkraft weiter herunter (Pseudoptosis). Die daraufhin einsetzende reaktive Kontraktion des M. levator palpebrae und des M. orbicularis palpebrarum führen im Verlaufe eines längeren Zeitraumes zur Ausbildung eines sog. dritten Augenwinkels (Abb. 85). Die Inkongruenz der Lider zum Augapfel begünstigt die Entstehung einer Bindehautentzündung, weiterhin entwickelt sich reflektorisch eine stärkere Tränensekretion.

Prognose und Therapie richten sich nach dem Grundleiden.

6.7. Motilitätsstörungen des Augapfels

Motilitätsstörungen des Augapfels sind subkortikal und vegetativ begründete Bewegungsstörungen. Sie betreffen nicht narkose- oder schlafbedingte Bulbusdrehungen.

6.7.1. Strabismus

Unter Strabismus versteht man beim Menschen eine Störung, bei der die Blicklinie beider Augen nicht mehr auf den gleichen Punkt gerichtet werden kann. Diese Definition hätte nur für solche Tier-

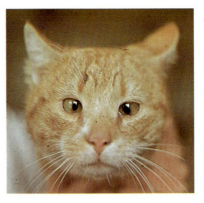

Abb. 112. Strabismus convergens bei einer Katze.

arten Gültigkeit, deren Augäpfel frontal angeordnet sind und demzufolge ein binokuläres Sehen ermöglichen. Unter den Haustieren ist dies bei der Katze der Fall. Für alle anderen Haustierarten definiert man Strabismus als eine Abweichung eines oder beider Augenbulbi von der normalen Sehachse. Die *Schielformen* werden nach der Abweichungsrichtung der Blicklinie unterteilt:
- Strabismus convergens (Schielen nach innen), die häufigste Form bei den Haustieren (Abb. 112);
- Strabismus divergens (Schielen nach außen);
- Strabismus sursum vergens (Schielen nach oben);
- Strabismus deorsum vergens (Schielen nach unten).

In seiner angeborenen Form ist es beim Rind, und zwar bei Holstein-Friesian-Rindern, Jersey und Shorthorn, beobachtet worden. Bei den letztgenannten zwei Rassen tritt der Defekt erst nach dem sechsten Lebensmonat bzw. sogar erst nach dem ersten Kalben in Erscheinung. Ferner scheinen bestimmte Hunderassen (Pekinesen, Boston-Terrier, Chihuahua) und albinotische Siamkatzen mit dem Fehler behaftet zu sein. Unter den Zootieren wird er beim Braunbären gesehen. Mitunter ist Schielen Teilsymptom oder Folge anderer angeborener Defekte, z. B. eines Hydrozephalus, oder auf Quetschungen des N. oculomotorius zurückzuführen.

Beim *Strabismus mechanicus* (der Begriff ist im Sinne der oben genannten Definition eigentlich nicht exakt) kommt es infolge raumfordernder Prozesse im oder am Bulbus oder in der Orbita (retrobulbäre Hämatome, Neubildungen, Orbitalfrakturen, Fremdkörper, Orbitalphlegmonen usw.) zur mechanischen Verdrängung oder Verdrehung des Augapfels.

Der *Strabismus paralyticus* ist durch Funktionsausfall der an den Augapfel ziehenden Nerven und Muskeln gekennzeichnet. Ihm liegen im Falle der angeborenen Form Defekte im Kerngebiet der versorgenden Nerven (für den N. abducens beim Deutschen Schwarzbunten Rind nachgewiesen) zugrunde und ist in seiner erworbenen Form auf entzündliche, destruierende, degenerative oder atrophische Zustände im Zusammenhang mit lokalen oder allgemeinen Intoxikationen, Infektionen, Stoffwechselstörungen oder auch auf funktionelle Überbelastungen zurückzuführen, die die für die Funktion der Augenmuskeln zuständigen Nerven (N. abducens, N. trochlearis, N. oculomotorius) schädigen. Bei Ausfall eines einzelnen Nerven erlischt die Funktion des entsprechenden innervierten Muskels, und der Antagonist gewinnt die Überhand. Häufig findet sich aber eine gemischte Lähmung mit Beteiligung zweier oder mehrerer Nerven. Das Lähmungsschielen ist durch Zunahme des Schielwinkels in Richtung des Zuges des betreffenden gelähmten Muskels charakteristisch, beim Blick geradeaus leichte, beim Blick zur Seite (in Richtung des gelähmten Augenmuskels) zunehmende Divergenz- oder Konvergenzstellung. Das Blickfeld des Auges ist nach der Seite des gelähmten Muskels eingeschränkt. Hochgradiger Strabismus paralyticus führt immer zu einem Doppelsehen und verursacht deshalb bei Tieren einen unsicheren Gang, Scheuen, Ängstlichkeit, mitunter schräge Kopf- und Halshaltung. Kommt es zum Ausfall sämtlicher, die äußeren Augenwinkel bewegender Nerven (Ophthalmomyoplegia exterioris totalis), liegt der Bulbus unbeweglich in der Orbita. In diesem Fall sind außerdem die ebenfalls vom N. oculomotorius versorgten inneren Augenmuskeln (M. sphincter pupillae und M. ciliaris) gelähmt. Der Zustand äußert sich durch einen unbeweglichen Bulbus, durch Herabhängen des oberen Augenlides, durch starre und weite Pupille und aufgehobene Akkommodation.

Das *latente Schielen (Heterophorie)* kommt aufgrund des nur wenig überlappenden Gesichtsfeldes bei Tieren fast nicht vor. Man versteht darunter das Abirren eines Auges in vertikaler oder horizontaler Richtung bei gestörtem oder aufgehobenem Fusionsvermögen (Vereinigung des durch beide Augen aufgenommenen Doppelbildes zu einem Bild infolge mechanischer Behinderung wie Verbände, Lidphlegmonen oder Störung des Allgemeinbefindens wie Müdigkeit, Nachwirkung von Narkotika). Vom *Strabismus concomitans* (Begleitschielen) spricht man, wenn das permanent abgelenkte Auge alle Bewegungen des fixierenden Auges gleichmäßig und gleichartig ausführt.

Im Falle des mechanischen und des erworbenen paralytischen Schielens ist die Grundkrankheit zu behandeln. Eine chirurgische Korrektur des Strabismus ist analog der Methodik der Humanmedizin (partielle oder totale Myotomie des entsprechenden Muskelantagonisten) möglich. Angeborener und hereditärer Strabismus sollten züchterisch bekämpft werden.

6.7.2. Nystagmus

Als Nystagmus (Augenzittern) werden schnell aufeinanderfolgende, unwillkürliche rhythmische Bewegungen beider Augäpfel verstanden. Sind sie an beiden Augen gleichgerichtet und gleichartig, so spricht man von einer assoziierten, im anderen Falle von einer dissoziierten Form. Der Nystagmus variiert hinsichtlich seiner Richtung (horizontal, vertikal, diagonal, rotatorisch), seiner Frequenz (Anzahl der Zuckungen in der Zeiteinheit), seiner Amplitude (Größe und Form der Zuckungen) und seines Rhythmus (pendelnd, ruckartig, stoßartig). Er kommt bei Pferden, Rindern, Schweinen, Hunden, Katzen und Vögeln sowie bei Primaten vor. Als *angeborenes* oder frühzeitig manifest werdendes Leiden findet man den Nystagmus ausschließlich in kongenital minderwertigen Augen ohne und mit retinalen Dysplasien. Als *erworbene* Form kennt man den Dunkelnystagmus bei jungen Hunden und Katzen, die nach der Lidöffnung über längere Zeit in dunklen Räumen gehalten wurden (die Frequenz betrug 250 Schwingungen in der Minute). Ähnliche Erscheinungen kennt man von Rindern aus wenig beleuchteten Ställen. Augenzittern ist ebenfalls ein Symptom bei einer Reihe von exogenen und endogenen Vergiftungen (Kochsalz, Strychnin, Askaridenabbauprodukte usw.), bei Gehirnerkrankungen (Enzephalitis, Meningitis, Epilepsie usw.), nach Hirnverletzungen (Schädelbasisbrüche, frontale Schußwunden usw.), bei Stoffwechselerkrankungen (Eklampsie usw.) und bei schnellem Anfluten von Narkotika.

Das *klinische Bild* ist durch die Richtung, Frequenz und den Rhythmus der Zuckungen geprägt. Mitunter tritt er nur temporär auf (z. B. während der Erregungsphase bei Epilepsie, Eklampsie oder Vergiftungen). Während des Augenzitterns besteht visuelle Beeinflussung unterschiedlichen Grades.

Die *Therapie* ist im Falle des erworbenen Nystagmus auf das Grundleiden auszurichten. Symptomatisch können Beruhigungsmittel (Barbiturate, Tranquilizer) verabreicht werden.

6.8. Intraokuläre Tumoren

Intraokuläre Tumoren, deren Herkunft aus Geweben des Augapfels stammen, werden als *Primärtumoren* klassifiziert. Hierzu gehören vorrangig die des Pigmentgewebes oder des Ziliarkörpers, der Chorioidea und der Retina. Histologisch stellen sie sich als Melanome oder Melanosarkome mit starker Expansionstendenz dar. Unter den epithelialen Tumoren dominieren beim Hund die des Ziliarkörperepithels (auch als Medulloepitheliom bezeichnet) und der Iris. Sie treten als nichtpigmentierte Adenome oder Karzinome in Erscheinung, sind lokal stark destruierend, haben aber nur geringe Metastasierungstendenz. Retinoblastome sind bei den Haustieren im Gegensatz zum Menschen selten auffindbar.

Sekundäre Augentumoren treten bilateral auf und entstehen auf hämatogenem metastatischem Wege oder per continuitatem aus dem Bulbus benachbarter Gewebe. Aufgrund des vaskulären Maschenwerks ist die Uvea Hauptlokalisationsort für Neubildungen. Am häufigsten kommt das Lymphosarkom vor. Es wird beim Rind, beim Hund und bei der Katze in unterschiedlichen Teilen des Auges gefunden. Venerische Tumoren, deren Besonderheit in ihrer natürlichen Transmissibilität besteht, werden wiederholt beim Hund beobachtet. Eine Retikulosis des ZNS findet ihre okuläre Manifestation im Bereich des N. opticus, der Retina und der Uvea. Das multiple Myelom ist durch Proliferation von Plasmazellen charakterisiert. Karzinome entstammen beim Rind im Zusammenhang mit dem Cancer eye häufiger den extraokulären Strukturen, insbesondere der Konjunktiva. Sie brechen in den Augapfel ein. Die okuläre Metastasierung epithelialer Tumoren aus unterschiedlichen Organen (Thyreoidea, Pankreas, Nieren, Gesäuge) werden ebenso wie die bindegewebigen Tumoren (Neurosarkome, Rhabdomyosarkome, Melanome der Haut) bislang nur beim Hund wiederholt gesehen.

Intraokuläre Tumoren verursachen *im Gefolge* ihres Wachstums Gefäßrupturen und Hämophthalmus, Verlegung des Kammerwinkels, damit Sekundärglaukom. Rupturen der Zonulafasern bedingen Linsenluxation, ferner entstehen tumorinduzierte Entzündungen, die zur Panophthalmitis oder zu Synechien führen. Aufgrund ihrer vom Gewebecharakter stark abhängigen Expansionstendenzen entstehen im Auge Destruierungen, die funktionelle Behinderungen der Augenstrukturen nach sich ziehen. Augentumoren sind differentialdiagnostisch sorgfältig von proliferativen entzündlichen intraokulären Prozessen oder gutartigen zystischen Neubildungen abzugrenzen.

Die *Diagnose* wird aufgrund des Vorberichtes, der allgemeinen klinischen Untersuchung, durch die ophthalmoskopische Untersuchung, wenn möglich durch Spaltlampenuntersuchung und Gonioskopie und zytologische Untersuchung des Kammerwassers gestellt. Wertvolle Hinweise ergeben ferner die Angiografie und die Ultraschalldiagnostik.

Für die *Therapie* bietet sich im Falle kleinerer, im vorderen Segment liegender Primärtumoren die Exzision, die Laserkoagulation oder die Kryodestruktion an. Bei größeren raumgreifenden Tumoren sollte die Bulbusexstirpation vorgenommen

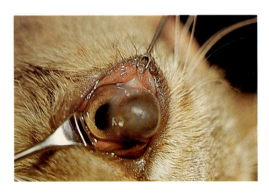

Abb. 113. Okulärer, vom Limbus corneae ausgehender Tumor bei einer Katze.

werden. Die Therapie sekundärer Tumoren ist von dem Charakter und dem Ausmaß der Systemerkrankung abhängig.

Literatur

Anonym: Congenital eye defects in cattle. Mod. Vet. Pract. 49, 36 (1968).
Abshagen, H., Lindemann, E., und Kalettka, G.: Basedowähnliche Erkrankungen in einem Mastrinderbestand. Mh. Vet. Med. 25, 876 (1970).
Ackermann, N., and Munger, R. J.: Intraconal contrast orbitography in the dog. Amer. J. veter. Res. 40, 911 (1979).
Ambjerg, J., and Jensen, O. A.: Spontaneous Microphthalmia in two Dobermann Puppies with Anterior Chamber Cleavage Syndrome. J. Am. Anim. Hosp. Ass. 18, 481 (1982).
Ammann, K., und Pelloni, G.: Der Bulbus oculi des Hundes. Schweiz. Arch. Tierhk. 113, 287 (1971).
Baker, M. L., Payne, L. C., and Baker, G. N.: The inheritance of hydrocephalus in cattle. J. Hered. 52, 134 (1961).
Barone, R., und Lescure, F.: Heterochromie und Mikrophthalmie beim Hund. Rev. Méd. Vét. 110, 769 (1959).
Barron, C. N., Saunders, L. Z., Seibold, H. R., and Heath, M. K.: Intraocular Tumors in Animals. V. Transmissible Veneral Tumor of Dogs. Amer. J. Vet. Res. 24, 103 (1963).
Barron, C. N., Sauners, L. Z., and Jubb, K. V.: Intraocular Tumors in Animals. III. Sekundär Intraocular Tumors. Amer. J. Vet. Res. 24, 835 (1963).
Berge, E.: Indikation und Technik des künstlichen Ankyloblepharons unter Berücksichtigung der Operation am Bulbus. Berl. Münch. tierärztl. Wschr. 43, 509 (1927).
Binns, W., James, L. F., and Shupe, J. L.: Toxicosis of Veratrum californicum in Eyes and its relationship to a congenital Deformity in Lambs. Ann. New York Acad. Sci. 111, 571 (1964).
Dathe, H.: Strabismus beim Braunbären (Ursus arctos). Zool. Garten (NF) 28, 194 (1964).
Dathe, H.: Nystagmus bei einem Rhesusaffen. Zool. Garten (NF) 44, 414 (1974).
Ditters, R. W., Dubielzig, R. R., und Aguirre, G.: Primäre Augenmelanome bei Hunden. Veter. Pathol. 20, 379 (1983).
Dukić, B., Stamatović, S., Matić, G., Putnik, M., Zdravković, D., und Jovanović, M.: Exophthalmus als Folge von Augenmuskelveränderungen bei Bullen. Histopathogenese. Veter. Glasnik 29, 713 (1975).
Gelatt, K. N.: Herniation of orbital fat in a colt. Vet. Med. Small Anim. Clin. 65, 146 (1970).
Gelatt, K. N., and McGill, L. D.: Clinical characteristics of microphthalmia with colobomas of the Australian shepherd dog. J. Amer. Vet. Med. Assoc. 162, 393 (1973).
Hadick, C. L., Stoehr, A., und Rozmiarek, H.: Intrakuläre Prothese bei einem Affen (Macaca fascicularis). Vet. Med. Small Anim. Clin. 78, 86 (1983).
Hendricks, J. C., Morrison, A. R., Farnbach, G. L., Steinberg, S. A., and Mann, Graziella: A disorder of rapid eye movement sleep in a cat. J. Amer. Vet. Med. Assoc. 178, 55 (1981).
Holmes, J. R., and Young, G. B.: A note of exophthalmus with strabismus in Shorthorn cattle. Vet. Rec. 69, 148 (1957).
Julian, R. J.: Bilateral divergent strabismus in a Holstein calf. Vet. Med. Small Anim. Clin. 70, 1151 (1975).
Kelly, J. H.: Occipital dysplasia and hydrocephalus in a toy poodle. Vet. Med. Small Anim. Clin. 70, 940 (1975).
Koch, S. A.: Intraocular prosthesis in the dog and cat. The failures. J. Amer. Med. Vet. Assoc. 179, 883 (1981).
Komár, Jr., Gy., und Schuster, A: Ein seltenes ophthalmologisches Krankheitsbild (Exophthalmus pulsans bei einem Hunde). Berl. Münch. tierärztl. Wschr. 80, 359 (1967).
Kuhns, E. L.: Enucleation of the eye by subconjunctival ablation. Vet. Med. Small Anim. Clin. 71, 1433 (1976).
Labs, Ilse: Untersuchungen zur Morphologie der kongenitalen Mikrophthalmie beim Schaf mit Beiträgen zur Äthiopathogenese. Vet.-med. Diss., Gießen 1977.
Lavach, J. D., Severin, G. A., and Roberts, S. M.: Ulcerations of the equine eye. A review of 48 cases. J. Amer. Vet. Med. Assoc. 184, 1243 (1984).
Lederer, P.: Eye hemorrhage in a toy poodle. Vet. Med. Small Anim. Clin. 64, 986 (1969).
Leipold, H. W., Gelatt, K. N., and Huston, K.: Multiple Ocular Anomalies and Hydrocephalus in Grade Beef Shorthorn Cattle. Amer. J. Vet. Res. 32, 1019 (1971).
Martin, C. L.: Feline ophthalmologic diseases. Mod. Vet. Pract. 63, 449 (1982).
McConnon, J. M., White, M. E., and Smith, Mary, C.: Pendulärer Nystagmus bei Milchkühen. J. Amer. Vet. Med. Assoc. 182, 812 (1983).
Mintschev, P.: Über das mit laterodorsalem Exophthalmus verlaufende medioventral konvergente Lähmungsschielen beim Rind. Mh. Vet.-Med. 20, 41 (1965).
Morgan, G.: Ocular tumors in animals. J. Small Anim. Pract. 10, 563 (1969).
Petersen, W. H.: Beitrag zum Strabismus convergens cum Exophthalmo beim Rind. Klinische und histomorphologische Untersuchungen. Vet.-med. Diss., Hannover 1978.
Peiffer, Jr., R. L.: Primary intraocular tumors in the dog. Part 1. Mod. Vet. Pract. 60, 383 (1979).
Peiffer, Jr. R. L.: Secondary intraocular tumors in the dog. Part II. Mod. Vet. Pract. 60, 459 (1979).
Peiffer, Jr. R. L.: Differential diagnosis and therapy of canine intraocular tumors. Part III. Mod. Vet. Pract. 60, 539 (1979).
Pletcher, J. M., Koch, S. A., and Stedham, M. A.: Orbital chondroma rodens in a dog. J. Amer. Vet. Med. Assoc. 175, 187 (1979).
Püchner, J.: Augenhöhlengangrän. Ein interessanter Befund bei Schlachttieren. Tierärztl. Prax. 1, 267 (1973).

Rebhun, W. C., und Edwards, N. J.: Cryptococcosis involving the orbit of a dog. Vet. Med. Small Anim. Clin. 72, 1447 (1977).
Rebhun, W. C.: Diseases of the bovine orbit and globe. J. Amer. Vet. Med. Assoc. 175, 171 (1979).
Rebhun, W. C.: Orbital lymphosarcoma in cattle. J. Amer. Vet. Med. Assoc. 180, 149 (1982).
Rosenberger, G.: Die Krankheiten des Rindes. Paul Parey, Berlin, Hamburg 1970.
Rosenthal, J. J., und Vineland, N. J.: Surgical treatment of chronic retrobulbar abscess. Vet. Med. Small Anim. Clin. 68, 663 (1973).
Saunders, L. Z., and Barron, C. N.: Intraocular tumors in Animals. IV. Lymphosarcoma. Brit. Vet. J. 120, 25 (1964).
Stamatović, S., Putnik, M., Dukić, B., Jovanović, M., and Matić, G.: Untersuchungen zum Vorkommen des Exophthalmus und der lymphatischen Leukose bei Roten Dänischen Kühen. Veter. Glasnik 29, 788 (1975).
Thurmon, J. C., Romack, and Garner, H. E.: Excursions of the bovine eyeball during gaseous anesthesia. Vet. Med. Small Anim. Clin. 63, 967 (1968).

Tillok, T. W., and Winter, J. A.: Anomaly of the abducens nerve. Yale J. Biol. Med. 34, 620 (1962).
Urman, H. K., and Grace, O. D.: Hereditary encephalomyopathy. A hydrocephalus syndrome in newborn calves. Cornell Vet. 54, 230 (1964).
Unger, J.: Eine seltene Zyklopiebildung. Schweiz. Arch. Tierhk. 82, 393 (1940).
Veenendaal, H.: Exstirpatio bulbi beim Hunde und die Erzielung eines künstlichen Ankyloblepharons dabei. Tschr. Diergeneesk. 63, 481 (1936).
Vermut, J.: Transpalpebral exenteration in cattle. The Vet. Quarterly 6, 46 (1984).
Voigt, J.: Beiträge zur Ätiologie des Exophthalmus bei den Tieren. Inaug.-Diss., Leipzig 1935.
Walser, K., und Püschner, H.: Über einige Fälle von Anophthalmie bei Kälbern des Deutschen Braunviehs. Zuchthygiene 6, 1 (1971).
Whitford, E. L.: Lymphocytic lymphosarcoma of the canine eye. J. Amer. Vet. Med. Assoc. 147, 837 (1965).
Woog, J., Albert, D. M., and Gonder, J. R.: Osteosarcoma in phthisical feline eye. Veter. Pathol. 20, 209 (1983).

7. Krankheiten der Hornhaut

Als vorderer durchsichtiger und lichtbrechender Teil der fibrösen Hülle des Augapfels ist die Hornhaut (Kornea) in die Sklera wie ein Uhrglas in der Weise eingefügt, daß der äußere Rand der Sklera schräg zulaufend etwa 1 mm weit über die Hornhaut greift. Dieser teilweise aus Sklera-, teilweise aus Hornhautgewebe zuammengesetzte, von Bindehaut überkleidete Grenzbezirk wird als Limbus corneae bezeichnet. Er ist im unteren maxillaren und oberen frontalen Bereich bei allen Haustierarten breiter als an den seitlichen Partien und weist, da die Hornhaut eine stärkere Krümmung als die Sklera besitzt, eine rinnenartige Vertiefung (Sulcus corneae) auf.

Hinsichtlich des vertikalen und horizontalen Querdurchmessers, des Krümmungsradius und der Dicke der Hornhaut sind signifikante tierartliche Unterschiede zu verzeichnen. Pferd, Rind, Schaf und Schwein haben eine querovale Hornhaut (Pferd vertikaler Durchmesser 20 bis 28 mm, horizontaler 32 mm), während Katze und Hund eine annähernd runde Hornhautform aufweisen (Katze vertikal 15,5 mm, horizontal 16 mm; Hund rassenspezifisch vertikal 14,4 bis 16,4 mm, horizontal 15,4 bis 17,0 mm). Die Hornhautdicke berägt bei Katze und Pferd 0,6 mm, beim Rind 0,8 mm, beim Hund 0,95 mm und beim Schwein 1,0 mm. Das Verhältnis Hornhaut zu Bulbus verhält sich bei der Katze 1:3, beim Hund 1:6, beim Pferd 1:5. Der Hornhautquerschnitt weist drei Schichten auf: das Epithel, das Stroma und das Endothel. Dies zu wissen, ist für den Kliniker von Bedeutung, da sich die verschiedenen Schichten im pathophysiologischen Geschehen sehr unterschiedlich verhalten. Hieraus sind für die Diagnostik und Therapie Schlußfolgerungen zu ziehen.

Das **Epithel** ist mehrschichtiges, verhornendes Plattenepithel, das einer Basalmembran aufliegt.

Den Hauptteil der Hornhaut (90%) macht das **Stroma** oder Parenchym oder die Substantia propria aus, die aus parallel angeordneten bindegewebigen Faserbündeln mit einem hohen Anteil von Kittsubstanz und elastischen Fasern aufgebaut ist. Zwischen den Faserbündeln sind die langgestreckten Kerne der fixen Hornhautzellen (Fibrozyten, syn. Keratozyten), mitunter auch Lymphozyten, anzutreffen. Der der Basalmembran anliegende Stromateil bildet eine tierartlich unterschiedlich breite, völlig zellfreie Schicht aus, die der Bowmanschen Membran der Primaten entspricht. In der Embryonalentwicklung sind zunächst viele Zellen im Hornhautstroma enthalten, die sich erst gegen Ende der Fetalperiode reduzieren, damit erlangt die Hornhaut ihre Durchsichtigkeit. Zum Zeitpunkt der Geburt muß dieser Prozeß noch nicht vollkommen abgeschlossen sein, woraus die mitunter bemerkbare leichte Hornhauttrübung der Postnatalphase erklärbar wird.

Das **Endothel** ist mesodermales Epithel mit umstrittener reaktiver Aktivität. Es ist mit flachen, sechseckigen Zellen ausgestattet und setzt sich über den Winkel der vorderen Augenkammer hinweg als Irisepithel fort. Seine dem Stroma zugewandte Basalmembran bildet eine strukturlose, bei allen Haustierarten gut entwickelte elastische Schicht, die als hintere Grenzmembran oder Descemetia oder als Lamina limitans interna descemeti bezeichnet wird. Die Hornhaut ist blut- und lymphgefäßfrei, ihre vom Limbus her subepithelial verlaufenden *Nervenfasern* sind sensorisch. Sie entstammen den Nn. ciliares, die von den Ästen des N. ophthalmicus (Fortsetzung des V. Gehirnnerven) ausgehen, sind markhüllenfrei und beeinträchtigen somit die Hornhautdurchsichtigkeit nicht. Durch gegenseitige Überlagerung wird ein Netz gebildet, von dem sich die Nervenfasern vor allem in das Epithel hinein erstrecken. Auf diese Weise wird bei einem lokal begrenzten Reiz dennoch ein großer Bereich des Synzytiums erregt. Wärme, Kälte, Druck werden graduell als taktile Sensationen aufgenommen und weitergeleitet, die, wie auch Schmerzreize, neben der Auslösung des Blinzreflexes und der Bulbusretraktion durch einen in der Hornhaut existierenden Axonreflex unmittelbare Auswirkungen auf das ziliare Gefäßsystem haben und Hyperämie, okuläre Hypertension, vermehrten Eiweißgehalt des Kammerwassers und Miosis hervorrufen.

Die Hornhaut hat neben ihrer formgebenden,

formerhaltenden und schützenden Eigenschaft besondere Aufgaben als *optisches Medium* zu erfüllen, wobei die Konstanz ihrer erforderlichen Homogenität und Transparenz streng an einen unbeeinflußten Stoffwechsel gebunden ist. Sie enthält 75% Wasser, etwa 20% Proteine und 5% Polysaccharide. Sowohl im Epi- als auch im Endothel befinden sich verschiedene Enzyme, woraus die besondere Stoffwechselaktivität dieser Hornhautanteile resultiert. Gegenüber den anliegenden hypertonen Medien (präkornealer Tränenfilm und Kammerwasser) fungieren sie als semipermeable Membranen. Auf diese Weise wird der Hornhaut ständig Flüssigkeit entzogen, die andererseits vom Randschlingennetz her mit den notwendigen nutritiven Stoffen (u. a. Glucose) in die Hornhaut einströmt. Die Sauerstoffversorgung erfolgt in ihren peripheren Anteilen durch das Randschlingennetz und in ihrem mehr zentralen Gebiet enzymatisch über den im präkornealen Tränenfilm gebundenen atmosphärischen Sauerstoff. Störungen des Tränenfilms, Epithelschädigungen oder Schädigungen des Randschlingennetzes müssen demzufolge tiefgreifende Stoffwechselstörungen nach sich ziehen!

7.1. Untersuchung

Die Besichtigung der Hornhaut erfolgt, nachdem man sich bei Tageslicht einen Überblick verschafft hat, möglichst im Dunkelraum, zunächst im auffallenden diffusen, dann mit fokussierten Licht und im speziellen unter Hinzuziehung bestimmter Hilfsmittel, z. B. der Spaltlampe. Sie wird in bezug auf die Glätte, den Glanz und die Ebenheit ihrer Oberfläche, ihrer Durchsichtigkeit und ihrer Wölbung beurteilt.

Eine *Hornhautoberfläche* ist glatt, glänzend und eben, wenn die auf ihr stehenden Reflexbilder (Konturen der Lichtquelle, Fensterkreuz, Keratoskop) glattrandig, scharf und regelmäßig sind (Abb. 114a). Unregelmäßig begrenzte Reflexbilder mit glänzender Oberfläche entstehen nach narbigen Eindellungen oder zelligen Infiltrationen bei Erhaltung des Epithelzellverbandes (Abb. 114b). Sie ergeben einen Narbenastigmatismus. Unregelmäßig begrenzte, verzogene Reflexbilder mit Unterbrechung des Glanzes deuten auf Unebenheiten hin, die durch Zusammenhangstrennungen des Epithelzellverbandes z. B. Läsionen, Wunden, durch zellige Infiltrationen oder Einschmelzungsprozesse wie Geschwüre entstanden sind (Abb. 114c). Matte Reflex-

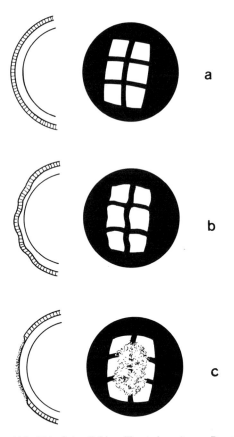

Abb. 114. Spiegelbilder (Fensterkreuz) zur Beurteilung der Hornhautoberfläche.
a) Hornhaut glatt, glänzend, regelmäßige Oberfläche, konturenscharfes Bild, b) Hornhaut glänzend mit unregelmäßiger Oberfläche, konturenverzerrtes Bild (Epithel ist intakt und überbrückt Infiltrate oder ehemalige Defekte), c) Lokalisierter Hornhautbereich stumpf mit unregelmäßiger Oberfläche, Bildkonturen infolge fehlenden Epithels nicht erkennbar.

bilder mit unscharfer Begrenzung lassen auf eine Ödematisierung des Hornhautepithels schließen (Abb. 114c).

Die Hornhaut ist *durchsichtig*, wenn die tieferen Anteile des vorderen Augenabschnittes (vordere Augenkammer, Iris und Pupille) der Betrachtung ohne weiteres zugänglich sind. Feinere, zartere Trübungen sind nur bei Lupenbetrachtung und mit stark fokussiertem seitlichem Licht, evtl. unter Einsatz der Spaltlampe, auszumachen. Sie können rauchig, milchig, porzellanweiß oder braun erscheinen und stippchenartig, flockig, netzähnlich, diffus oder umschrieben angeordnet sein. Bei starker Leukozyten- und Lymphozyteninfiltration sind die gelblichgrau, bläulich-weiß oder weiß bei Ödematisierung oder Vernarbung, braun bei Ein- oder Anlagerung von Pigment.

Hornhauttrübungen behindern die Untersuchung tieferer Augenabschnitte. Umschriebene Hornhauttrübungen werden durch Retroillumination vom Fundus her besser erkennbar, wenn die Pupille weitgestellt wird. Eine diffuse Hornhauttrübung ist im dunklen Raum im Spaltlampenlicht von der Seite zu durchblicken. Man erkennt zumindest die Umrisse der Vorderkammer, die Iris und die Pupille. Der Fundus wird durch die getrübte Hornhaut besser bei Anwendung der binokulären indirekten Ophthalmoskopie sichtbar als durch die direkte ophthalmoskopische Betrachtung. Da die Untersuchung und Durchleuchtung einer entzündeten getrübten Hornhaut sich schwierig gestalten kann, ist die örtliche vorübergehende Anwendung kalter Kompressen, die lokale Verabfolgung hypertonischer NaCl-Lösung oder von Glycerol angebracht. Beeinflussungen der Durchsichtigkeit entstehen auch bei Vaskularisationen. Die Hornhautwölbung läßt sich mit dem Keratoskop und/oder bei seitlicher Durchleuchtung der vorderen Augenkammer und Besichtigung von der temporalen Seite her beurteilen. Wölbungsanomalien äußern sich durch Keratoglobus, Keratokonus oder Aplanatio corneae. *Oberflächliche Substanzverluste* der Hornhaut und Unterbrechungen des präkornealen Tränenfilms lassen sich sehr gut durch *Fluorescein* darstellen, während das noch intakte Hornhautepithel eine lipophile Barriere gegenüber dem Farbstoff darstellt. Bei Läsionen größeren Ausmaßes dringt der Farbstoff in die Tiefe ein und verbreitet sich sehr schnell im wasseraufnahmefähigen Stroma. Somit erklärt sich die in diesen Fällen zu beobachtende starke, über den eigentlichen Defekt hinausgehende Farbstoffausbreitung (Abb. 115). Wenig später diffundiert der Farbstoff in die vordere Kammer. Fluorescein wird auf der Hornhaut in Lösung oder mit Hilfe farbstoffimprägnierter Fließpapierstreifen angewandt, letzteres ist vorzuziehen, da Fluoresceinlösung ein optimales Nährmedium für Pseudomonasbakterien bilden. Von der Farbstofflösung reicht ein Tropfen, der über die Hornhaut geträufelt wird, für die Darstellung von Defekten aus. Nach Spülen mit physiologischer Kochsalzlösung stellen sich die bei Beleuchtung grün schimmernden, epithelentblößten Bereiche gut dar. Ein gleicher Effekt wird durch den Teststreifen erreicht, nachdem er mit NaCl-Lösung befeuchtet wurde. Man betupft mit dem Streifen die obere bulbäre Konjunktiva und erreicht hierdurch die Farbstoffabgabe an das Auge. Für die Sichtbarmachung von abgestorbenem, degeneriertem oder nekrotisiertem Zelldetritus eignet sich *Bengalrot*. Mit einer 0,2- bis 0,5%igen Lösung (höhere Konzentrationen sind epithelschädigend) werden Ausmaß und Tendenz ulzerierender Prozesse (Keratoconjunctivitis sicca, korneale Ulzeration) besonders gut darstellbar. Den Probennachweis einer herabgesetzten *Hornhautsensibilität* erzielt man mit Hilfe eines fein ausgezogenen Wattefadens. Die normale Empfindlichkeit nimmt vom Zentrum der Hornhaut zur Peripherie hin etwas ab. Für die Lagebezeichnungen von Veränderungen wird die Hornhaut in vier Quadranten (jeweils oben und unten temporal und nasal) eingeteilt. Randständige Veränderungen lassen sich in ihrer Lage gemäß dem Zifferblatt der Uhr beschreiben (Abb. 116).

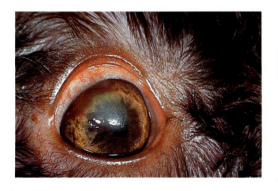

Abb. 115. Hornhautepitheldefekt. Fluorescein-Ausbreitung über den Defekt hinaus infolge Ödematisierung des Stromas in der Defektperipherie.

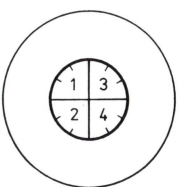

Abb. 116. Schablone für Lagebezeichnung von pathologischen Veränderungen der Hornhaut. Peripher Zifferblatt der Uhr; 1, 2 = dorsaler und ventraler nasaler Quadrant; 3, 4 = dorsaler und ventraler temporaler Quadrant. Schnittpunkt der Linien: Hornhautzentrum.

7.2. Allgemeine Pathologie und Symptomatologie

Als durchsichtiges, ideal glattes, fehlerfrei sphärisch gekrümmtes, avaskuläres und bradytrophes Gewebe unterliegt die Hornhaut in ihrem Reaktionsvermögen auf krankmachende (exogene und endogene) Einwirkungen und dem daraus resultierenden klinischen Erscheinungsbild einer gewissen Spezifik, deren Besprechung den speziellen Erkrankungen der Hornhaut vorangestellt werden soll.

7.2.1. Ödem

Jede Schädigung der Epithel-, insbesondere auch der Endothelzellage zieht unweigerlich das Eindringen von Flüssigkeit in das Hornhautgewebe nach sich. Es entsteht ein Ödem. Auf der Grundlage einer Hydratation der Mucopolysaccharidgrundsubstanz wird die Architektur der straff geordneten Hornhautfibrillen gestört. Die Hornhaut verliert ihre Transparenz und ihren oberflächlichen Glanz und erscheint zart gestichelt. Zunächst sind tropfenartige Vorwölbungen des Epithels vorhanden, die bei längerem Bestehen des Ödems konfluieren, Bläschen ausbilden, dann rupturieren können oder zu größeren pendelnden oder tropfenähnlichen Vorwölbungen zusammenfließen. Histologisch wird offensichtlich, daß die Epithel- oder/und Endothelzellen durch Flüssigkeitsansammlung auseinandergezogen und vakuolisiert sind und in schwerwiegenden Fällen eine Trennung zwischen Basalmembran und vorderem Stroma erfolgt. In chronischen Fällen entstehen in diesem Bereich hyaline, fettige oder mukoide Kalkdegenerationen. Das enorme Wasserbindungsvermögen der Mucopolysaccharidgrundsubstanz der Stromalamellen bewirkt ein Zerreißen der Zellbegrenzungen. Die Dickenzunahme des Stromas führt ihrerseits zum Sprengen noch intakter Interzellularbrücken des Epithels und des Endothels. Es entsteht ein Circulus vitiosus. Die *Ursachen* der Hornhautödematisierung sind vielfältig. Die vom *Epithel* ausgehende Ödematisierung entwickelt sich im Gefolge traumatisch bedingter Zusammenhangstrennungen, chemischer Einwirkungen (Verätzungen), physikalischer Gegebenheiten (kurzwellige Strahlung) oder entzündlicher Hornhautprozesse. Für die epitheliale Ödematisierung ist typisch, daß sie sich fast ausschließlich nur am Ort und der unmittelbaren Peripherie der Einwirkung der schädigenden Noxe ausbreitet.

Vom *Endothel* her entsteht eine *nichtentzündliche* Ödematisierung
— infolge angeborener Defekte, z. B. persistierende Pupillarmembran, primäre Dystrophien (s. 7.6.);
— durch Traumen infolge instrumenteller Eingriffe;
— durch intraokuläre Strukturveränderungen, wie vordere Synechie, Glaskörpervorfall, Linsenluxation;
— durch intraokuläre Druckerhöhung beim Glaukom

und eine *entzündliche* Ödematisierung aus einer Iridozyklitis (das Hornhautendothel ist die Fortsetzung des Irisepithels). Zu nennen ist hier das für die Hepatitis contagiosa canis pathognomonisch zu wertende Hornhautödem, das übrigens auch ein Symptom der postvakzinalen Reaktion bei Verwendung des Adenovirus Typ I für den Impfstoff sein kann, und bei fast allen Hunderassen, mit auffallender Sensibilität der Afghanischen Windhunde, zur Beobachtung kommt. Es wird als immunologische Reaktion vom Arthus-Typ III definiert und ist gewöhnlich an einem Auge, nur ausnahmsweise an beiden Augen 7 bis 30 Tage nach der Vakzination zu erkennen. In den ersten 8 bis 14 Stunden bestehen bulbäre konjunktivale Hyperämie, Chemosis und Blepharospasmus. Die Mehrzahl der Patienten hat zu diesem Zeitpunkt einen leicht hypotonen Bulbus. Ungefähr 24 Stunden nach dem Einsetzen der ersten Reaktionen erscheint das korneale Ödem, auch als „blue eye" charakterisiert. Bei Spaltlampendurchleuchtung der vorderen Kammer sind Fibrinansammlungen zu sehen.

Je früher die *Behandlung* einsetzt, umso größer ist die Aussicht auf Erfolg. Es werden systemisch und örtlich Glukokortikoide zur Herabsetzung der hyperergischen Reaktion verabreicht. Atropin oder Zykloplegika sind mit Ausnahme glaukomgefährdeter Rassenvertreter (Afghanischer Windhund, Sibirischer Husky, Norwegischer Elchhund, Samojede) zur Beeinflussung der Iritis empfehlenswert.

Ferner hat die örtliche Osmotherapie eine entquellende Wirkung. Die durch epitheliale Auflockerung begünstigte Sekundärinfektion sowie die Behinderung des Kammerwasserabflusses durch entzündliche Irisexsudate sind Komplikationen, die das Auge gefährden können. Breitbandantibiotika sind in diesem Fall essentiell, ferner ist eine rechtzeitige antiglaukomatöse Therapie (Absetzen der Mydriatika!) erforderlich.

Hervorhebenswert ist das **endotheliale Ödem des Pferdes**, das als Begleitsymptom der Mondblindheit, mitunter jedoch aus ungeklärter Ursache spontan und meist einseitig auftritt. Die Ödematisierung vollzieht sich vorzugsweise im zentralen Hornhautbereich. Auch bei ausgedehnter Trübung kann eine schmale Zone ungetrübter Hornhaut erhalten bleiben. Die Hornhautquellung führt zu einem Keratokonus; sich aufbeulende Epithelbläschen rupturieren leicht, wodurch die Gefahr einer Infektion gegeben ist. Das hinsichtlich Ausdehnung und Dichte der Trübung sehr variable Ödem kann im weiteren Verlauf lineare Trübungslinien von unregelmäßiger Gestalt aufweisen. Der mitunter sehr therapieresistente Zustand kann in eine permanente Hornhauttrübung mit Ausbildung einer degenerativen Keratitis übergehen.

Die *Therapie* ist auf die Verhütung von Sekundärinfektionen auszurichten, geeignet sind Breitbandantibiotika. Iridozykloplegika lösen den schmerzhaften Ziliarspasmus. Osmotisch wirksame Ophthalmika, z.B. 40%ige Glucose oder 5%iges Natriumchlorid, sind zur Entquellung der Hornhaut prädestiniert. Die Entstehung einer Vaskularisation kompliziert den Zustand. Ist der Epithelzellverband intakt, sollten Kortikosteroide eingesetzt werden. Allerdings ist Vorsicht zu wahren, da hierdurch das Aufkommen einer Keratomykose begünstigt oder ein Keratokonus erzeugt wird, der zu einer Hornhautperforation führen kann.

7.2.2. Entzündung

Die Entzündung ist die häufigste Erkrankung der Hornhaut. Das klinische Bild wechselt in Abhängigkeit von Ätiologie und Pathogenese und richtet sich nach konstitutionellen und konditionellen Faktoren. Für den *Verlauf* und die *Prognose* sind die Lokalisation des entzündlichen Prozesses (Epithel, Stroma, Endothel, zentral, perizentral oder limbal) und ihr Charakter (infiltrativ oder ulzerös) maßgebend. Zu den Begleiterscheinungen gehören mitunter erhebliche Konjunktival- und Lidödeme, Lakrimation, Photophobie, Blepharospasmus und visuelle Behinderung. Zudem handelt es sich um einen schmerzhaften Prozeß, der zu einer Bulbusretraktion, zum Nickhautvorfall, zum Lidschluß führt. Bei schweren parenchymatösen Formen entwickelt sich oft eine Iritis, zunächst nicht so sehr durch fortgeleitete Prozesse, als vor allem durch unspezifische Reizung im Sinne einer kollateralen Entzündung. Sie äußert sich in Schwellung der Iris, Miosis oder Exsudation mit Ablagerung von Präzipitaten an der Kornea-Rückfläche oder der Vorderkammer (Hypopyon). Die Entzündung entsteht ursächlich

— durch traumatische Insulte: Stoß, Schlag, Riß, Biß, Distichiasis, Trichiasis, Entropium mit oder ohne Sekundärinfektion;

— durch Strukturveränderungen des Hornhautgewebes aus sich heraus: Entstehung histochemischer Reaktionen infolge UV-Licht-Einwirkung, Ödematisierung, Allergisierung;

— durch Übergreifen entzündlicher Prozesse aus angrenzenden Geweben: Infektiöse bovine Keratokonjunktivitis, Periodische Augenentzündung der Equiden;

— durch direkte Hornhautaffinität von Erregern: z.B. Paramyxoviren;

— durch Wirksamwerden dispositioneller Faktoren: Keratitis superficialis chronica Überreiter, rezidivierende korneale Ulzeration beim Deutschen Boxer, Keratitis necroticans bei Siam- und Perserkatzen.

Die Hornhautentzündung ist fast immer **ein komplexer Vorgang**, der in sich sehr unterschiedliche, nebeneinander auftretende Krankheitsbilder wie Ödem, perikorneale Injektion, Infiltration, Gefäß- oder/und Geschwürsbildung aufweist.

Unter **perikornealer Injektion** versteht man eine diffuse blaurote Verfärbung der Hornhautperipherie, die durch Erweiterung des limbalen Randschlingennetzes und der tiefliegenden Kapillaren der Sklera hervorgerufen wird. Bei Beteiligung der Bindehaut an den Entzündungsvorgängen existiert außerdem eine konjunktivale Injektion.

Die **Hornhauttrübung** wird zu einem Teil durch Ödematisierung und zum anderen Teil durch zellige Infiltration von Wanderzellen (Leukozyten, Lymphozyten, Plasmazellen), die chemotaktisch aus den Blutgefäßen des Limbus in die Hornhaut gelangen, und Fibroblasten (Keratoblasten), die sich aus den am Ort liegenden fixen Hornhautzellen entwickeln, hervorgerufen. Hornhautinfiltrate werden vom Randschlingennetz resorbiert, verbleiben sie aber in der Hornhaut, dann entstehen narbige Trübungen, oder sie werden durch toxisch-infektiöse Vorgänge eingeschmolzen, wodurch Hornhautabszesse und -geschwüre bedingt sind.

Die **Entzündungsvorgänge** laufen in umschriebener (Keratitis circumscripta) oder ausgedehnter Form (Keratitis diffusa) entweder oberflächlich als Keratitis superficialis (Epithel, Bowmansche Membran, obere Stromalagen) oder tief als Keratitis profunda (Parenchym, Descemetsche Membran, Endothel) oder in den mittleren Anteilen als Keratitis parenchymatosa (Stroma) ab. Sie sind durch einen nichteitrigen (Keratitis non purulenta, Keratitis non suppurativa) oder eitrigen (Keratitis purulenta, Keratitis suppurativa) Charakter gekennzeichnet und haben einen akuten oder chronischen Verlauf (Keratitis acuta, Keratitis chronica). *Hornhautgefäße* bilden sich teilweise völlig zurück, sehr oft bleiben jedoch die *leeren Gefäßschläuche* bestehen, insbesondere dann, wenn es sich um eine tiefe Vaskularisation handelt. Im Spaltlampenbild sind sie als Gefäßschatten erkennbar und geben Aufschluß über den Charakter der abgelaufenen Entzündung. Bei neu aufflammenden entzündlichen Zuständen füllen sie sich überraschend schnell mit Blut und bilden die Gleitbahnen für die Zubildung neuer Gefäße.

7.2.3. Vaskularisation

Vaskularisation ist in der normalerweise gefäßlosen Hornhaut immer ein Symptom eines entzündlichen und zunächst sehr zweckdienlichen Geschehens. Die Gefäße nehmen von der Hornhautperipherie ihren Ausgang und haben die Aufgabe, den Hornhautstoffwechsel zu heben und damit den Untergang von Hornhautgewebe (geschwürige Einschmelzungen) zu vermeiden. Man unterscheidet eine oberflächliche, aus den Konjunktivagefäßen stammende Vaskularisation, und eine tiefe, aus dem subkonjunktival gelegenen ziliaren Randschlingennetz kommende Gefäßeinwanderung (Abb. 117).

Oberflächliche Gefäße der Hornhaut sind über den Limbus verlaufend zu verfolgen, sie sind ziegelrot, kräftig gefüllt, unregelmäßig und baumastförmig verzweigt. Sie liegen subepithelial oder in den oberen Lagen des Hornhautstromas. Eine besondere Form der oberflächlichen Gefäßeinwanderung ist der Pannus corneae. Er bezieht ganze Sektoren der Hornhaut ein und weist starke Gefäßverflechtungen auf. Eine auf ein Areal begrenzte Vaskularisation spricht für örtlich wirksame Schädlichkeiten wie Fremdkörper, Verletzungen, Geschwür (Abb. 118).

Tiefe Gefäße stammen aus dem ziliaren Netz, sie zwängen sich in das feste Skleragewebe ein und werden deshalb erst am Hornhautrand sichtbar; ihre Farbe ist dunkelrot, ihr Verlauf gerade, gestreckt oder besenreiserartig. Dieser Gefäßtyp ist pathognomonisch für die Beteiligung tiefer Gewebeschichten im Falle chronischer und therapieresistenter Entzündungszustände, außerdem für eine Uve-

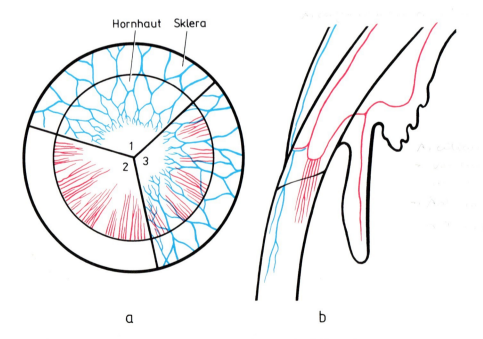

Abb. 117. a) Schema der Formen der Hornhautvaskularisation (nach SCHIECK).
1 = oberflächliche Vaskularisation, 2 = tiefe Vaskularisation, 3 = gemischte Vaskularisation.
b) Schema der Topografie der Hornhautvaskularisation (blau: Gefäße aus dem konjunktivalen Gefäßnetz, rot: Gefäße aus dem ziliaren Gefäßnetz).

7.2.4. Ulzeration

Ein besonderes pathologisches Erscheinungsbild ist die Geschwürsbildung (Ulcus corneae). Hierbei handelt es sich um einen mit Gewebezerfall verbundenen und nach außen aufgebrochenen Substanzverlust der Hornhaut. Je nach Ausdehnung in die Tiefe wird zwischen einer oberflächlichen Ulzeration (korneale Erosion bzw. Abrasion; Abb. 115, 121) und einer tiefen unterschieden. Jede korneale Ulzeration stellt einen bedrohlichen Zustand für die Hornhaut dar, da sich aufgrund ihrer expositionellen Lage, ihrer Bradytrophie, der enzymatischen Aktivitäten (Kollagenase) und der obligatorischen Anwesenheit von Bakterien Komplikationen, aus denen ein tiefergehender Zerfall, ein „Einschmelzen" resultiert, einstellen können.

Nach der *Ätiologie* unterscheidet man primäre, symptomatische und idiopathische Geschwüre, die meistens zentral liegen, sie treten aber auch perizentral oder am Rande auf.

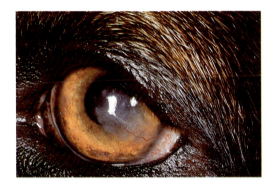

Abb. 118. Beispiel einer oberflächlichen Vaskularisation (Zustand bei Keratitis superficialis chronica Überreiter).

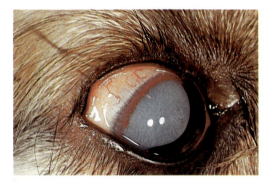

Abb. 119. Beispiel einer tiefen Vaskularisation. Perilimbaler Gefäßkranz, Hornhautödem.

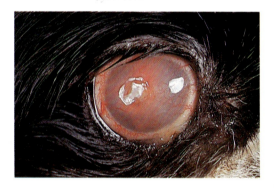

Abb. 120. Beispiel einer gemischten (oberflächlichen und tiefen) Vaskularisation bei einem Hornhautgeschwür. Injizierte Skleralgefäße.

itis. Unter Einbeziehung der gesamten Hornhautzirkumferenz haben sie ihren Sitz in den tieferen Schichten des Stroma, mitunter bis hin zur Descemetschen Membran (Abb. 119, 120).

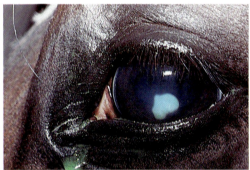

Abb. 121. Korneale fluoresceinpositive Hornhauterosion bei einem Pferd.

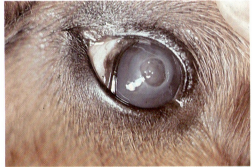

Abb. 122. Zentral gelegenes Hornhautulkus mit aufgeworfenen Rändern und ödematisierter Peripherie.

7. Krankheiten der Hornhaut

Klinisch ist ein in Form, Größe und Tiefe unterschiedlicher Substanzverlust der Hornhaut erkennbar, der fast immer mehr im Hornhautzentrum als im limbusnahen Bereich lokalisiert ist. Der Geschwürsrand ist aufgeworfen, sowohl dieser als auch der Geschwürsgrund sind im Stadium destructionis eitrig infiltriert. Der Geschwürsbereich wird von einem grauen Hof, verursacht durch Ödematisierung der angrenzenden Hornhautteile, umgeben (Abb. 122). Die zytotoxische Reizung des Randschlingennetzes erzeugt eine uveale Hyperämie mit Exsudation der Iris. Das Irisrelief erscheint dann verschwommen. Am Boden der vorderen Augenkammer tritt mitunter ein Hypopyon auf; es ist steril, solange zwischen Geschwürsgrund und vorderer Augenkammer eine Trennwand vorhanden ist. Häufig sind mittelgradige bis schwere Schmerzsymptome, Lichtscheue, Lakrimation und Blepharospasmus zu beobachten.

Der *Verlauf* wird bedrohlich, wenn die Phase der Zerstörung und des eitrigen Gewebezerfalls länger anhält. Die widerstandsfähigere Descemetsche Membran kann zwar zunächst der Einschmelzung standhalten, doch sie buckelt sich im Bereich des Substanzverlustes vor, es entsteht eine Keratozele (Abb. 123, 125). Wird die Descemetsche Membran an dieser Stelle durchbrochen, kommt es zu einer Hornhautperforation, das Kammerwasser fließt ab. Bei einer Vorverlagerung der Iris in die Perforationsöffnung (Prolapsus iridis; Abb. 124) kann sich ein Hornhautstaphylom, eine Hornhautfistel oder ein Leucoma adhaerens bilden. Dringen Eitererreger in den Augapfel ein, entsteht eine Panophthalmitis. Läßt sich der geschilderte Verlauf durch therapeutische Maßnahmen rechtzeitig und erfolgreich stoppen, so reinigt sich das Geschwür (Stadium purificationis). Geschwürsränder und -boden hellen sich auf, vom Geschwürsrande her setzt Epithelisierung ein. Es wird eine spiegelnde, fluoresceinnegative Delle (Facette) sichtbar, die allmählich mit oder ohne Gefäßbeteiligung mit Narbengewebe aufgefüllt wird (Stadium reparationis).

Dem **symptomatischen Ulcus** liegen meist allergische und metabolische Ursachen zugrunde. Es ist ein Begleitsymptom bestimmter Infektionskrankheiten, besonders Hundestaupe, Leptospirose, Bösartiges Katarrhalfieber, auch nach der Hcc-Vakzination. Seine Entstehung ist auf die spezifische Antigen-Antikörper-Reaktion der Uvea, die damit verbundene Endothelauflockerung und Ödematisierung des Hornhautstromas einerseits und die Störung des präkornealen Tränenfilms und der Epithelbarriere andererseits zu erklären. Ferner soll die korneale Ulzeration Ausdruck eines Vitamin-A-Mangels (Keratomalazie) sein.

Das *klinische Bild* und der *Krankheitsverlauf* sind von Grundkrankheit zu Grundkrankheit und von Tierart zu Tierart außerordentlich vielgestaltig und werden zudem durch die Ansiedlung von Sekundärerregern stark beeinflußt und geprägt.

Nicht selten haben symptomatische Hornhautgeschwüre einen schlaffen, mit starkem Gewebezerfall einhergehenden Charakter. Ihr Rand ist dann unterminiert, der Prozeß kriecht in ungünstigen Fällen, besonders bei Sekundärinfektion mit Staphylokokken, Streptokokken oder *Pseudomonas*, unter dem Epithel und im Parenchym weiter (Ulcus serpens corneae; Abb. 125). Das Geschwür ist grauweiß umrandet, sein Grund ist getrübt und mit nekrotischen

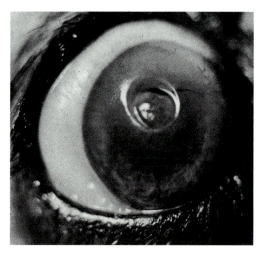

Abb. 123. Reaktionsloses Hornhautulkus mit Deszemetozele bei einem Hund.

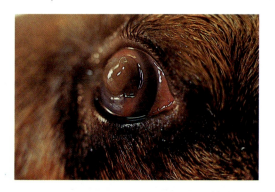

Abb. 124. Geschwüriger Hornhautzerfall mit Irisprolaps beim Hund.

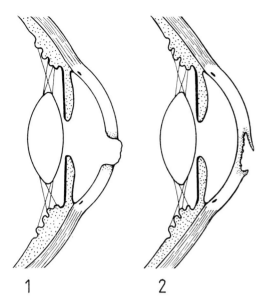

Abb. 125. 1 = Keratozele; 2 = Ulcus serpens corneae.

Massen belegt. Der geschwürige Gewebezerfall bewegt sich auffallend zu der Seite hin, die dem Limbus am weitesten entfernt ist. Unter Einbeziehung der entzündeten Iris entsteht ein Hypopyon, es entwickelt sich eine ausgeprägte ziliare und perikorneale Injektion; doch das Geschwür selbst bleibt bedrohlich lange ohne Vaskularisation. Demzufolge kommen die reparatorischen Kräfte nur sehr zögernd in Gang.

7.2.5. Regeneration und Heilung

Aus den geweblichen, nutritiven und funktionellen Besonderheiten der Hornhaut des Auges resultieren auch Spezifika dieses Gewebes im **Regenerations- und Heilungsablauf**.

Die *Wiederherstellung des Epithelzellverbandes* vollzieht sich durch Zellstreckung und Zellvermehrung. Die Zellstreckung setzt schon eine Stunde post laesionem vom Rande der Wunde her unter Abflachung der Zellen ein. Jede Zelle kann sich dabei um das 5—8fache ihrer Größe ausdehnen. Die Zellvermehrung dagegen wird zunächst durch eine traumatisch oder toxisch bedingte Mitosehemmung aufgehalten, zirka 5 bis 8 Stunden post laesionem wird sie erst wirksam.

Die Epithelregeneration geht sowohl von den Wundrändern wie auch vom Limbus aus und entwickelt sich verhältnismäßig rasch. Eine vom Epithel völlig entblößte Hornhaut kann in 4 bis 7 Tagen wieder bedeckt sein, wobei die Decke zunächst nur aus einer Schicht abgeflachter Zellen besteht. Lineare, sich bis in das Parenchym erstreckende Wunden werden durch Epithelzapfen innerhalb von 24 Stunden ausgefüllt. Alleinige Epitheldefekte heilen ohne Narbenbildung ab. Die Regeneration des Epithels wird unter anderem durch Wärme, UV-Licht in kleinen Dosen, Acetylcholin und Vitamin C gefördert und durch Kälte, UV-Licht in großen Dosen, Vitamin-A-Mangel, Anästhetika, Antiseptika gehemmt.

Die *Bowmansche Membran* stellt sich nicht wieder her. An ihrer Stelle wird Narbengewebe ausgebildet.

In Abhängigkeit von der Stärke und Tiefe der Alteration kann die *Heilung des Hornhautparenchyms* ohne und mit Gefäßbeteiligung erfolgen. Ein oberflächlicher unkomplizierter Stromadefekt wird zunächst durch das Epithel gedeckt, das jede Unebenheit und Vertiefung auskleidet. Am eigentlichen Aufbau des Parenchyms sind die fixen Hornhautzellen (Fibrozyten) unter Ausbildung von Fibroblasten (Keratoblasten), die Endothelzellen (mesenchymales Epithel) und die Wanderzellen (Leukozyten, Lymphozyten, Plasmazellen), die zum kleineren Teil im Parenchym präexistent sind, zum größeren Teil aus dem Randschlingennetz der Hornhaut stammen, beteiligt. Ihre Wanderung wird durch ein Hornhautödem begünstigt. Bei einfachen Wunden übernehmen die fixen Hornhautzellen den Hauptteil des Parenchymaufbaus, bei komplizierten Wunden haben die Wanderzellen die größere Bedeutung. Unter Umwandlung sowohl der mobilen als auch der fixen Bindegewebszellen entstehen zunächst in unregelmäßiger Anordnung, später unter der Abnahme der Zellzahl in annähernd parallelem Verlauf die neuen Parenchymlamellen. Eine Heilung mit Gefäßbeteiligung setzt immer dann ein, wenn komplizierte, infizierte Wunden oder Verätzungen vorliegen. Sie ist stets mit einer massiven zelligen Infiltration vergesellschaftet und entspricht der Heilung von Wunden mit Granulations- und Bindegewebszubildung. Zerstörungen des Hornhautparenchyms heilen mit Trübungen aus, es entstehen Hornhautnarben. Eine schleierartige Narbe ist eine *Nubekula*, eine intensivere und scharf begrenzte Trübung wird als *Makula* und eine ausgeprägte Narbe als *Leukom* bezeichnet.

Die *Regenerationsfähigkeit des Endothels* ist umstritten. Beim Hund soll sie zunächst, ähnlich wie beim Epithel, durch Zellstreckung und dann durch Proliferation der Endothelzellen erfolgen. Im ganzen gesehen ist das Endothel weit weniger regenerationsfreudig als das Epithel. Größere Defekte schließen sich schwer, insbesondere bei einem Hornhautödem. Ausgedehnte Zusammenhangstrennungen, entzündliche, infektiöse, toxische oder allergische Endothelläsionen sind demzufolge immer problematisch. Die *Regeneration der Descemetschen Membran* erfolgt vorrangig vom Endothel, ferner durch die Keratoblasten des Stromas. Größere Zusammenhangstrennungen werden in ihrer Kontinuität nicht wieder hergestellt. Die *Regeneration der Hornhautnerven* setzt am proximalen Nervenstumpf etwa drei Tage post laesionem ohne Beteiligung der Schwann-Scheide ein. Die aus dem Nervenstumpf austretenden Fäserchen wachsen teils in der alten Richtung, teils parallel zum Wundrand und bilden einen subepithelialen Plexus. Die Sensibilität der Hornhaut stellt sich mit der Nervenregeneration wieder ein. Erste Anzeichen dafür sind beim Menschen nach 3 bis 4 Wochen erkennbar.

7.3. Angeborene Hornhautanomalien

Bei den Haustieren kommen gelegentlich **kongenitale Hornhautanomalien** vor. Die **Agenesia corneae** (Fehlen der Hornhaut) ist fast ausschließlich mit anderen Fehlbildungen des Auges gekoppelt. Eine im Verhältnis zur Sklera abnorm vergrößerte Hornhaut wird als **Makrokornea** bezeichnet. Obwohl sie vom Zustand des Megaophthalmus (vergrößerter Augapfel) zu trennen ist, bestehen gewisse Beziehungen zwischen beiden Anomalien. Die **Mikrokornea** ist eine im Verhältnis zur Sklera abnorm verkleinerte Hornhaut (eine verkleinerte Hornhaut beim Mikrophthalmus ist folglich keine Mikrokornea).

Beim **Keratokonus** besteht eine kegelförmige Vorwölbung der Hornhautmitte bei gleichzeitiger Verdünnung des Hornhautquerschnitts in diesem Bereich. Neben einer erblichen Schwäche werden als Ursache unter anderem endokrine Störungen angenommen. Ein Keratokonus kann auch im Gefolge entzündlicher Veränderungen der Hornhaut in jedem ihrer Bereiche entstehen. Die kegelförmige Vorwölbung beruht hier jedoch nicht auf Verdünnung, sondern auf einer partiellen Verdickung des Hornhautgewebes infolge entzündlicher Infiltrate oder eines umschriebenen Ödems. Die Therapie ist in diesem Fall auf Resorptionsbegünstigung auszurichten.

Ein **Keratoglobus** ist durch gleichmäßige Erweiterung aller Hornhautbereiche, einhergehend mit einer Vergrößerung des Hornhautdurchmessers, gekennzeichnet. Neben der angeborenen Form, die auf eine Gewebeschwäche mit Verdünnung des Parenchyms zurückzuführen ist, kommt der Zustand bei Krankheiten vor, die mit einer Augendrucksteigerung verbunden sind. Die Behandlung des angeborenen Keratoglobus erübrigt sich, beim erworbenen ist der intraokuläre Druck zu senken.

Wie in der Bindehaut (s. 4.2.1.) können auch im Bereich der Hornhaut **Dermoide** auftreten. Sehr häufig betreffen sie ohnehin beide Gewebeabschnitte. Sie rufen aufgrund ihrer Gewebestruktur und ihres Haarbesatzes am Auge einen Fremdkörperreiz hervor und führen in Abhängigkeit von der Größe zur Einschränkung des Sehfeldes des betreffenden Auges.

Die Mißbildung wird unter sorgfältiger Einbeziehung aller peripheren Anteile *chirurgisch* mit Hilfe eines Hockeymessers oder eines geballten Augenskalpells nach GRAEFE oder eines Rasierklingensplitters abgetragen. Hierzu wird zunächst mit senkrecht gestelltem Schneideinstrument (Abb. 24) der Abtragungsbereich von der verbleibenden Hornhaut durch eine Inzision getrennt. Das schneidende Instrument wird nunmehr parallel zur Hornhautoberfläche interlamellär zwischen der Basis des Dermoids und der durchsichtigen Hornhaut vorgeführt. Der verbleibende Teil der unteren Hornhautschichten muß durchsichtig sein! Mit einer Pinzette wird das Dermoid angehoben und schließlich, nach völliger chirurgisch herbeigeführter Trennung von der Unterlage abgenommen. Nach Entfernen kleinerer und peripher liegender Dermoide entstehen oberflächliche Hornhautdefekte, die in der Regel rasch und ohne Narbenbildung abheilen. Größere, mehr als ein Drittel der Hornhautfläche bedeckende Dermoide lassen nach ihrer Enfernung nicht selten Narbentrübungen zurück. Bei Tieren, deren Gebrauchswert dadurch eine visuelle Leistungsbeeinflussung erfährt, sollte deshalb an Stelle einer Abtragung (Keratektomie) eine lamelläre Hornhauttransplantation in Erwägung gezogen werden.

7.4. Hornhautverletzungen

Infolge einer Hornhautverletzung (Laesio corneae) wird das anatomische Gefüge des Hornhautgewebes durch äußere Einwirkungen aus seinem natürlichen Zusammenhang gelöst. Ursächlich kommen hierfür

7. Krankheiten der Hornhaut

mechanische Schädigungen wie Quetschung, Riß, Stich, Schnitt, Schuß oder Schlag in Frage, ebenso Fremdkörper, chemische oder thermische Einflüsse, auch Strahlungsenergie.

7.4.1. Fremdkörper

Fremdkörper rufen je nach der Tiefe ihres Sitzes, nach ihrer Größe und ihrem Charakter Läsionen des Hornhautepithels oder tiefer gelegener Schichten hervor. Sie verursachen fast immer heftige Schmerzen. Wird ein Fremdkörper übersehen, so entwickelt sich am Ort der Auflagerung oder Einbettung ein Trübungshof, der durch Ödematisierung und Infiltration gekennzeichnet ist. Sind mit dem Fremdkörper Erreger in die Hornhaut eingedrungen, so kann die Hornhaut in diesem Bereich geschwürig zerfallen. In der Regel entwickelt sich eine lebhafte partielle Vaskularisation (Abb. 126, 127). Organische Fremdkörper sind im Hinblick auf die Hornhautschädigung prognostisch ungünstiger als anorganische zu beurteilen. Die Entfernung des Fremdkörpers ist die *Therapie* der Wahl. Bei ruhiggestelltem Operationsgebiet (Sedierung oder Kurznarkose, Lokalanästhesie) ist unter Fokalbeleuchtung und Lupenkontrolle der Fremdkörper mittels spezieller Instrumente (Lanze, Kürette, Spatel, Pinzette, Nadel) sorgfältig zu mobilisieren und zu entfernen. Eine mehrtägige antibiotische Salbenbehandlung schützt vor Sekundärinfektionen und hüllt den durch den Fremdkörper entstandenen Defekt ein.

7.4.2. Hornhautabschürfungen

Hornhautabschürfungen (Erosiones corneae) stellen umschriebene Epithelverluste dar. Klinisch sind sie durch unebene, glanzlose, fluoresceinpositive Bereiche der Hornhautoberfläche gekennzeichnet (Abb. 121) und haben, sofern keine Sekundärinfektion hinzutritt, eine gute Heilungstendenz.

7.4.3. Unkomplizierte, nichtpenetrierende Hornhautwunden

Unkomplizierte, nichtpenetrierende Hornhautwunden weisen unregelmäßig geformte, fluoresceinposi-

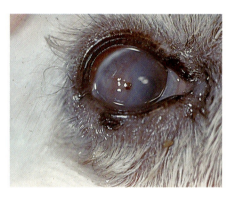

Abb. 126. Fremdkörper (Samenschale) auf der Hornhaut eines Hundes mit heftiger reaktiver, tiefer Hornhautvaskularisation.

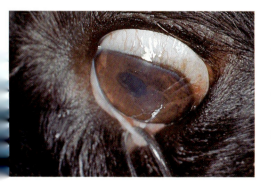

Abb. 127. Flächiger Hornhautdefekt (verzerrtes Spiegelbild).

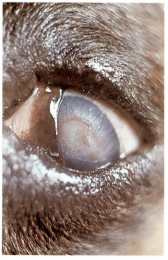

Abb. 128. Bandförmiger Hornhautdefekt (verzerrtes Spiegelbild).

tive Zusammenhangstrennungen (Abb. 128) von Hornhautgewebe auf, deren Ränder sich unmittelbar nach dem Entstehen der Wunde durch Ödematisierung hellgrau verfärben und aufwerfen. Der Zustand ist schmerzhaft und verursacht Photophobie, Lakrimation und Blepharospasmus.

Der *Heilungsverlauf* der Erosionen und unkomplizierten Wunden erfolgt häufig ohne Gefäßbeteiligung, lediglich durch Streckung und Teilung der Epithelien und des Aufbaus von Parenchym vom Epithel her. Bei unkomplizierten Wunden erzielt man eine *Stärkung der Regenerationskraft* durch Wärmezufuhr (warme Kompressen, Rotlicht, Heizkissen). Sekundärinfektionen werden durch örtliche Verabreichung von Breitbandantibiotika verhindert, Ödeme werden durch Osmotherapeutika beseitigt. Im Heilungsprozeß auftretende Trübungen lassen sich im Falle eines intakten Epithelverbandes durch Kortikosteroide aufhellen.

7.4.4. Komplizierte, perforierende Hornhautwunden

Komplizierte, perforierende Hornhautwunden sind durchdringende Zusammenhangstrennungen der Hornhaut. Ihre zunächst klaffenden Wundränder runden schon kurze Zeit später ab und wulsten sich infolge Ödematisierung auf, das Gewebe trübt im Bereich des Ödems ein. Durch Abfluß von Kammerwasser kommt es zu einer Augendrucksenkung und Abflachung der vorderen Augenkammer (Abb. 129). In der Wunde können vorgelagerte Iristeile (Abb. 124), in ungünstigen Fällen auch die Linse oder der Glaskörper erscheinen. Wird von dem traumatischen Insult nur die Hornhaut betrof-

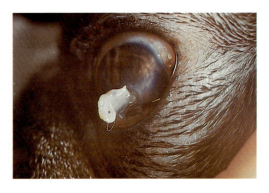

Abb. 129. Hornhautwunde mit Fibrinpfropf. Vordere Kammer infolge Kammerwasserabflusses flach, spastische Miosis.

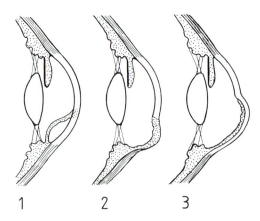

Abb. 130. Folgen der perforierenden Hornhautverletzung. 1 = Leucoma adhaerens infolge Verwachsung der vorverlagerten Iris mit der Hornhaut; 2 = Irisprolaps in die Wunde; 3 = ektatisches Narbengewebe nach Irisprolaps.

fen, ergibt sich kein Destruieren innerer Augenteile, so ist es möglich, daß sich der nicht belastete Wundspalt aneinanderlegt und durch Fibrin, das dem nachgebildeten Kammerwasser entstammt, verklebt wird. Unter Aktivierung der fixen und mobilen Hornhautzellen der Wundumgebung und durch die inzwischen vorgedrungene Vaskularisation kommt es zur Ausbildung eines Granulationsgewebes. Die möglicherweise in den Wundspalt prolabierte Iris kehrt bei kleineren Perforationen in ihre Ausgangslage zurück (Ausnahme Hund), bei größeren Perforationen legt sie sich der Wunde oder Hornhaut von innen an *(Synechia anterior),* verwächst mit dem Narbengewebe *(Leucoma adhaerens corneae)* (Abb. 130/1) oder ruft einen *Irisprolaps* (Abb. 130/2) hervor, der später in das Narbengewebe einbezogen wird. Vielfach bleibt dieses pigmentierte Narbengewebe dünn und ektatisch, es entwickelt sich ein *Staphyloma corneae* (Abb. 130/3). Bei gestörtem Verschluß der Perforationsöffnung entsteht eine *Hornhautfistel.* Eine Ansiedlung von Eitererregern im Bulbus führt zur *Panophthalmitis.*

Da die Hornhautverletzung sofort starke Schmerzen, damit Lakrimation, Blepharospasmus, Photophobie, nach sich zieht, fällt die Untersuchung sehr schwer. Es ist aber für das weitere Vorgehen sehr wichtig, Ausmaß und Charakter der Läsion zu erkennen. Eine Allgemeinanästhesie ist unter Umständen erforderlich, nicht zuletzt deswegen, da sich sofortige *therapeutische Handlungen* ergeben müssen. Die Lider werden vorsichtig gespreizt, um Schmutzteilchen oder Fremdkörper aus dem Binde-

7. Krankheiten der Hornhaut 131

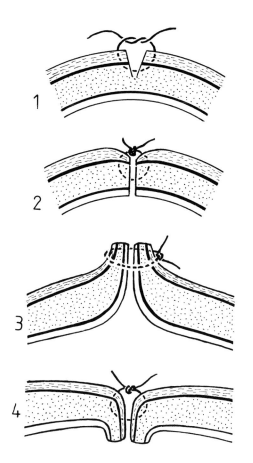

Abb. 131. Technik der Hornhautnaht bei Wunden ohne Substanzverlust.
1 = Nichtperforierte Wunde; 2 = perforierte Wunde; 3 und 4 = fehlerhafte Nahttechnik.

hautsack des verletzten Auges mit indifferenten Lösungen — am besten mit körperwarmer physiologischer Kochsalzlösung — zu entfernen. Bei perforierenden Wunden ist besondere *Vorsicht* geboten, der *Fibrinpfropf* darf dabei möglichst nicht aus der Wunde gezogen oder gespült werden. Am fixierten Bulbus wird bei Wunden ohne Substanzverlust eine Adaptation der Wundränder durch *Einzelnähte* mit synthetischem, resorbierbarem, sehr feinem Nahtmaterial (1 metric) erzielt (Abb. 131). Die Rückverlagerung vorgefallener Iristeile erfolgt mit einem Spatel oder Abhebung von der Hornhaut durch ein in die Vorderkammer eingebrachtes Luft- oder Flüssigkeitspolster (die Manipulation kann erst vor dem Legen der letzten Nähte ausgeführt werden), oder die vorgefallenen Iristeile werden abgetragen. In diesem Fall ist mit Blutungen zu rechnen.

Wunden mit Substanzverlust müssen abgedeckt werden. Hierfür eignen sich Überlappungen mit Bindehaut (Transposition oder Transplantation von Bindehaut). Bei geringem Substanzverlust reicht unter Umständen die Sutur der Nickhaut oder der Lider aus (Abb. 22, 23). Eine intensive örtliche und allgemeine Antibiose verhindert Sekundärinfektionen, zur Vermeidung von Verwachsungen zwischen Iris und Hornhaut wird die Pupille bei zentral gelegenen Wunden medikamentell weit-, bei peripheren enggestellt. Die Bindehautdeckung wird nach zirka sechs Tagen gelöst, nach weiteren vier bis sechs Tagen können die Fäden gezogen werden, sofern die Wunde durch Granulation bzw. Vaskularisation solide verschlossen erscheint. Ist ein intakter Epithelzellverband erreicht (negative Fluoresceinprobe!), wird die zellige Infiltration und die Vaskularisation durch örtliche Glukokortikoidtherapie reduziert und die narbige Trübung auf ein Mindestmaß eingeschränkt.

7.4.5. Verätzungen

Einer Verätzung liegt die Umwandlung des Gewebeeiweißes zugrunde. Sie äußert sich klinisch je nach Menge, Konzentration und Art der ätzenden Substanz durch Hyperämie der Bindehaut, Blasenbildung und Flüssigkeitserguß bis hin zu umschriebener Schorfbildung oder Lösung nekrotischer Gewebeteile. Gewöhnlich treffen Verätzungen mehrere Gewebe des äußeren Auges, so die Lider, die Bindehaut, am häufigsten jedoch die Hornhaut. Verätzungen durch *Säuren* (Schwefel-, Salz-, Salpeter-, Essigsäure) und Phenol fällen das Eiweiß und rufen eine Koagulationsnekrose hervor. Unter Bildung von Azidalbuminat entwickelt sich ein Ätzschorf; das weitere Eindringen von Säure in tiefer gelegene Gewebeschichten wird damit unterbunden. Verätzungen mit *Laugen* sind dagegen ungünstiger zu beurteilen. Nach Ausbildung von Alkalialbuminaten kommt es zu einer Verflüssigung des Eiweißes (Kolliquationsnekrose) und zu einer protrahierten, fortschreitenden Gewebedurchtränkung und Gewebezerstörung durch die ätzende Substanz. Verätzungen sind bei den kleinen Haustieren — Hund und Katze — infolge des engen häuslichen Kontaktes mit dem Menschen auf mannigfache Art und durch zahlreiche Stoffe möglich. Nicht selten gestaltet sich die Anwendung alkalischer Waschmittel verhängnisvoll. Bei den landwirtschaftlichen Nutztieren kommen sie vornehmlich durch Kalk oder Düngemittel zustande (Laugen).

Leichte *Bindehautverätzungen* heilen innerhalb weniger Tage ab; Bindehautverätzungen schweren Grades sind durch größeren Gewebeverlust charakterisiert. Anämische oder nekrotische Teile müssen sich dann erst abstoßen. Im stark irritierten und geschwächten Gewebe setzen die Demarkations- und Heilungsvorgänge nur sehr zögernd ein. Zwei Gefahren entstehen für die Hornhaut: die Störung des präkornealen Tränenfilms infolge der tiefgehenden Gewebedestruktion (Ausfall des Sekrets von Becherzellen und Talgdrüsen) und das Aufkommen von bakteriellen Superinfektionen als Folge des gestörten Milieus. Besonders in den von Nekrose betroffenen Teilen siedeln sich pathogene Keime leicht an und führen durch die bei ihrem Zerfall entstehenden proteolytischen Enzyme zu profusen eitrigen Gewebeeinschmelzungen, die an der Hornhaut zu tiefen Geschwüren und Hornhautdurchbrüchen Anlaß geben können. Direkt auf die *Hornhaut* aufgetroffene ätzende Substanzen bewirken eine Einschmelzung des Hornhautgewebes. Laugenverätzungen nehmen einen protrahierten, gefährlichen Verlauf an, führen zur „Durchsickerung" des zellarmen, flüssigkeitsreichen Hornhautgewebes in großer Ausdehnung. Die Gewebsalterationen bleiben über einen langen Zeitraum dominierend. Die vom Rand her einsetzenden reparatorischen Vorgänge kommen nur langsam voran und sind durch massive zellige und vaskuläre Infiltration (Abb. 132) gekennzeichnet, die letztlich ein lichtundurchlässiges Leukom zurückläßt. In der Bindehaut besteht bei größeren Gewebeverlusten die Gefahr der narbigen Einziehung. Gewebeverluste der Lid- und Augapfelbindehaut führen nicht selten zu Verwachsungen und zur Ausbildung eines Symblepharons.

Die erste und wichtigste Maßnahme bei der *Behandlung* ist die Entfernung bzw. Verdünnung der ätzenden Substanz durch intensive Spülungen mit größeren Mengen von sauberem Leitungswasser, wenn vorhanden, mit Bor-Borax-Pufferlösung oder physiologischer Kochsalzlösung. Ist der Ätzstoff bekannt, wird eine Neutralisationsbehandlung eingeleitet. Bei *Säureverätzung* wird alkalisches Natrium bicarbonicum 2% + Natrium biboracicum 1% alle zwei Stunden geträufelt. Die Behandlung wird mit Salbe fortgesetzt.

(Rp. Natrii biboracici 0,1
   Natrii bicarbonici 0,2
   Adipis lanae 1,0
   Aqua dest. 1,0
   Vasel. albi purissimi ad 10,0.

Bei *Laugenverätzung* eignen sich 1%ige Essigsäurelösung, 3%ige Tanninsäure oder 5%ige Ascorbinsäure. Bleibt die chemische Natur des Ätzstoffes unbekannt, so ist eine Borsäure- (3%)-Borax (1,2%) oder Phosphatpufferlösung ($NaH_2PO_4 \cdot H_2O = 0,34\%$; $Na_2HPO_4 = 1,6\%$) zu applizieren. Parallel laufend mit dieser neutralisierenden Behandlung über mindestens zwei Tage ist sodann unter allen Umständen eine Hyperämisierung des Randschlingennetzes anzustreben. Das kann mehrmals täglich mit angewärmten, neutralisierenden Spülflüssigkeiten, durch warme Kompressen oder durch Anwendung des hyperämisierenden Tolazolinhydrochlorids (10%ig) geschehen. Tonisierend und damit regenerationsbegünstigend wirkt Ethylmorphinumhydrochlorid in 5%iger Lösung. Zur Vermeidung von Sekundärinfektionen sind Antibiotika einzusetzen. Da die Iris in das Entzündungsgeschehen einbezogen wird, ist eine Mydriasis zu erzeugen. Epithelisierungsfördernd sind Vitamin-A-haltige Augenöle oder die 3–5%ige Panthenolaugensalbe. Die Verhütung eines Symblepharons bzw. seine Behandlung gestalten sich nach den unter 4.2.2. genannten Empfehlungen. Später eignen sich zur Vaskularisationshemmung (nach Epithelisierung) Glukokortikoide. Leukome können keratoplastisch (lamellär oder perforierend) behandelt werden.

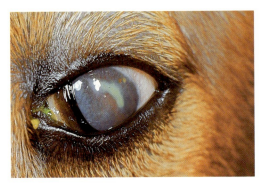

Abb. 132. Ausgedehntes fluoresceinpositives Verätzungsgeschwür der Hornhaut mit reaktiver Vaskularisation.

7.5. Entzündungen und Ulzerationen

Entzündungen und Ulzerationen der Hornhaut sind schwer zu klassifizieren, da sie in Abhängigkeit von einer Vielzahl ätiologischer Faktoren unterschiedlichen, ineinandergreifenden Krankheitsbildern und

Verlaufsformen unterliegen. Es erweist sich dennoch als zweckmäßig, aufgrund der spezifischen Gewebeherkunft der verschiedenen Hornhautschichten, Entzündungen hinsichtlich ihrer Tiefenlokalisation in oberflächliche (Keratitis superficialis), in interstitielle oder tiefe (Keratitis parenchymatosa, Keratitis profunda) ohne oder mit kornealer Ulzeration einzuteilen.

7.5.1. Oberflächliche Punktatkeratitis des Hundes und des Pferdes

Im Falle der nichtulzerierenden, oberflächlichen Punktatkeratitis stehen beim *Hund* häufig bilateral auftretende multiple, punktförmige, epithelial und subepithelial liegende Trübungen bei intakter Oberfläche im Vordergrund des klinischen Bildes. Die Ursache ist ungeklärt, der Verdacht einer Virusinfektion konnte bislang nicht bestätigt werden. Es scheinen die Rassen Deutscher Schäferhund, Tekkel und Pudel prädisponiert zu sein.

Die *Behandlung* gestaltet sich symptomatisch. Es werden Antibiotika und Kortikosteroide allein oder in Kombination, ferner die 2%ige gelbe Präzipitatsalbe (2mal täglich) empfohlen. In manchen Fällen gelingt es, mit dieser Therapie den Prozeß zu stoppen und die Trübungen zu beseitigen, in anderen Fällen dagegen verdichten sie sich. Das klinische Bild entspricht dann mehr einer Hornhautdystrophie (s. 7.6.).

Ein zunächst ähnliches klinisches Bild stellt sich beim *Pferd* dar. Wenig später jedoch treten Photophobie und Lakrimation als Ausdruck von Schmerzen auf. Zu diesem Zeitpunkt erweisen sich die Trübungen als Epithelerosionen. Es gilt als nicht erwiesen, daß das bei dieser Entzündungsform wiederholt gefundene equine Herpesvirus Typ II krankheitsauslösend ist. Des weiteren werden auch Onchozerken als Ursache diskutiert. Für die *Behandlung* werden Virustatika, später Kortikosteroide empfohlen.

7.5.2. Keratitis superficialis chronica ÜBERREITER des Hundes

Die in ihrem klinischen Bild und im Verlauf sehr typische, meist beiderseits auftretende Keratopathie, wird vornehmlich beim Deutschen Schäferhund unterschiedlichen Alters (mit einer Häufigkeit bei drei bis fünf Jahren), seltener auch bei anderen Rassen (Terrier, Collie, Greyhound, Mischling) beobachtet.

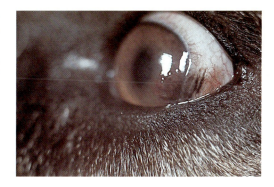

Abb. 133. Subepitheliale pannoide Hornhautinfiltration mit oberflächlicher Vaskularisation und limbaler Pigmentierung.

Immer von der Bindehaut ausgehend, dringt der pathologische Prozeß in der Regel vom unteren äußeren Quadranten her weiter in das Hornhautgewebe vor. Erkrankte Tiere werden meist dann erst vorgestellt, wenn sich in Limbusnähe auf der Hornhaut ein mehr oder weniger großer, kirschrot gefärbter, undurchsichtiger und unebener, oberflächlich glänzender, fluoresceinnegativer Fleck zeigt, dem von den nächstgelegenen Limbusteilen prall gefüllte, geschlängelt verlaufende, aus der Conjunctiva bulbi stammende Blutgefäße zustreben (Abb. 133). Im weiteren *Verlauf* vergrößert und verbreitert sich der Prozeß, schiebt sich gegen den Hornhautpol vor und weiter über die ganze Hornhaut fort (Abb. 134). Manchmal setzen die krankhaften Erscheinungen von zwei gegenüberliegenden Seiten ein und konfluieren schließlich im Hornhautzentrum. Nicht selten scheint es, als eilten dem sich

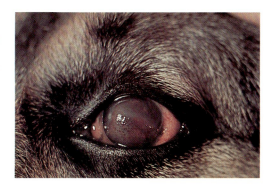

Abb. 134. Pannoide Infiltration der unteren beiden Hornhautquadranten mit bläschenartigen Epithelauftreibungen. Vom Korneoskleralrand her einsetzende Pigmentierung. Pigmentfreier Nickhautrand.

7. Krankheiten der Hornhaut

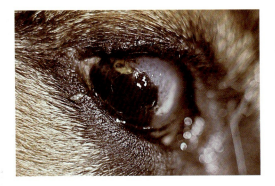

Abb. 135. Starke Pigmentierung des ehemals pannoiden Bereiches der Hornhaut. In diesem Stadium als „Keratitis pigmentosa" bezeichneter Zustand.

zungenförmig verbreiternden kranken Gewebe kleine sproß- oder drusenförmige Ableger voraus (Abb. 118). Der Übergang zwischen krankem und gesundem Gewebe ist durch einen feinen, grauweißen Saum gekennzeichnet. In späteren Stadien der Krankheit erscheint das anfangs kräftig rote Gewebe mehr graurosa. Eine vom Hornhautrand her einsetzende massive Pigmentierung gibt dem erkrankten Bereich ein fleckiges, braunschwarz marmoriertes Aussehen (Abb. 135). Die unebene Oberfläche kann in diesem Krankheitsstadium partiell stumpf und fluoresceinpositiv sein. Die Konjunktiven sind gerötet und an der Innenfläche der Membrana nictitans fast immer follikulär geschwollen. Der Pigmentsaum der Membrana nictitans ist aufgelockert. Mitunter ist ihr Rand infolge starker Zellinfiltration wulstig verdickt. Es besteht ein schleimiger Augenausfluß. Durch den dichten pannoiden Hornhautüberzug werden im Verlauf der Krankheit immer größere Hornhautanteile undurchsichtig und führen schließlich unter Erhaltung eines sehr schmalen, durchsichtigen Randsaumes zur kornealen Erblindung des Tieres (Abb. 136). Höchst selten zeigen die Tiere Reiz- oder Schmerzsymptome. Die Lidspalte wird in jeder Phase der Krankheit weit geöffnet, allerdings meiden erkrankte Tiere das Sonnenlicht.

Histologisch liegen den Veränderungen starke zellige Infiltrationen zugrunde, und zwar im Bereich der Basalmembran des Hornhautepithels, der Bowmanschen Membran und der oberen Lagen des Hornhautparenchyms. Im Schnittbild herrschen neben Fibroblasten Lymphozyten, stellenweise Plasmazellen vor; es treten zahlreiche Kapillaren und melaninbeladene Epithelzellen auf. Mitunter sind die Zellansammlungen nestartig angeordnet (Abb. 137). Im fortgeschrittenen Zustand unterliegt das Hornhautepithel Degenerationserscheinungen (Vakuolen) und kann dann in seiner Kontinuität unterbrochen sein.

Ätiologisch scheint ein in die Familie der *Chlamydiaceae* gehörender Erreger am Zustandekommen der Keratopathie beteiligt zu sein. Obwohl der Nachweis hierüber nur einmal gelungen ist, vermuten viele Autoren einen spezifischen Erreger. Andere Autoren diskutieren die Möglichkeit einer Autoimmunreaktion. Schließlich wird die Bedeutung einer Reihe von Milieufaktoren, insbesondere eine intensive UV-Lichteinstrahlung, die immunpathologische Vorgänge auszulösen vermag, herausgehoben. Da die zweifellos rassegebundene Disposition in bestimmten Zuchtlinien gehäuft zur Beobachtung kommt, wird diese Keratopathie auch den Erb-Umwelt-Krankheiten des Hundes zugeordnet.

Die hartnäckige, fortschreitende Entzündung, die ausgeprägte Rezidivneigung und die noch nicht geklärte Ätiologie erlauben eine nur zweifelhafte *Prognose*. Die vollständige Erblindung des Tieres kann nur dann verhindert werden, wenn der stark zu Rezidiven neigende Krankheitsprozeß frühzeitig erkannt und der Behandlung zugeführt wird.

In die *Therapie* sind immer die Konjunktiven einzubeziehen. Es stehen konservative und kombiniert chirurgisch-konservative Behandlungsmethoden zur Verfügung. Sofern die Krankheit frühzeitig erkannt wird und die pathologischen Veränderungen nicht über den Korneo-Skleralrand hinausgehen, läßt sich allein mit konservativen Behandlungsmethoden der Krankheitszustand stoppen und möglicherweise beseitigen. Hierfür eignen sich im Anfangsstadium die *konjunktivale*, alle 4 Stunden zu wiederholende kontinuierliche Applikation von Glukokortikoiden (1%iges Prednisolonacetat,

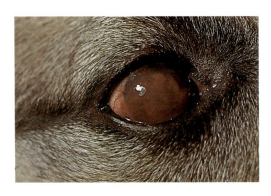

Abb. 136. Fortgeschrittene Keratitis superficialis chronica ÜBERREITER mit kornealer Erblindung.

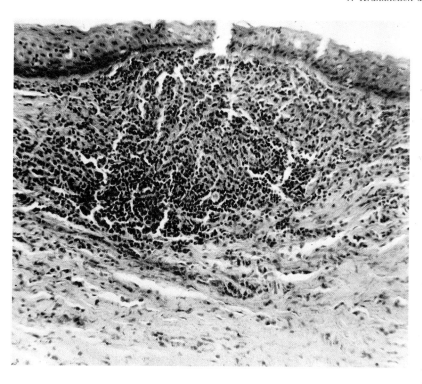

Abb. 137. Nestartige subepitheliale Anordnung zelliger Hornhautinfiltrate bei der Keratitis superficialis chronica Überreiter.

0,1%iges Dexamethason, 0,1%iges Fluorometholon) in Kombination mit Breitbandantibiotika über einen Zeitraum von 8, 10, 12 Tagen. Je nach Verlauf sukzessives Zurückgehen in der Dosierung, Auslaufen der Therapie mit Übergang zu adstringierenden Mitteln, regelmäßige Kontrolle des Patienten, im Wiederholungsfall Neuauflage der Behandlungsform. Spricht die Entzündung nicht oder nur unbefriedigend auf diese konjunktivale Applikationsform an, so ist diese mit dem *subkonjunktivalen* Verabreichen von Glukokortikoiden einmalig oder bis 5mal in 48stündigem Intervall zu kombinieren. Nach Verlauf allmähliches Nachlassen der Glukokortikoidapplikation und weiter wie oben beschrieben. Die andere Möglichkeit wäre, sofort das *chirurgische* Behandlungsverfahren zu wählen. Je konse-

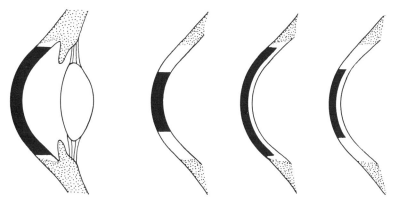

Abb. 138. Möglichkeiten des Hornhautaustausches (Hornhauttransplantation, Keratoplastik).

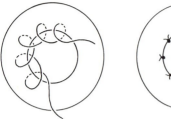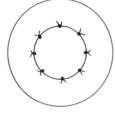

Abb. 139. Ausgewählte Möglichkeiten der direkten Transplantatsicherung im Empfängerbett.

quenter hierbei gehandelt wird, umso besser sind im Hinblick auf die Rezidivneigung die Behandlungserfolge. Als geeignetes chirurgisches Verfahren wird die Keratektomie (Abb. 24) herausgestellt. Es ist allerdings zu bedenken, daß damit nur der in der Hornhaut befindliche Krankheitsprozeß erreicht wird. Der Entzündungsprozeß der Konjunktiva muß gesondert behandelt werden (chemische Kauterisation mit Iodlösung oder $AgNO_3$). Ist der Operationsbereich ausgedehnter, ergeben sich postoperativ zunächst notwendige Maßnahmen, die Epithelisierung herbeizuführen. Dies bedeutet, Zurückhaltung in der Anwendung der Kortikosteroide zu üben. Die zweite Möglichkeit der chirurgischen Therapie besteht in einem lamellären Hornhaut- oder Hornhaut-Sklera-Austausch im Sinne einer *therapeutischen Keratoplastik* (Abb. 138, 139). In praxi wird man fast ausschließlich nur mit homologem Spendermaterial arbeiten können. Der größere Aufwand lohnt sich, da bei guter Operationstechnik der ehemalige Entzündungsbereich mit gesundem Gewebe einschließlich einer Epithelbedeckung ausgelegt ist (Abb. 140), das Fremdeiweiß als therapeutisch positive Komponente wirkt und sehr bald mit der intensiven Kortikosteroidtherapie zusätzlich begonnen werden kann.

Keine der Behandlungsmaßnahmen enthebt den Therapeuten der sorgfältigen und kontinuierlichen *Nachbehandlung*, die vom Tierbesitzer zu unterstützen ist. Die zeitweilige Verabreichung von Antihistaminika oder das Einschalten einer unspezifischen Eiweißtherapie dämpfen die Rezidivneigung deutlich. Ferner sollen die Tiere vor intensiver UV-Lichteinwirkung geschützt werden. Die systemische Substitution mit Vitamin A, B und C ist vorteilhaft. Kommen die Krankheitsfälle erstmalig in sehr fortgeschrittenem Zustand zur Behandlung, ist die Rezidivierung sehr wahrscheinlich. Um das visuelle Leistungsvermögen des Tieres noch über einen gewissen Zeitraum erhalten zu können, kann eine Phase der intensiveren Glukokordikoidtherapie oder gar ein wiederholter chirurgischer Eingriff eingeschaltet werden.

7.5.3. Keratoconjunctivitis sicca

Die trockene Hornhaut-Bindehautentzündung ist ein zunächst oberflächlich ablaufender Prozeß. Die klinischen Symptome äußern sich im Anfangsstadium lediglich durch Reizerscheinungen (Blinzeln, Juckreiz), durch konjunktivale Injektionen, wenig später durch Lichtscheue, verkleinerte Lidspalte und Bulbusretraktion (Abb. 141). Die Hornhautoberfläche verliert ihren Glanz (Abb. 89); die Schleimhaut des Nasenloches der jeweils erkrankten Seite wirkt weniger feucht. Der Schirmer-Tränentest könnte bereits in diesem Stadium Auf-

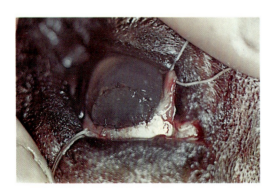

Abb. 140. Exzentrisch gelegenes lamelläres Hornhauttransplantat für die Therapie einer auf einen Hornhautquadranten lokalisierten Keratitis superficialis chronica.

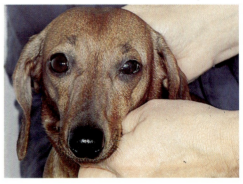

Abb. 141. Keratitis sicca: Asymmetrie der Lidspalten, spastische Bulbusretraktion, glanzlose Hornhautoberfläche infolge fehlenden präkornealen Tränenfilms.

schluß über eine herabgesetzte Tränensekretion geben. Eine ziegelrote, stumpfe, in Falten gelegte Bindehaut und das Erscheinen eines zähen, graubraunen Sekrets an den Lidrändern und auf der Bindehaut weisen auf absoluten Flüssigkeitsmangel an den Augenadnexen und an der Hornhaut hin. Der Fortfall des präkornealen Tränenfilms bedingt eine trockene und spröde Oberfläche, die mit jedem Lidschlag unter der Wirkung der stumpfen palpebralen Schleimhaut „radierenden" Kräften ausgesetzt wird. Gemeinsam mit Exsudatpartikeln rollt sich das Epithel zu kleinen Fäden *(filamentöse Keratitis)* zusammen. Der Nachweis abgestorbener, nekrotischer Zellen auf der Hornhaut gelingt mit 0,5%igem Bengalrot. Das Exsudat verkrustet die Lidränder und verlegt die tränenableitenden Wege. Der Nasenspiegel der erkrankten Seite wird trocken, rissig und das Nasenloch mit Krusten ausgelegt

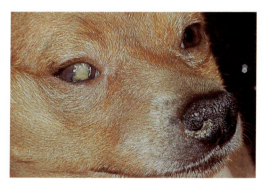

Abb. 142. Keratoconjunctivitis sicca: Hornhautulkus mit trockenem Eiter ausgelegt. Mit Eiterkrusten verlegtes Nasenloch der betreffenden Seite.

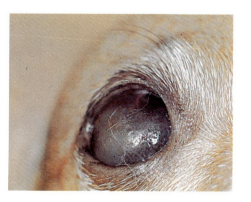

Abb. 143. Keratoconjunctivitis sicca (chronische Hornhautentzündung, spastische Bulbusretraktion mit Nickhautvorfall, zähklebriges Konjunktivalexsudat).

(Abb. 142). Die ständige Reibung irritiert das vom präkornealen Tränenfilm entblößte Hornhautgewebe erheblich. Es entsteht eine *reaktive parenchymatöse Keratitis* mit gemischter Vaskularisation. Durch Schwächung der örtlichen Widerstandskraft kommt es zur Ansiedlung von Eitererregern, die das Krankheitsbild komplizieren und zur Hornhautulzeration führen (Abb. 143). Die äußerst schmerzhaften Reizzustände erwirken eine *Bulbusretraktion* und ein *spastisches Entropium*. Die Tiere sind in ihrem Allgemeinzustand beträchtlich beeinflußt.

Dem Krankheitsgeschehen liegt *ätiologisch* eine herabgesetzte bis aufgehobene Sekretion beider tränenproduzierender Drüsen (Gl. lacrimalis, Gl. membranae nictitantis) sowie der akzessorischen Tränendrüsen zugrunde. Die fehlende Flüssigkeit führt zur Zerstörung der Epithelzellen der Horn- und Bindehaut, die Konjunktiva entzündet sich, in diesem Zusammenhang veröden zudem die Becherzellen.

Beim Hund kommen hierfür folgende Ursachen in Frage:
— Schädigung der die Tränendrüsen innervierenden Nervenäste (N. trigeminus) durch das Staupevirus;
— Traumatisierung des Kopfes oder der Augenumgebung;
— entzündliche und schließlich atrophische Veränderungen der Drüsenacini und des Gewebes durch aus der Konjunktiva aufsteigende Entzündung (der histologische Nachweis wurde geführt);
— Hypothyreose;
— angeborene Dysplasie der tränenproduzierenden Gewebe (Yorkshire-Terrier, Chihuahua, Zwergpinscher, Amerikanischer Cocker-Spaniel, Englische Bulldogge, Teckel, West-Highland-White-Terrier, Kerryblue-Terrier, Zwergschnauzer, Lhasa Apso);
— exogene Intoxikationen (z. B. Belladonnapräparate);
— Lokalanästhetika, Vitamin-A-Mangel;
— toxische Schädigung mit direkter Affinität auf die Tränendrüsen durch Phenazopyridin-Hydrochlorid (Analgetikum), durch Sulfadiazinverbindungen (Geriatrika), Sulfamethiazol, Salicylazosulfapyridin (Langzeittherapie der Kolitis), Oxytetracyclin.

Die *Behandlung* hat nach sorgfältiger und wiederholter Entfernung aller klebrigen Exsudatpartikel zunächst dem Ziel zu dienen, der Augenschleimhaut Feuchtigkeit zu vermitteln. Dies geschieht auf dem Wege der Instillation artifizieller Tränenlösungen wie Methylcellulose (0,5- bis 1,0%ig), Ethylcellulose (2%ig), Polyvinylalkohol (¼%ig). Diese Tränenlösungen verbleiben allerdings im Bindehautsack maximal 45 min, demzufolge sind sie mindestens stündlich zu instillieren. In der Hoffnung auf noch funktionierende und sezernierende Becherzellen wird die zusätzliche Anwendung einer Acetylcysteinlösung in 10%iger Konzentration empfohlen, die das muköse Sekret vorhandener Becherzellen etwas verflüssigt und damit besser mischbar macht. Fehlende Flüssigkeit erleichtert die bakterielle Sekundärinfektion. Eine örtliche Antibiose sollte folglich mit der genannten Therapie kombiniert werden. Unguenta oder ölige Arzneimittelträger mischen sich nicht mit den eingebrachten Tränenersatzlösungen. In diesem Fall sollten besser Lösungen oder Suspensionen als Trägersubstanz für das Antibiotikum gewählt werden. Bei Tieren, die die artifizellen Tränenflüssigkeiten nicht vertragen, kann die Bindehaut und die Hornhautoberfläche durch antibiotikumhaltige Salben unter zeitweisem Zusatz von Vitamin-A-Öl geschmeidig gehalten werden.

Einen guten Schutz der Hornhaut bieten sog. weiche Kontaktlinsen, die auf Gelatinebasis aufgebaut sind. Für die Dämpfung kornealer Vaskularisation werden Kortikosteroid-Kristallsuspensionen subkonjunktival appliziert. Die medikamentelle Stimulierung der Tränensekretion sollte durch Pilocarpin, das oral verabreicht wird (s. 5.2.2.), versucht werden. Als Nebeneffekte muß mit Erbrechen, Durchfall, Tachykardie gerechnet werden. Das Präparat ist dann sofort abzusetzen, bei herzinsuffizienten Tieren ist es kontraindiziert. Des weiteren ist die medikamentelle Therapie auf die mögliche oder zwischenzeitlich ermittelte Causa auszurichten. Die örtliche Applikation von Wärme auf die geschlossenen Augenlider und die Augenumgebung (Rotlichtbestrahlung, Auflegen von Heizkissen oder Kompressen) wirkt in jedem Fall tonisierend und ist geeignet, die Funktion der Zielgewebe zu aktivieren.

Die *medikamentelle* Therapie sollte über mindestens vier Wochen fortgesetzt werden. Erst nach Verlauf dieses Zeitraumes wird man Gewißheit über eine stationäre Insuffizienz der tränenproduzierenden Gewebe haben. Hat sich die Tränenproduktion wieder eingestellt, kann die Therapie gelockert bzw. abgesetzt werden. Ist die Tränenproduktion geringer als 5 mm/min, ist zu entscheiden, ob die chirurgische Therapie in Aussicht genommen werden soll.

Die *chirurgische* Therapie bezweckt die kontinuierliche Versorgung des Auges mit Flüssigkeit durch

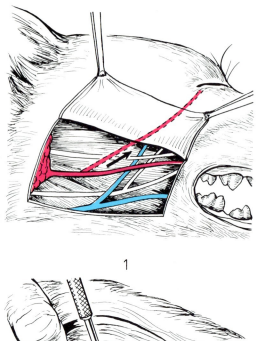

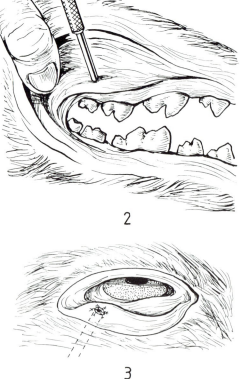

Abb. 144. Transposition des Ductus parotideus.
1 = Topografische Situation (blau: Drüse und Ausführungsgang, rot: Vene). 2 = Trepanation der in die Mundschleimhaut führenden Ausführungspapille. 3 = Situation nach Transposition der Papille des Speichelganges in die Bindehaut.

Im folgenden werden Tränenflüssigkeit und Sekret der Ohrspeicheldrüse gegenübergestellt (nach MAM)

Charakteristika	Tränenflüssigkeit	Speichelflüssigkeit
Farbe	durchsichtig	durchsichtig
Lysozym	vorhanden	vorhanden
Osmotische Konzentration	physiologisch	physiologisch
pH-Wert	5,2–8,35	5,3–7,8
Korpuskuläre Elemente (%)	1,8	1,6
Chloride (%)	0,394	0,0312
Asche (%)	1,05	0,81

Tunneltransposition der Ausführungspapille des Ductus parotideus in den lateralen Teil des unteren Bindehautsackes der betreffenden Kopfseite (Abb. 144), vorausgesetzt, daß die Parotisspeicheldrüse voll funktionsfähig ist (infektiöse und toxische Noxen, auch Senilitätsfolgen, greifen gleichermaßen am Parenchym der Speicheldrüsen an!). Das Sekret der Ohrspeicheldrüse bietet sich aufgrund seiner wesentlichen physikalisch-chemischen Eigenschaften hierfür an (s. Tabelle) und wird von den operierten Tieren erfahrungsgemäß toleriert. Der Methode haftet allerdings der Nachteil eines Zuviel an Flüssigkeit vor und während der Nahrungsaufnahme und der Verkrustung der Augenlider durch kristalline Niederschläge an. Sie müssen regelmäßig sorgfältig von den Lidrändern mit Hilfe feuchter Augenwatte entfernt werden. Ferner ist die abdeckende Lidrandpflege erforderlich. Einschränkend muß weiterhin festgestellt werden, daß dieser Tränenersatz nicht den präkornealen Tränenfilm herzustellen vermag, da ihm das muköse Sekret der Becherzellen, ebenso die Lipidbestandteile der Augenliddrüsen fehlen. So bleibt auch dieser Therapieweg nur eine Behelfslösung, die die mechanischen Einwirkungen auf die Hornhaut zwar mildert, die Hornhauternährung über das Epithel jedoch nicht gewährleistet.

7.5.4. Keratitis parenchymatosa des Hundes

Die Krankheit wurde beim Langhaarteckel des mitteleuropäischen Raumes beobachtet. Die Tiere erkranken erstmalig im Alter von ein bis drei Jahren. Meistens sind beide Augen betroffen. Die ersten Krankheitszeichen äußern sich durch Lichtscheue, ziliare Gefäßinjektion und mukopurulente Exsudation der Konjunktiven. Häufig werden diese ersten Symptome übersehen, zumal sie nach einigen Tagen spontan zurückgehen können. Im weiteren Verlauf treten zwei klinische Bilder in Erscheinung: die entzündliche und die ulzerierende Form. Bei der *entzündlichen Form* besteht in der akuten Phase eine diffuse, umschriebene Trübung der Hornhaut mit starken Reizerscheinungen. Bei fokaler Beleuchtung ist in diesem Zustand eine gemischte Vaskularisation der Hornhaut erkennbar. Mitunter erscheint der intraokuläre Druck erhöht; die Fluoresceinprobe fällt negativ aus. In der weiteren Entwicklung geht unter Abnahme der Reizerscheinungen der Prozeß in ein chronisches Stadium über. Die anfänglich stark gefüllten Blutgefäße wachsen zu langgestreckten, den gesamten Hornhautdurchmesser durchziehenden, gut erkennbaren Schläuchen aus (Abb. 145). Daneben sind tiefliegende, feine, gespinstartige, blutführende Gefäße mit der Lupe zu erkennen. An die Stelle der anfänglich durch Ödematisierung diffus getrübten Hornhautbereiche treten jetzt umschriebene, flecken- oder streifenförmige, durch zellige Infiltration verursachte Trübungen in der unmittelbaren Umgebung der Blutgefäße (Abb. 146). Massive Pigmentansammlungen können im weiteren Krankheitsver-

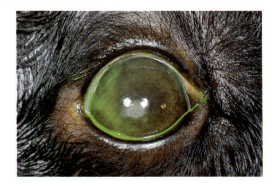

Abb. 145. Stumpfe, fluorescein-positive Hornhautoberfläche infolge artifizieller Verätzung mit Silbernitratlösung. Außerdem Blepharitis.

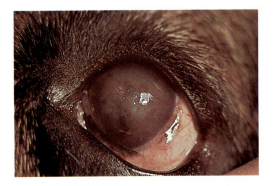

Abb. 146. Parenchymatöse Hornhautentzündung mit tiefer Gefäßinjektion, intakte, unebene Hornhautoberfläche.

lauf die Trübungen völlig überdecken und beim Laien den Eindruck eines „gesunden, braunen Auges" vortäuschen. Bleibt diese Entzündungsform umbehandelt, so treten immer wieder akute Schübe auf, die zu tiefgehenden weiteren chronischen Veränderungen in Gestalt von zelligen Infiltrationen und massiver Pigmenteinwanderung, schließlich zur kornealen Erblindung führen können. Unterliegt dagegen der Zustand der aufmerksamen Beobachtung durch den Tierbesitzer und einer bei kleinsten Anzeichen jederzeit und sofort einsetzenden entsprechenden Therapie, so sind die akuten Schübe zwar nicht ganz zu vermeiden, sie werden jedoch reduziert und in ihrem Verlauf wesentlich gemildert. Bei der Spaltlampenuntersuchung einer „im Ruhezustand" befindlichen chronisch erkrankten Hornhaut sind neben evtl. vorhandenen zelligen Infiltraten und schollen- oder geflechtähnlichen Pigmentansammlungen feinste, gespinstähnliche Blutgefäße, teilweise mit Blut gefüllt, teilweise als Gefäßschatten erkennbar. Sie bilden bei den nächsten akuten Prozessen den Ausgangspunkt für die weiter um sich greifenden entzündlichen Veränderungen.

Die *ulzerierende Form* ist durch plötzlich einsetzende Trübung der Hornhaut infolge Ödematisierung, dann durch Zerfall von Hornhautgewebe — zunächst ohne entzündliche Reaktion — gekennzeichnet. Es entsteht ein größeres Ulcus, öfter jedoch bilden sich mehrere kleine Ulcera aus, die über die Hornhaut verstreut liegen. Diese haben entweder die Tendenz der Konfluenz, Vertiefung des ulzerösen Prozesses, zum Hornhautdurchbruch, oder sie bleiben über längere Zeit als epithelisierte Facetten bestehen. Im weiteren ist allerdings bei dieser Form eine Rezidivierung mit Vertiefung des Zerfallprozesses möglich. Bei einem Hornhautdurchbruch wandelt sich der schlaffe Zustand schlagartig, es setzt eine heftige Vaskularisation ein, die eine schnelle Heilung und solide Vernarbung des Hornhautgewebes begünstigt. Der Prozeß bleibt dann meistens fortan rezidivfrei.

Die *Diagnose* der Erkrankung wird erschwert, wenn sich das Tier, durch Reizerscheinungen bedingt, Läsionen der Hornhautoberfläche zugezogen hat. Differentialdiagnostisch ist die herpetische Keratitis abzugrenzen. Alter und Rasse, Krankheitsverlauf, die Art der Gefäßanordnung, das Vorliegen einer beidseitigen Keratitis, mögliche Pigmentierung als Folge bereits abgelaufener Entzündungsvorgänge sind jedoch aussagekräftige Hinweise. Es handelt sich um eine Erbkrankheit mit vermutlich bifaktoriellem Erbgang. Für Stärke und Verlauf des Krankheitsbildes sind Sekundärfaktoren, wie starkes Sonnenlicht auf Schnee, Sand oder Wasser sowie Staub und Dunst von Bedeutung. Die große Empfindlichkeit gegenüber exogenen Reizen schließt die Rolle allergischer Faktoren nicht aus. Die Ähnlichkeit der beim Menschen auftretenden, allergisch bedingten Keratitis scrofulosa ist für die Bezeichnung der ulzerösen Form als *Ulcus corneae pseudoscrofulosum* maßgebend.

Die *Prognose* ist im Hinblick auf die Heilung und Wiederherstellung der Hornhautdurchsichtigkeit fraglich bis zweifelhaft.

Die *Behandlung* erstreckt sich vornehmlich auf die Anwendung von Glukokortikoiden in Kombination mit Breitbandantibiotika. Sie sind im akuten Zustand bei konjunktivaler Applikation kontinuierlich alle drei Stunden, beim Abklingen der entzündlichen Erscheinungen 2- bis 3mal täglich und zwischen den akuten Schüben wenigstens zu glukoidhaltige Ophthalmika einmal täglich zu verabreichen. Die Langzeitbehandlung mit Glukokortikoiden begünstigt allerdings das Aufkommen umschriebener dystrophischer Hornhautveränderungen und möglicher Pilzinfektionen. Deshalb sollte sie zeitweilig durch Träufeln von Zinksulfat-Augentropfen oder Adrenalin-Zinktropfen ergänzt und schließlich, zumindest vorübergehend, dadurch abgelöst werden. Eine unspezifische Eiweiß- und Vitamin-Substitionstherapie unterstützt die Regenerations- und Heilungsvorgänge.

7.5.5. Lichtkeratitis

Unter dem Begriff Lichtkeratitis wird eine primäre Photosensibilisierung der Hornhaut verstanden, die vornehmlich beim Rind und Schaf, aber auch bei Ziege, beim Schwein und bei Fasanen im Zusammenhang mit der Medikation von Phenothiazin zur Bekämpfung bestimmter Magen-Darm-Endoparasiten auftritt und durch diffuse Hornhauttrübung gekennzeichnet ist.

Das als Anthelminthikum verabreichte Phenothiazin wird normalerweise vom Darm aus als Sulfoxid in das Pfortaderblut aufgenommen, in der Leber zu Leuko-Phenothiazin umgebaut und über Galle und Niere ausgeschieden. Infolge zu schneller Resorption bei Applikation hoher Dosen oder bei hepatogenen Insuffizienzen gelangt jedoch ein Teil des photodynamisch wirksamen Sulfoxids ohne Umbau in den großen Körperkreislauf, unter anderem in das Kammerwasser und entfaltet in der Hornhaut von Tieren, die mitunter auch nur kurzfristig der Sonnenstrahlung ausgesetzt sind, zellschädigende Oxydationen. Im Vergleich zum Rind scheint allerdings das Schaf nicht ganz so sensitiv zu reagieren.

Als *klinische* Anzeichen dieser Reaktion trüben beim Rind zunächst und ohne jede Reizerscheinung symmetrisch die unteren äußeren Anteile der Hornhaut bandartig ein (lichtexponierter Teil der Hornhaut). Später — beim Schaf und bei der Ziege sogleich — ist die gesamte Hornhaut milchglasähnlich verändert. Der Trübung des Hornhautgewebes liegt histologisch eine Ödematisierung des Epithels und des Stromas zugrunde. Die damit einsetzende Stoffwechselstörung der Hornhaut kann im weiteren Verlauf zu entzündlichen Veränderungen führen, die mit stärkeren örtlichen Reizerscheinungen (Lakrimation, Photophobie, Rötung und Schwellung der Konjunktiven) einhergehen. In ungünstigen Fällen entsteht ein kraterförmiger Substanzverlust von Hornhautgewebe mit der Gefahr schwerwiegender Komplikationen durch Sekundärinfektionen.

Die *Diagnosestellung* ist unproblematisch. Phenothiazin-Medikation, Auftreten symmetrischer Hornhauttrübungen und wenig beeinflußtes Allgemeinbefinden geben eindeutige Hinweise für die Lichtkeratitis. Im Anfangsstadium der Photosensibilisierung erübrigt sich eine *Therapie*, sofern die Tiere aufgestallt oder zumindest einen schattigen Weideplatz zur Verfügung haben und die Phenothiazin-Medikation unterbrochen wird. Bei entzündlichen Hornhautveränderungen sind lokale Maßnahmen zur Förderung der Hornhautregeneration und Antibiotika zur Infektionsprophylaxe angezeigt. *Prophylaktisch* sollten folgende Richtlinien Beachtung finden: Verzicht auf Dauermedikation subtherapeutischer Phenothiazin-Dosen; Herabsetzen der absoluten Phenothiazin-Dosis; Verabreichen von Phenothiazinen während der Aufstellungszeit oder Aufstallung über 12 bis 48 Stunden post applicationem; prophylaktische Verabreichung von Vitamin A vor der geplanten Phenothiazin-Medikation (s. besondere epithelschützende Funktion des Vitamins A am Auge).

7.5.6. Korneale Ulzeration

Es handelt sich um eine sehr häufig auftretende Hornhauterkrankung der Haustiere, die durch umschriebenen Substanzverlust des Hornhautgewebes in unterschiedlicher Tiefe und Ausdehnung zu erkennen ist. Ihre *Entstehung* resultiert
— aus mechanischen Insulten (Traumen, Fremdkörper, Lid- und Zilienstellungsanomalien; Abb. 128);
— aus anatomischen Gegebenheiten (physiologischer Exophthalmus bei brachyzephalen Rassen);
— aus infektiösen Einwirkungen;
— aus chemischen Insulten (Verätzung);
— auf der Grundlage degenerativer Prozesse des Hornhautepithels.

Ihr *Verlauf* wird durch Erreger maßgeblich beeinflußt. Hierbei handelt es sich entweder um
— spezifische epitheliotrope Mikroorganismen, die über das zunächst intakte Epithel in die Hornhaut gelangen (z. B. Moraxellen, Chlamydien, Viren) oder
— am Auge ubiquitär vorkommende Erreger, die sich vornehmlich über das traumatisch, nutritiv, degenerativ oder neurotroph gestörte Hornhautepithel im Hornhautgewebe verbreiten. Dazu gehören

Streptokokken, die zahlreich im Bindehautsack vertreten sind. In der Hornhaut haben sie eine geringe Ausbreitungstendenz und sind demzufolge durch die Therapie gut zu beherrschen.

Staphylokokken verursachen tiefe Ulcera und tendieren zur Ausbreitung in der Hornhaut (diffuse Keratitis).

Pseudomonas ist wegen seiner starken Ausbreitungstendenz, seiner hohen Proteinaseaktivität, die insbesondere in dem kollagenreichen Hornhautstroma wirksam werden kann, einer der gefürchtetsten Erreger. Er erzeugt kriechende Geschwüre (Ulcus serpens), die sich seitlich und in die Tiefe verbreiten und damit die Gefahr eines Hornhautdurchbruchs heraufbeschwören.

Hefen oder **Schimmelpilze** gelangen über Schmutz, Staub sowie Fremdkörper in den Bindehautsack, vermehren sich bei Antibiotika- und Kortikosteroidabusus und haften insbesondere im resistenzgeminderten Augengewebe. *Candida* ist Saprophyt auf der menschlichen Haut und unter den Fingernägeln (digitale Manipulationen bei Therapie-Ausführenden können zur Kontamination führen). Pilzsporen dringen über hornhautverletzende organische Fremdkörper in die Augengewebe ein. Keratomykosen werden beim Pferd *(Fusarium, Aspergillus)*, beim Rind *(Fusarium)*, beim Hund *(Aspergillus, Candida)*, bei der Katze *(Candida, Cladosporium, Rhinosporidium, Aspergillus)* ermittelt. Sie äußern sich beim *Pferd* und *Rind* durch starke Schmerzen in der Hornhaut (Photophobie, Blepharospasmus, Lakrimation) und drei Typen von Hornhautveränderungen: 1. kleine, zentrale, epitheliale Erosionen mit stromaler Infiltration, gemischte Vaskularisation, Miosis. Nach Wiederherstellung der Epithellage Fortbestehen einer therapieresistenten interstitiellen Keratitis. 2. Limbale Vaskularisation, Hornhautödem, intrastromale Einschmelzungen. 3. Ausgebreitete Hornhautulzeration, interstitielle Keratitis, Uveitis. Beim *Hund* und bei der *Katze* werden durch *Candida* grauweiße Hornhautplaques, durch *Aspergillus* Ulcera, heftige Vaskularisationen, durch *Rhinosporidium* multiple Hornhautinfiltrate mit fadenförmigen Ausläufern erzeugt.

Die *Diagnosefindung* erfolgt auf dem Wege des Erregernachweises über Pilzkultivierung oder/und mittels Spezialfärbung aus Abrasionsmaterial von Binde- und Hornhautgewebe.

Für **Virusinfektionen** sind vornehmlich Hund und Katze empfänglich. Oberflächliche epitheliale Erosionen, die sich durch Fluorescein anfärben lassen, sind beim *Hund* Symptom einer kornealen Herpesvirusinfektion (Abb. 147). Konjunktivitis, starke Reizerscheinungen, gekennzeichnet durch Blepharospasmus, Epiphora, sind erste Krankheitssymptome. Die Erosionen erweisen sich als außerordentlich therapieresistent und zeigen Ausbreitungstendenz. Im weiteren Verlauf werden sie von einer intensiven Blutgefäßinfiltration umgrenzt, die ihren Ausgang vom Randschlingennetz nimmt. Zellige Infiltrationen führen in der Umgebung der Gefäße zur Trübung, sie sind Ausdruck für ein nunmehr eingetretenes chronisches Geschehen. Die Herpesvirusinfektion der *Katze* verursacht am Auge Konjunktivitis, Keratitis oder epitheliale Erosionen (Abb. 72). Obwohl diese Erkrankung bei Tieren jeder Altersgruppe möglich ist, so scheinen sich doch insbesondere bei adulten Katzen im Falle einer Hornhautbeteiligung zunächst kleine Bläschen auszubilden, die dann an Größe und Tiefe gewinnen und untereinander durch unregelmäßig verlaufende epitheliale Risse verbunden sind. Es entstehen hieraus kleine, kriechende Geschwüre, die im weiteren Krankheitsverlauf eine intensive oberflächliche Vaskularisation und zellige Infiltration auslösen. *Histologisch* liegt den Veränderungen eine bullöse Degeneration der Epithelien zugrunde. Ferner sind basophile intranukleäre Einschlußkörperchen und am Boden der Geschwüre polymorphkernige und lymphozytäre Zellinfiltrationen nachweisbar.

Für den Erfolg einer *Ulkusbehandlung* sind grundsätzlich von Bedeutung:
— Beachtung, Bekämpfung und Eliminierung aller Kausalfaktoren, die zum Hornhautgeschwür geführt haben. Für eine gezielte Therapie ist vor allem der Erregernachweis notwendig. Die Entnahme des Materials für die Untersuchung hat mit Hilfe eines scharfen Instruments aus dem Geschwürsrand oder vom Geschwürsboden zu erfolgen (Konjunktivaabstriche allein sind nicht effektiv!).
— Eliminierung aller Faktoren, die die örtliche Widerstandsfähigkeit herabsetzen bzw. Reizzustände unterhalten (z. B. Einwirkung von Schmutz, Staub, Gasen, Allergenen, Traumen).
— Reduzierung des Detritus (Spülung mit milden desinfizierenden Lösungen, Einsatz von Proteinasehemmern, chemische Kauterisation oder Abtragung der Geschwürsränder).
— Konsequente, intensive Chemotherapie mit breitem Wirkungsspektrum.
— Minderung der Schmerzen durch medikamentelle Ruhigstellung der Irismuskulatur (Atropin).

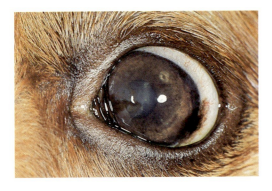

Abb. 147. Herpeskeratitis beim Hund. Die baumastförmige Verbreitung des Virus ist durch fluoresceinpositive Epithelerosionen verfolgbar. Die im nasalen unteren Quadranten vorhandenen Zeichen einer chronischen Entzündung lassen schubweisen Verlauf der Infektion vermuten.

- Schutz der Hornhaut vor Perforation (Parazentese, Bindehautschürze).
- Förderung der Hornhautheilung und Regeneration (äußere Wärmezufuhr, örtliche Osmotherapie).

Der Regenerations- und Heilungsprozeß kann maßgeblich unterstützt und beschleunigt werden durch:
- allgemeine Applikation von Antibiotika oder Sulfonamiden,
- unspezifische Eiweißtherapie,
- allgemeine Substitutionstherapie, insbesondere Zufuhr von Vitamin A, B, C.

Abhängig vom Charakter und vom Zustand des Krankheitsprozesses der Hornhaut sind *im einzelnen folgende lokale Maßnahmen* empfehlenswert:

Im Angangsstadium eignen sich zur Entfernung von Exsudaten Spülungen oder Bäder mit warmem Fencheltee, Acridin-Farbstofflösungen; für die Chemotherapie werden bei *grampositiven Erregern* Gramicidin-Neomycin-Polymyxin-Gemische verwendet und Gentamicin bei *gramnegativen*. Die Anwesenheit von Proteinasen wird durch den Zusatz von 20%igem Acetylcystein (Mukolytikum) zu den Antibiotika im Verhältnis 1:2 gemindert. Die Antibiotika werden zunächst (in den ersten sechs Stunden stündlich), dann 2—3stündlich konjunktival appliziert. Die Therapie ist mindestens über acht Tage in dieser Intensität fortzusetzen. Nötigenfalls ist die konjunktivale Applikation von Antibiotika mit subkonjunktivalen Injektionen zu kombinieren. Für die Therapie von *mykotischen* Ulzerationen werden Amphotericin B, Natamycin, Clotrimazol, Thiomersol, außerdem Keratektomie, Iod-Kauterisation der Ulcera, Bindehautplastik und Zykloplegie empfohlen. Die Hornhautprozesse bedürfen einer intensiven und langzeitigen Therapie. Die Prognose ist im Hinblick auf die Hornhautheilung fragwürdig. Bei *virusbedingten* Ulzerationen kommen Virustatika in Anwendung, sie sind nur im Stadium der Virusvermehrung erfolgreich und verlaufseindämmend, keineswegs epithelregenerierend. Die Therapie sollte mit Vitamin-A-haltigen Ophthalmika (Anregung der Reparation und Trophik der Hornhaut), ferner mit Zykloplegika kombiniert werden. Leichtes Betupfen der Geschwürsränder mit 5%iger Iodlösung begünstigt die Abstoßung der unterminierten Zellfetzen und die Mitoseaktivität gesunder Epithelien. Virusreduzierung und Förderung der Regenerationskraft des Epithels werden auch durch Keratektomie oder Kryotherapie (Kontaktfreezing, $-70\,°K$) der Geschwürsränder erzielt. Der Gefahr einer Pseudomonasintegration des resistenzgeminderten Gewebes mit Freiwerden von Proteinasen muß durch eine entsprechende Breitbandantibiose begegnet werden.

7.5.7. Oberflächliche, chronisch ulzerierende Keratitis des Hundes und des Pferdes

Die in der internationalen Literatur auch unter den Bezeichnungen „Indolent Ulcer", „Refractory Ulcus", „Ulcus rodens" und „Erosio recidiva" geführte Krankheit ist durch einen umschriebenen Zerfall des Hornhautepithels gekennzeichnet, der jegliche Heilungs- oder Regenerationstendenz vermissen läßt. Der Krankheitszustand wird bislang beim Deutschen Boxer (in der Literatur auch als „Boxer-Ulcer" bezeichnet), beim Boston-Terrier und im eigenen Krankengut wiederholt beim Mittelpudel und langhaarigen Zwergteckel beobachtet. In neuerer Zeit gibt es Mitteilungen darüber, daß diese Erkrankung auch bei über 10 Jahre alten Pferden gesehen wird.

Die *klinischen Symptome* sind zunächst an einem Auge bemerkbar. Sie äußern sich durch starke subjektive Beschwerden, Tränenfluß, Lichtscheue und Lidkrampf. Die Bindehaut ist stark durchfeuchtet, vermehrt gerötet und sondert ein muköses Exsudat ab; oftmals besteht ein spastisches Entropium. Unter Zuhilfenahme einer Lupe erkennt man bei fokaler Beleuchtung inmitten einer klaren und durchsichtigen Hornhaut einen regelmäßig geformten, mehr oder weniger großen, blaugrauen, stippchenartig getrübten Hornhautbezirk, der vorzugsweise entweder im Hornhautzentrum oder in den unteren Hornhautquadranten gelegen ist. Er ist fluoresceinpositiv und in seinen Randbe-

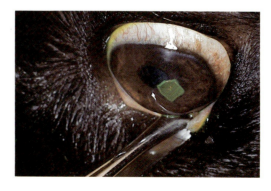

Abb. 148. Breitflächiger Epitheldefekt mit aufgerollten Rändern (Fluoresceinfärbung des Defektes).

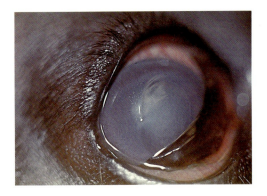

Abb. 149. Chronisch ulzerierende Keratitis des Hundes. Breitflächiger Hornhautdefekt mit aufgewulsteten Rändern. Reaktive tiefe Hornhautvaskularisation setzt vom Rand her ein.

zirken von aufgewirbelten oder aufgerollten Teilen des Epithelzellverbandes begrenzt und erfaßt lediglich die subepithelialen Stromalagen. Der Krankheitsbereich ist hyp- bis anästhetisch zeigt keine Epithelisierungstendenz. Durch das Fehlen (zunächst) jeglicher reaktiver Entzündungserscheinungen macht er einen schlaffen Eindruck (Abb. 148). Erst später gelangen von den benachbarten Limbusteilen oberflächliche Gefäße an den Krankheitsherd und ästeln sich unmittelbar an seinem Rande auf (Abb. 149). Der Prozeß hat keine oder nur sehr geringe Ausbreitungstendenz, neigt jedoch *nicht* zur Spontanheilung; Sekundärinfektionen können allerdings das Bild komplizieren. Mitunter erkrankt das zweite Auge.

Histologisch liegen der Erosion Abschilferungen des Epithels zugrunde. Degenerative Prozesse in der Basalmembren des Epithels und das Fehlen von Hemidesmosomen der basalen Zellen werden für die fehlende Adhäsion des Epithels auf der Unterlage zuständig erklärt. Schließlich wurde eine hydropische Degeneration von Epithelzellen der basalen Schichten ermittelt.

Die *Ätiologie* der Krankheit ist unbekannt. Es wird vermutet, daß eine zeitweise Störung des präkornealen Tränenfilms, eine hierdurch hervorgerufene Sauerstoffunterbilanz der Hornhaut oder fortgesetzte Irritationen der Hornhautoberfläche krankheitsauslösend sind. Es besteht die Annahme, daß hormonale Störungen (Atrophie der Hoden beim männlichen Tier, irregulärer Östrus beim weiblichen Tier) den Stoffwechsel der Hornhaut maßgeblich beeinflussen. Für diese Theorie spräche die Beobachtung, daß die Erkrankung am häufigsten bei Tieren über sechs Jahren vorkommt. Aus dem Krankheitsverlauf, vor allem aber aus der Hypästhesie des erkrankten Bereiches, hat die Schlußfolgerung Berechtigung, daß es sich um eine Form der **Keratitis neuroparalytica** handeln könnte. Ihr liegen pathogenetisch Störungen der Hornhautinnervation infolge entzündlicher, traumatischer, mechanischer oder toxischer Schädigung des 5. und/oder 7. Gehirnnerven zugrunde. Hieraus resultieren am Auge herabgesetzte Lidschlagfrequenz oder das Ausbleiben des Blinzreflexes überhaupt, ferner Insuffizienz der in der Hornhaut liegenden Nervenfasern. Das Krankheitsbild ist in diesem Fall das Ergebnis einer komplizierten Wechselwirkung zweier Kategorien von Schädigungen: einerseits der eigentlichen dystrophischen Veränderungen, andererseits der äußeren schädigenden Einwirkungen, die auf die sensibilitätsgeminderte Hornhaut gelangen. Die Innervationsstörung ist insbesondere auf die zwei unteren Hornhautquadranten lokalisiert, die hyp- oder anästhetisch sind. Einer in diesem Bereich bemerkbaren Hornhauttrübung liegen biomikroskopisch Stromaödem und aufgelockerte Epitheldecke zugrunde. Über Epithelerosionen führt der Krankheitsverlauf zu kornealen Ulzeration. Da der Zustand insbesondere bei den brachyzephalen Hunderassen beobachtet wird, wären hier möglicherweise Beziehungen zur Schädelform und der exponierten topografischen Situation des Nervenverlaufs zu vermuten. Eine sorgfältige neurologische Untersuchung sollte zur Klärung dieser Ursache beitragen.

Die *Diagnose* ist schwer, wenn das erkrankte Tier erst in fortgeschrittenen Krankheitsstadien vorgestellt wird. Wichtige Hinweise sind Lichtscheue bei Ausschließen anderer Anomalien wie Fremdkörper, Konjunktivitis, Zilienektopien, umschriebene schwache Hornhauttrübungen und positive Fluoresceinprobe.

Die *Behandlung* ist gleichermaßen auf die Ursache wie auf die Auswirkungen einzustellen. Die örtliche Therapie dient der Erhaltung bzw. Wiederherstellung des Epithelzellverbandes, um tiefergehende Folgen des Ödems zu verhindern. Zunächst sollte eine tonisierende, das Randschlingennetz aktivierende Behandlung durch dioninhaltige, konjunktival zu verabreichende Ophthalmika oder durch die subkonjunktivale Applikation hypertonischer NaCl-Lösungen versucht werden. Ein Ödem kann ferner durch 40%ige Glucoseaugensalbe abgebaut werden. Der defekte Epithelbereich ist mit einem in Iodtinktur getauchten Wattebausch zu betupfen. Bei dieser Gelegenheit werden lose aufliegende, heilungsstörende Epithelfetzen entfernt. Läßt das Epithel nach

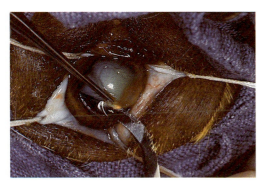

Abb. 150. Keratektomie des Erosionsbereiches unter Einbeziehung der Peripherie des defekten Bereiches.

Verlauf von wenigen Tagen keine Heilungstendenz erkennen, ist eine Keratektomie vorzunehmen.

Die schnelle und solide Wiederherstellung des Epithelzellverbandes bei einem Epitheldefekt größeren Ausmaßes erreicht man von vornherein, wenn der erkrankte Bereich unter Einbeziehung seiner aufgewulsteten Ränder mit einem Graefe-Messer (tangentiale Schnittführung) oder Hockeymesser aufgefrischt (Abb. 150), anschließend mit 3%iger Iodlösung betupft und postoperativ mit antibiotikum- und Vitamin-A-haltigen Augensalben versorgt wird. Die subjektiven Beschwerden verschwinden schlagartig nach der chirurgischen Manipulation. Gute Ergebnisse bringt auch eine punktförmige Thermokauterisation des Geschwürsbereiches. Nachdem sich das koagulierte Gewebe abgestoßen hat, bildet sich zusehens ein auf der Unterlage seßhaftes solides Epithel aus. Ähnlich gute Ergebnisse lassen sich auch durch punktförmig ausgeführtes Kontaktfreezing ($-70\,°K$) des Randbereiches der Erosion erzielen. Die unspezifische Eiweißtherapie (i. m. Milchinjektionen von 0,5 bis 2 ml in viertägigen Intervallen), substituierende Gaben von Vitamin A, B, C sowie subkonjunktivale Applikation von hypertonischer Kochsalzlösung unterstützen den Heilungsprozeß. Gewöhnlich ist der Wundbereich nach fünf bis sieben Tagen epithelisiert. Die Aufhellung zunächst vorhandener zarter Trübungen erfolgt ohne Vaskularisation später im Verlauf weniger Tage. Handelt es sich um einen bereits chronischen und vaskularisierten Prozeß, können nach Wiederherstellung des Epithelzellverbandes kontrolliert und kurzfristig örtlich Kortikosteroide zur Aufhellung der Hornhaut eingesetzt werden.

7.5.8. Herdförmige Hornhautnekrose der Katze

Die auch als korneale Sequestration, feline Hornhautschwärzung, Cornea nigra, Korneamumifizierung benannte Keratopathie ist eine bislang nur bei Katzen beobachtete Hornhauterkrankung, die auf der Höhe der klinischen Symptome durch in scharfrandiges Hornhautulkus mit einem schwarzen, amorphen Inhalt gekennzeichnet ist. Die Krankheit wird vorrangig bei Perserkatzen, Siamesen, aber auch bei der Europäischen Kurzhaarkatze beobachtet (Abb. 151). Sie wird häufig erst diagnostiziert, wenn das schwarzverfärbte Ulkus, meist im Hornhautzentrum gelegen, auftritt. Zu diesem Zeitpunkt bestehen starke Lichtscheue, Bulbusretraktion und Nickhautvorfall. Mitunter ist serös-muköser Augenausfluß vorhanden, dem feine braune Körnchen beigemischt sein können, die sich zwischen zwei

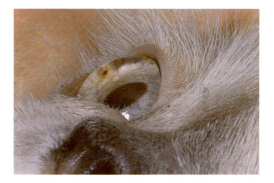

Abb. 151. Initialstadium der im Hornhautstroma zentral gelegenen stecknadelkopfgroßen kornealen Schwärzung bei einer Perserkatze.

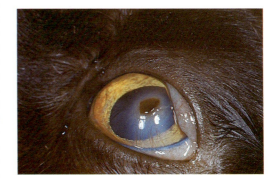

Abb. 152. Nekrotisierende Hornhautentzündung bei der Katze. Schwarzer erhabener Geschwürsinhalt, wallartige Geschwürsbegrenzung, oberflächliche Vaskularisation, Chemosis.

Fingerkuppen nicht verreiben lassen. An den Lidrändern und im nasalen Canthus sind eingetrocknete Exsudatreste auffindbar, die ebenfalls braune Körnchen enthalten können. Der Hornhautzerfall erfolgt oftmals sehr rapide, fast ohne entzündliche Veränderungen der übrigen Hornhautteile (Abb. 152). Der schwarze Geschwürsinhalt ist bröcklig oder erscheint als zusammenhängende Plaque mit unebener Oberfläche. Er stößt sich manchmal spontan bis auf Reste ab, die den Geschwürsrändern fest anzuhaften scheinen. Die zu dem Krankheitsprozeß ziehenden Blutgefäße stammen von nächstgelegenen Limbusanteilen und hinken bei dieser Verlaufsform dem Geschehen erheblich nach. In anderen Fällen wird zunächst ein kleiner schwarz verfärbter Bezirk in der Hornhaut bemerkt, der noch von Epithel überdeckt ist (negative Fluoresceinprobe, Anfärbung mit Bengalrot); ihm können in großer Anzahl vom Limbus her Blutgefäße zuwachsen. Im weiteren Verlauf (die Zeitdifferenz kann sich von Tagen bis zu Jahren erstrecken) geht unter flächenhafter Ausbreitung und Vertiefung der krankhaften Hornhautveränderungen das darüberliegende Epithel zugrunde, es entwickelt sich um den veränderten Bereich ein graugelblicher Wall. Das in diesem Wall liegende schwarz verfärbte Gewebe bildet eine stumpfe, trockene, teils körnige, teils schollige, in Zerfall begriffene Masse. Durch Schmerzen verursachte mechanische Irritationen (Scheuern, Kratzen, spastisches Entropium) komplizieren den Krankheitszustand und bedingen in ungünstigen Fällen eine Hornhautperforation im Geschwürsbereich. Die Krankheit erfaßt nicht selten zu gleicher Zeit oder zeitlich aufeinanderfolgend beide Augen. Es wird vermutet, daß es sich um eine Koagulationsnekrose des Stromas handelt. Die schwarze, amorphe Masse ist histologisch nicht definierbar. Im Geschwürswall sind zahlreiche mononukleäre Entzündungszellen, Fibroblasten und Gefäßendothelien erkennbar, der Geschwürsrand weist Epithelhyperplasien auf (Abb. 153). Die Ursache der Krankheit ist nicht geklärt.

Die *Prognose* ist hinsichtlich des therapeutischen Erfolges und des dafür notwendigen Zeitaufwandes vorsichtig zu stellen. Unter der Voraussetzung, daß der nekrotische Zerfall weiteren Hornhautgewebes gestoppt werden kann, nehmen erfahrungsgemäß Regeneration und Aufbau von neuem Hornhautgewebe für das Auffüllen des umfangreichen Defektes einen langen Zeitraum in Anspruch. Nicht selten vertieft sich das Ulkus; Sekundärerreger und Traumatisierung behindern die Heilung erheblich.

Die *Behandlung* sollte deswegen von vornherein auf chirurgische Maßnahmen ausgerichtet werden. Der Aufbau eines gesunden, abwehrbereiten Hornhautgewebes kann — solange der Prozeß nicht zu tief vorgedrungen ist — wirksam durch eine Keratektomie unterstützt werden. Löst sich die Plaque bei breitflächigem und flachem Ulkus von allein, so schützt eine Bindehautschürze die Hornhaut vor Entstehung einer Deszemetozele oder Perforation. Vorteilhaft und völlig gefahrlos ist bei kleineren Sequestrationen das Sprayfreezing. Es fördert zugleich die spontane Abstoßung des nekrotischen Gewebes

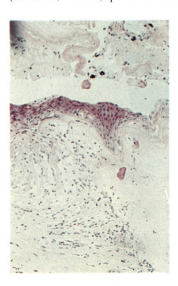

Abb. 153. Zellige Infiltration der Hornhaut in der Geschwürsperipherie. Epithelhyperplasien im Geschwürsrand.

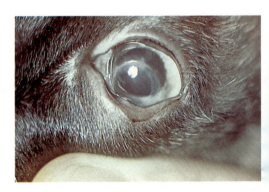

Abb. 154. Zustand einer Hornhaut, die vor 6 Wochen einer partiell perforierenden Keratoplastik von 8 mm Durchmesser unterzogen wurde (Indikation: nekrotisierende Keratitis).

und die reaktive Vaskularisation zur Ausbildung eines widerstandsfähigen Granulationsgewebes im Geschwürsbereich. Seitswärts und in die Tiefe fortschreitende und zur Perforation neigende Prozesse werden sehr schnell und erfolgreich durch einen Austausch des Hornhautgewebes (partielle, perforierende Keratoplastik) gestoppt und überwunden (Abb. 154).

7.6. Degenerative und dystrophische Veränderungen der Hornhaut

Beiden Zuständen gemeinsam ist das Fehlen primär entzündlicher Veränderungen. **Korneale Dystrophien** werden als bilaterale, symmetrische, vorrangig im pupillären Hornhautbereich liegende Trübungen bezeichnet, die familiär gehäuft vorkommen. Die beim drei- bis vierjährigen **Airedale/Terrier** häufiger beobachtete **vererbbare Dystrophie** stellt sich beiderseits als symmetrische, milchige Trübung der Hornhaut unter Erhaltung eines durchsichtigen, 3—4 mm breiten, limbusnahen Randes dar. Den sichtbaren Trübungen liegen Verklumpungen lichtbrechender Körperchen zugrunde, die sich histochemisch als unterschiedliche Lipide herausstellen. Es sind keine Zeichen von Entzündungen oder Ödematisierung nachweisbar, lediglich die Keratozyten der subepithelialen Lagen des Hornhautzentrums zeigen Pyknose. Für die *Therapie* werden Keratektomie und Keratoplastik vorgeschlagen.

Eine andere Form der **Dystrophie** konnte im eigenen klinischen Krankengut vornehmlich beim **Deutschen Schäferhund** im Alter von zwei bis vier Jahren, mitunter auch beim Collie, beobachtet

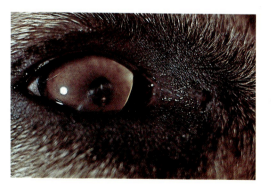

Abb. 155. Hornhautdystrophie: reaktionslose, in Ringform angeordnete subepitheliale Ablagerungen.

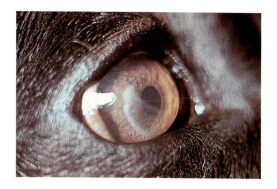

Abb. 156. Hornhautdystrophie: sichelförmige Anordnung der Ablagerungen. Reaktionsloser Zustand der Hornhaut.

werden. Es handelt sich um beiderseits vorkommende symmetrische, weißbläuliche, manchmal perlmuttartig schimmernde, runde oder ovale Trübungen von der Größe eines Glasstecknadelkopfes (Abb. 155). Sofern mehrere dieser Trübungen innerhalb einer Hornhaut auftreten, sind sie unter sich in größeren ovalen oder sichelförmigen Verbänden angeordnet und mehr in der unteren Hornhauthälfte zu finden (Abb. 156). Sie sind von der umgebenden Hornhaut scharf abgegrenzt, Hornhaut und Auge zeigen keinerlei Reizerscheinungen. Wie spaltlampenmikroskopisch festzustellen, ist ihr Sitz mehr in den oberen Stromalagen zu lokalisieren. Das darüberliegende Hornhautepithel ist spiegelnd, glänzend, oftmals durch Eindellungen uneben. Die Oberflächensensibilität ist in diesem Bereich herabgesetzt. Der Verlauf gestaltet sich unterschiedlich. Trübungen kleineren Ausmaßes können plötzlich wieder verschwinden, bleiben unverändert über einen längeren Zeitraum erhalten oder werden langsam größer. Länger bestehende und größere Trübungsbereiche neigen zur Epitheleriosion und in Abhängigkeit davon zur oberflächlichen Vaskularisation. Trübungen geringeren Ausmaßes bedürfen nicht der Therapie. Bei Epitheleriosion und Vaskularisation fürt die Keratektomie (Trübungen <1 Hornhautquadrant) oder die lamelläre Keratoplastik (>1 Hornhautquadrant) zur Wiederherstellung der Hornhautdurchsichtigkeit.

Eine **endotheliale Dystrophie**, aus der ein progressives und dann bleibendes Ödem resultiert, wurde beim **Boston-Terrier** und beim **Chihuahua** beobachtet. Die Veränderungen treten meist erstmalig bei etwa fünfjährigen, vorwiegend weiblichen Tieren als bläulich-weiße, im späteren Stadium symmetrische Verfärbungen der Hornhaut im Temporalbereich auf. Allmählich entwickelt sich ein axiales Hornhautödem mit Keratokonus, flüssigkeitsgefüllten subepithelialen Bläschen und schließlich epithelialen Erosionen. In diesem Stadium sind Reizerscheinungen (Blepharospasmus, Epiphora) bemerkbar. Histologisch sind extreme Destrukturierungen der oberflächlichen Hornhautlagen zu erkennen. Eine lokale Osmotherapie kann, sofern noch keine epithelialen Erosionen vorliegen, den Zustand bessern.

Ödematisierung des Stromas in seiner gesamten Ausdehnung mit hydropischer Degeneration der Fibrozyten ist auch die Ursache eines bei Kälbern der Holstein-Friesischen Rinderrasse und einer schweizerischen Rinderrasse beschriebenen **angeborenen und vererbbaren Leukoms** beider Augen. Das Ödem ist irreversibel, die visuellen Ausfallerscheinungen sind vom Grad der Trübung abhängig. Eine Therapie ist wegen der Aussichtslosigkeit nicht angezeigt.

Ein Hornhautödem ist des weiteren Leitsymptom der **stromalen und epithelialen Hornhautdystrophie der Manx-Katzen**. Es handelt sich um eine autosomal rezessiv vererbbare Keratopathie, die erst in einem Lebensalter von vier Monaten bei den befallenen Tieren in Erscheinung tritt. Das in beiden Augen in den oberflächlichen Stromalagen des Hornhautzentrums befindliche Ödem dehnt sich im Verlauf von ein bis zwei Jahren sukzessive weiter aus, im Epithel bildet es Blasen, die konfluieren und dann platzen. Dem Krankheitsgeschehen liegt primär eine ultrastrukturelle Alteration der Descemetschen Membran und des stromalen Kollagens bei Intaktheit des Epi- und Endothels zugrunde.

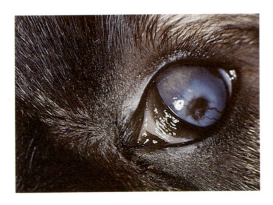

Abb. 157. Zentrales partielles Hornhautödem bei einem jungen Hund infolge persistierender Pupillenmembran. Zentrale Braunverfärbung durch eine große Anzahl pigmentierter Irisfortsätze. Blutführende Gefäße in der Hornhaut.

Für die Behandlung der Epithelläsionen werden weiche Kontaktlinsen bzw. das Anlegen einer Nickhautschürze empfohlen. Da sich das Ödem nicht beseitigen läßt, rezidivieren die Epithelläsionen.

Eine partielle Trübung der Hornhaut, ebenfalls auf einem Ödem beruhend, stellt sich bei den an der Hornhaut anhaftenden **Überbleibseln der fetalen Pupillarmembran** (A. hyaloidea persistens adhaerens) ein. Mitunter ergeben sich durch die gleiche Anomalie partielle Braunverfärbungen der Hornhaut durch pigmentierte Irisfortsätze, die der Hornhaut von innen anliegen (Abb. 157).

Angeborene Störungen des Mucopolysaccharidstoffwechsels bei der Katze führen unter anderem auch zu wolkigen Hornhauttrübungen in allen Schichten. Die **Mucopolysaccharidose** ist eine Systemerkrankung, die bei auffallend kurzköpfigen und minderwüchsigen Tieren beobachtet wird.

Diagnostisch aufschlußreich ist bei Verdacht der Toluidinblautest des Urins. Enzymuntersuchungen an zirkulierenden Leukozyten oder an Fibroblastenkulturen sichern die Diagnose. Der zu hohe Gehalt an Mucopolysacchariden in den Fibrozyten des Hornhautstroma und in den Endothelzellen führt zur Hornhauttrübung. Es handelt sich um ein Teilsymptom angeborener Formen eines gestörten Gangliosidmetabolismus (GM1 und GM2). Die Katzen zeigen im Alter von fünf bis sechs Monaten neben den Augensymptomen einen sich verschlimmernden Kopftremor, später treten Ataxien und Stammspastizität hinzu. Die Tiere sollten getötet werden.

Korneale Degenerationen sind einseitig bzw. bei beiderseitigem Auftreten nicht symmetrisch und resultieren aus früheren pathologischen Veränderungen der Hornhaut. Häufig werden lipoide Hornhautdegenerationen bei Hunden, Katzen, Kaninchen und Mäusen beobachtet. Beim Hund präsentieren sie sich vornehmlich in der zentralen Hornhautregion in Gestalt kristallin erscheinender Trübungen mit progressivem Vordringen in die Hornhautperipherie. Sie führen bei entsprechender Ausdehnung zur kornealen Blindheit. Den Veränderungen liegen histologisch Ablagerungen von basophilen Neutralfetten und Cholesterolkristallen bzw. Cholesterolesterkristallen in den oberflächlichen Stromalagen zugrunde. In einigen der beschriebenen Fälle ist die Keratopathie mit einer Hypercholinesterämie und Hyperlipämie verbunden. In einem Fallbericht tritt die Keratopathie, die durch Makrophagen- und Fibroblastenansammlungen begrenzt ist, im Zusammenhang mit einem Schilddrüsenkarzinom auf. Nicht selten bleibt die Ursache unklar, diagnostische Erhebungen bekannter Art fallen negativ aus. Für die *Behandlung* werden die Keratektomie, die lamelläre und die perforierende Keratoplastik empfohlen. Während bei den genannten oberflächlich auszuführenden Hornhauteingriffen nach längerem Zeitraum Rezidivierungstendenz besteht, scheint der perforierende Hornhautaustausch langzeitig erfolgreich zu sein.

Weit seltener werden **Kalk- und Hyalindegenerationen** beobachtet, die sich im Narbengewebe chronischer Hornhautentzündung bilden. Es handelt sich um Calciumcarbonate und -phosphate, die als feine Granula oder in bandartiger Anordnung in den subepithelialen und oberen Stromalagen auffindbar sind. Keratektomie und postoperative antibiotische *Therapie*, Zykloplegie und späterer Kortikosteroideinsatz werden zur Beseitigung des Zustandes empfohlen.

Bei der **Xerosis corneae** handelt es sich um eine degenerative Epithelnekrose der Hornhaut, die durch eine abnorme Trockenheit der Hornhautoberfläche hervorgerufen wird. Das Krankheitsgeschehen ist ursächlich auf Stellungsanomalien der Lider oder des Bulbus (Ektropium, Exophthalmus), Störungen des Lidschlusses (Lagophthalmus), Störungen der Lidbewegung (Lähmungen) oder funktionelle Insuffizienzen der Bindehaut und der tränenerzeugenden Organe verschiedener Ursache (Vitamin-A-Mangel, Infektionen, Intoxikationen) zurückzuführen. Der klinische *Verlauf* ist durch ein präxerotisches, xerotisches und schließlich keratomalazisches Stadium geprägt. Zunächst stehen nur eine glanzlose Hornhautoberfläche und unterschiedlich ausgeprägte Reizerscheinungen im Vordergrund der Symptomatik. Wenig später sind Epithelerosionen, Trübungen, Hornhautvaskularisation und bei ungünstigem Verlauf geschwürige Einschmelzungserscheinungen in der Hornhautmitte vorhanden. Die *Behandlung* ist auf das Grundleiden auszurichten. Parallel laufend ist eine intensive lokale Therapie zur Herstellung einer feuchten und glatten Hornhautoberfläche einzuleiten. Lokale Sekundärinfektionen werden durch Breitbandantibiotika abgeblockt.

Die **pathologische Pigmentierung der Hornhaut** wird mit Ausnahme seltener Fälle der Pigmentierung infolge seniler Degeneration oder Anlagerung von Abnutzungspigment vorwiegend und bleibend durch Einlagerung vom Melanin hervorgerufen. Daneben spielt die Ablagerung von Hämosiderin eine gewisse Rolle. Mitunter kann in der Hornhaut vorkommendes Pigment der Iris entstammen (vordere Synechie, Leucoma adhaerens, Membrana pupillaris adhaerens). *Hämosiderin* entsteht beim Hämoblobinzerfall. Es ist ein Rückstandsprodukt der Hornhautvaskularisation, gelangt bei intraokulären Blutungen in die hinteren Schichten der Hornhaut oder ist Überbleibsel einer blutigen Imbibition des Stromas nach Ruptur intrakornealer Gefäße. Der *Melanin*-Pigmentierung dagegen liegt ein

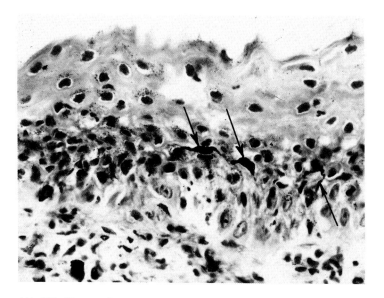

Abb. 158. Pigmentzellen mit dendritogenen Ausläufern zwischen den basalen Epithelzellen (Pfeil), 588fache Vergr.

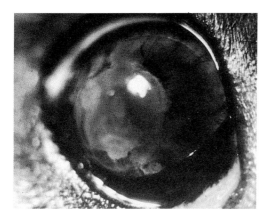

Abb. 159. Durchsichtiges lamelläres Hornhauttransplantat (Operationsindikation: Keratitis superficialis chronica). Pigment-„Verspannung" am Transplantatrand gut erkennbar.

aktiver Prozeß zugrunde. Sie rekrutiert sich zu einem Teil aus den vom Limbus her einwandernden Melanozyten und zum anderen Teil aus den in der Basallage des Hornhautepithels physiologisch vorhandenen amelanotischen Melanozyten, die unter Anwesenheit bestimmter, bei der Hornhautvaskularisation oder -entzündung herbeigeschaffter Enzyme (Dopaoxydase, Tyrosinase) Melanin ausbilden. Diese Melanozyten sind spezialisierte und modifizierte, unregelmäßig geformte, teils mit dendritogenen Ausläufern ausgestattete Epithelzellen, denen eine bestimmte Verspannungsfunktion bei der Erhaltung des vorhandenen oder des wiederhergestellten Epithelzellverbandes der Hornhaut zuerkannt wird (Abb. 158, 159). Somit ist die Melaninsynthese in der Hornhaut der genannten Haustierarten keine selbständige Erkrankung, sondern immer Ausdruck einer Reaktion auf ungewöhnliche, mit Vaskularisation oder Entzündung einhergehende Irritation von Hornhautgewebe anzusehen. Solche sind die Keratitis superficialis chronica des Deutschen Schäferhundes, die Keratitis parenchymatosa chronica des Langhaarteckels und die Keratitiden, die beim rassebedingten Exophthalmus sog. großäugiger Hunderassen (Pekinese, Mops) im Gefolge ständiger Irritation durch äußere Einflüsse (Staub, Fremdkörper, Haare, Hautfalten usw.) entstehen. Da diese „zweckmäßige" Reaktion klinisch allerdings zur Undurchsichtigkeit der Hornhaut führen kann, muß sie therapeutisch beeinflußt werden.

Bei der *Behandlung* sind deshalb zunächst alle Maßnahmen angebracht, die die entzündungsauslösenden Faktoren ausschalten. Sodann stoppt eine auf die jeweilige Entzündungsform spezifisch zugeschnittene Therapie die entzündlichen Veränderungen einschließlich der Vaskularisation der Hornhaut und wirkt damit der Synthese und der Einlagerung von Melanin (oder auch der Ablagerung von Hämosiderin) entgegen. Unter dieser Voraussetzung ist zu erwarten, daß sich über einen größeren Zeitraum einmal eingelagertes Pigment durch den natürlichen Abschilferungsprozeß des Epithels langsam vermindert oder lichtet. Sehr dichte Pigmentierungen lassen sich mitunter durch Keratektomie mit nachfolgender sorgfältiger regenerationsfördernder Therapie erfolgreich beseitigen. Für die direkte Beeinflussung pigmentierten Hornhautgewebes wird die Applikation von Röntgen- oder β-Strahlen empfohlen. Gute Erfahrungen werden auch mit der intensiven lokalen Anwendung von Glukokortikoiden gemacht. Die Erfolge dürften hierbei aber mehr auf die entzündungshemmenden Eigenschaften dieser Pharmaka und erst in Abhängigkeit davon auf die herabgesetzte Pigmentierungstendenz der Hornhaut zurückzuführen sein.

Unter den **exogenen Pigmentierungen** kann bei den Haustieren die **Argyrosis** eine Rolle spielen. Man versteht darunter eine Metallsilber-Ablagerung in der Binde- und/oder Hornhaut. Sie entsteht vornehmlich durch intensive und langfristige örtliche Anwendung von silberhaltigen Lösungen in der Therapie entzündlicher Hornhaut- oder Bindehautzustände. Eine exogene artifizielle Pigmentierung stellt die **Hornhauttätowierung** dar. Sie wird da und dort zur kosmetischen Behandlung entstellender Narben verlangt. Gewöhnlich kommt chinesische Tusche nach vorheriger mechanischer Auflockerung des Hornhautgewebes in Anwendung.

7.7. Tumoren

Als selbständige korneale Neoplasien sind sie außerordentlich selten. Meist gelangen sie vom Korneoskleralrand her auf die Hornhaut. Hier steht das squamöse Karzinom des Rindes zahlenmäßig an erster Stelle. Auch beim Pferd wird es beobachtet. Weiterhin werden beim Hund Karzinome, Fibrosarkome, Hämangiosarkome, Lymphosarkome, Melanome, Histiozytome und Papillome vorgefunden, gelegentlich können auch andere Erkrankungen (Tbk, Aktinomykose) zu Gewebsauflagerungen führen.

Die *Behandlung* richtet sich nach dem Lokalbefund. Flach aufliegende Neubildungen sind sorgfältig aus der Unterlage zu schälen. Möglicherweise bringt die alleinige α- oder β-Bestrahlung in solchen Fällen Erfolg. Positive Erfahrungen werden mit der Kryotherapie (contact-freezing) allein oder in Kombination mit chirurgischen Maßnahmen erzielt. Die Hornhaut ist anschließend mit einer epithelisierungsfördernden Therapie zu behandeln. Im Falle des infiltrativen Wachstums einer Neubildung sollte eine Exenteratio orbitae vorgenommen werden.

Literatur

Aguirre, G.D., Rubin, L.F., and Harvey, C.E.: Keratoconjunctivitis sicca in dogs. J. Amer. Vet. Med. Assoc. 158, 1566 (1971).
Beamer, R.J.: Keratitis pigmentosa. Mod. Vet. Pract. 41, 34 (1966).
Bedford, P.G.C., and Cotchin, E.: An unusual chronic keratoconjunctivitis in the cat. J.Small Anim. Pract. 24, 85 (1983).
Bellhorn, R.W., and Henkind, P.: Superficial Pigmentary Keratitis in the Dog. J. Amer. Vet. Med. Assoc. 149, 173 (1966).
Bistner, S. J., Carlson, J. H., Shively, J. N., and Scott, F.W.: Ocular manifestations of feline herpesvirus infection. J. Amer. Vet. Med. Assoc. 159, 1223 (1971).
Bistner, S. J., Aguirre, G., and Shively, J. N.: Hereditary corneal dystrophy in the Manx cat: a preliminary report. Invest. Ophthalmol. 15, 15 (1976).
Bistner, S.J., and Riis, R.: Clinical aspects of mycotic keratitis in the horse. Cornell Vet. 69, 364 (1979).
Bistner, S., Shaw, D., and Sartori, R.: Ocular manifestations of low level phenothiazine administration to cattle. Cornell Vet. 71, 136 (1981).
Brandsch, H., und Nicodem, V.: Zur Vererbung der Keratitis bei Langhaarteckeln. Mh. Vet.-Med. 37, 216 (1982).
Brandsch, H., und Schmidt, Vera: Erbanalytische Untersuchungen zum Dermoid des Auges beim Hund. Mh. Vet.-Med. 37, 305 (1982).
Brass, W., Horzinek, I., und Richter, H.: Weitere Erfahrungen mit der chirurgischen Behandlung der Keratoconjunctivitis sicca beim Hund. Kleintier-Prax. 15, 186 (1970).
Breuer, G. H.: Erbanalytische Erhebungen hinsichtlich der Hornhauttrübung bei Kälbern. Vet.-med. Diss., Hannover 1957.
Brightman, A.H.: Keratoconjunctivitis sicca. J. Amer. Vet. Med. Assoc. 176, 710 (1980).
Burger, H.: Zur Pathologie der Photosensibilität. Berl. Münch. tierärztl. Wschr. 82, 134 (1969).
Campbell, L.H., Okuda, H.K., Lipton, D.E., and Reed, C.: Chronic superficial keratitis in dogs: detection of cellular hypersensitivity. J. veter. Res. 36, 669 (1975).
Carmichael, L. E.: The Pathogenesis of Ocular Lesions of Infectious Canine Hepatitis. Pathol. Vet. 1, 73 (1964).
Cella, F., e Dozza, G.: Sull'innesto della cornea nel cane. Atti Soc. ital. Sci. veterin. 11, 411 (1957).

Cella, F.: Corneal Graft in the Dog. Advanc. small Anim. Pract. 3, 101 (1962).
Cello, R. M., and Lasmaninis: Pseudomonas infection of the eye of the dog resulting from the use of contaminated fluorescein solution. J. Amer. Vet. Med. Assoc. 132, 297 (1958).
Černyšev, A. I., und Panitkov: Die Behandlung der Hornhautentzündung durch Novocain-Blockade des N. infraorbitalis. Veterinarija (Moskwa) 38, 58 (1961).
Cohrs: Zur Histopathologie der erbbedingten Trübung der Hornhaut des Rindes. Dtsch. tierärztl. Wschr. 62, 82 (1955)
Dimić, J. M.: Zur Behandlung der Bindehaut- und Hornhauterkrankungen beim Hund. Kleintier-Prax. 12, 181 (1967).
Dimitrejević, B., Petrović, B., and Gligorijević, J.: Application of ultra-sound in the therapy of domestic animals. XVI. Tierärztlicher Kongreß, Madrid, II, 51 (1959).
Dirksen, G., und Tammen, C.: Keratitis bei Jungrindern infolge Photosensibilität nach Dauermedikation. Dtsch. tierärztl. Wschr. 71, 545 (1964).
Engel, G.: Herpes corneae bei Katzen. Kleintier-Prax. 19, 255 (1974).
Filatov, W. P.: Optische Keratoplastik und Gewebetherapie. VEB Verlag Volk und Gesundheit, Berlin 1954.
Filatov, W. P., und Vojno-Jasenechij, V. V.: Heteroplastische Transplantationen der Hornhaut von entfernt und nah-verwandten Tierarten. Oftal. Z. (Russ.) 11, 357 (1956).
Fine, B. S., Berkow, J. W., and Fine, S.: Corneal calcification. Science 162, 129 (1968).
Formston, C., Bedford, P. G. C., Staton, J. F., and Tripathi, R.C.: Corneal necrosis in the cat. J.Small Anim. Pract. 15, 19 (1974).
Gelatt, K.N.: Indolent corneal ulcer in a boxer dog. Veter. Med. Small Anim. Clin. 65, 361 (1970).
Gelatt, K. N.: Organic corneal foreign bodies in the dog. Veter. Med. Small Anim. Clin. 69, 1423 (1974).
Gelatt, K.N.: Corneolimbal squamous cell carcinoma in a horse. Veter. Med. Small Anim. Clin. 70, 53 (1975).
Gligorijević, J., Petrović, B., Draganović, B., und Zagorčić, A.: Ultraschallektotherapie der Hunde. Mh. Vet.-Med. 8, 30 (1963).
Hallström, M.: Gesichtspunkte zur Behandlung der Keratitis chronica superficialis. Svensk Veterin.-Tidn. 22, 713 (1970).
Harrington, G. A., und Kelly, D. F.: Corneal lipoidosis in a dog with bilateral thyroid carcinoma. Veter. Pathol. 17, 490 (1980).
Hekmati, P., and Schels, H.: Lamellar corneal transplantation in the horse. Vet. Rec. 99, 46 (1976).
Helper, L. C.: The effect of lacrimal gland removal on the conjunctiva and cornea of the dog. J. Amer. Vet. Med. Assoc. 157, 72 (1970).
Heydenreich, A.: Die Hornhautregeneration. VEB Carl Marhold Verlag, Halle (Saale) 1958.
Hiepe, Th., Vilagiová, J., und Uschmann, J.: Über das Vorkommen von Thelazien — Erreger einer enzootischen

Augenkrankheit — beim Rind in der DDR. Mh. Vet.-Med. 23, 25 (1968).

Hime, J. M.: The Diagnosis of Corneal Ulceration. The Corneal Ulcer — II. J. Small Anim Pract. 7, 257 (1965).

Hodgson, D. R., and Jacobs, K. A.: Two cases of fusarium keratomycosis in the horse. Veter. Rec. 110, 520 (1982).

Holt, J. R.: The Corneal Ulcer — III. Causes — Micro-Organisms. J. Small Anim. Pract. 7, 261 (1966).

Howard, D. R., and Breazile, J. E.: Rationale for treatment of ulcerative keratitis. Part. II. Vet. Med. Small Anim. Clin. 66, 335 (1971).

Hubbert, W. T., and Hermann, G. J.: A winter epizootic of infectious bovine keratoconjunctivitis. J. Amer. Vet. Med. Assoc. 157, 452 (1970).

Hubler, Madeleine: Das Ulcus corneae beim Hund. Vet.-med. Diss., Zürich 1983.

Knecht, C. D., Schiller, A. G., and Small, E.: Focal degeneration of the cornea with sequestration in a cat. J. Amer. Vet. Med. Assoc. 149, 1192 (1966).

Kraehenmann, A.: Ätiologie und Pathogenese der Keratitis superficialis chronica der Schäferhunde. World Veter. Congr. Proc., Thessaloniki 20, 1741 (1975).

Küchle, J. J.: Zur Beeinflußbarkeit der Regeneration des Hornhautepithels. Keratoplastik-Symposium, Greifswald, 1956. VEB Carl Marhold Verlag, Halle (Saale) 1956.

Kuhns, E. L.: Complicated ulcerative keratitis in a boxer. Mod. veter. Pract. 57, 36 (1976).

Lavignette, A. M.: Keratoconjunctivitis sicca in a dog treated by transposition of the parotid salivary duct. J. Amer. Vet. Med. Assoc. 148, 778 (1966).

Lawson, D. D.: Corneal dermoids in animals. Vet. Rec. 97, 449 (1975).

Macmillan, A. D., Waring III, G. O., Spangler, W. L., and Roth, A. M.: Crystalline corneal opacities in the Siberian husky. J. Amer. Vet. Med. Assoc. 175, 829 (1979).

Magrane, W. G.: Vascularization — Its Significance in Diseases of the Cornea. J. Amer. Vet. Med. Assoc. 126, 392 (1955).

Martin, C. L.: Feline ophthalmologic diseases. Mod. veter. Pract. 63, 115 (1982).

Miller, Doris M., Blue, J. L., and Winston, Susan M.: Keratomycosis caused by Cladosporium sp. in a cat. J. Amer. Vet. Med. Assoc. 182, 1121 (1983).

Mitchell, J. S., and Attleberger, Marie H.: Fusarium keratomycosis in the horse. Vet. Med. Small Anim. Clin. 68, 1257 (1973).

Pal, M.: Keratomycosis in a buffalo calf (Bubalis bubalis) caused by Aspergillus fumigatus. Vet. Rec. 113, 67 (1983).

Peiffer, Jr., R. L., Gelatt, K. N., and Gwin, R. M.: Chronic superficial keratitis (pannus) in related greyhounds. Vet. Med. Small Anim. Clin. 72, 35 (1977).

Peiffer, Jr., R. L.: Feline Ophthalmology. In: Gelatt, K. N.: Veterinary Ophthalmology. Lea Febiger, Philadelphia 1981.

Rebhun, W. C.: Corneal stromal abscesses in the horse. J. Amer. Vet. Assoc. 181, 677 (1982).

Render, J. A., Vestre, W. A., and Carlton, W. W.: Okulomykose bei Tieren. Med. veter. Pract. 63, 539 (1982).

Richter, H.: Erfolgsbeurteilung der chirurgischen Behandlung der Keratoconjunctivitis sicca beim Hund. Vet.-med. Diss., Hannover 1969.

Roberts, S. R., Dawson, C. R., Coleman, Virginia, and Togni, Birgitta: Dendritic keratitis in a cat. J. Amer. Vet. Med. Assoc. 161, 285 (1972).

Rosenberger, G.: Über eine erbbedingte Trübung der Hornhaut des Rindes. Dtsch. Tierärztl. Wschr. 62, 81 (1955).

Rosenthal, J. J., and Vineland, N. J.: Bullous keratopathy: a latent complication of chronic corneal disease. Vet. Med. Small Anim. Clin. 69, 181 (1974).

Rubin, L. F., and Aquirre, G.: Clinical use of pilocarpine for keratoconjunctivitis sicca in dog and cats. J. Amer. Vet. Med. Assoc. 151, 313 (1967).

Saiko, N.: Zur Frage der Entwicklung dystrophischer Prozesse im Auge. Wisse. Zschr. Schiller Univ. Jena 5, 269 (1955/1956).

Samuelson, D. A., Andresen, T. L., and Gwin, R. M.: Conjunctival fungal flora in horses, cattle, dogs and cats. J. Amer. Vet. Med. Assoc. 184, 1240 (1984).

Sansom, Jane, and Barnett, K. C.: Keratoconjunctivitis sicca in the dog: a review of two hundred cases. J. Small Anim. Pract. 26, 121 (1985).

Saunders, L. Z., and Rubin, L. F.: Corneal Dystrophy in Cats. In: Ophthalmic Pathology of Animals. Karger, Basel, München, Paris, London, New York, Sidney 1975.

Scherrer, Karin: Histologische und biomikroskopische Untersuchungen zur Pathologie der Erosio recidiva cornea des Deutschen Boxers Vet.-med. Diss., Zürich 1982.

Schmidt, Gretchen M.: Problemoriented ophthalmology. Part 3. Chronic superficial keratitis. Mod. veter. Pract. 57, 812, 814 (1976).

Schmidt, Gretchen M.: Problem oriented ophthalmology. Part 4. Corneal ulceration. Mod. veter. Pract. 58, 25 (1977).

Schmidt, Vera: Keratoplastik beim Hund. Arch. exper. Vet.-Med. 22, 868 (1968).

Schmidt, Vera, Nelz, P., Voigt, C., Spörl, E., und Matthäus, W.: Kryotherapie in der Veterinärmedizin. Wiss. Z. Karl-Marx-Univ. Leipzig, Math.-Naturwiss. R. 34, 540 (1985).

Scott, D. W., and Bistner, S. I.: Neurotrophic keratitis in a dog. Vet. Med. Small Anim. Clin. 68, 1120 (1973).

Smith, J. S., Bistner, S., and Riis, R.: Infiltrative corneal lesions resembling fibrous histiocytoma: clinical and pathologic findings in six dogs and one cat. J. Amer. Vet. Med. Assoc. 169, 722 (1976).

Souri, E.: The feline corneal nigrum. Vet. Med. Small Anim. Clin. 70, 531 (1975).

Startup, F. G.: Corneal ulceration in the dog. J. Small Anim. Pract. 25, 737 (1984).

Steinfeld, M.: Untersuchungen über die Keratitis superficialis chronica des Deutschen Schäferhundes Zbl. Vet.-Med. R. A 15, 1 (1968).

Teichert, G.: Plasmazelluläre Infiltration des dritten

Augenlides beim Hund. Berl. Münch. tierärztl. Wschr. **79**, 449 (1966).

TELLHELM, Evelin: Die Keratitis superficialis chronica (Überreiter) des Deutschen Schäferhundes. Eine Studie zur Klinik, Ätiologie und Therapie. Vet.-med. Diss., Gießen 1981.

THEIN, P., und BÖHM, D.: Ätiologie und Klinik einer virusbedingten Keratokonjunktivitis beim Fohlen. Zbl. Vet.-Med **23**, 507 (1976).

THYGESON, P., HOGAN, M. J., and KIMURA, S. J.: The unfavourable effect of topical steroid therapy on herpetic keratitis. Trans. Amer. ophthal. Soc. **58**, 245 (1961).

TODENHÖFER, H.: Toxische Nebenwirkungen von Sulfadiazin (Debenal®, Sulfatidin®) bei der Anwendung als Geriatrikum für Hunde. Ein Beitrag zur Ätiologie der Kerato-Conjunctivitis sicca des Hundes. Dtsch. tierärztl. Wschr. **76**, 14 (1969).

ÜBERREITER, O.: Eine besondere Keratitisform (Keratitis superficialis chronica) beim Hunde. Wien. tierärztl. Mschr. **48**, 65 (1961).

ÜBERREITER, O., und KÖHLER, H.: Primäre Tumoren der Cornea. Wien. tierärztl. Mschr. **50**, 70 (1963).

VEITH, L. A., CURE, T. H., and GELATT, K. N.: Der Schirmer-Tränen-Test bei Katzen. Mod. Vet. Pract. **51**, 48 (1970).

VERWER, M. A. J.: Grepen uit de praktijk der oogheelkunde van het kleine huisdier. Tijdschr. Diergeneeskd. **89**, 1364 (1964).

VOIGT, A., DIETZ, O., und SCHMIDT, Vera: Klinische und experimentelle Untersuchungen zur Ätiologie der Keratitis superficialis chronica (Überreiter). Arch. exper. Vet.-Med. **20**, 66 (1962).

WEBER, W.: Blinde Kälber bei einer schweizerischen Rinderrasse. Schweiz. Arch. Tierhk. **102**, 15 (1960).

WILLIAMS, R., et al.: The Schirmer tear test in the equine. Normal values and the contribution of the gland nictitans. Proc. Am. Coll. Vet. Ophthalmol. **8**, 101 (1977).

8. Krankheiten der Lederhaut

Als derbelastischer, undurchsichtiger Teil der Tunica fibrosa stellt die Lederhaut den größten Teil ($5/6$) der äußeren formgebenden Hülle des Augapfels dar. Sie besteht aus platten- und bündelförmig gruppierten Bindegewebsfibrillen ohne Mucopolysaccharidgrundsubstanz mit einem nur spärlichen Anteil fixer Bindegewebszellen (Substantia propria). An der Stelle des Sehnerveneintritts und der ihn begleitenden Blutgefäße ist sie dünner und siebartig gefenstert (Lamina cribrosa sclerae). Nach vorn zu bildet sie unter Abflachung ihres Querschnitts und Minderung ihrer Undurchsichtigkeit die Verbindung zur Hornhaut, die Rima cornealis sclerae, die im lateralen und medialen Areal pigmentiert ist. In Höhe der Ansatzlinie des Ziliarkörpers ist sie zu einer sog. Skleralwulst verdickt. Sie ist gefäßfrei, sie wird lediglich von den Vordervenen und den ziliaren Gefäßen durchkreuzt. Nach außen liegt der Sklera die Episklera auf. Sie wird durch ein lockeres und insbesondere zum Hornhautrand zu stärker mit Gefäßen durchsetztes Bindegewebe dargestellt. Die Episklera stellt im Limbus die Verbindung zwischen Sklera und Konjunktiva unter Fortführung der Blutgefäße her. Diese Gefäße sind nur im Falle der ziliaren Injektion gut erkennbar. Nach innen zu besteht über elastische Fasern die Verbindung zur Chorioidea. Dieser Anteil wird als Lamina fusca oder Stratum perichorioideum oder Spatium perichorioideum bezeichnet, weil die Lücken „Lymphspalten" sind. Er ist mit bräunlich pigmentierten Chromatophoren gefüllt, die denen der Uvea entsprechen. Diese farbliche Unterlegung ist die Ursache der tierartlich verschieden getönten Skleralnuancierung (Wiederkäuer schmutzig-bläulich, Fleischfresser bläulich). Die Sklera wird nach außen zu von einem fibrös-elastischen Bindegewebe umgeben, der Tenonschen Kapsel. Sie begleitet die an den Bulbus gehenden Muskeln als Scheiden und verbindet sich im Bereich der Ansatzstellen der Muskeln mit dem Skleralgewebe. Nach hinten zu werden diese Scheiden weiter, und sie bilden etwa ab Bulbusäquator mit der Sklera den retrobulbären Tenonschen Raum.

8.1. Angeborene Anomalien

„Blaue Skleren" sind ein Nebenbefund der Osteogenesis imperfecta, die als angeborenes oder erbliches Leiden mitunter beim Hund und bei der Katze zur Beobachtung kommt. Der bläulichen Tönung der Sklera liegt hierbei eine Minderwertigkeit des mesenchymalen Gewebes mit vorherrschender Symptomatik am Skelett zugrunde, die sich in Verdünnung und Änderung des kolloidchemischen Zustandes des skleralen und des knöchernen Gewebes äußert. Mit der Querschnittsverdünnung tritt die Farbe der unterlegten Lamina fusca deutlicher zutage. Abweichungen der Form und Elastizität werden beim **angeborenen Glaukom** (Hydrophthalmus) gesehen. Sie sind besonders auf die vorderen, limbusnahen Skleraanteile und auf die Hornhaut lokalisiert. **Sklerale Ektasien** stellen umschriebene Ausbuchtungen der Sklera dar, die fast ausschließlich in Gemeinschaft mit Malformationen anderer Augengewebe (u.a. des embryonalen Gefäßsystems) im fetalen Entwicklungsabschnitt entstehen. So sind sie bei bestimmten Formen der Collie-eye-Anomalie vorrangig im Bereich der Lamina cribriformis oder in deren Peripherie auffindbar (Abb. 223). Sie sind ein Hauptsymptom der beim merlefarbenen Kalifor-

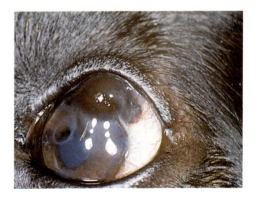

Abb. 160. Skleraler pigmentierter Tumor beim Hund.

nischen Schäferhund auftretenden Augenanomalie. Die sich den äquatorialen ektatischen Bereichen angrenzenden Ader- und Netzhautareale sind dysplastisch. Die Tiere verlieren sehr jung ihre Sehfähigkeit. Es stellt sich Mikrophthalmie ein, und die Hornhaut weist Abweichungen in Form, Größe und Durchsichtigkeit auf; außerdem bestehen Ausfälle in der Gehirntätigkeit. **Staphylome** sind sklerale Ektasien mit Anlagerung von Teilen der Uvea. Sie können auch im Gefolge skleraler Zusammenhangstrennungen erworben sein. In Abhängigkeit von der Lokalisation unterscheidet man ein hinteres Staphylom (Bereich zwischen Äquator und Nerv), ein äquatoriales, ein interkalares (Bereich zwischen Ziliarkörper und Hornhaut). Die Differentialdiagnose zwischen einem vorderen (interkalaren) Staphylom und einem intrabulbären Melanom kann Schwierigkeiten bereiten (gegebenenfalls gibt eine Aspirationsbiopsie Aufschluß).

8.2. Verletzungen

Verletzungen der Sklera sind bei den Haustieren aufgrund der orbitalen Topographie relativ selten, dennoch sind sie in Betracht zu ziehen. Mit Ausnahme des Schweines sind alle Haustiere, vorrangig Tiere mit einem außergewöhnlich „offenen" Auge (Vollblutpferde, brachyzephale Hunderassen), bei Traumen verschiedener Art wie Stoß, Schlag, Riß oder Biß, der Gefahr der gedeckten (intakte Conjunctiva bulbi) oder der offenen Skleralruptur ausgesetzt. Die Zusammenhangstrennungen entstehen vornehmlich im perilimbalen oder äquatorialen Teil der Sklera und sind fast ausschließlich von tiefgehenden Veränderungen des inneren Auges (Glaskörpervorfall, Linsenluxation, intraokuläre Blutungen) begleitet. Mitunter ist mit dem Trauma ein Fremdkörper eingedrungen. Eine sorgfältige Adspektion (in diesem Fall besser unter Allgemeinanästhesie) hat *therapeutischen* Maßnahmen voranzugehen. Sie umfassen gegebenenfalls rekonstruktive Manipulationen im Augapfel. Deshalb sollte von vornherein aseptisches Vorgehen geplant und vorbereitet werden. Klaffende, nicht von Bindehaut überdeckte Sklerawunden sind — nötigenfalls nach Absetzen vorgefallener Glaskörperteile — zu nähen oder durch Transplantate abzustützen. Zur Verhütung tiefgehender infektiöser Veränderungen (Panophthalmitis, retrobulbäre Phlegmone, Meningitis) ist eine mehrtägige intensive örtliche und allgemeine antibiotische Therapie angezeigt. Mitunter verursacht das Trauma auch nur eine Überdehnung des skleralen Gewebes, notwendigerweise führt der intraokuläre Druck an der Stelle des geringsten Widerstandes zu einer Ausbuchtung, zur skleralen Ektasie. Ist der ektatische Bereich nicht zu groß, kann durch Raffnähte eine Straffung erzielt werden. Bei ausgedehnten traumatisch bedingten Ektasien kann durch Anlagerung von autologem oder homologem Gewebe, z. B. Faszie, eine Stabilisierung erzeugt werden.

8.3. Entzündungen

Entzündungen sind aufgrund des festen, undurchsichtigen und gefäßarmen Gewebecharakters schwer zu erkennen. Für die Diagnose ist die Adspektion der oberflächlichen Skleragefäße, der Oberfläche der Sklera und der angrenzenden Gewebe (Hornhaut, Iris, die epibulbäre Konjunktiva, das perilimbale Randschlingennetz) durchzuführen.

8.3.1. Episkleritis

Die Episkleritis ist besonders im perilimbalen Bereich im Zusammenhang mit chronischen oder purulenten Bindehautentzündungen aufgrund der gemeinsamen Gefäßversorgung zu erwarten.

Das klinische Bild ist durch konjunktivale und sklerale Gefäßinjektion, Chemosis der bulbären Bindehaut und durch starke Reizerscheinungen (Lichtscheue) charakterisiert. Die *Therapie* ist auf das Grundleiden auszurichten. Im übrigen ist eine reizmindernde Behandlung mit kühlenden Augenbädern oder Kompressen und adstringierenden Augentropfen (Zink-Suprarenin) angebracht.

8.3.2. Episkleritis nodularis

Die Episcleritis nodularis ist eine selbständige Erkrankung der Episklera, auch als *Fasceitis nodularis* bezeichnet, die in Gestalt subepiskleraler knötchenartiger Fibroblasten-, Endothel- oder Lymphoblastenwucherungen im perilimbalen Bereich entsteht. Die bislang beim Hund beobachtete Erkrankung weist eine Ausbreitungstendenz bis in die Hornhaut hinein auf, ferner ist die Nickhaut in die zellige Infiltration einbezogen. Die *ätiologische* Klärung ist noch nicht erbracht. Die Erkrankung ist von entzündlichen Reaktionen, vom Histiozytom,

Lymphosarkom und Karzinom abzugrenzen. Die *Behandlung* mit subkonjunktival verabreichten Kortikosteroiden führt zur Regression der Zellansammlungen nach Verlauf von zirka drei bis vier Wochen. Es bieten sich ferner die chirurgische Abtragung und das Freezing an. Die Rezidivbereitschaft des Prozesses läßt sich durch Immunsuppressiva stoppen. Die diffuse Form der Episkleritis ist gewöhnlich mit Enophthalmitis oder Panophthalmitis vergesellschaftet. Sie kann ferner im Zusammenhang mit Allgemeinerkrankungen oder als Zeichen immunologischer Reaktionen vorkommen.

Für die Therapie werden systemisch applizierte Glukokortikoide empfohlen. Bleibt der Therapieerfolg aus, sollten andere Immunsuppressiva (Imidazolderivate, alkylierende Substanzen) unter klinischer und hämotologischer Kontrolle eingesetzt werden.

8.3.3. Nekrogranulomatöse Sklerouveitis

Sie ist vermutlich Ausdruck einer systemischen immunologischen Reaktion. Die mitunter beidseitig ablaufende Krankheit ist durch entzündliche granulomatöse Infiltrationen der Sklera und fortschreitend der Hornhaut gekennzeichnet, die zur Einengung des Kammerwinkels und sekundär zur Chorioretinitis und zum Glaukom führen. Die ätiologische Beweisführung steht noch aus. Für die Therapie werden empfohlen: Prednisolon per os in einer Dosierung von 2 mg/kg KM pro die, verteilt über zwei bis drei Applikationen; ferner das Zytostatikum Cyclophosphamid 5 mg/kg KM pro die, verteilt auf zwei Applikationen, für den Zeitraum von einer Woche, weiterhin bis zur Rückbildung der Infiltrate täglich 2,5 mg/kg KM bei Überwachung des Allgemeinzustandes und der Leukozytenzahl (wenn < 4,0 G/l, ist das zeitweilige Absetzen der zytostatischen Therapie indiziert).

8.4. Neubildungen

Neubildungen (Tumoren) der Sklera sind primär selten. Vielmehr kommt es häufiger zur skleralen Auflagerung von neoplastischen Geweben, die entzündlichen Reaktionen der Konjunktiva oder tumorösen Ausbildung der Lider oder auch der Iris, der Konjunktiva oder im intraorbitalen Gewebe (Fett-, Lymph-, Gefäßgewebe) entstammen (Abb. 160).

8.5. Episklerale subkonjunktivale Blutungen

Episklerale subkonjunktivale Blutungen (Hyposphagma) sind bei den Haussäugetieren neben hämorrhagischen Diathesen bei Koagulopathien (z. B. Cumarinvergiftung von Hund und Katze, akute Leptospirose des Hundes) vorrangig traumatischen Ursprungs. Durch die feste bindegewebige Konsistenz der Sklera besteht geringe Resorptionsneigung, das Blut verbleibt relativ lange am Ort und gewinnt durch Umbau eine zunehmend gelblichgrüne Färbung. Besondere Sorgfalt ist auf die Ergründung der Ursache der Blutung zu verwenden. Die Behandlung ist kausal zu gestalten, Skleraverletzungen sind sorgfältig im Hinblick auf weitere bulbusinterne Destruktionen zu überprüfen und mit Methoden der rekonstruktiven Chirurgie zu versorgen.

Episklerale subkonjunktivale Blutungen sind bei den Haussäugetieren aber auch Anzeichen stärkerer Gewalteinwirkungen (Schlag, Stoß, Schleudern, Strangulieren) nicht nur auf das Auge, sondern auf den Kopf oder den übrigen Tierkörper (Hals, Rumpf, Thorax, Nachhand). Sie sind nicht selten erst Tage nach der Gewalteinwirkung zu beobachten. Dieser Umstand läßt den Schluß zu, daß derartige Blutungen Anzeichen größerer Stauungsblutungen der Vena jugularis darstellen, die durch traumatische Insulte oder durch Kompression der Brust- und Bauchhöhle entstehen und sich schließlich unter der Conjunctiva bulbi verbreiten (Abb. 102). Eine *Behandlung* der subkonjunktivalen Blutung ist nicht erforderlich. Mit der Resorption des Blutes ist im Verlaufe von 8—14 Tagen zu rechnen.

Literatur

BELLHORN, R. W., and HENKIND, P.: Ocular nodular fasciitis in a dog. J. Amer. Vet. Med. Assoc. **150**, 212 (1967).

GWIN, R. M., GELATT, K. N., and PEIFFER, R. L.: Ophthalmic nodular fasciitis in the dog. J. Amer. Vet. Med. Assoc. **170**, 611 (1977).

HIRT, L. W., JABS, D. A., and STOSKOPF, M.: Benign epibulbar melanocytome in a horse. J. Amer. Vet. Med. Assoc. **183**, 333 (1983).

JOHNSON, W. A., HENDERSON, J. W., PARKHILL, E. M., and GRINDLAY, J. H.: Transplantation of Homografts of Sclera. An Experimental Study. Amer. J. Ophth. **54**, 1019 (1962).

KOCH, S. A.: Hyphema caused by an intraoral foreign body in a dog. J. Amer. Vet. Med. Assoc. **162**, 123 (1973).

Lettow, E., Teichert, G., Pantke, G., und Leinen, U.: Augenerkrankungen beim Hund. Tierärztl. Praxis 4, 99 (1976).

Peiffer, Jr., R.L., Gelatt, K.N., and Gwin, R.M.: Use of a corneoscleral homograft to treat proliferative episcleritis in the dog. Veter. Med. Small Anim. Clin. 71, 1273 (1976).

Peiffer, R.L.: Episcleral Hemangioma in a Dog. J. Amer. Vet. Med. Assoc. 173, 1338 (1978).

Roberts, S.R.: Congenital Posterior Ectasia of the Sclera in Collie Dogs. Amer. J. Ophth. 50, 451 (1960).

Schadler, J.H.: Azathioprine in treatment for ocular nodular episcleritis. Vet. Med. 64, (1985).

Schmidt, Vera: Osteogenesis imperfecta bei zwei Collie-Wurfgeschwistern. Wien. tierärztl. Mschr. 54, 92 (1967).

Vestre, W.A., Brightman, A.H., Manning, J.P., and Helper, L.C.: Subconjunctival hemorrhage due to birth trauma in calf. A case report. Veter. Med. Small Anim. Clin. 73, 1543 (1978).

9. Krankheiten der Gefäßhaut

Die Gefäßhaut (Tunica vasculosa oculi) ist die mittlere, zwischen der Tunica fibrosa und der Tunica nervosa gelegene Hülle des Augapfels. Aufgrund ihres Pigmentreichtums wird sie auch als Traubenhaut (Uvea) bezeichnet. Sie setzt sich aus den Anteilen Regenbogenhaut (Iris), Ziliarkörper (Corpus ciliare) und Aderhaut (Chorioidea) zusammen. Ihr reichhaltiges Gefäßnetz enthält 85% des Gesamtblutes des Auges und bietet somit hervorragende Möglichkeiten der Sauerstoffversorgung und des nutritiven Stoffaustausches der inneren Augenstrukturen. Als Uvea anterior (Iris und Ziliarkörper) ist sie vornehmlich für die Erzeugung der Augenflüssigkeit (Liquor intraocularis) und die motorischen Aufgaben der Pupillenbewegung und Akkommodationstätigkeit zuständig, als Uvea posterior (Chorioidea) obliegt ihr die Aufgabe der Ernährung und Entschlackung der Retina. Der durch die Hornhaut sichtbare Teil der Gefäßhaut, die **Iris** oder Regenbogenhaut, spannt sich segelartig in den Bulbusinnenraum und führt auf diese Weise eine Trennung des intraokulären Flüssigkeitsraumes in eine vordere und eine hintere Augenkammer herbei. Ihr freier, zentral gelegener Rand stellt die tierartlich unterschiedlich geformte Pupille dar, während sie peripherwärts an ihrer Basis an der Ausbildung des Kammerwinkels (Angulus iridocornealis) teilnimmt und durch Aussenden feinster, teils zur Sklera, teils zur Hornhaut ziehender Fasern das für die Aufnahme der Kammerflüssigkeit notwendige Maschenwerk (Spongium anguli iridocornealis) gewährleistet. Im Verlauf der Iris sind ein schmaler, mit feinen radiären Linien ausgestatteter pupillarer, und ein breiterer, mit zirkulär verlaufenden Gefäßfalten versehener ziliarer Anteil zu unterscheiden. Die Iris wird nach vorn zu durch eine äußere Schicht, die aus dem Epithel (Fortsetzung des Hornhautendothels), der darunterliegenden Pigmentzellen und kollagenen Gitterfasern besteht, begrenzt. Das Irisstroma ist ein lockeres, spongiöses Gewebe. Es dient der Aufnahme des Circulus arteriosus iridis major und seiner radiär verlaufenden Gefäßabzweigungen, des nahe der Pupille angelegten kräftigen, parasympathisch innervierten M. sphincter, des weniger kräftigen, mehr der Iriswurzel zugewandten und sympathisch innervierten M. dilatator pupillae, außerdem enthält es das irisigene Pigment. Nach innen zu wird die Iris durch ein zweischichtiges, von der Retina stammendes Epithel (Pars iridica retinae) bedeckt. Es wulstet sich über den Pupillenrand hinweg nach vorn und bildet auf diese Weise die bei Pferden, Rindern, Schafen und Ziegen in unterschiedlicher Größe und Anordnung vorkommenden Traubenkörner (Granulae iridis) aus. Die Eigenfarbe der Iris entstammt den Pigmentzellen ihres Stromas; sie wird unterlegt und damit kräftiger in der Farbe durch die Pigmente des Retinaepithels. Bei neugeborenen Tieren sind die Pigmentzellen des Stromas noch nicht voll ausgebildet, demzufolge erscheint die Iris hellblau bis grau. Durch Kontraktion der in der Iris gelegenen glatten Muskeln kommt es zu Veränderungen hinsichtlich ihrer Dicke und Größe ihrer zentralen Öffnung, der Pupille. Letztere ist maßgeblich zuständig für die Steuerung der in das Auge fallenden Lichtmenge und darüber hinaus gemeinsam mit dem synergistisch tätigen M. ciliaris für die Akkommodation.

Der **Ziliarkörper** (Corpus ciliare) ist jener Teil der Uvea, der zwischen Iris und Chorioidea angeordnet ist. Mit seinem vorderen Anteil (Corona ciliaris) geht er in die Linse über, mit dem hinteren, dem Orbiculus ciliaris, findet er in einer Grenzlinie (Ora ciliaris retinae) Anschluß an die Chorioidea. Eine aus fribrillärem Bindegewebe aufgebaute Grundplatte des Ziliarkörpers enthält neben zahlreichen Pigmentzellen und Blutgefäßen den für die Akkommodation zuständigen und bei den Karnivoren am stärksten ausdifferenzierten parasympathisch innervierten M. ciliaris. Von der Grundplatte her erheben sich zahlreiche leistenartige Fortsätze (Processus ciliares), beim Rind etwa 92—100, Schwein 75—80, Hund und Katze 70—80. Diese sind aus lockerem, pigmentreichem Bindegewebe aufgebaut, mit einem dichten Blutgefäßnetz ausgestattet und von einer Epithelzelldoppelschicht mit starker sekretorischer Aktivität (Bildungsstätte des Kammerwassers) bedeckt. Die äußere Zellage ist pigmentiert und stellt die Fortsetzung des Pigmentepithels der Retina (Pars ciliaris retinae) dar. Ein feiner Kutikulaüberzug der Fortsätze bildet zur Linsenkapsel ziehende zarte Fasern aus, die in ihrer Gesamtheit den Aufhängeapparat der Linse (Apparatus suspensorius lentis s. Zonula ciliaris Zinnii) darstellen.

Die **Aderhaut** (Chorioidea) erstreckt sich als dünnster Anteil der Uvea, vom Orbiculus ciliaris beginnend, zwischen Sklera und Retina bis hin zum Sehnerveneintritt. Vornehmlich enthält sie Blutgefäße und Pigmentgewebe und ist schichtartig aufgebaut. Skleralwärts ist zunächst eine gefäßlose, pigmenthaltige, elastische Fasermembran, die Suprachorioidea oder das Stratum perichorioideum, vorhanden. Ihr schließt sich nach innen zu die Lamina vasculosa an, die von einem dichten Gefäßnetz durchwoben ist. Dieser Gefäßplexus wird durch Venen dargestellt, die ihr Blut aus den Kapillaren der Lamina capillarium sammeln und an vier bis sechs Stellen strahlenförmig als Venae vorticosae an der Oberfläche erscheinen. Die in dieser Schicht vorhandenen Arterien verzweigen sich von außen nach innen als Aa. ciliares longae et breves und entstammen der A. ophthalmica externa. Die Lamina capillarium stellt sich als dichtes Netz feinster Kapillaren dar, deren venöse Anteile sternförmig zusammenlaufen und in die Venen der Lamina vasculosa münden. Aufgrund der Gefäßanordnung in den beiden Schichten besitzt die Aderhaut eine beträchtliche sog. Überschußdurchblutung, die vor allem der Retina zugute kommt. Die letzte, der Retina zugewandte Schicht der Aderhaut ist die aus fünf Lamellen aufgebaute Lamina basalis (Bruchsche Membran), die mit dem Pigmentepithel der Retina in enger Verbindung steht. Zwischen den zwei blutgefäßreichen Schichten (Lamina vasculosa und Lamina capillarium) befindet sich in der Region oberhalb der Papille ein gefäßloses, glänzendes mit Lichtreflexioen ausgestattetes Feld, das Tapetum lucidum. Seine physiologische Aufgabe wird dahingehend gedeutet, daß durch die Reflexion die Rezeptoren ein zweites Mal gereizt und damit die Lichtwahrnehmung auch bei geringer Intensität gewährleistet ist (Abb. 161). Es hat bei den Ungulaten (Rind, Pferd, Schaf) eine wellig angeordnete faserige Struktur (Tapetum fibrosum) und besteht bei den Karnivoren wie beim Hund aus 10 bis 15 Lagen und bei der Katze aus 25 Lagen übereinandergeschichteter flacher, fünf- bis sechsseitiger Zellen (Tapetum cellulosum); es fehlt dem Schwein und dem Kaninchen. An seine Stelle tritt beim Schwein eine aus elastischen Fasernetzen gebildete Grenz-

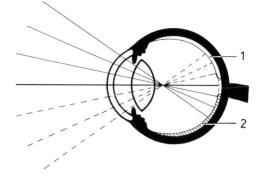

Abb. 161. Zweckmäßigkeit der Anordnung des Tapetums beim Dämmerungssehen (Zeichnung und Deutung nach SACHSENWEGER, R.: Die Sehnervenpapille, Fischer Verlag, Stuttgart 1979).
Gestrichelte Linien: Lichtstrahleneintritt beim Sehen in der Dämmerung auf das Tapetum (1); durchlaufende Linien: Tageslicht fällt auf den nichttapetalen Teil (2); das Auge wird somit vor Blendung geschützt.

schicht. Das Tapetum von Hunden enthält hohe Konzentration von Zink-Cysteinhydrat, das der Katzen Riboflavin.

9.1. Untersuchung

Für die Untersuchung der Iris eignen sich die Lupe und fokusiertes Licht, die Spaltlampe, das elektrische Ophthalmoskop. Für die Betrachtung des Kammerwinkels ist das Gonioskop unerläßlich. Der Ziliarkörper ist der Inspektion nicht zugänglich. Seine sekretorische Aktivität läßt sich nur indirekt durch Funktionsprüfungen und die Beurteilung der Qualität des Kammerwassers (Messung des Eiweißgehaltes und zytologische Differenzierung) ermitteln. Die Chorioidea ist morphologisch auf dem Wege der direkten und indirekten Ophthalmoskopie (Abb. 5, 6) zu erfassen, ferner durch die Darstellung ihrer Gefäße mit Hilfe von Vitalfärbungen (Fluoreszenzangiografie, s. S. 15). Bei der Iris werden die Farbe, das Relief, ihre Lage und damit ihre Beziehung zur vorderen Augenkammer und die Pupille zur Beurteilung herangezogen. *Farbabweichungen* kommen bei angeborenen Pigmentanomalien, so bei Heterochromie, Iris bicolor, Glasauge, Birkauge und Albinismus vor. Die Eigenfarbe geht bei entzündlichen Belägen in graue Töne über unter gleichzeitiger Beeinflussung des Reliefs, sie wird dunkler bei starker Durchblutung. Das *Relief* ergibt sich aus der Gitterstruktur der kollagenen Fasern der zirkulär angeordneten und mehr in der Irisperipherie erkennbaren Muskel- und die radiär gestellten und pupillenwärts mehr vortretenden Gefäßfalten. Es erscheint samtartig und verstrichen bei Ödematisierung des Irisgewebes, seine Falten sind bei exsudativen Zuständen mit Entzündungsprodukten ausgelegt. Bei der Irisatrophie ist es nicht mehr vorhanden, die Iris selbst hat das Aussehen eines welken, leblosen Blattes. Kontinuitätsunterbrechungen des Irisgewebes äußern sich durch schlitzförmige Gewebespalten unterschiedlicher Größe. In Beziehung zur vorderen Augenkammer wird ermittelt, ob deren *Tiefe* gleichmäßig ist oder ob partiell, vielleicht durch einen Tumor, eine buckelige Vorwölbung des Irisgewebes oder infolge einer Luxation der Linse ein Einsinken des Diaphragmas oder schlotternde Bewegungen der Iris erkennbar werden. Zugleich ist auf eine mögliche ziliare Gefäßinjektion (Uveitis) zu achten. Die **vordere Augenkammer** wird hinsichtlich ihres Inhalts und ihrer Tiefe beurteilt. Der bei normaler Durchleuchtung wasserklare *Inhalt* ist optisch leer. Ein vermehrter Zellgehalt dagegen führt zur Eintrübung des Kammerwassers, ein geringer Zellgehalt wird bei Durchfallen von fokussiertem Licht durch Aufleuchten feinster glitzernder Korpuskel sichtbar. Beim Pferd schwimmen mitunter Teile mobilisierter Traubenkörner in der vorderen Kammer. Die *Ausdehnung* der vorderen Kammer ist durch seitliche Durchleuchtung und Betrachtung zu erkennen. Vertiefung der Vorderkammer nach vorn ist bei Wölbungsanomalie der Hornhaut zu erwarten, Vertiefungen nach hinten bei Aphakie oder Linsenluxation, eine Abflachung tritt beim Glaukom, bei hinterer Synechie oder bei Verlust des Kammerwassers ein. Die **Pupille** ist in bezug auf ihre Form, ihres Randes und ihrer Reaktionsfähigkeit von diagnostischer Aussagekraft. Bei Anpassung an mittlere Beleuchtung ist die *Pupillenform* beim Pferd, Wiederkäuer und Schwein queroval, beim Hund fast rund, bei der Katze senkrecht elliptisch. Starker Lichteinfall erzeugt beim Pferd und Wiederkäuer eine horizontal spaltförmige, beim Schwein dreieckige, bei der Katze vertikal schlitzförmige und beim Hund annähernd kreisrunde Form. Dagegen ist sie bei allen Haustierarten mehr oder weniger rund bei sehr geringem Lichteinfall. Eine unregelmäßige Pupillenform resultiert aus Läsionen, Adhäsionen der Iris mit der Linse oder der Hornhaut oder aus Linsenverlagerungen. Der *Pupillenrand* ist beim Pferd, Rind, Schaf in seinem oberen Bereich, bei der Ziege auch im unteren mit aneinandergereihten, unterschiedlich großen kugeligen oder wulstigen, mitunter auch gestielten Traubenkörnern ausgestattet, während er bei Hunden und Katzen scharf und glattrandig ist. Er muß freibeweglich und in seiner Kontinuität erhalten sein. Ist er zerrissen, zerfranst, so spricht dies entweder für Verwachsungen oder Verklebungen mit der Linse (hintere Synechie) oder mit der Hornhaut (vordere Synechie) oder im Zusammenhang mit einer persistierenden A. hyaloidea. Die *Reaktionsfähigkeit* der Pupille gibt Aufschluß über ihre vegetativ geregelte Funktion als automatische Blende im optischen System des Auges. Eine Verengung der Pupille wird als **Miosis**, eine Erweiterung als **Mydriasis** bezeichnet. Motilitätsstörungen der Pupille sind Ausdruck pathologischer Vorgänge.

Eine *spastische Miosis* entsteht durch Reizung des parasympathisch innervierten M. sphincter pupillae bei entzündlichen oder traumatisierenden Vorgängen an der Uvea, zerebralen Erkrankungen, bei Vergiftungen (Morphin, Harnstoff) und Infektionen (z. B. Staupe) oder durch Applikation von Parasympathikomimetika (Physostigmin, Pilocarpin). Eine *paralytische Miosis* wird durch Lähmung des vornehmlich sympathisch innervierten M. dilatator pulillae erzeugt; sie ist unter anderem ein Zeichen des Hornerschen Symptomenkomplexes.

Eine *spastische Mydriasis* entsteht durch Reizung des M. dilatator pupillae, z. B. Sympathikotonus bei Epilepsie, eine *paralytische* durch Lähmung des M. sphincter pupillae bei Vergiftungen (z. B. Solanin), bei Schädigung der Retina oder des N. opticus, bei Infektionen (z. B. Tetanus, Milzbrand) und bei Anwendung von Parasympathikolytika (Atropin, Scopolamin).

Die **Chorioidea** ist mit Hilfe der direkten oder indirekten Ophthalmoskopie der Betrachtung zugänglich. Hierzu ist eine Mydriasis herzustellen. Am **Fundus oculi** lassen sich drei Teile unterscheiden:
- ein in der oberen Hälfte liegender tapetaler Anteil (Tapetum lucidum) von dreieckiger oder halbkreisförmiger Gestalt,
- der Sehnerveneintritt (Papille, Sehnervenkopf, Sehnervenscheibe),
- der den übrigen Fundusteil ausmachende tapetumfreie Anteil.

Diese drei Teile, wie auch die am Fundus erkennbaren Blutgefäße weisen hinsichtlich ihrer Färbung, Form und Anordnung tierartliche Charakteristika auf, deren genaue Kenntnis unter Berücksichtigung gewisser Abweichungen (Rasse, Alter des Tieres, Art des verwendeten Lichtes für die Untersuchung)

9. Krankheiten der Gefäßhaut

Pferd: Tapetum blaßgelblich-grün bis hellblau mit rötlich violetten Pünktchen (Gefäßverästelungen der choriokapillären Schicht). Übriger Fundusbereich braun mit roter, olivgrüner oder schwärzlicher Nuancierung.

Papille im tapetumfreien Teil nahe der Grenze zum Tapetum liegend von quervaler Form und orangeroter Färbung, dunklere Schattierung in ihrem Zentrum, helle ringförmige Begrenzung (Durchscheinen der Nervenscheide).

Gefäße: randständig, strahlenförmige Anordnung einer großen Anzahl engkalibriger Gefäße, die sich über den Rand der Papille hinweg in der Peripherie verlieren. Arterien und Venen sind nicht zu unterscheiden (Abb. 162, 163).

Rind: Tapetum bläulich-grün bis gelblich-grün mit bräunlichen Pigmentflecken im dorsonasalen Bereich. Verstreute Anordnung bräunlich-roter Pünktchen mit hellem Hof (Gefäßverästelungen der choriokapillären Schicht). Übriger Fundusbereich braunrot bis schwarzbraun. Übergang zum Tapetum nicht scharf begrenzt.

Papille mit tapetumfreien Teil liegend und mit ihrer oberen Begrenzung an das Tapetum stoßend. Rundliche oder leicht querovale Form, gelblich-rot, heller Begrenzungsring (Nervenscheide). Zuweilen seitlich der Papille bläulich-graue, flügelförmige Region. Papilllenrand ist schanzenartig aufgeworfen,

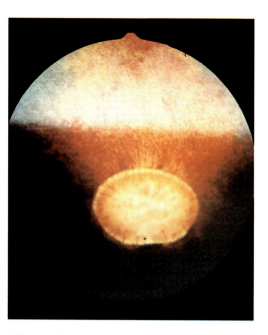

Abb. 162. Fundus des Pferdes (Foto: WALDE, Wien).

Voraussetzung für die Beurteilung aller pathologischen Abweichungen darstellt. Anhand von Zeichnungen und Fotografien sollen im folgenden die regulären Fundusbilder der einzelnen Haustierarten kurz beschrieben werden.

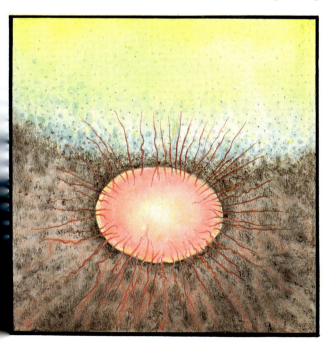

Abb. 163. Zeichnerische Darstellung des Fundus des Pferdes.

9. Krankheiten der Gefäßhaut

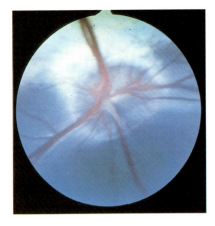

Abb. 164. Fundus des Rindes (Foto: WALDE, Wien).

zapfenartige bewegliche Membran im Zentrum ist Rest des Gliamantels der A. hyaloidea.

Gefäße: 3 bis 4 geschlängelt verlaufende und sich einander überkreuzende Hauptgefäßpaare von der Papille ausgehend und in die dorsale, seitliche und ventrale Richtung ziehend (Abb. 164, 165).

Schaf: Tapetum ähnelt dem des Rindes.

Tapetumfreier Anteil mit graubrauner bis gelblich-brauner Grundfarbe und vereinzelt unregelmäßig angeordneten bräunlich-roten Flecken. Papille bohnenförmig bis rund, großenteils im tapetumfreien Teil gelegen, von bläulich-rosa Farbe mit hellem Begrenzungsring. Aus der physiologischen Exkavation kommt ein Conus hyaloideus hervor. Gefäße in Anzahl und Anordnung denen des Rindes ähnelnd.

Ziege: Tapetum bläulich-grün mit Pigmentinseln im dorsonasalen Bereich. Verstreute Anordnung rot-bräunlicher Pünktchen mit hellem Hof. Tapetumfreier Anteil ähnlich wie beim Rind mit horizontal verlaufender oberer Begrenzung.

Papille vorwiegend im Tapetum liegend, rundlich, graurosa, scharf begrenzt, kleine trichterförmige physiologische Exkavation.

Gefäße: 2 Gefäßstämme (ventral und dorsal). Die stärkeren Venen gehen von der Papillenmitte aus, die dünneren Arterien entspringen strahlenförmig perizentral.

Schwein: Fundus rötlich-braun, in der Peripherie der Papille bläulich-grau und weiter entfernt bläulich-grün mit umschriebenen, fleckenähnlichen, roten Bezirken.

Papille queroval, graugelb mit hellem Begrenzungsring.

Gefäße: Die vom Papillenrand ausgehenden Arterien und die vom Papillenzentrum ausgehenden Venen bilden 4 Gefäßstämme, zwischen denen dünnere und kürzere Gefäße verlaufen.

Hund: Tapetum dreieckig bis halbmondförmig, kräftig gelb bis orange mit intensiv leuchtenden Pig-

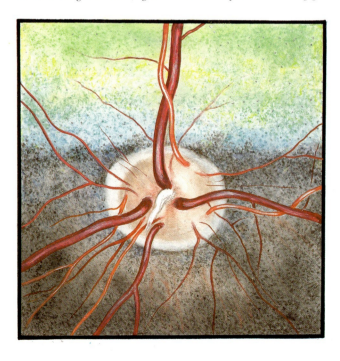

Abb. 165. Zeichnerische Darstellung des Fundus des Rindes.

9. Krankheiten der Gefäßhaut 163

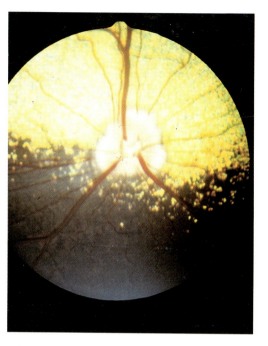

Abb. 166. Fundus des Hundes (Beagle; Foto: Walde, Wien).

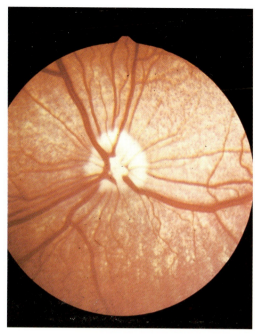

Abb. 167. Fundus eines Hundes mit fehlender chorioidaler und retinaler Pigmentierung (Foto: Walde, Wien).

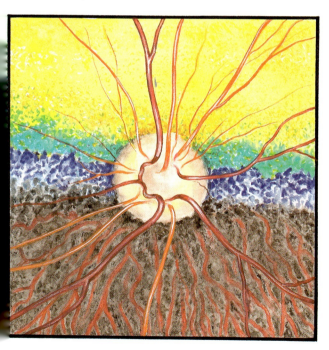

Abb. 168. Zeichnerische Darstellung des Fundus eines Hundes (Beagle).

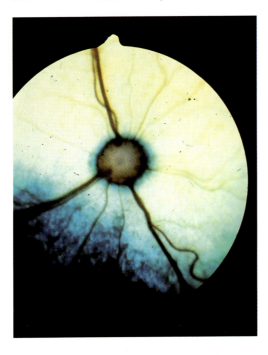

Abb. 169. Fundus einer Katze (Foto: WALDE, Wien).

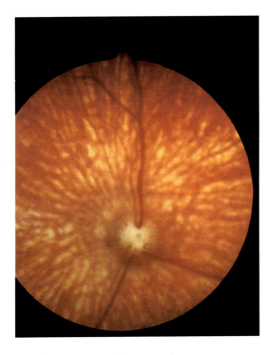

Abb. 170. Fundus einer Katze mit fehlender chorioretinaler Pigmentierung (Foto: WALDE, Wien).

mentflecken und verstreut liegenden braunen Pünktchen durchsetzt. Zum tapetumfreien Teil flekkige Übergangszone. Tapetumfreier Anteil rötlichbraun bis braunschwarz mit leuchtend grüner bis violett gefärbter Übergangszone zum Tapetum.

Papille häufig im tapetalen Anteil, mitunter im tapetumfreien Teil oder auch in der Übergangszone gelegen, von dreieckiger, dreigelappter, ovaler bis runder Gestalt und einem Farbspektrum, das sich über Graurosa, Erdbeerfarben bis zu Bläulich-rot erstreckt, eine geringe Prominenz gegenüber der Umgebung und im Zentrum eine physiologische Exkavation von 1—2 D aufweist.

Gefäße: im Verlauf und Anzahl variationsreich. Gewöhnlich 3 venöse Hauptgefäße (superior, inferonasal und -temporal), die in der Papille einen offenen Venenring bilden und zirka 20 aus der Papille radiär ausstrahlende Arteriolen, wovon ein Teil dem Venenverlauf folgt (Abb. 166, 167, 168).

Katze: Tapetum dreieckig oder halbkreisförmig, kräftig gelb bis gelbgrünlich oder bläulich in der Grundfärbung. Die lateral der Papille liegende Area centralis hebt sich durch stärkeren Grünanteil von der mehr gelblichen Peripherie deutlich ab. Dazwischen dunkelrote Pünktchen (Durchtrittsstellen choriokapillärer Gefäße). Übriger Fundusbereich von nasal nach temporal abfallend, rotbraun bis braunschwarz, in der Übergangszone. Gemisch blauer, grüner und unregelmäßig geformter violetter Fleckung.

Papille rund, grau, von kräftigem Pigmentring begrenzt, im tapetalen Teil liegend. Im Zentrum physiologische Exkavation mit dunkler Fleckung.

Gefäße: 3 Hauptgefäßpaare gehen vom Rand der Papille in der Anordnung eines umgekehrt stehenden Ypsilons. Peripapillär und radiär verlaufende Arteriolen in größerer Anzahl (Abb. 169, 170, 171).

Fundusuntersuchung und -beurteilung verlangen *Erfahrung*, umso mehr, da das Fundusbild durch die Augapfelbewegung ständig wechselt. Im Hinblick auf häufig wechselnde physiologische Verhältnisse, insbesondere des Füllungszustandes der Gefäße, empfiehlt sich im Zweifelsfall die wiederholte Untersuchung des Fundus, möglichst unter Verwendung der gleichen Lichtqualität und -intensität (Tageslicht, Kerzenlicht, Kunstlicht). In besonderen Fällen sollte zur Objektivierung des Untersuchungsbefundes von der **Fundusfotografie** Gebrauch gemacht werden. Zur Beurteilung kommen insbesondere farbliche Abweichungen des tapetalen und nichttapetalen Anteils des Fundus und der Papille, ferner Abweichungen der Form der Papille, des Verlaufs der Gefäße und ihres Füllungszustandes.

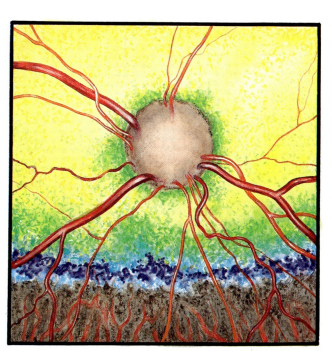

Abb. 171. Zeichnerische Darstellung des Fundus einer Katze.

Sie können auf pathologische Zustände hinweisen, die an der Retina und/oder Chorioidea ablaufen und bestimmte funktionelle Ausfallserscheinungen erklären. Für die **Beschreibung** pathologischer Veränderungen in ihrer Lokalisation und in ihrer Größenausdehnung wird die Papille als Bezugspunkt und als Größenvergleich herangezogen. Die Tiefenausdehnung bestimmter Veränderungen wie Exkavationen, ödematöse Schwellungen, Neubildungen, umschriebene Retinaablösungen, werden in Dioptrie-Werten (D) ausgedrückt. Zum Ausgleich einer Niveaudifferenz von 1 mm ist eine Linse von 3 D erforderlich. Mit Hilfe des Paternoster-Augenspiegels läßt sich die entsprechende Linse sehr schnell einstellen, die Niveaudifferenz genau bestimmen und in allen Bereichen genau besichtigen.

9.2. Angeborene Anomalien

Angeborene Anomalien können auf Entwicklungsstörungen des Keimplasmas (dysgenetische Alterationen) oder während der Fetalentwicklung exogen wirksame Schädigungen, z. B. Infektionen, Mangelkrankheiten (dysplastische Alterationen), zurückzuführen sein. Die pathogenetische Abklärung der einen von der anderen Alteration ist mitunter schwierig, zumal nicht selten nebeneinander an einem Auge verschiedenartige Defekte auftreten.

9.2.1. Kolobom

Das Kolobom (Coloboma) ist eine Form der Fehlentwicklung an der Uvea. In diesem Fall wird die fetale Augenspalte bis zur Geburt nicht vollständig geschlossen, es entstehen septen- oder spaltenförmige Defekte in unterschiedlichen Teilen und Regionen der Uvea. **Kolobome der Regenbogenhaut** stellen sich in ihrer typischen Lokalisation als ovale, rundliche oder schlitzförmige Defekte unterhalb der Pupille dar. In der Regel sind sie kleiner als die Pupille. Mitunter verschmelzen sie mit dieser zu einer birnenförmigen Öffnung oder sind von ihr durch feinste Gewebebrücken getrennt. Im Falle von zwei oder mehreren der Pupille annähernd entsprechenden Spalten spricht man von einer Polykorie. Atypische Kolobome dagegen sind von unregelmäßiger Gestalt, oft sind sie mit einer exzentrisch liegenden, in ihrer Begrenzung verzogenen Pupille vergesellschaftet (Dyskorie, Ectopia pupillae). Den angeborenen Kolobomen ist gemeinsam, daß der M. sphincter pupillae mehr in die Peripherie zurückgetreten, im ganzen jedoch in einem Verlauf erhalten ist. Pseudokolobome sind Kontinuitätsunterbrechungen der Iris, die im Gefolge von Verletzungen, Entzündungen, Verklebungen, Irisatrophien, Atrophien des retinalen Anteils der Iris oder artifiziell (Iridektomie) entstanden sind. **Kolobome des Ziliarkörpers** sind intra vitam schwer erkennbar. Sie treten separat oder in Gesellschaft mit solchen der Iris auf, dagegen werden **Aderhautkolobome** anläßlich ophthalmoskopischer Untersuchungen beim Schwein, Kaninchen, Hund und Rind häufiger gesehen und präsentieren sich in Gestalt unterschiedlich großer und unregelmäßig geformter weißlicher Stellen, die von Blutgefäßen durchzogen sein können. Da sie meist mit Spaltenbildung der Netzhaut einhergehen, ist besser der Begriff „Funduskolobom" angebracht. Bei Charolais-Rindern treten in hohem Prozentsatz die vermutlich erblichen Defekte in Form von Spalten in der Papille mit Ausdehnung in die benachbarten Fundusteile auf. Sie sind ferner ein Charakteristikum der Collie-eye-Anomalie.

Kolobome kleineren Ausmaßes sind beim Haustier ohne jede klinische Bedeutung. Größere Spaltenbildungen der Iris setzen die Lichtabschirmung der Retina herab, solche des Fundus bringen visuelle Leistungsschwächung; therapeutisch sind sie nicht zu beeinflussen.

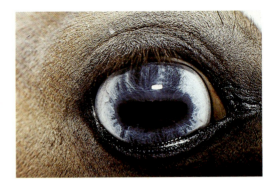

Abb. 172. Birkauge eines Pferdes (Albinismus iridis externum partialis).

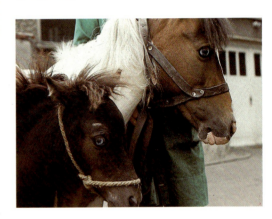

Abb. 173. Birkauge bei Ponystute und Fohlen.

9.2.2. Aniridie

Aniridie, das gänzliche Fehlen der Iris, ist sehr selten, dann allerdings mit anderen Fehlausbildungen des Sehorgans kombiniert. In ihrer unvollständigen Form (Erhaltung eines rudimentären Irisstumpfes) wird sie bislang bei Schweinen und Jersey-Kälbern beobachtet. Bei Fohlen der Belgischen Rasse wird sie als erbliches Leiden nachgewiesen.

9.2.3. Pigmentierungsanomalien

Eine zweite größere Gruppe angeborener Veränderungen der Uvea stellen die Anomalien der Pigmentierung dar. Ein **Pigmentmangel** der Uvea geht nicht selten zugleich mit Pigmentmangel der Haut und der Behaarung einher. Besonders auffällig äußert er sich an der Iris und führt hier bei Fehlen der Pigmentgranula des Irisstromas zu einer bläulich-grauen bis grauweißen Verfärbung. Ist die Iris diffus hell, wird von „*Glasäugigkeit*" gesprochen (Albinismus iridi externum diffusus); ein „*Birkauge*" ist bei umschriebenen Pigmentmangelflecken vorhanden (Albinismus iridi externum partialis; Abb. 172, 173). Eine *Iris bicolor* enthält zwei verschiedene Färbungen, und eine *Heterochromia iridum* liegt vor, wenn die Färbung der einen Iris von der der anderen abweicht; die Farbe ist rot, wenn das retinale Pigment der Iris fehlt. Pigmentanomalien sind nicht selten mit solchen der Chorioidea vergesellschaftet. Beim diffusen Albinismus chorioideae leuchtet ein roter Fundus durch die Pupille auf; der partielle Albinismus der Aderhaut präsentiert sich im Bereich des Tapetums in Gestalt von „Pigmentmangelflecken" oder „Tapetuminseln", dem gleichzeitig ein Pigmentmangel der Retina zugrunde liegen kann (Albinismus chorioideae et retinae partialis). Pigmentmangelanomalien sind weit verbreitet. So wird bei Pferden Glasäugigkeit häufiger bei Tieren mit Rumpfscheckung und Tigerung als bei einfarbigen gesehen, Heterochromie der Iris kann beim Pony mit dem Vorhandensein von Iriszysten auf der Grundlage von Hypoplasien des Irisstromas gekoppelt sein. Heterochromia iridum ist bei Hunden der Rasse „Deutsche Dogge" anzutreffen und hier züchterisch geduldet. Sie wird ferner bei Wurfgeschwistern Kalifornischer Schäferhunde mit einem Weißanteil der Haut von 30—90 % registriert. Heterochromie der Iris mit diffusem Albinismus tritt auch bei Guernsey-, Ayrshire-Shorthorn-Rindern und beim Schweizer Braunvieh häufiger auf. Beim Hereford-Rind besteht hierfür ein autosomal dominanter Erbgang. Die Iris ist im Zentrum rosarot, in der Peripherie weiß, das Tapetum erscheint gelblich, der tapetumfreie Teil rot. Die Tiere haben zudem fast ausschließlich eine unpigmentierte Haut.

Melanozyten und neurale Strukturen gehen aus den embryonalen Neuralwülsten hervor. „Glasäugigkeit" tritt demzufolge bei weißhaarigen Katzen in Kombination mit Taubheit auf (Waardenburg-Syndrom). Partieller Albinismus der Iris sind neben Nystagmus und Katarakt okuläre Symptome, die mit Pigmentlosigkeit der Haut, Störungen der Hämatopoese und Resistenzschwäche gekoppelt und als *Chediak-Higashi-Syndrom* bei Katzen bekannt sind. Chorioidale Hypoplasien unterschiedlichen Ausmaßes sind beim Collie und Sheltie weltweit verbreitet und unter dem Begriff „Chorioretinale Dysplasie (CRD)" als ein Merkmal der Collie-eye-Anomalie erfaßt. Ausgedehnte Hypoplasien des Tapetums werden bei Zwerghunderassen wie Chihuahua oder Rassen mit geringer allgemeiner Pigmentierung (Roter Amerikanischer Cocker-Spaniel) beobachtet. Pigmentanomalien sind hinsichtlich züchterischer Konsequenzen bedeutungsvoll, da sie nicht selten — wie oben beschrieben — mit weiteren Defekten einhergehen. Sie sind therapeutisch nicht beeinflußbar. Bei Pigmentmangel der Iris ist das Auge vor starker Lichteinwirkung abzuschirmen.

Pigmenthypertrophien führen in der Iris zu fleckenförmiger oder diffuser Pigmentverdichtung (Melanosis iridis partialis oder totalis), die mit Dunkelfärbung der betreffenden Bereiche einhergeht. In seltenen Fällen erfahren diese Hypertrophien eine zystische Erweiterung. Sie erscheinen, sofern sie nahe der Pupille liegen, als flocken- oder körnchenähnliche Gebilde in der Pupillenöffnung, und sind bei Kopfbewegung in ihrer Gestalt veränderlich. Mitunter lösen sie sich und sind dann als freie Körper in der vorderen Kammer zu sehen. Sie sollten nur entfernt werden, wenn sie von einer kleinen limbalen Inzision her erreichbar sind. Differentialdiagnostisch sind Melanome in Erwägung zu ziehen. Zysten sind bei tangentialer Durchleuchtung der Kammer durchsichtig. Liegen sie an der Irisbasis, so ist die Gonioskopie für die Abklärung unerläßlich; mitunter ist die Aspirationsbiopsie aufschlußreich.

9.3. Verletzungen

9.3.1. Stumpfe Gewalteinwirkungen

Stumpfe Gewalteinwirkungen (Schlag, Stoß, Aufprall) bewirken im Auge Erschütterungen. Hieraus resultieren zunächst sichtbare Funktionsbeeinflussungen der Irismukulatur. So verharrt die Pupille bei Pferd, Rind und Katze in mäßiger Weitstellung, beim Hund ist sie häufig extrem eng (traumatisch bedingter Spasmus der M. sphincter iridis). Diese Erschütterungen können im Augeninnern zu Läsionen der zarten, teilweise gespinstartig aufgebauten Uvea führen. Vorrangig erfassen sie die zwischen zwei flüssigkeitsgefüllten Räumen befindliche und damit besonderen Verdrängungskräften ausgesetzte Iris und führen bei ihr zu partiellem Abriß (Irisdialyse), zur vollkommenen Hohlraumbildung (seröse Iriszyste). In jedem Fall werden mit diesen Gewalteinwirkungen auch Blutgefäße der Uvea zerrissen. Die Blutungsbereitschaft wird noch durch reflektorische Vasodilatation (traumatisch bedingter Axonreflex) erhöht. Hämorrhagien der Iris äußern sich durch rötliche Verfärbung des Kammerwassers oder durch Ansammlung eines mehr oder weniger großen Blutsees am Boden der vorderen Kammer (Hyphaema, Abb. 174). Läsionen der Chorioidea rufen eine ausgedehnte blutige Imbibition des Augenfundus und Diffusion des Blutes in den Glaskörper und in den gesamten Augapfel hervor. Es bildet sich ein *Hämophthalmus* (Abb. 175). Dieser traumatisch bedingte postkontusionelle Hämophthalmus neigt mitunter noch nach Verlauf von Tagen zur Nachblutung (rebleeding) und dann sogar in

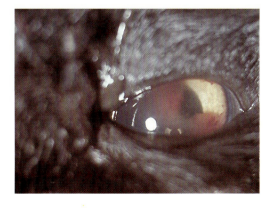

Abb. 174. Traumatisch bedingte Irisblutung bei einer Katze.

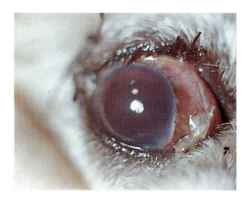

Abb. 175. Hämophthalmus.

massiver Form. Als Komplikationen sind Sekundärglaukom und blutige Korneadurchtränkung (Hämatokornea) zu erwarten. Eine andere Komplikationsmöglichkeit ist die Entstehung von Synechien, die durch das Zurückbleiben intraokulärer Fibrinschwarten entstehen. Sie führen beim Hund und beim Pferd nicht selten zur Inaktivitätsatrophie des Ziliarkörpers, zur Bulbuseintrocknung, zur Phthisis bulbi. Rinder und Katzen weisen dagegen eine relativ große Resorptionsbereitschaft auf. Die Blutumsetzung findet unter Abschwächung der Rotfärbung statt, und die Funktionsfähigkeit des Auges wird nur gering gemindert.

Im Vordergrund der **Therapie** steht zunächst die Eindämmung von Blutungen oder Nachblutungen durch Ruhigstellen des Tieres und des Kopfes, Ruhigstellen der Iris durch Mydriatika, Auflegen von Eiswasserkompressen, Gefäßabdichtung durch systemische Applikation von Calcium, Vitamin C, Vitamin K_3, Antifibrinolytika zur Förderung der Blutgerinnung. Abgesetzte Blutextravasate sollten aus der vorderen Kammer entfernt werden. Eine gute fibrinolytische Aktivität besitzt Urokinase, hiervon werden 7 500 IE in 0,3 ml Aqua dest. gelöst und in die Kammer verbracht. Nach wenigen Minuten führt man eine Spülung mit physiologischer Kochsalzlösung durch und aspiriert mittels Kanüle den Kammerinhalt. In Abhängigkeit vom Umfang des Blutgerinnsels ist es möglich, diesen Vorgang anläßlich einer Sitzung (in Narkose) bis zu 5mal zu wiederholen. Die Resorption restlicher Extravasate wird durch Hyperämisierung gefördert (physikalisch: warme Kompressen, Kurzwelle; physikalisch-osmotisch; subkonjunktivale und retrobulbäre Injektion von hypertonischen NaCl- und Glucoselösungen; medikamentell: iod- und ethylmorphinhaltige Instillationen). Irisdialysen und Sphinkterrisse kleinen Ausmaßes können anläßlich der Mydriasis verkleben und verwachsen, größere Ablösungen oder Defekte bleiben zeitlebens bestehen.

9.3.2. Perforierende Traumen

Perforierende Traumen erfassen vornehmlich die vorderen Uveaanteile (Iris und Ziliarkörper). Sie treten in Gestalt tiefer Stich- oder Rißwunden sowie als Schußverletzungen, besonders bei Katzen und Hunden auf und sind durch Blutungen, Gewebedurchtrennungen oder -quetschungen gekennzeichnet. Fast immer bedingen Traumen dieses Ausmaßes Verletzungen weiterer Anteile des inneren Auges und verhindern infolge starker Blutungen ein genaues Erfassen der Veränderungen. Im Gefolge und im weiteren Verlauf treten innerhalb des Auges — teils durch disloziertes Gewebe selbst, teils durch Blutungen und deren bindegewebige Rückstände bedingt — Verklebungen und Verwachsungen der Iris mit der Hornhaut (Synechia anterior) oder der Iris mit der Linse (Synechia posterior; Abb. 176) auf; die Iris legt sich in die Hornhautwunde (Leucoma adhaerens), sie wulstet sich aus der Hornhautwunde vor (Prolapsus iridis) oder verwächst unter Vorwölbung des gesamten Bereiches mit einem narbenartigen Hornhautgewebe (Staphyloma corneae). Ist die Linsenkapsel zerstört, besteht die Gefahr einer entzündlichen Reaktion der Uvea (Iridozyklitis) als Antwort auf das toxisch wirkende Linsenprotein. Ferner bringen die mit jeder Bulbusöffnung in das Augeninnere eingedrungenen Erreger größte Gefahren der Infektion und der Panophthalmitis mit sich. Bei Vorliegen intraokulärer

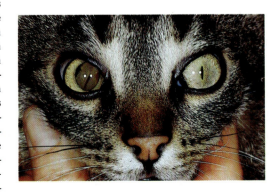

Abb. 176. Anisokorie (Ungleichheit der Pupillen) infolge einseitiger Synechia posterior nach Hornhautperforation bei einer Katze. Außerdem Kontusionsstar.

Fremdkörper muß deren stofflicher Charakter ermittelt werden. Organische Fremdkörper ziehen schwere entzündliche, das Auge gefährdende Veränderungen nach sich. Sie müssen demzufolge unter gleichzeitiger Anwendung rekonstruktiver chirurgischer Maßnahmen entfernt werden. Glassplitter wie auch bleihaltige Fremdkörper (Schrotkugeln, Diabologeschosse), Stahl- und Eisenspäne sollten, sofern durch ihre Entfernung weitere und schwere Gewebestrukturierungen absehbar sind, verbleiben. Es ist damit zu rechnen, daß sie als Fremdkörper toleriert werden, wenn sie mit Fibrin oder einer Oxidschicht überzogen keine mechanischen Behinderungen von Teilen der Augenstrukturen hervorrufen (bei Eisenteilchen cave Siderosis!). Wird die Linse durch den Fremdkörper verletzt, so ist sie wegen der Gefahr einer linseneiweißinduzierten Uveitis in toto gemeinsam mit dem Fremdkörper zu entfernen. Es sollte möglichst kein Blut im chirurgisch versorgten Augapfel zurückbleiben. Allgemeine und örtliche Antibiose, nötigenfalls in Kombination mit Kortikosteroiden, sofern sich reaktive Entzündungen oder immunologische Prozesse (induzierte Uveitis) anbahnen.

9.4. Uveale Entzündung

Die Entzündung der Uvea resultiert aus traumatischen, toxischen und infektiösen Noxen, die direkt (primäre Uveitis), fortgeleitet (sekundäre Uveitis) oder aus systemisch ablaufenden Prozessen (symptomatische Uveitis) wirksam werden. Beim Entstehen und im Ablauf wird den Prostaglandinen eine besondere entzündungsfördernde Rolle im Auge zuerkannt. Zudem besitzt die Uvea aufgrund ihres Reichtums an anastomisierenden Blutgefäßen und der großen Anzahl retikuloendothelialer Elemente eine spezielle immunologische Sensibilität. So wird erklärbar, daß sie im Verlauf und im Gefolge von Allgemeinerkrankungen, insbesondere systemischen Infektionen, auf den Erreger oder durch ihn erzeugte Antigene spezifisch reagiert. Zu nennen sind hier beispielsweise beim Pferd: Brustseuche, Druse, Fohlenlähme, Petechialfieber, Infektiöse Anämie, respiratorische Virusinfektionen, Leptospirose; beim Rind: Bösartiges Katarrhalfieber, Maul- und Klauenseuche, Infektiöse bovine Rhinotracheitis, enzootische Bronchopneumonie, Omphalophlebitis und coliforme Septikämie beim Kalb; beim Schaf und bei der Ziege infektiöse Agalaktie, beim Schaf und beim Rind außerdem Listeriose; beim

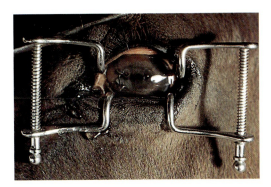

Abb. 177. Filarienlarve in der Vorderkammer eines Pferdeauges. Blepharospasmus, Lakrimation, konjunktivale Ödematisierung, Miosis, perilimbale, tiefe Vaskularisation.

Schwein Leptospirose; beim Hund Staupe, infektiöse Leberentzündung, Leptospirose, Parvovirusinfektion; bei der Katze infektiöse Laryngotracheitis, feliner Leukämie-Lymphosarkom-Komplex, feline infektiöse Peritonitis. Exogene Ursachen der Uveitis erfassen das Auge allein. Nennenswert sind die penetrierenden und nichtpenetrierenden Verletzungen. Letztere erzeugen eine sterile, reaktive, prostaglandin-induzierte Entzündung, perforierende bergen die Gefahr der Infektion in sich.

Die **Phakoanaphylaxie** ist eine spezielle Form der Uveitis, die durch antigenwirksame Linseneiweiße, die durch Verletzung der Linsenkapsel in das Kammerwasser treten (Abb. 191), induziert wird. Es entwickelt sich eine Panophthalmitis mit Sekundärglaukom.

Zu einer **mechanisch-toxischen** Schädigung der Uvea kommt es durch Ansiedlung von parasitären Larvenstadien in den uvealen Blutgefäßen wie *Onchocerca cervicalis, Dirofilaria immitis, Gedoelstia cristata* und *haessieri* (okulovaskuläre Myiasis) oder in der Vorderkammer, z. B. *Setaria digitata, Elaeophora schneideri* (Abb. 177). **Fokale Infektionen** von den Zähnen, den Kieferhöhlen, Tonsillen, Analbeutel führen auf dem Wege der Metastasierung zur Erregeransiedlung in der Uvea und bedingen eine entsprechende entzündliche Reaktion.

Die reaktiven Veränderungen sind nach dem Ort ihrer Lokalisation als Iritis, Zyklitis oder Chorioiditis allein, häufig jedoch aufgrund der zwei an der Uvea vorhandenen Gefäßsysteme Aa. ciliares anterior und Aa. ciliares posterior als Iridozyklitis (Uveitis anterior) und Chorioiditis (Uveitis posterior) oder bei Einbeziehung aller drei Teile der Uvea als Irido-Zyklo-Chorioiditis (Uveitis, Enophthalmitis, Panuveitis) definierbar. Gemäß dem Entzündungs-

170   9. Krankheiten der Gefäßhaut

typ werden eine granulomatöse und eine nichtgranulomatöse Form unterschieden. Die Diagnose ist nur histologisch exakt zu stellen. Dagegen ist für den Kliniker die Klassifikation nach der Qualität des sichtbaren Exsudates in eine seröse, fibrinöse, purulente oder hämorrhagische und nach dem Verlauf in eine akute, chronische oder rezidivierende möglich.

9.4.1. Uveitis anterior

Die *akute Uveitis anterior* ist durch eine Vielfalt klinischer Zeichen zu erkennen, die in klassischem Ablauf nacheinander auftreten können. In Abhängigkeit von dem Umfang und der Ursache der Alteration stehen möglicherweise auch nur ein oder zwei Symptome im Vordergrund. Zunächst sind die erkrankten Tiere auffallend lichtscheu, sie suchen das Dunkel, halten die Lider halb geschlossen und verlagern den Bulbus tief in die Orbita, außerdem bestehen vermehrter Tränenfluß und Konjunktivitis. Die mit der Entzündung einhergehende Rötung macht sich an der Uvea in Form einer Hyperämie, der **ziliaren Injektion**, bemerkbar. Sie ist durch einen perilimbal gelegenen, kräftig rot gefärbten Vaskularisationsring gekennzeichnet. Er wird aus unzähligen kleinen, gerade verlaufenden, radiär gestellten Blutgefäßen gebildet, die sich schon wenige Millimeter vom Limbus entfernt unter dem episkleralen Gewebe verlieren. Bei heftiger Iridozyklitis ist bisweilen das Gefäßsystem der Bindehaut sekundär mitbeteiligt (gemischte Injektion). Mit der entzündlichen Blutfülle der Iris kommt es zur Veränderung ihrer Eigenfarbe, bei dunkelbrauner Irisfarbe erscheint sie zunächst noch dunkler nuanciert. Bei

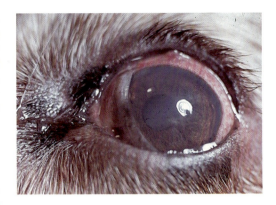

Abb. 179. Uveitis anterior. Fibrinwölkchen am Irisrand des unteren äußeren Quadranten stammt vom Ziliarkörper (Zyklitis). Ziliare Gefäßinjektion.

Tieren mit heller Irisfarbe (Katzen) sind die nunmehr strotzend gefüllten Irisgefäße gut sichtbar (Abb. 182). Im weiteren Verlauf stellt sich an der Iris dann jedoch *Farbabweichung* infolge der Auflagerung entzündlichen Exsudates ein. Die Blutfülle der Irisgefäße führt zum entzündlichen *Irisödem*, das sich durch verstrichene Irisfalten und Schwellung des Irisgewebes darstellt (Abb. 178).

Die Abscheidung von Entzündungsprodukten in das Iris- und Ziliarkörpergewebe, an die Iris- und Ziliarkörperoberfläche und in den Liquor intraocularis sind weitere auffällige Zeichen des Entzündungsgeschehens. Da der Ziliarkörper der Betrachtung nicht zugänglich ist, werden die Symptome der Uveitis fast immer an der Iris konstatiert. Tatsächlich durchbrechen jedoch die Exsudate die Oberfläche des Ziliarkörpers zeitiger als die der Iris. Hin und wieder gelingt es, sie durch die noch optisch leere Vorderkammer als flottierende Wölkchen oder Schleier am oder hinter dem Irisrand zu beobachten (Abb. 179). Für die frühzeitige Erkrankung des Ziliarkörpers spricht auch die beim Hund und Pferd im akuten Stadium der Uveitis anterior auftretende Augendrucksenkung (beim Hund wurde ein Gefälle von 8 mm Hg gemessen) als Ausdruck der entzündungsbedingten Funktionsdrosselung des Kammerwasser sezernierenden Epithels. Das in der Hornhaut auftretende Ödem ist einerseits durch das Übergreifen entzündlicher Prozesse aus dem Irisepithel in das Hornhautendothel oder andererseits über das perikorneale Randschlingennetz zurückzuführen. Es wird durch eine Hornhautentzündung abgelöst und verwehrt durch mehr oder weniger dichte korneale Zellinfiltration den Einblick in die vordere Kammer. Die Vermehrung von Eiweißkör-

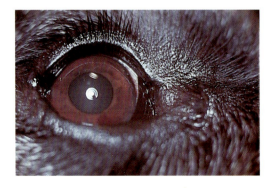

Abb. 178. Iritis haemorrhagica beim Hund. Irisödem (verstrichenes Irisrelief, wulstige Auftreibung des Irisgewebes), Blut in der Vorderkammer.

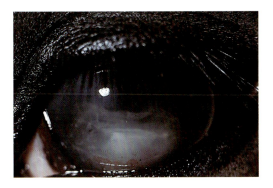

Abb. 180. Iridocyclitis fibrosa beim Pferd. Miosis, Irisrelief durch fibröse Abscheidungen verstrichen. Irisfarbe heller, fibrinöses Exsudat in der Vorderkammer, tiefe Hornhautvaskularisation im unteren Korneoskleralbereich erkennbar.

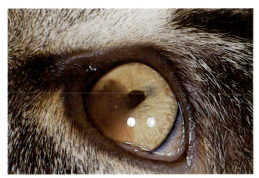

Abb. 182. Iritis haemorrhagica bei der Katze. Blut in der Vorderkammer, Irisgefäße erweitert. Irisrelief verstrichen, temporaler Irisrand mit der Linse verklebt. Chemosis.

pern im Liquor intraocularis bedingt eine leichte Trübung der vorderen Augenkammer bei Einfall von fokussiertem Licht (Tyndall-Phänomen). Konglomerieren die Eiweißkörper unter Beimengung von Zelltrümmern und Fibrin, so treten sie als Kammerstaub in Erscheinung. Als **Präzipitate** bleiben sie an der Linsenvorderfläche und am Hornhautendothel (insbesondere der unteren beiden Quadranten) hängen oder führen bei rückwärtigem Eindringen in den Glaskörper zu flottierenden, noch lange nach Ablauf der Entzündung auffindbaren Trübungen. Bei Abscheiden eines vornehmlich fibrinösen Exsudates (Iridocyclitis fibrinosa) ist das Kammerwasser getrübt (Abb. 180), graugelblich, bei Blutbeimengung rötlich-gelblich. Größere Fibrinausscheidungen können als Membranen die Pupillenöffnung verlegen (Occlusio pupillae). Fibrinmassen im Aufhängeapparat der Linse führen zu Funktionsbeeinträchtigungen der Zonula. Der Druck des fibrinösen Exsudats sprengt mitunter die Zonulafasern auseinander, lockert damit den Aufhängeapparat der Linse und begünstigt das Entstehen einer Linsenluxation. Lagern sich die Entzündungsprodukte im Kammerwinkel ab, so kommt es zur Störung des Kammerwasserabflusses (Iritis obturans) und zum Sekundärglaukom. Bei bestimmten Entzündungsformen erreicht die zellige Exsudation so hohe Grade, daß sich die Zellkonglomerate am Boden der vorderen Augenkammer absetzen (Hypopyon). Im Zusammenhang mit Entzündungen treten oft spontane Blutungen per diapedesin, seltener per rhexin auf (Iridocyclitis haemorrhagica). Gewöhnlich sinken die Erythrozyten an den Boden der Vorderkammer und bilden hier einen Blutspiegel (Hyphaema; Abb. 181, 182) oder sie vereinigen sich mit den Exsudatkonglomeraten und geben diesen eine rotbräunliche Farbbeimischung.

Sehr frühzeitig sind bei der Uveitis anterior *Veränderungen der Pupille* hinsichtlich ihrer Weite, Form und Beweglichkeit feststellbar. Neben der durch Ödematisierung mechanisch bedingten Engstellung tritt insbesondere die entzündliche Reizung des kräftiger angelegten M. sphincter pupillae in Aktion, die eine spastische Verengung (Miosis; Abb. 180) hervorruft. Der krampfartige Reizzustand des Muskelgewebes kann dabei so ausgeprägt sein, daß die Reaktionsfähigkeit der Pupille völlig aufgehoben und die Pupillenöffnung extrem klein ist. Damit entsteht zwischen Iris und Linse eine relativ große Berührungsfläche, die ihrerseits Verklebungs- und Verwachsungsvorgänge zwischen beiden Teilen

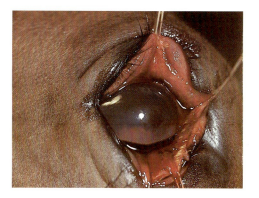

Abb. 181. Iritis haemorrhagica beim Pferd mit Fohlenlähme. Blutung per diapedesin, starke Gefäßinjektion der Bindehaut (Auge ist für die Fotografie präpariert).

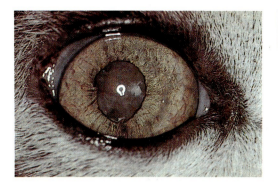
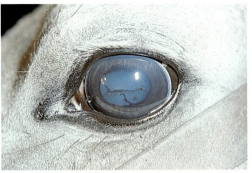

Abb. 183. Zirkuläre Verwachsung des Pupillenrandes mit der Linse (Seclusio pupillae) bei der Katze. „Napfkucheniris" infolge gestörten Kammerwasserumlaufs. Sekundärglaukom.

Abb. 184. Chronische Form der Periodischen Augenentzündung beim Pferd. Iris atrophisch. Reste einer hinteren Synechie auf der Vorderfläche der getrübten Linse (Foto: WALDE, Wien).

bei Vorhandensein von Exsudaten begünstigt. Im Gefolge dieser Adhäsionen bleiben — nachdem der Irisspasmus nachgelassen und die Irisränder die Tendenz des Auseinanderweichens haben — Teile des Pupillarsaumes der Iris auf der Linsenoberfläche liegen. Die Pupille erhält damit eine unregelmäßige, verzerrte oder zerfranste Form (Abb. 184).

Für das Bild der *chronischen Uveitis anterior* sind Verwachsungen (Synechien) von Gewebeteilen des inneren Auges mit der Iris kennzeichnend. Als Folge treten Störungen der Irisfunktion, Linsenkapseltrübungen, Akkommodationsbeeinträchtigungen und Störungen im intraokulären Flüssigkeitsumlauf auf. *Verwachsungen* zwischen der Iris und der Linse (Synechia posterior) können in Umfang und Form vielfältig sein. Eine zirkuläre Verwachsung des Pupillenrandes mit der Linsenvorderfläche (Seclusio pupillae; Abb. 183) unterbricht den Kammerwasserumlauf völlig. Der innere Augendruck steigt an und beult die nicht verklebten Irisanteile nach vorn aus. Es bildet sich eine „Napfkucheniris" (Iris bombata) aus, und es entsteht ein Sekundärglaukom. Verwachsungen zwischen der Iris und Hornhaut (Synechia anterior) erstrecken sich nicht selten auf den Basisbereich der Iris und führen, wenn der Kammerwinkel in seiner ganzen Ausdehnung verlegt ist, unweigerlich zur Behinderung des Kammerwasserabflusses und damit zur Tensionserhöhung. Der Vorgang wird durch einen ohnehin eng angelegten Kammerwinkel (Hund) begünstigt.

Die entzündlichen Irritationen des zarten Uveagewebes sind maßgebend für die Entstehung von **Atrophien**. Eine Atrophie des Ziliarkörpers führt zum Erliegen der Kammerwasserproduktion, klinisch erkennbar am Absinken des inneren Augendrucks (Hypotonia bulbi). Nicht selten schließt sich eine Atrophie der Iris an. Sie erscheint dann stumpf, leblos, glanzlos und ohne Relief (Löschblattiris; Abb. 184). Atrophieren auch die hinteren Augenteile, so ist die Ernährung der übrigen Augengewebe nicht mehr gegeben. Die Folgen sind irreversible Schäden, die eine Erweichung (Synchysis) und eine Schrumpfung des Augapfels (Phthisis bulbi) nach sich ziehen. Obwohl die Uvea posterior oder Chorioidea mit den entzündlichen Veränderungen der vorderen Uvea aufgrund ihres eigenen Gefäßversorgungsstammes zeitlich und qualitativ nicht synchron verlaufen muß, ist dennoch mit ihrem Vorhandensein zu rechnen. Zusammenfassend sollen noch einmal die Symptome der Uveitis anterior herausgehoben werden:
— Schmerzen: erkennbar an Lichtscheue, Nickhautvorfall, Enophthalmus, Verengung der Lidspalte;
— Hyperämie: erkennbar an Blutfülle und entzündliche Schwellung der Iris, perilimbaler Vaskularisationsring;
— Miosis: durch entzündliche Schwellung der Iris und durch Sphinkterkrampf bedingt;
— Exsudation von Entzündungsprodukten, verschwommenes Irisrelief, getrübte Vorderkammer, Hypopyon;
— Verwachsungen zwischen Iris und Hornhaut bzw. Linse;
— Tensionsveränderungen im Bulbus.

9.4.2. Uveitis posterior

Die *Chorioiditis* oder *Uveitis posterior* kommt aus dreierlei Gründen als selbständige Erkrankung seltener zur Beobachtung. Erstens wird ein wesentlicher Teil des zur ophthalmoskopischen Betrachtung herangezogenen Fundus durch die intensive Pigmentierung des Tapetums überdeckt. Zweitens ist bei entzündlichen Veränderungen der vorderen Uvea (Trübung der vorderen Kammer, Trübung der Hornhaut, Miosis) die Chorioidea nicht mehr zu erkennen. Drittens sind die auf Entzündung hinweisenden subjektiven Symptome, die sich dann aufgrund der engen morphologischen und nutritiven Beziehungen zur Retina, vor allem durch visuelle Funktionsausfälle bemerkbar machen, beim Tier erst bei längerer Dauer und umfangreicheren Veränderungen zu erwarten. Andererseits sollte beachtet werden, daß die Chorioidea aufgrund ihres kapillären Maschenwerks ein „Auffangorgan par excellence" ist. Sie erkrankt demzufolge vorrangig metastatisch und unter rascher Einbeziehung der Retina (Chorioretinitis, s. 13.2.1.).

Bei der *Behandlung* der Uveitis (Irido-Zyklo-Chorioiditis) muß zwischen einer ätiologischen und einer symptomatischen Therapie unterschieden werden. Manchmal gelingt es, sich schon zu Beginn der Krankheit durch die Vorgeschichte und anhand des klinischen Bildes über die Ursache der Erkrankung klar zu werden, um eine gezielte Kausalbehandlung durchzuführen. Das wird im Falle der primären Uveitis bei Ausschöpfen aller diagnostischen Möglichkeiten (zytologische und mikrobiologische Untersuchung) leichter möglich sein, ist jedoch im Falle der sekundären oder symptomatischen Entzündung zumindest zeitaufwendig. Die für das Auge gefährlichen anatomischen und funktionellen Störungen zwingen zu rasch einsetzenden symptomatischen Maßnahmen. Die *symptomatische lokale Therapie* läuft darauf hinaus, die Augen ruhigzustellen und die Schmerzen zu lindern, die Resorption am und im Auge zu erhöhen und die Entzündung zu bekämpfen. Dieser dreigeteilten Zielstellung wird in praxis durch parallele therapeutische Handlungen voll entsprochen. Das Ruhigstellen des Augapfels läßt sich bei den Haustieren am wirksamsten durch Isolierung des Tieres und Abschirmen vor optischen und akustischen Reizen der Umwelt, möglicherweise zusätzliches Anlegen von Kopfklappen oder -verbänden erzielen. Die damit verbundene funktionelle und mechanische Bewegungsbeeinflussung des Augapfels wirkt schmerzverhütend. Eine Ruhigstellung der entzündeten Uvea selbst wird durch Mydriasis erzielt. Möglichen Synechien, insbesondere der Seclusio pupillae, wird auf diese Weise entgegengewirkt und durch Entspannung des Ziliarmuskels die Resorption von Entzündungsprodukten begünstigt (70—80% entzündlicher Exsudate werden durch Resorption über das Trabekelsystem zurückgenommen). Das Zykloplegikum der Wahl ist Atropin in 1—4%iger Konzentration unter der Voraussetzung, daß der intraokuläre Druck nicht erhöht ist. Die Frequenz der Dosierung richtet sich nach der Reaktion hinsichtlich des intraokulären Drucks. Atropin wird abgesetzt, wenn der Schmerz beseitigt und die entzündlichen Exsudate resorbiert sind. Bei erhöhter Tension sind kurzwirkende Zykloplegika wie Tropicamid zu bevorzugen. Schmerzlindernd, resorptionserhöhend und heilungsfördernd ist auch die Anwendung von Wärme. Hierfür eignen sich warme, mit Fenchel- oder Salbeitee getränkte Mullkompressen, die wiederholt am Tage über einen Zeitraum von mindestens 30 min aufgebracht werden sollen. Sehr einfach gestaltet sich die Wärmezufuhr durch Auflegen elektrischer Heizkissen oder den Gebrauch strahlender Wärme (Ultrarotbestrahlung). Eine kontinuierliche Wärmestauung am kranken Auge läßt sich bei ruhigen Tieren auch durch Augenverbände mit feuchten, verdunstungsisolierten Einlagen erzielen. Für die konsequente Bekämpfung und Eindämmung des Entzündungsgeschehens stehen Kortikosteroide an erster Stelle. Unter den lokal anzuwendenden hat Dexamethason den stärksten Effekt. Es sollte allerdings mit Breitbandantibiotika (z.B. Gentamicin oder Neomycin) kombiniert werden. Die Frequenz der Applikation hängt vom Entzündungsgeschehen ab. Bei Verwendung von Lösungen sollte man die Applikation zunächst stündlich vornehmen, dann alle vier Stunden und die kontinuierlich über mindestens zwei Wochen. Für Uveitiden, die zu chronischen Verlaufsformen neigen, sind größere Applikationsintervalle (12 Stunden) ausreichend. Die Behandlung kann über Wochen mit geringer Gefahr adverser Reaktionen fortgesetzt werden. Die subkonjunktivale Applikation zeichnet sich durch einen stärkeren Effekt insbesondere bei akuten Verlaufsformen der Uveitis aus. Kristalline Lösungen sind allerdings gewebeirritierend. Schlaffe, scheinbar nicht beeinflußbare exsudative Entzündungen, wie sie vornehmlich beim Pferd hin und wieder beobachtet werden können, lassen sich durch Dionin- und Hg-Augensalben, subkonjunktivale Injektionen von NaCl-Lösungen usw. umstimmen und erweisen sich dann einer anschließenden entzündungswidrigen Behandlung mit Kortikosteroiden zugänglicher.

An chirurgischen Möglichkeiten stehen die Parazentese oder die Vorderkammerpunktion zur Verfügung. Neben einer vorübergehenden Tensionsminderung werden hierdurch entzündliche, toxische oder infektiöse Stoffe aus der Vorderkammer entfernt und die Neubildung eines an Abwehrstoffen angereicherten Kammerwassers forciert.

Die *symptomatische Allgemeintherapie* beinhaltet zunächst die Ruhigstellung des Tieres und die Verabreichung eines gehaltvollen und vitaminreichen, weichbreiigen Futters. Bei Pferden und Rindern sind die Rauhfuttergaben zu reduzieren, das Futter soll ohne große Drehbewegung des Kopfes gut erreichbar sein, bei Hunden ist vom Verfüttern harter, unzerkleinerter Futtermittel (Hundekuchen, Knochen) abzusehen. Für die Verhinderung einer Ausdehnung der Entzündung vorderer Uveaanteile auf die Chorioidea werden Kortikosteroide empfohlen. Der systemisch-symptomatischen Kortikosteroidtherapie sind jedoch Grenzen gesetzt. Da für das Entstehen der Uveitis immunologische Faktoren maßgebend sein können, sollte man auf andere Immunsuppressiva (Imidazolderivate, alkylierende Substanzen) zurückgreifen. Die unspezifische Eiweißtherapie eignet sich zur Umstimmung schlaffer, schwer beeinflußbarer Prozesse. Sie ist auch dann sehr angebracht, wenn der Verdacht einer Herdinfektion vorliegt. Hier sind dann aber außerdem Antibiotika und Sulfonamide einzusetzen, die möglichst zielbewußt und bei Vermeiden von jeglichem Schematismus unter kontinuierlicher Aufrechterhaltung eines optimal wirksamen Spiegels zu dosieren sind. Wird eine enterogene Genese vermutet, so sollten Abführmittel und Kohle- und Calciumpräparate sowie Vitamine verabreicht und diätetische Maßnahmen eingeleitet werden. Der Effekt von Antiallergika und Antihistaminika ist umstritten.

9.5. Periodische Augenentzündung des Pferdes

Die Periodische Augenentzündung des Pferdes ist ein geradezu klassisches Beispiel einer Irido-Zyklo-Chorioiditis. Unter anderem mit den Synonyma „Equine periodic ophthalmia", „Mondblindheit", „Recurrent ophthalmia", „Fluxion periodic, specific ophthalmia", „Panophthalmitis infectiosa (toxica) recidiva equi", „Recurrent lymphocytic iridocyclitis" versehen, läßt bereits aus der Namensgebung im klinischen, aber auch im forensischen Sinne erkennen, daß es sich um einen Entzündungszustand der mittleren Augenhaut handelt, für den die Wiederkehr der Krankheitserscheinungen charakteristisch ist. Diese, im Hinblick auf ihre leistungsmindernden Folgen beim Pferd sehr gefürchtete Krankheit wird bis in die heutige Zeit als eine spezifische Augenkrankheit der Equiden angesehen, obwohl bekannt ist, daß auch beim Rind und bei anderen Tierarten, des weiteren beim Menschen die endogene, mitunter rezividierende Uveitis auftreten kann. Zahlreiche Untersucher befaßten sich mit der Ätiopathogenese der Krankheit. Neben hereditären, klimatischen und geografischen Faktoren wird die krankheitsauslösende Rolle

— von Histaminen im Zusammenhang mit Fokalprozessen im Organismus,
— von intestinalen Eiweißabbauprodukten, die bei Magen-Darm-Krankheiten und bei Endoparasitosen entstehen,
— von Toxinen und Umbauprodukten, die beim Zerfall von okulären Mikrofilarien (Onchocerca cervicalis) auftreten,
— von Exotoxinen, die aus schlecht geworbenem und schimmelpilzbefallenem Futter stammen,
— von Bakterien und deren Toxinen (Leptospiren, Toxoplasmen, Brucellen, Streptokokken),
— von Viren (Erreger der Infektiösen bovinen Rhinotracheitis, Influenza- und Parainfluenza-3-Infektion),
— von Pilzinfektionen (Guttoromyces equi als Ursache von Luftsackgranulomen)
diskutiert.

In bezug auf die genannten möglichen Infektionen hat neben der Auffassung, daß Infektionserreger oder Parasiten besonders bei einer Erstinfektion eine direkte krankmachende Wirkung auf die mittlere Augenhaut ausüben, die Schlußfolgerung mehr und mehr Raum gewonnen, daß den Krankheitserscheinungen der rezidivierenden Uveitis des Pferdes **kausal allergische Vorgänge** in Form einer gemischten Überempfindlichkeitsreaktion auf ein persistierendes, systemisch oder okulär vorhandenes, antigen wirkendes Agens (Erreger oder deren Stoffwechsel- oder Zerfallsprodukte) zugrunde liegen. Nicht zuletzt wird diese Schlußfolgerung durch den Nachweis lymphozytärer Infiltration der vorderen Uvea in der akuten Phase der Mondblindheit gestützt. Somit dürften alle oben angeführten, zur Diskussion stehenden möglichen Kausalfaktoren mehr oder weniger stark eine ätiologische Rolle spielen. Die Periodische Augenentzündung ist demzufolge eine *symptomatische Erkrankung* der mittleren Augenhaut.

Das *Krankheitsbild* ist durch eine anfallsweise serofibrinöse Irido-Zyklo-Chorioiditis mit starken Schmerzerscheinungen charakterisiert, der sich eine Konjunktivitis und Keratitis zugesellen können. Man unterscheidet eine akute, subakute und chronische *Verlaufsform*. Der akute Anfall äußert sich in plötzlicher Lichtscheue, Blepharospasmus, vermehrter Wärme der Lider, starker Lakrimation, ziliarer Injektion, manchmal Konjunktivitis, Ödematisierung und Vaskularisation der Hornhaut. Mitunter sind das die einzigen Anzeichen, die dann leicht übersehen werden. In der Regel jedoch steigern sich die Symptome im Verlauf der folgenden Tage und weisen dann alle Merkmale einer Iritis, wie verschwommenes Irisrelief, Miosis, träge Pupillenreaktion, fibrinöshämorrhagische Exsudation der vorderen Uvea auf (Abb. 180), wenig später der Chorioidea (flottierende Glaskörpertrübungen). Eine Tensionsminderung wird als Zeichen der entzündlichen Schädigung der Epithelien der Ziliarfortsätze aufgefaßt. Das Allgemeinbefinden des Tieres kann geringgradig beeinflußt sein und die Körpertemperatur um 1 °C über die Norm ansteigen. Nach Überschreiten eines Höhepunktes etwa um den fünften Tag gehen die Entzündungserscheinungen langsam zurück; der Anfall ist nach ungefähr 14 Tagen überwunden. Nur bei ophthalmoskopischer Untersuchung zeigt das scheinbar gesunde Auge noch Überbleibsel der Entzündung (verschwommenes Irisrelief, träge Pupillenreaktion, Glaskörpertrübung, umschriebene Infiltrate in der Chorioidea). In Ausnahmefällen dauert der Anfall länger und erstreckt sich zuweilen auf sechs bis acht Wochen (subakute Form). Im Vordergrund des klinischen Bildes steht dann die exsudative Entzündung der Iris ohne weitere örtliche oder allgemeine Erscheinungen. Ganz selten kommt es zu einer subakuten, protrahierten Verlaufsform, die durch eine exsudative Iritis über einen Zeitraum bis zu zwei Monaten gekennzeichnet ist. Klingen jedoch die akuten Erscheinungen wieder rasch ab, so kann nach vier bis sechs Wochen mit einem weiteren Anfall gerechnet werden, dem in zunächst annähernd gleichen, später größeren Zeitabständen möglicherweise weitere folgen, die reaktiven Veränderungen gewinnen dann mehr und mehr chronischen Charakter und präsentieren sich in Gestalt einer adhäsiven Iritis mit Verwachsungen zwischen Iris und Linse (Abb. 184). Die Iris verliert ihr Relief, wird atrophisch, die Pupille ist verzerrt, unregelmäßig, der Pupillenrand ausgefranst. Auf der Linsenoberfläche sind braune, von der Iris stammende Gewebefetzen unregelmäßiger Gestalt erkennbar. Die Linse trübt unter Ausbildung punkt- oder strichförmiger Verdichtungsbezirke diffus ein; mitunter kommt es zu einer Linsenluxation. Chorioidea, Retina und Sehnerv werden fortschreitend zunächst entzündlichen, später degenerativen Veränderungen

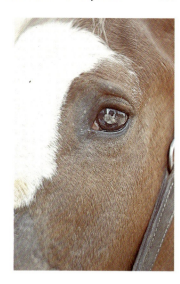

Abb. 185. Phthisis bulbi bei der Periodischen Augenentzündung des Pferdes. Ausbildung eines sog. dritten Augenwinkels.

unterworfen, die schließlich zur völligen Erblindung des Auges führen. Im Endstadium wird der Augapfel kleiner und weicher (Abb. 185). Gewöhnlich wird vorerst nur ein Auge von den Krankheitserscheinungen erfaßt, im Verlaufe mehrerer Schübe kann auch das zweite Auge erkranken. Häufig gestaltet sich der Ablauf wie beschrieben, in Ausnahmefällen stellen sich schon nach dem ersten Anfall starke chronische Veränderungen ein. Erfahrungsgemäß erkranken vorwiegend jüngere Tiere bis zu sieben Jahren.

Die **Prognose** ist im Hinblick auf die Rezidivneigung in jedem Falle, auch bei klinischer Gesundung des Auges, zweifelhaft. Sie ist im Hinblick auf den Zeitraum einer möglichen Erhaltung der Sehfähigkeit um so günstiger, je früher die Krankheit einer Behandlung zugeführt wird und um so ungünstiger, je heftiger die Entzündung abläuft.

Die **Therapie** gestaltet sich nach allgemeinen, bei der Uveitis abgehandelten Gesichtspunkten. Sie erstreckt sich auf lokale und allgemeine Maßnahmen und umfaßt **örtlich**
— zur Schmerzlinderung und Resorptionsbeschleunigung des entzündlichen Exsudats Wärme in Form warmer Umschläge, Kompressen oder Rotlichtbestrahlung (mehrmals täglich über 30 min);
— zur Zykloplegie (medikamentelle Ruhigstellung, Schmerzlinderung), zur Pupillenerweiterung und Synechieprophylaxe Atropin 1—4%ig, erst stünd-

lich 1–2 Tropfen bis zum Erreichen der Mydriasis, dann pro Tag 3–6mal; zusätzlich 10%iges Phenylephrin-Hydrochlorid;
— zur Einschränkung der entzündlichen Vorgänge Kortikosteroide, und zwar als Oculoguttae alle 2 h, als Unguentum alle 3 h. Für die subkonjuntivale Applikation sollten Langzeitkortikosteroide wie Methylprednisolonacetat oder Betamethason gewählt werden.
— Die immunsuppressive Wirkung der Kortikosteroide wird durch eine zusätzliche örtliche Breibandantibiose kompensiert.

Allgemeine Maßnahmen erstrecken sich auf die Herabsetzung der Allergiebereitschaft und entzündlicher Reaktionen durch Verabreichung von Kortikosteroiden (Dexamethason 10–40 mg/die), die Schmerzdämpfung, zugleich Antiprostaglandintherapie, durch Phenylbutazon 2mal täglich 2–3 g. Mögliche Infektionen und Superinfektionen werden durch parenterale Antibiotikumzufuhr kupiert. Zur Begünstigung der Resorption eignet sich die systemische Osmotherapie. Des weiteren wird die Verabfolgung von Diuretika und Kalium iodatum über fünf Tage 8 g/die empfohlen.

Bei der durch Onchocerca cervicalis hervorgerufenen Uveitis müssen zunächst die entzündlichen Veränderungen therapeutisch abgebaut werden, dann ist mit der spezifischen Therapie mit Diethylcarbamazin 4 mg/kg KM täglich 1mal über 21 Tage oder von März bis Oktober zur Abtötung der Larven vorzugehen.

Die **prophylaktischen Maßnahmen** ergeben sich aus den vermutlichen Ursachen. Die Verfütterung schimmelpilzbefallener, fauliger oder muffiger Futtermittel sollte vermieden werden. Leptospireninfektionen lassen sich durch Tilgung der Zwischenwirte (Mäuse und Ratten) oder durch Vermeidung des Kontaktes zu verseuchten Haus- und Wildtierarten einschränken. Die Onchozerkose wird durch Bekämpfung der Kriebelmücke gebremst. Allergisierende Infektionsherde im Tierkörper sind durch örtliche oder allgemeine Mittel und Verfahren zu eliminieren. Die Verabreichung von Riboflavin, 40 mg/die aufs Futter, soll Neuerkrankungen verhüten. Im übrigen sind alle resistenzmindernden Faktoren (schlechte Haltung, mangelhafte Ernährung, Parasitenbefall usw.) auszuschließen und die Tränk-, Fütterungs- und Haltungshygiene zu beachten.

9.6. Infektiöse Leberentzündung des Hundes

Bei der Hepatitis contagiosa canis (Hcc) ist die Uvea insbesondere bei Vorliegen des caninen Adenovirus-Typ I als Erreger stark in das Krankheitsgeschehen einbezogen. Hierbei treten die Augenveränderungen in zwei Phasen auf und unterscheiden sich dann in ihrem *klinischen Bild*. Während der akuten, febrilen Phase stehen Symptome der Erkrankung der vorderen Uvea im Vordergrund. Sie sind durch stärkere Durchblutung (dunklere, samtartige Beschaffenheit der Irisoberfläche), durch Irisschwellung, mitunter durch Absonderung eines fibrinösen oder hämorrhagischen Exsudats in die vordere Augenkammer gekennzeichnet. Sie entstehen durch direkte Erregeransiedlung und Erregervermehrung in den Endothelien der Uvea. Auswirkungen auf die Bindehaut äußern sich durch eine gemischte Gefäßinjektion und seröse Exsudation. Manchmal werden diese Veränderungen übersehen, besonders dann, wenn sie spontan zurückgehen. In anderen Fällen entsteht eine heftige exsudative Panuveitis, die infolge des gestörten Kammerwasserumlaufs durch Exsudate oder Synechien zum Sekundärglaukom führen kann. Beide Augen sind in der Regel in das Geschehen einbezogen, jedoch nicht selten mit unterschiedlich starkem Entzündungsverlauf. Die akute Phase kann innerhalb von zwei bis drei Wochen abklingen. In 20% der Infektionsfälle bleibt nach Verlauf dieser Zeit eine einseitige, oftmals beidseitige diffuse, milchige Eintrübung der Hornhaut (blue eye), der zunächst ein Hornhautödem zugrunde liegt (Abb. 186). Zeitlich damit parallel laufend, verschlechtert sich der Allgemeinzustand, es tritt eine zweite febrile Phase mit allen anderen Symptomen dieser Infektion auf. Die Hornhautveränderungen sind mit stärkerer seröser Exsudation und ziliarer Injektion der Konjunktiva, mit Lichtscheue und vermehrter Lakrimation vergesellschaftet. Das Hornhautödem neigt zur Persistenz, es entwickelt sich eine parenchymatöse Keratitis. Aus dem Zeitpunkt des Auftretens dieser Art klinischer Erscheinungen wird geschlossen, daß es sich um eine hyperergische Reaktion des Auges auf den Erreger handelt. Diese Erklärung wird gefestigt durch die Beobachtung, daß nach aktiver Immunisierung bei Verwendung des Adenovirus-Typ I eine Hornhautödematisierung, in dramatischen Fällen auch eine Uveitis mit irreversiblen Veränderungen vorkommen kann. Verschiedene Hunderassen, besonders der Afghanische Windhund, scheinen eine Dis-

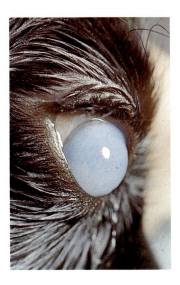

Abb. 186. Postvakzinales Hornhautödem (blue eye) beim Hund.

position für diese postvakzinalen Komplikationen zu haben. Hier empfiehlt es sich, die Impfung mit dem heterologen attenuierten Typ II des caninen Adenovirus durchzuführen.

Die **Therapie** ist vornehmlich auf das Grundleiden auszurichten. Die Uveitis ist nach den auf Seite 173 genannten Regeln zu behandeln. Cave Atropin! Es begünstigt bei Vorliegen von Exsudaten Kammerwinkelverschluß und damit die Entstehung eines Sekundärglaukoms. Zur Resorptionsunterstützung eignen sich feuchte oder trockene Wärme, ferner örtlich Glukokortikoide in Kombination mit Antibiotika. Ist ein Hornhautödem vorhanden, so persistiert es infolge „Einmauerung" durch Kortikosteroide, die in diesen Fällen kontraindiziert sind. Günstig gestaltet sich hier die Osmotherapie. Für die Therapie des postvakzinalen Ödems gelten die unter 7.2.1. genannten Maßnahmen.

9.7. Uveitis bei Infektionskrankheiten der Katze

Auch die Katze zeigt eine besondere **uveale Reaktionsbereitschaft** im Zusammenhang mit Infektionen. An hervorragender auslösender Stelle stehen hier die Viren des **Katzenleukosekomplexes** und der **Felinen infektiösen Peritonitis**, ferner **Toxoplasmen** und **Pilze**. Die feline Uvea reagiert auf das Vorkommen der genannten Erreger mit granu-

lomartigen zelligen Infiltraten (**granulomatöse Uveitis**) und mit Permeabilitätsstörungen der Gefäßwände, die zu starker Exsudatabscheidung führen. Pathogomonisch für diese Form der Uveitis sind Präzipitate, die sich der Rückfläche der Hornhaut in mehr oder minder großer Anzahl anlagern. Sie bestehen aus Makrophagen und mononukleären Zellen, die aufgrund ihrer glasig-fettigen Erscheinung auch als „Hammelfett-Präzipitate" bezeichnet werden. Die Iris ist infolge Ödematisierung farbverändert, geschwollen, ihr Relief ist verstrichen. Häufig sind beide Augen erkrankt, wobei die klinischen Symptome nicht symmetrisch ausgebildet sein müssen. Insbesondere bei der Leukose, aber auch bei der schleichenden Form der FIP eilen die Augensymptome unter Umständen erst später folgenden systemischen Krankheitszeichen voraus, dagegen hinken sie bei Toxoplasmose und Mykosen den systemischen Krankheitszeichen nach und runden das Bild möglicherweise nur ab.

Eine mehr **fibrinöse, nichtgranulomatöse, sehr akut verlaufende Uveitis** ist bei der Katze Zeichen und Ergebnis einer schubweisen Abgabe von Bakterien oder deren Toxinen, z. B. im Zusammenhang mit Fokuserkrankungen (Zähne, Sinus, Analbeutel) oder Allergenen bei Virusinfektionen oder Parasitenbefall. Letztgenannte Ursachen führen bei manifester Infektion dann des weiteren auch zur granulomatösen Form der Uveitis. Die fibrinöse Uveitis ist durch herabgesetzte Kammerwasserproduktion und damit Tensionsverminderung infolge der Schädigung der sezernierenden Ziliarkörperepithelien gekennzeichnet. Eine sofort einsetzende *symptomatische Therpaie*, die sich vornehmlich auf die Drosselung der Entzündung durch lokale Kortikosteroidtherapie und auf Synechieprophylaxe erstreckt, bringt Besserung. Die diagnostischen Maßnahmen zur Ermittlung der Ätiophatogenese sollten sich neben der klinischen Allgemeinuntersuchung, der Ermittlung der hämatologischen Parameter, des Gesamtproteins und des FIP-Titers auf entsprechende Tests hinsichtlich Leukose, Toxoplasmose und Mykosen erstrecken. Die Therapie sollte, auch wenn diese Untersuchungen noch laufen, zugleich kausal (systemischer Antibiotikumeinsatz) gestaltet werden.

9.8. Tumoren der Uvea

Tumoren der Uvea sind die am häufigsten vorkommenden intraokulären Neubildungen überhaupt. In

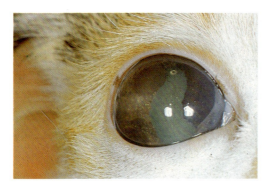

Abb. 187. Melanom auf der Iris einer Katze.

der Befallsstärke rangieren Hund und Katze — die Mehrzahl der Tiere ist mehr als 5 Jahre alt — an erster Stelle. Sie treten fast nur unilateral auf und resultieren aus allen an der Uvea vorkommenden Gewebearten. Die Mehrzahl der Tumoren sind Malignome des Pigmentepithels. Hierbei handelt es sich um Primärtumoren, mitunter mit Neigung zur Metastasierung. Dagegen sind Adenokarzinome des Auges nicht selten Metastasen, u. a. von Tumoren der Mamma, der Schilddrüse, der Uterus. Ferner spielt das Lymphosarkom bei Hunden, Katzen und Rindern eine Rolle. Als Vertreter gutartiger Tumoren scheinen Hämangiome häufiger vorzukommen. **Irisneubildungen** sind durch die zunächst noch wenig veränderte Hornhaut leichter zu erkennen. Der Iris liegen sie als unterschiedlich große, höckrige, graurötliche oder pigmentierte Gebilde auf (Abb. 187) oder an bzw. verlegen partiell den Kammerwinkel. Im Verlauf ihres Wachstums deformieren sie den Augapfel nach außen und destruktuieren ihn nach innen. Herabgesetzte oder aufgehobene Pupillenreaktion, zunehmende Ödematisierung der Hornhaut und der Iris und Trübung der Vorderkammer sind weitere Zeichen. Im **Ziliarkörper** und in der **Chorioidea** lokalisierte Neubildungen werden in der Regel erst dann festgestellt, wenn bereits durch den raumeinengenden Prozeß destrukturierende und funktionsbeeinflussende Folgen (Blutungen, Netzhautablösung, Linsenluxation, Glaukom) in den Vordergrund des klinisch sichtbaren Geschehens rücken. Die *Therapie* der Wahl besteht in einer baldmöglichen Exenteratio orbitae.

Zu den Tumoren gehören im klinischen Sinne unter anderem die **Zysten der Uvea**. Bekannt sind sie vornehmlich als Iriszysten und als Zysten der Traubenkörner. Die beim Pferd und Hund beobachteten Iriszysten können sowohl angeboren als auch traumatisch erworben sein. Sie liegen in der Hinterfläche der Iris oder zwischen ihrer Pars uvealis und retinalis, entstehen durch angeborene oder erworbene Spaltenbildung und Proliferation des umgebenden Wandabschnittes. Die braunen, mehr oder weniger großen blasigen Gebilde sind mit einer wasserklaren Flüssigkeit gefüllt, bewegen sich bei Kopfdrehung und erscheinen, sofern sie nahe am Irisrand liegen, bei weiter Pupille in der Pupillenöffnung. Mitunter können sich gestielte Zysten von der Unterlage lösen. Sie sind dann als flottierende kugelige Gebilde in der vorderen Augenkammer sichtbar.

Eine *Behandlung* in Form einer Spaltung der Zystenwand ist nur dann angezeigt, wenn es zu starkem raumeinengendem und funktionsbehinderndem Anwachsen einer Zyste kommt. Zysten der Traubenkörner des Pferdes erscheinen als hellbraun bis braungrau gefärbte, blasige Gebilde, die am Pupillenrand liegen. Größere Zysten können bei enger Pupille die Sehfähigkeit des Tieres beeinflussen. Sie führen zum Scheuen der Tiere und sollten deshalb gespalten, besser noch operativ entfernt werden. Zu ähnlichen klinischen Symptomen führen auch Hyperplasien der Traubenkörner.

Literatur

ABDELBAKI, Y. Z., and DAVIS, R. W.: Ophthalmoscopic findings in Elaeophorosis of domestic sheep. Vet. Med. Small Anim. Clin. **67**, 69 (1972).

AGUIRRE, G., CARMICHAEL, L., and BISTNER, S.: Corneal endothelium in vival induced anterior uveitis. Arch. Ophthalmol. **93**, 219 (1975).

AMMANN, K.: Beitrag zur Augentuberkulose des Rindes. Tierärztl. Rdsch. **40**, 529 (1934).

ANDERSON, Berrina G., and ANDERSON, W. D.: Vasculature of the equine and canine iris. Amer. J. Vet. Res. **38**, 1791 (1977).

BADTKE, G.: Über das Wesen und die Genese der sogenannten atypischen Kolobome der inneren Augenhäute und des Sehnerven. Klin. Mbl. Augenhk. **131**, 1 (1957).

BADTKE, G.: Über verschiedene Formen der Funduskolobome und der Kolobomcysten, ihre Beziehungen zueinander, Nomenklatur und Genese. Klin. Mbl. Augenhk. **138**, 176 (1961).

BARNETT, K. C., and OGDEN, A. L.: Ocular colobomata in Charolais cattle. Vet. Rec. **91**, 592 (1972).

BARRON, C. N., and SAUNDERS, L. Z.: Intraocular Tumors in Animals. II. Primary Non-Pigmented Intraocular Tumors. Cancer Res. **19**, 1171 (1959).

BARRON, C.N., SAUNDERS, L. Z., and JUBB, K.V.: Intraocular Tumors in Animals. III. Secondary Intraocular Tumors. Amer. J. Vet. Res. **24**, 835 (1963).

BARRON, C. N., SAUNDERS, L. Z., SEIBOLD, H. R., and HEATH, M.K.: Intraocular Tumors in Animals. V. Transmissible Veneral Tumor in Dogs. Amer. J. Vet. Res. 24, 1263 (1963).

BELLHORN, R. W.: Secondary ocular adenocarcinoma in three dogs and a cat. J. Amer. Vet. Med. Assoc. 160, 302 (1972).

BISTNER, S. J.: Ocular manifestations of systemic disease. Vet. Clin. N. Amer. 3, 467 (1973).

BISTNER, S., and WIEBE, E.: Traumatic panophthalmitis in a horse. Cornell Vet. 61, 415 (1971).

BLOGG, J. R., and COLES, E. H.: Clinicopathological aspects of canine aqueous tumor proteins. Res. Vet. Sci. 12, 95 (1971).

BUYUKMINCI, N.: Ocular lesions of blastomycosis in the dog. J. Amer. Vet. Med. Assoc. 180, 426 (1982).

CARLTON, W. W., LAVIGNETTE, A. M., and SZCZECH, G. M.: A case of feline infectious peritonitis with ocular lesions. J. Am. Anim. Hosp. Assoc. 9, 256 (1973).

CARMICHAEL, L. E.: The pathogenesis of ocular lesions of infectious canine hepatitis. II. Experimental ocular hypersensitivity produced by the virus. Pathol. Vet. 2, 344 (1965).

CARTER, J. D., PRASSE, K. W., and BAKER, G. G.: Ocular and clinical features of canine thrombocytopenic purpura. Vet. Med. Small Anim. Clin. 66, 125 (1971).

COLE, D. F., and UNGER, W. S.: Prostaglandins as mediators for the response of the eye to trauma. Exp. Eye Res. 17, 357 (1973).

COLLIER, Linda L., BRYAN, M., and PRIEUR, D. J.: Ocular Manifestations of the Chediak-Higashi-Syndrome in four Species of Animals. J. Amer. Vet. Med. Assoc. 175, 587 (1979).

COULTER, D. B., MARTIN, C. L., and ALVARADO, T. P.: A cat with white fur and one blue eye. California Vet. 34, 11 (1980).

CURTIS, R., and BARNETT, K. C.: The ocular lesions of infectious canine hepatitis. I. Clinical features. J. Small Anim. Pract. 14, 375 (1973).

CURTIS, R., and BARNETT, K. C.: The „blue eye" phenomenon. Vet. Rec. 112, 347 (1983).

DAUSCH, D., WEGNER, W., MICHAELIS, W., und REETZ, I.: Ophthalmologische Befunde in einer Merlezucht. Dtsch. Tierärztl. Wschr. 84, 468 (1977).

DIMIĆ, J. M.: Beitrag zu der Frage der Reaktionen des Hundeauges auf experimentell eingedrungene aseptische Fremdkörper in die vordere Augenkammer. Kleint.-Prax. 12, 213 (1967).

DIMIĆ, J., SIBALIĆ, S., und TADIĆ, M.: Periodische Augenentzündung und Augenfilariose der Pferde. Wien. Tierärztl. Mschr. 46, 474 (1959).

DITERS, R. W., DUBIELZIG, R. R., AGUIRRE, G. D., and ACLAND, G. M.: Primary Ocular Melanoma in Dogs. Vet. Pathol. 20, 379 (1983).

DOHERTY, M. J.: Ocular manifestations of feline infectious peritonitis. J. Amer. Vet. Med. Assoc. 159, 417 (1971).

EAKINS, K. R., and WHITLOCK, R. H.: Prostaglandin-like activity in ocular inflammation. Med. J. 3, 452 (1972).

ERIKSSON, K.: Hereditary Aniridia with secondary cataract in horses. Nordist. Vet. Med. 7 (1955).

FRANK, A., and MAROLT, J.: Ein Beitrag zum Augenalbinismus bei Tieren. Dtsch. Tierärztl. Wschr. 73, 177 (1966).

GALLAGHER, C. H.: Investigation of the Etiology of infectious Ophthalmia of cattle. Austral Vet. J. 30, 61 (1954).

GELATT, K. N.: Iridal cysts in a Dog. Vet. Med. Small. Anim. Clin. 67, 57 (1972).

GODER, G.: Die phylogenetische Entwicklung des Sehapparates und seiner inneren Vaskularisation. Wiss. Z. Humboldt-Univ. Math-Nat. XXI, 93 (1972).

GWIN, R. M., MAKLEY, T. A., Jr., WYMAN, M., and WERLING, Kathryn: Multifocal ocular histoplasmosis in a dog and cat. J. Amer. Vet. Med. Assoc. 176, 638 (1980).

HEELEY, D. M.: Toxoplasmosis. J. Small Anim. Pract. 10, 627 (1969).

HERRMANN, M. K., HUNZIKER, J. A., SZYMANSKI, C. M., and KOCH, S. A.: Peripheral retinal albinotic spots on 3 dogs. J. Amer. Vet. Med. Assoc. 163, 1175 (1973).

HOAG, W. G., and BELL, W. B.: Isolation of Leptospira Pomona from a Bovine Eye. J. Amer. Vet. Med. Assoc. 125, 381 (1954).

HOLT, J. R.: The Corneal Ulcer. III. Causes — Microorganisms. J. Small Anim. Pract. 7, 261 (1966).

HÜBNER, L.: Neoplasmen der Iris beim Hunde. Wien. Tierärztl. Mschr. 46, 121 (1959).

HUANG, K., et al.: Indomethacin inhibition of prostaglandin-mediated inflammation following intraocular surgery. Ophthalmol. Visual Sci. 16, 760 (1977).

JAMPOL, B., NEUFELD, A. H., and LEARS, M. L.: Pathways for the response of the eye to injury. Ophthalmol. Visual Sci. 14, 183 (1975).

JEMELKA, E. D.: Removal of Setaria digitata from the anterior chamber of the equine eye. Vet. Med. Small Anim. Clin. 71, 673 (1976).

JONES, F. S., and LITTLE, R. B.: An Infectious Ophthalmia of Cattle. J. exper. Med. 38, 139 (1923).

JONES, F. S., and LITTLE, R. B.: The Transmission and Treatment of Infectious Ophthalmia of Cattle. J. exper. Med. 39, 803 (1924).

KRAWITZ, L.: Diseases of the anterior uvea of the dog. J. Amer. Vet. Med. Assoc. 144, 986 (1964).

LEHMANN, E. v.: Die Iris und Rumpfscheckung beim Pferd. Z. Tierz. Zücht. biol. 59, 175 (1951).

MAROLT, J.: Die periodische Ophthalmie als ein Symptom von Viruskrankheiten bei Pferd und Rind. Ein Vorschlag für entsprechende forensische Beurteilung und eine Namensänderung. Dtsch. Tierärztl. Wschr. 75, 189 (1968).

MAROLT, J., BRKIĆ, A., and ČERMAK, K.: A review on the „blue eye" in dogs in the light of the symptomatic (recurrent) ophthalmia. Pobesan Otisak, Praxis Veterinarija 3, 145 (1977).

MARTIN, C. L.: Feline ophthalmologic diseases. Mod. Vet. Pract. 63, 287 (1982).

MATTHEWS, A. G., and HANDSCOMBE, M. C.: Uveitis in the horse: A review of the aetiological and immunopathological aspects of the disease. Equine Vet. J. 2, 61 (1983).

MCCORMACK, J.: Typical colobomas in charolais bulls. Vet. Med. Small Anim. Clin. 72, 1626 (1977).

McMullan, W. C.: Onchocercal filariasis. Southwestern Vet. 25, 171 (1972).
Meincke, J. E.: Reticuloendothelial malignancies, with intraocular involvement in the cat. J. Amer. Vet. Med. Assoc. 148, 157 (1966).
Niesel, P.: Pathophysiologie der Hämodynamik des Auges. Wiss. Z. der Humboldt-Univ., Math.-Nat. XXVI, 140 (1977).
Olin, D. D.: Examination of the aqueous humor as a diagnostic aid in anterior uveitis. J. Amer. Vet. Med. Assoc. 171, 557 (1977).
Olin, D. D., Rogers, W. A., and McMillan, A. D.: Lipid-laden aqueous humor associated with anterior uveitis and concurrent hyperlipemia in two dogs. J. Amer. Vet. Med. Assoc. 168, 861 (1976).
Peiffer, R. L.: Ocular manifestations of septic disease. In: Gelatt, K. N.: Veterinary Ophtalmology. Lea Febiger, Philadelphia 1981.
Peiffer, R. L., Jr.: The differential diagnosis of pigmented ocular lesions in the dog and cat. Californian Vet. 35, 14 (1981).
Rahi, A. H. S.: Pathophysiology of uveitis. Trans. opththal. Soc. UK. 101, 292 (1981).
Ratusin, W.: The role of urokinase in the management of traumatic hyphema. Ophthalmologica 167, 373 (1973).
Rebhun, W. C.: Diagnosis and treatment of equine uveitis. J. Amer. Vet. Med. Assoc. 175, 803 (1979).
Richards, D. J.: Inflammatory diseases of the internal structures of the eye. Aust. Vet. J. 45, 558 (1969).
Roberts, S. R.: Iris-cysten beim Hund. Wien. tierärztl. Mschr. 46, 20 (1959).
Roberts, S. R.: Etiology of equine periodic ophthalmia. J. Ophthalmol. 55, 1049 (1963).
Roberts, S. R.: Comments on Equine Leptospirosis. J. Amer. Vet. Med. Assoc. 155, 442 (1969).
Rottenberg, J.: The diagnostic significance of ocular lesions in feline infectious peritonitis. Speculum 32, 16 (1979).
Schmidt, Gretchen M., Krehbiel, J. D., and Coley S. Claire: Equine ocular onchocerciasis. Amer. J. Vet. Res. 43, 1371 (1982).
Silverstein, A. M.: Perpetuation of inflammation in uveitis. Trans. ophthal. Soc. UK 101, 301 (1981).
Startup, F. G.: Congenital abnormalities of the iris of the dog. J. Small Anim. Pract. 7, 99 (1966).
Strube, G.: Literaturstudie über Ätiologie, Diagnostik und Therapie der „Periodischen Augenentzündung" der Pferde. Vet.-med. Diss., Hannover 1971.
Szutter, L.: Untersuchungen über die Pigmentmangelflekken im Augenhintergrund der Pferde. Acta vet. Acad. Sci. Hung. Budapest 7, 329 (1957).
Thornton, J. G.: Heartworm invasion of the canine eye. Mod. Vet. Pract. 59, 373 (1978).
Tilgner, S.: Zur Irismorphologie der Wirbeltiere. Klin. Mbl. Augenhk. 171, 923 (1977).
Überreiter, O.: Retinachorioiditis maculosa disseminata beim Hund. Wien. tierärztl. Mschr. 55, 707 (1968).
Veenendaal, H.: Augenerkrankungen bei Weilscher Krankheit; ein Fall bei einem Hunde. Tijdschr. Diergeneesk. 60, 634 (1933).
Waardenburg, P. J.: A new syndrome combining developmental anomalies of the eyelids, eyebrows and nose root with pigmentary defects of the iris and head hair and with congenital deafness. Amer. J. Hum. Genet. 3, 195 (1951).
Walde, I.: Differentialdiagnostische und therapeutische Aspekte bei der „Mondblindheit" des Pferdes. Pferdehk. 2, 67 (1986).
Wetzel, H.: Okulovaskuläre Myiasis bei Haustieren in Süd- und Südwest-Afrika. Berl. Münch. Tierärztl. Wschr. 82, 330 (1969).
Whitley, R. D., and Albert, R. A.: Clinical uveitis and polyarthritis associated with Mycoplasma species in a young goat. Vet. Res. 115, 217 (1984).
Wirostko, E., and Spalter, H.: Lens induces uveitis. Arch. Ophthalmol. 78, 1 (1967).
Witmer, R.: Phagogenic uveitis. Ophthalmologica 133, 327 (1957).

10. Pathologie des inneren Augendrucks und Flüssigkeitswechsels

Der innere Augendruck hat die Aufgabe, die für den Sehakt notwendige Form des Augapfels zu gewährleisten. Er wird durch die Konsistenz und Elastizität der Tunica fibrosa und durch den Augapfelinhalt bestimmt. Letzterer setzt sich zusammen aus den inneren Augengeweben (Uvea, Netzhaut, Linse), dem Blutgehalt der intraokularen Gefäße, dem Glaskörper und dem die Hohlräume des Auges ausfüllenden Kammerwasser, wobei für die Höhe des Augendrucks der flüssige Bulbusinhalt und hier besonders das Kammerwasser von ausschlaggebender Bedeutung sind. Das *Kammerwasser* (Humor aquaeus) füllt die vordere und hintere Augenkammer aus und hat außerdem Beziehungen zu den Spalten des Glaskörpers. Als glasklare, farblose, spezifische Gewebsflüssigkeit, die in ihrem Elektrolytgehalt dem Blutserum, dem Liquor cerebrospinalis und ferner der Synovia nahesteht, sich jedoch im Vergleich zu den genannten Körperflüssigkeiten durch einen sehr minimalen Eiweißgehalt auszeichnet, fungiert es als Mittler des Stoffwechsels der Linse, der Hornhaut und des Glaskörpers und stellt aufgrund seiner physikalischen Beschaffenheit ein ideales optisches Medium für den Durchtritt von Lichtstrahlen dar. Seine Bildung erfolgt zu etwa 70% durch aktive Sekretionsleistung vorrangig der Epithelien des Ziliarkörpers und seiner Fortsätze (Rind: 100, Schwein: 75—85, Hund und Katze: 70—80), in geringem Umfang auch durch Epithelien der Irishinterfläche und der Traubenkörner. Der Rest wird durch passive Prozesse der Diffusion, der Dialyse und Ultrafiltration erzeugt. Bei der Katze wurden 15 µl/min neugebildetes Kammerwasser gemessen, beim Menschen sind es 2 µl/min. Der Strömungsumlauf des Kammerwassers von der hinteren Kammer unter Umspülen der Linse in die vordere Kammer und von hier aus in den Kammerwinkel (Angulus iridocornealis) wird maßgeblich durch das zwischen Iris und luftgekühlter Hornhaut bestehende Temperaturgefälle (Thermozirkulation) gewährleistet (Abb. 188). Der Abtransport erfolgt über das im Kammerwinkel gelegene filterartige uveale Gerüst- oder Trabekelwerk (Spongium anguli iridocornealis) in die Fonta-

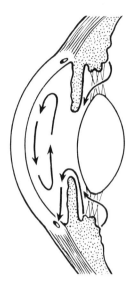

Abb. 188. Strömungsumlauf der intraokulären Flüssigkeit.

neschen Räume (Spatia anguli iridocornealia) und von hier aus in den — dem Schlemmschen Kanal des Menschen entsprechenden — und im physikalischen Sinne als Sicherheitsventil zur Eliminierung physiologischer Druckschwankungen aufzufassenden Schlemmschen Plexus und schließlich in das Venensystem des Auges. Ein Teil des Kammerwassers wird direkt über die skleralen, episkleralen und konjunktivalen Venen abgeleitet. Ferner nehmen die Kapillaren der Irisvorderfläche, des Ziliarkörpers und der Aderhaut einen Teil desselben zurück. Bildung und Abfluß des Kammerwassers unterliegen unter physiologischen Bedingungen einem differenzierten Regulationsmechanismus, dem ein Zusammenspiel kolloidosmotischer, neurovegetativer, vasomotorischer und hormonaler Faktoren zugrunde liegt. Dieser Regulationsmechanismus sorgt innerhalb bestimmter Schwankungsbreiten (Lebensalter, Tagesrhythmus, vegetative Tonuslage des Organismus usw.) für die Aufrechterhaltung eines für die Tierart spezifischen inneren Augendrucks. Die von verschiedenen Untersuchern angegebenen

Meßwerte streuen erheblich; nicht zuletzt dürften die enormen Schwankungsbreiten auf die unterschiedliche Methodik der Druckmessung, die verschiedenartige Arbeitsweise differenzierter Instrumente, Rassenspezifität und Individualität des Tieres zurückzuführen sein. Hieraus ergeben sich bei den einzelnen Haustierarten Meßbreiten, die z. B. für den Hund mit 15—30 mm Hg, das Pferd mit 16—32 mm Hg, das Rind mit 15—30 mm Hg, für die Katze mit 15—22 mm Hg, das Kaninchen mit 15—27 mm Hg angegeben werden. Jede ernste, durch physiologische Regulation nicht kompensierbare Störung des intraokulären Flüssigkeitswechsels hat eine Änderung des Augendrucks zur Folge. Handelt es sich um einen Überdruck, so spricht man von einer Hypertonia bulbi oder einem Glaukom; liegt ein Unterdruck vor, so bezeichnet man diesen Zustand als Hypotonia bulbi.

10.1. Untersuchung

Bei der Untersuchung lassen sich anhand des Augendrucks und morphologischer Abweichungen des Trabekelsystems oder entzündlicher Ablagerungen im Kammerwinkel Rückschlüsse auf den Flüssigkeitswechsel des Auges ziehen.

10.1.1. Messung des inneren Augendrucks

Für die Messung des inneren Augendrucks (Tensionsmessung, Tonometrie, Ophthalmotonometrie) unter klinisch-praktischen Bedingungen ist ausschließlich die *indirekte Methode* — ohne Eingehen in den Augapfel — anwendbar. Die älteste, einfachste, allerdings sehr ungenaue Form der Druckmessung stellt die Palpation des Augapfels (digitale Methode) dar. Sie eignet sich zur raschen Prüfung erheblicher Abweichungen des Spannungszustandes der Tunica fibrosa eines Augapfels. Man stellt sich hierzu vor das Tier und palpiert den Augapfel durch das Oberlid hindurch mit der Zeigefingerspitze beider Hände in ähnlicher Weise, wie man eine Fluktuation ertastet. Normalerweise läßt sich der Augapfel durch den abwechselnden Fingerdruck eindellen. Ist der innere Augendruck erhöht, so wird dem Druck des jeweiligen Fingers ein stärkerer Widerstand entgegengesetzt bzw. der Augapfel fühlt sich hart an. Im Zweifelsfall und zur Sicherheit empfiehlt es sich, das zweite Auge des gleichen Tieres oder das Auge eines anderen Tieres im Vergleich zu palpieren. Man kann beide Augen auch gleichzeitig (simultan) mit zwei Fingern jeweils einer Hand abtasten. Dabei steht dem Vorteil der momentanen Vergleichsmöglichkeit allerdings häufig der Nachteil einer weniger feinen Tastempfindlichkeit gegenüber. Eine *genaue* Bestimmung und Erkennung des Augendrucks erfolgt durch die instrumentelle Messung, hierfür werden **Tonometer** verwandt. Prinzipiell ist zwischen der Impressions- und Applanationstonometrie zu unterscheiden. Entscheidend für das Ergebnis beider Arten der Messung ist der Grad der Verformbarkeit der Augapfelhülle gegenüber dem im Augapfel herrschenden Druck (Augapfelrigidität). Jede der beiden Meßprinzipien findet in unterschiedlichen gerätetechnischen Lösungen Anwendung.

Die Tonometer nach Schiötz, Hamer, Baillart arbeiten nach dem *Impressionsprinzip*, wie nach Maklakoff, Goldman, Draeger, Perkins nach dem *Applanationsprinzip*. In neuerer Zeit entwickelte pneumatische Tonometer (Durham-Langham) ermöglichen in Sekundenschnelle mit Hilfe eines dosierten Luftstoßes die elektronische Messung. Dem versierten veterinärmedizinischen Untersucher ist es möglich, die Tonometrie am nichtsedierten, in physiologischer Körper- und Kopfhaltung befindlichen Tier auszuführen und damit den Meßwertergebnissen, die wegen individueller Tagesdruckschwankungen mehrmals ermittelt werden sollten, Objektivität zu verleihen. Es ist allerdings zu beachten, daß das verwendete, für das menschliche Auge konstruierte Tonometer den anatomischen Verhältnissen des Tieres angepaßt und die Meßwertergebnisse entsprechende Interpretation finden müssen. Mit Hilfe der Tonografie, einer über etwa vier Stunden währenden Tonometrie, sowie durch Provokation der Kammerwasserproduktion (Provokationstests mit Wasser, kurzwirkenden Mydriatika, Kortikosteroiden) lassen sich differenzierte Aussagen über die Filtrationsfähigkeit der Kammerwinkelelemente machen. Sie finden zur Zeit im wissenschaftlichen Tierversuch für die Prüfung der Pharmakokinetik tensionssenkender Wirkstoffe und beim Versuchshund zur Ermittlung glaukombelasteter Zuchtlinien Anwendung.

10.1.2. Betrachtung des Kammerwinkels

Die Betrachtung des Kammerwinkels (Gonioskopie) erfolgt in ihrer einfachen Form durch die Lupenbrille und mit Hilfe einer starken und fokussierten Lichtquelle, mit der am besten von der Seite her der jeweils zu untersuchende Kammerwinkelabschnitt gut ausgeleuchtet wird. Beim Pferd erkennt man den temporalen und nasalen Kammerwinkel infolge der dort vorhandenen Hornhautsicheltrübung am besten von vorn. Beim Hund und bei der Katze gelingt dies infolge der Skleraüberlappung des Iriswinkels nur durch Betrachtung von der Seite her. Beleuchtung des Kammerwinkels und Blickrichtung des Untersuchers gehen jeweils von der gleichen Seite aus, wobei sich die Beleuchtungs- und Adspektionsrichtung von temporal her leichter als von nasal gestaltet. Höheren Ansprüchen werden Gonioskoplinsen gerecht, die der Hornhaut so angelegt werden, daß die lichtbrechende und verzerrende Wirkung der Hornhautkurvatur für die Betrachtung des Kammerwinkels reduziert wird. Als Ein- oder Zweispiegelgläser (Goldmann-Linsen), als direkte Gonioskopielinsen mit planer Vorderfläche (Lovac-Linsen) oder mit sphärisch gewölbter Oberfläche (Barkan-Linsen) machen sie durch ihren Vergrößerungseffekt die Trabekelstruktur des Kammerwinkels in seinen Details unter Zuhilfenahme von Lichtquellen Handspaltleuchten, Otoskope, Funduskamera o. ä.) der Betrachtung zugänglich und ermöglichen die Kammerwinkeldiagnostik, die bei der Feststellung des Primärglaukoms in ihrer Aussagekraft *vor* der Tonometrie rangiert.

10.2. Augapfelerweichung

Eine Augapfelerweichung (Hypotonia bulbi) liegt vor, wenn der innere Augendruck die untere physiologische Grenze unterschreitet. Die Ursache der Hypotonie beruht entweder auf einem stark verminderten Nachschub von Kammerwasser oder auf einem die physiologische Kammerwasserproduktion überschreitenden Abfluß. Eine *Minderung der Kammerwasserproduktion* kann hervorgerufen werden durch:
— mechanische, infektiöse, toxische oder entzündliche Schädigung des Ziliarkörpers (z. B. beim Pferd im Zusammenhang mit symptomatischer Uveitis),
— Aufnahme bestimmter Pharmaka (Barbiturate, Sedativa, Analgetika),
— hochgradige und plötzliche Blutdrucksenkung bei starken Blutverlusten, Exsikkose, Kachexie.

Ein abnorm *starker Kammerwasserabfluß* erfolgt
— nach außen durch perforierende Verletzungen, Hornhautdurchbrüche, Hornhautfisteln, Glaskörperverlust oder durch fistelbildende chirurgische Eingriffe,
— nach innen, wenn das intraokuläre Kapillarsystem an der Resorption von Kammerwasser beteiligt ist (z. B. im Falle eines Netzhautrisses oder einer Zyklodialyse).

Die klinischen *Symptome* der Hypotonie bestehen in einer starken Tonusverminderung, Fältelung und Eindellung der Hornhaut, mitunter einer Bulbusatrophie. Aufgrund der veränderten Druckverhältnisse kann sich die Retina ablösen. Die *Behandlung* richtet sich nach dem Grundleiden und ist kausal auszurichten. Ein schlaffer, atrophischer Ziliarkörper ist möglicherweise durch Hyperämisierung des gesamten Bulbus (warme Kompressen, retrobulbäre Injektion hypertonischer NaCl-Lösungen) zu beleben.

10.3. Glaukom

Glaukom (Hypertonia bulbi) oder Grüner Star ist der klinische *Sammelbegriff* für alle Krankheitszustände des Auges, deren Haupt- oder Leitsymptom eine **pathologische Druckerhöhung** im Augapfel ist. Ihm liegt ein verminderter Abfluß des Kammerwassers zugrunde, der entweder
— durch Behinderung des pupillaren Kammerwasserumlaufs von der hinteren zur vorderen Augenkammer durch mechanische Hindernisse oder durch Viskositätsänderung des Kammerwassers ausgelöst oder
— durch eine Insuffizienz des im Kammerwinkel gelegenen Filtrations- und Abflußsystems verursacht wird.

Die Glaukome werden in primäre und sekundäre Formen eingeteilt.

10.3.1. Primärglaukom

Von einem Primärglaukom spricht man, wenn sich die Druckerhöhung ohne klinisch und anamnestisch ermittelbare vorherige Grundkrankheit des Auges eingestellt hat. Diese bislang in der veterinärmedizinischen Literatur verbreitete Definition ist im Grunde genommen nicht mehr haltbar, da dem Primärglaukom morphologisch sowohl erkennbare, aber durchaus auch verborgene Strukturabweichungen von Augengeweben zugrunde liegen, die allerdings nur im Zusammenspiel mit Störungen der Kammerwasserzirkulation klinisch relevant und erst

dann der tierärztlichen Diagnostik zugeführt werden. Primärglaukome werden bisher nur beim Hund beobachtet, und zwar scheinen die Rassen Beagle, Basset, Husky, English Setter, Bernhardiner, rauhhaarige Foxterrier und Sealyham-Terrier, Zwerg- und Kleinpudel, Zwergteckel, Amerikanischer und Englischer Cocker-Spaniel hierfür eine Disposition aufzuweisen; was nicht ausschließt, daß die vermeintliche Veranlagung dieser Rassen nur deswegen auffällt, weil ihre Beliebtheit und zahlenmäßige Verbreitung regional unterschiedlich ausgeprägt ist. Die beim Hund auftretenden Primärglaukome werden klassifiziert in:
— das Winkelblockglaukom (Glaukom mit engem Winkel) mit akutem und chronischem Verlauf,
— das Offenwinkelglaukom mit schleichendem Verlauf,
— die Hydrophthalmie oder das Glaukom des neugeborenen Tieres.

10.3.1.1. Winkelblockglaukom

Dem Winkelblockglaukom liegt eine Verengung des Kammerwinkels mit oder ohne Dysplasie des Ligamentum pectinatum zugrunde. Es ist dysplastisch, wenn die Kluft zwischen Irisbasis und innerem Pigmentband nicht durch die vom Ligamentum pectinatum gebildeten Iristrabekel, sondern durch eine Membran ganz oder teilweise überbrückt wird. Bei einem engen Kammerwinkel ohne dysplastisches Ligamentum pectinatum sind die Iristrabekel zwar vorhanden, aber kürzer ausgebildet, die Ziliarkluft ist demzufolge erheblich schmaler. Wenn das klinische Leitsymptom (erhöhter intraokulärer Druck) bei dieser Glaukomform erfahrungsgemäß fast ausschließlich erst im höheren Lebensalter — die Spanne beträgt 3 bis 12 Jahre — in Erscheinung tritt, so spricht dies für das Wirksamwerden zusätzlicher auslösender Faktoren. Hierfür werden lokale und allgemeine Zirkulationsstörungen, zentrale hypothalamische Dysregulationen, vegetative und innersekretorische Fehlleistungen (neurovaskuläre Theorie) und/oder zu enger Kammerwinkel, Viskositätsveränderungen des Kammerwassers, altersbedingte intraokuläre Strukturveränderungen wie Linsenvergrößerung, Katarakt, die zur Abflachung der Vorderkammer führen (mechanische Theorie) verantwortlich gemacht.

Die *Diagnose* wird vorrangig mittels Gonioskopie gestellt. Diese ist allerdings nur so lange aufschlußreich, wie noch keine sekundären, durch den erhöhten inneren Druck bedingten Strukturveränderungen im Kammerwinkel, ferner evtl. Linsensubluxation oder uveitische Erscheinungen vorliegen. Hierin liegt vor allem auch die Schwierigkeit der Unterscheidung des primären und sekundärem Glaukoms begründet. In diesem Fall erleichtert die Untersuchung des zweiten Auges, das im Falle des Winkelblockglaukoms nicht unbedingt einen erhöhten Druck, wohl aber die morphologisch erkennbaren Anomalien aufweist, die Diagnose. Da die Fehlausbildungen im Bereich der Kammerbucht bereits im frühen Lebensalter erkennbar sind, würde diese Untersuchung übrigens auch potentiell für die Zucht vorgesehener Tiere glaukombelasteter Rassen züchterische Konsequenzen erleichtern. Der bei glaukomverdächtigen Menschen angewandte Wasserprovokationstest ist beim Hund in seiner Aussagekraft umstritten.

Der *Krankheitsverlauf* eines akuten Winkelblockglaukoms ist durch plötzlich eintretende anfallartige Kammerwasserstauung gekennzeichnet. Mitunter löst sich der Block, um später rezidivierend ein- oder mehrmals wieder aufzutreten. Damit wiederholen sich die Anfälle, sehr oft stürmischer und heftiger. Es entwickelt sich dann das chronische Stauungsglaukom. Es kann aber auch von Anfang an einen chronischen Charakter haben. Obwohl beide Augen die Anomalie aufweisen, müssen sie nicht gleichzeitig die Druckerhöhung zeigen. Die klinischen *Zeichen des akuten Glaukoms* sind:
— Schmerzen, erkennbar am gestörten Allgemeinbefinden des Tieres, Unruhe, Lichtscheue.
— Vergrößerung des Augapfels und der Lidspalte, bedingt durch das besondere Ausdehnungsvermögen der Sklera des Tierauges bei intraokulärer Druckerhöhung (Hydrophthalmus).
— Stauungserscheinungen, hervorgerufen durch Kompression der Ziliargefäße. Sie führen an den Lidern, an der Bindehaut, der Hornhaut und an der Iris zur Ödematisierung des Gewebes und präsentieren sich in Gestalt von Schwellung der Lider, Rötung und Schwellung der Bindehaut, vermehrter Fülle des episkleralen Gefäßkranzes, rauchiger, stichelartiger Trübung der Hornhaut, blasigem Abheben des Hornhautepithels, Schwellung der Iris, Abflachen des Irisreliefs, Trübung der vorderen Augenkammer infolge Transsudation.
— Abflachen der vorderen Augenkammer durch das Vordrängen des Irisdiaphragmas, Verlöten der Iriswurzel mit der Hornhautperipherie durch reaktive Entzündungsprodukte.
— Dilatierte Pupille, verzögerter oder ausbleibender Pupillenreflex infolge Drucklähmung der Ziliar-

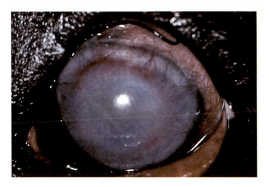

Abb. 189. Pannus glaucomatosus. Heftige konjunktivale und ziliare Gefäßinjektion. Hornhautödem (Foto: Christoph, Leipzig).

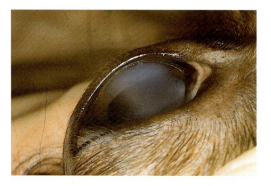

Abb. 190. Sekundärglaukom infolge Linsenverlagerung in die Pupillenöffnung (querovale Pupille, getrübte Linse, Hornhautödem).

nerven, der Sphinkterfasern und Irritation der sympathischen Nervenanteile.
— Veränderungen am Augenhintergrund (sofern erkennbar) in Gestalt einer Erweiterung der Venen und einer unscharfen Begrenzung der Papille (Ödem). In fortgeschrittenen Stadien ist die Papille vertieft.
— Trübung der vorderen Augenkammer infolge Transsudation.
— Beeinträchtigung des Sehvermögens.
Die klinischen *Zeichen des chronischen Stauungsglaukoms* ähneln zunächst denen des akuten. Eine entzündliche Hornhauttrübung mit kranzförmiger Hornhautvaskularisation (Pannus glaucomatus) weist auf länger anhaltende Stauungserscheinungen und reaktive Hornhaut- und Ziliarkörperprozesse hin (Abb. 189). Subluxation und Luxatio lentis (Abb. 190) und Uveitis sind Glaukomfolgen, die mitunter als auslösendes Moment eines vermeintlichen Sekundärglaukoms gedeutet werden. Eine maximal erweiterte Pupille mit aufgehobener Reaktion läßt irreversible Druckschäden der Ziliarnerven und der Sphinkterfasern vermuten. Die Pupille erscheint grünlichgrau (Grüner Star; hervorgerufen durch die Lichtreflexion der Linse). Der erhöhte Druck bleibt häufig auch nach dem Abklingen eines Anfalls bestehen und führt neben einer bleibenden Bulbusvergrößerung zu Durchblutungs- und Druckschäden an der Retina und am Nervus opticus. *Histologisch* offenbart sich dieser Zustand durch vakuoläre Einschlüsse der inneren Körnerschicht, später degenerative, atrophische Veränderungen an den Photorezeptoren. Im Falle einer glaukomatösen Exkavation der Papille ist diese in ihrer Mitte auch bis zum Rande hin vertieft und von bläulichweißer Verfärbung. Die Papillengefäße erscheinen verdrängt oder verengt, teilweise unterbrochen, in hochgradigen Fällen enden sie am Rande der Papille. Der Grad der visuellen Ausfallerscheinungen richtet sich nach dem Ausmaß und der Länge des Zeitraums der Druckerhöhung; er kann von vorübergehendem oder bleibendem Charakter sein.

10.3.1.2. Offenwinkelglaukom

Für das Offenwinkelglaukom, dem menschlichen Glaucoma simplex nahekommen, werden angiosklerotische Veränderungen des Schlemmschen Plexus bei Vorliegen eines weiten Kammerwinkels verantwortlich gemacht. Es tritt beim Hund seltener als das Winkelblockglaukom auf, dann aber häufig an beiden Augen zu gleicher Zeit. Der *Krankheitsverlauf* ist schleichend, da die im Trabekelwerk vor sich gehenden Veränderungen mit Erschwerung des Kammerwasserabflusses langsam voranschreiten. Nur sehr allmählich kommt es zu einem Druckanstieg auf Werte um 30—40 mm Hg. Da sich die intraokuläre Blutzirkulation diesem, über einen längeren Zeitraum entstehenden, nicht ins Extreme gehenden Zustand anpassen kann, fehlen die Zeichen einer Stauungshyperämie. Der Augapfel vergrößert sich langsam und unauffällig. Schmerzerscheinungen sind nur sehr selten oder nicht zu bemerken. In fortgeschrittenen Fällen ist die vordere Augenkammer flacher, die Pupille weit, unregelmäßig geformt, die Iris atropisch. Die zunächst durch den Beobachter des Tieres nicht wahrnehmbare Visusbeeinflussung prägt sich allmählich aus. Erst der über einen längeren Zeitraum anhaltende erhöhte Druck führt zu Atrophieerscheinungen am Fundus, gekennzeichnet durch Depigmentierung der Tapeta, Atrophie der Fundusgefäße, glaukomatöse Exkavation und Atrophie der Papille.

Die *Prognose* des Primärglaukoms ist beim Hund hinsichtlich der Erhaltung einer zumindest beeinträchtigten Sehkraft nicht so ungünstig, sofern es gelingt, die Störungen des intraokulären Flüssigkeitsumlaufs zu beheben oder zu mildern. Da beim Tier bis zu einem gewissen Grad der erhöhte Druck durch die Elastizität der Tunica fibrosa und auch der Retina kompensiert werden kann, liegt die Wahrscheinlichkeit nahe, daß bei schnellem Kupieren der Druckerhöhung die Ausfallerscheinungen der Netzhaut rückgängig gemacht werden können. Je länger ein Glaukom besteht, je umfangreicher die intraokulären Schäden sind, um so geringer werden allerdings die Aussichten, das Auge für den Sehakt wiederherzustellen.

10.3.1.3. Hydrophthalmie

Hydrophthalmie ist das Glaukom des neugeborenen Tieres, das sich durch unzureichende Differenzierung oder fetale Fehlentwicklung innerer Augenstrukturen, insbesondere des Kammerwinkelbereiches (fehlender Plexus venosus sclerae, fehlende Vorderkammer) bildet. Es ist eine der Ursachen der angeborenen Blindheit von Fohlen, Kälbern und Ferkeln, die mit weiteren Anomalien wie Iriskolobom, Katarakt, Netzhautablösung vergesellschaftet ist. Der Augapfel ist um das Zwei- bis Dreifache vergrößert. Aufgrund des fehlenden Lidschlusses stellen sich Austrocknungserscheinungen der Hornhaut ein, die zum Hornhautzerfall und zum Durchbruch führen. Die Tiere mit angeborenem Glaukom sind zu merzen.

10.3.2. Sekundärglaukom

Ein Sekundärglaukom liegt vor, wenn die intraokuläre Drucksteigerung als Komplikationsmoment bei oder nach anderen Krankheiten oder Schäden des Augapfels entsteht. Sekundärglaukome sind in der Regel nur an einem Auge anzutreffen. Folgende Krankheiten können zum Sekundärglaukom führen:
– Keratitis profunda, Skleritis, Uveitis. Hierdurch werden Viskositätsveränderungen des Kammerwassers hervorgerufen, die zur Erhöhung des pupillären Strömungswiderstandes, zum Vorbeulen der Iris, zur Verengung des Kammerwinkels (Goniosynechie), zur Verlegung des trabekulären

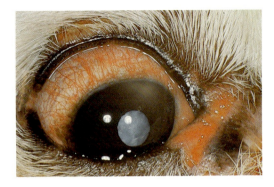

Abb. 191. Sekundärglaukom infolge überreifer Katarakta (Enophthalmitis phacolytica), starke episklerale Gefäßstauung, verstrichenes Irisrelief infolge Ödematisierung.

Maschenwerks mit Entzündungsprodukten und zur herabgesetzten Filtration führen.
– Verklebungen und Verwachsungen der Iris mit der Linse oder der Hornhaut (vordere und hintere Synechie, Seclusio pupillae, Occlusio pupillae).
– Mechanische, neurovaskuläre oder toxische Blockierung des Filtrationsvorganges durch Infektionen.
– Schäden nach intraokulären Eingriffen oder Verletzungen (Synechien, Blutungen, Glaskörpervorfall, Nachstar, Entzündungen).
– Linsenverlagerung (Abb. 190).
– Phakolyse (Enophthalmitis phacolytica) infolge überreifer Katarakta (Abb. 191).
– Intraokuläre Neubildungen.
– Intraokuläre Blutungen.

Je nach Art der Abflußbehinderung des Kammerwassers werden entweder *Symptome* eines akuten Glaukomanfalls, eines akuten rezidivierenden Anfalls oder eines schleichenden Verlaufs auftreten. Mit Fortbestand des intraokulären Drucks engt sich der Kammerwinkel ein. Das Sekundärglaukom wird am häufigsten beim Hund, manchmal beim Kaninchen beobachtet. Dagegen führen bei der Katze auch umfangreiche anatomische Veränderungen oder Entzündungen im Augapfel nur sehr selten zum Glaukom; vielmehr kommt es bei dieser Tierart bald zur Ausbildung eines Mikrophthalmus. Auch beim Pferd ist trotz umfangreicher entzündlicher Veränderungen (rezidivierende Irido-Zyklo-Chorioiditis) mit einhergehender Linsenluxation nur vorübergehend und geringgradig ausgeprägt ein Sekundärglaukom zu bemerken. Ähnliche eigene Erfahrungen konnten auch beim Rind gemacht werden, wo trotz schwerster Veränderungen im Augapfel infolge infektiöser Keratokonjunktivitis (Hornhautperforation, Linsenluxation, Iritis), bei der symptomatischen Iritis oder nach schweren traumatischen Einwirkungen niemals ein Sekundärglaukom aufgetreten ist. Der klinische Verlauf ist stark abhängig vom Grundleiden und von der Dauer der Störung des Kammerwasserumlaufs. Meistens wird das Tier erst dann der tierärztlichen Untersuchung zugeführt, wenn eine deutliche Bulbusvergrößerung besteht. Sie geht einher mit einer vergrößerten Lidspalte, einer stärkeren Wölbung der Hornhaut,

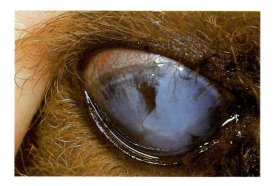

Abb. 192. Absolutes Glaukom. Episklerale Gefäßinjektion. Hornhautvaskularisation und degenerative Pigmentierung, gürtelförmige Trübungslinie als Zeichen von Zerreißung der Descemetschen Membran.

einem erhöhten inneren Augendruck, einem prallgefüllten Augapfel (Abb. 192), einer starken episkleralen Gefäßinjektion. Aufgrund des erhöhten inneren Augendrucks erfährt das Hornhautgewebe Zerrungen, die zur Zerstörung der interzellulären Verbindungen des Endothels, damit zur Durchtränkung des Gewebes mit Flüssigkeit, zum Hornhautödem führen. Nach Zurückbilden dieses Ödems bleiben finger- oder streifenförmige, unregelmäßig angeordnete Hornhauttrübungen zurück, die durch Überdehnung der Descemetschen Membran entstehen. Die gestauten Blutgefäße der Sklera und der Konjunktiva sind in ihrem geschlängelten Verlauf zu verfolgen. Aus der anhaltenden Stauungshyperämie entwickelt sich eine kranzförmige Hornhautvaskularisation (Pannus glaucomatus). Lidschlagfrequenz und Hornhautsensibilität sind herabgesetzt. Individuelle Schmerzerscheinungen äußern sich bei manchen Tieren in allgemeiner Unruhe, die Tiere „wandern". Bei Traumatisierung des glaukomatösen Auges werden Schmerzlaute oder Schmerzäußerungen vernommen. Manchmal stellen sich Wesensveränderungen ein, wie ein gedrücktes Verhalten, La-

bilität, Aggressivität bei Hunden, Scheuen und Nervosität bei Pferden.

Die *Prognose* ist hinsichtlich der Erhaltung der Sehfunktion des Auges stark abhängig vom Primärleiden und von der Zeitdauer der bereits bestehenden Tonuserhöhung. In der Regel ist sie zweifelhaft bis ungünstig zu stellen.

10.3.3. Das absolute Glaukom

Das absolute Glaukom stellt den Endzustand eines primären oder sekundären Glaukoms dar und ist durch vollkommene Erblindung gekennzeichnet. Die ständige und beträchtliche, mit starken Stauungen einhergehende Drucksteigerung führt zu charakteristischen klinischen Symptomen. Der Augapfel ist extrem vergrößert und sehr hart (Abb. 192). Die Hornhaut ist stark gewölbt, und nicht selten findet sich eine quer über den Hornhautpol verlaufende gürtelförmige Hornhautdegeneration, die geschwürig zerfallen und von pannoidem Gewebe umgrenzt sein kann. Sofern innere Teile des Auges zu erkennen sind, präsentieren sie sich in Gestalt einer extrem weiten Pupille, atrophischer Irisveränderungen, einer Linsentrübung (Cataracta complicata), umfangreicher atrophischer Bereiche der Retina und der Papille. Infolge des degenerativen Zerfalls der Hornhaut kann es zum Hornhautdurchbruch, zur intraokulären Infektion und zur Panophthalmitis kommen.

10.3.4. Glaukomtherapie

Die Glaukomtherapie und ihr Effekt sind von der Art des Glaukoms und den bereits vorhandenen Augenveränderungen abhängig. Klares Therapieziel ist zunächst die *Druckentlastung*. Hierfür sind sowohl beim Primärglaukom als auch beim Sekundärglaukom prinzipiell zwei Wege möglich:
— die Wiederherstellung bzw. Gewährleistung des Kammerwasserabflusses,
— die Einschränkung der Kammerwasserproduktion.

Sie werden durch medikamentelle oder/und chirurgische Maßnahmen realisiert.

10.3.4.1. Medikamentelle Therapie

Für die Herbeiführung, Wiederherstellung oder Gewährleistung des Kammerwasserabflusses auf *medikamentellem Wege* wird von der Mehrzahl der ve-

terinärmedizinischen Therapeuten die lokale Verabreichung eines zuverlässigen **Miotikums** an die erste Stelle gesetzt. Hierdurch werden folgende Ergebnisse angestrebt:
— Verengung der Pupille, Abflachung der Iris, Entfaltung der Iriswülste, Erweiterung des Kammerwinkels;
— durch die Entfaltung der Irisoberfläche Vergrößerung der Resorptionsfläche der Iris;
— Kontraktion des Ziliarmuskels, damit Entfaltung des Trabekulums und des Schlemmschen Plexus, Begünstigung des Kammerwasserabflusses. (Diese, für die Glaukomtherapie beim Menschen herausgestellte Komponente wird allerdings beim Hund nur geringgradig, bei allen anderen Haustierarten fast nicht wirksam.)

Für die *Therapie des Winkelblockglaukoms* eignen sich vornehmlich die Parasympathikomimetika (s. 2.3.3.). Hierzu gehören Pilocarpin, das zunächst alle 15 min 4- bis 6mal, dann weiter 4mal täglich zu applizieren ist, Carbachol 3- bis 4mal täglich, ferner die etwa stärker wirkenden Cholinesterasehemmer Physostigmin und Neostigmin, die alle 3 Stunden zu träufeln sind oder Paraoxon, Demecarium, Fluostigmin oder Ecothiopat, deren Applikationsintervall 10 Stunden betragen kann. Letztere ergänzen Pilocarpin in seiner Wirkung und sind bei dessen Unverträglichkeit als Austauschwirkstoffe geeignet. Die Wirkungsreihenfolge erstreckt sich aufsteigend über Pilocarpin, Physostigmin, Paraoxon, Fluostigmin. Man versucht zunächst mit dem am schwächsten wirksamen Wirkstoff auszukommen. Jeder Schematismus ist in der Glaukomtherapie zu vermeiden. Man sollte verschiedene Miotika testen. Mitunter gelingt die Einstellung auf einen Wirkstoff oder auf eine bestimmte Kombination (z. B. Mischtropfen von 2%igem Pilocarpin, 0,25%igem Physostigmin und 1%igem Paraoxon). Manchmal dekompensiert ein auf ein bestimmtes Miotikum eingestelltes Glaukom und zwingt somit zur Umstellung. Mitunter läßt sich durch retrobulbäre oder subkonjunktivale Injektion des an sich sehr kurz wirksamen Acetylcholins in Kombination mit konjunktival verabreichtem Pilocarpin oder Physostigmin eine Miosis erzeugen. Es kommt aber auch vor, daß das Auge von vornherein nur auf stärker wirksame Mittel anspricht. Für die Einschränkung der Kammerwasserproduktion eignen sich Sympathikomimetika. Diese erfolgt auf dem Wege der Gefäßverengung, z. B. durch Adrenalinchlorid in einer Konzentration von 1 : 1 000. Es kann, wie auch das adrenalinverwandte Sympathikomimetikum Phenylephrin-Hydrochlorid beim *Offenwinkelglaukom* eingesetzt werden. Eine additive Wirkung ist durch Kombination mit Miotika zu erzielen. Beim akuten *Sekundärglaukom* besteht Aussicht, diese durch eine zügig einsetzende Kausaltherapie erfolgreich zu behandeln. Hier ist, da ein Großteil der Sekundärglaukome durch Linsenluxation hervorgerufen werden, die Extraktion der Linse die Therapie der Wahl. Ein weiterer großer Teil der Sekundärglaukome wird durch Uveitis verursacht. Somit steht die Synechieprophylaxe an vorderster Stelle. In diesem Fall sind Sympathikomimetika, z. B. Suprarenin, angezeigt, die eine Pupillenerweiterung bei Senken der Kammerwasserproduktion bewirken. Erst nach Abklingen des erhöhten Drucks kann dann auch Atropin, das neben der Pupillenerweiterung den Ziliarmuskel entspannt und damit schmerzlindernd wirkt, eingesetzt werden. Eingetretene Verklebungen der Iris mit der Hornhaut oder der Linse versucht man zunächst medikamentell auf dem Wege der „Pupillenmassage", die zuerst durch Engstellung (Miotika) und dann durch Weitstellung (Mydriatika) der Pupille gekennzeichnet ist, zu erzielen. Die durch das *absolute Glaukom* hervorgerufenen Schmerzen lassen sich schlagartig und über einen größeren Zeitraum durch retrobulbäre Alkoholinjektionen von ca. 1 ml einer 70—80%igen Lösung beseitigen. Diese Maßnahme kommt jedoch nur bei Kleintieren und hier vornehmlich bei älteren oder parenchymgeschädigten Tieren in Frage, wo chirurgische Eingriffe risikoreich sind.

Die lokale medikamentelle Glaukomtherapie läßt sich durch *allgemeine Maßnahmen* unterstützen, die auf eine zeitlich begrenzte Druckentlastung des Auges hinauslaufen und den Effekt der örtlich angewandten Therapeutika erhöhen. Eine länger anhaltende und ausgeprägte *Herabsetzung der Kammerwasserproduktion* wird durch die sog. Carboanhydrasehemmer erreicht. (Carboanhydrase ist ein Enzym, das im Stoffwechsel Kohlendioxid in Kohlensäure überführt. Wird dieses Enzym blockiert, so kommt es zu einer Veränderung der Elektrolytausscheidung. Die Carboanhydrasehemmer finden u. a. deswegen auch als Diuretika Verwendung.) Eine Veränderung der quantitativen Elektrolytwerte im Kammerwasser führt letztlich zur Veränderung der osmotischen Verhältnisse zwischen intraokulärer Flüssigkeit und dem Blut und damit zu einer Beeinflussung der Kammerwasserproduktion. Carboanhydrasehemmer sind unter anderem Acetazolamid 10—20 mg/kg KM per os, Ethoxzolamid, 10—15 mg/kg KM und Methozolamid 2,5—10 mg/kg KM. Der Behandlung hat beim Hund wegen möglicher Schäden eine Überprüfung der Leber- und Nierenfunktion voranzugehen. Zur schnellen, kurzwirkenden Erzeugung eines Druckgefälles zwischen dem Blut und der intraokulären Flüssigkeit eignen sich osmotisch wirkende Arzneimittelzubereitung wie die intravenöse Applikation von 40%iger Glucoselösung 2 g/kg KM, 10%iger NaCl-Lösung, 30%iger Harnstofflösung 1,5 mg/kg KM, die 20%ige Mannitollösung 5 ml/kg KM, die orale Verabreichung von Glycerol 1,5 ml/kg KM. Zur Herabsetzung des Blutdrucks Neuroplegika, insbesondere Phenothiazinderivate.

10.3.4.2. Chirurgische Therapie

Die chirurgische Therapie ist in allen Fällen des Primär- und Sekundärglaukoms angezeigt, wo durch die Beseitigung einer mechanischen Abfluß- oder Umlaufbehinderung des Kammerwassers eine Regulierung des intraokulären Flüssigkeitswechsels zu erwarten ist. In diesem Fall ist sie auf das Grundleiden ausgerichtet. Sie ist ferner indiziert, wenn durch medikamentelle Methoden keine Druckentlastung zu erreichen ist. Einer *dreigeteilten Zielstellung* dienen die entsprechenden chirurgischen Möglichkeiten.

Operationsmethoden zur Beseitigung einer mechanischen Abfluß- oder Umlaufbehinderung des Kammerwassers:
— die intrakapsuläre Extraktion der luxierten Linse,
— die Lösung von Synechien mittels Synechiotomie,
— die Iridektomie basal, ohne oder mit filterndem Effekt.

Operationsmethoden zur Ableitung des Kammerwassers:
— die basale Iridektomie mit filterndem Effekt,
— die Zyklodialyse,
— die Trepanation,
— die Iridenkleisis,
— Punktion der Vorderkammer.

Operationsmethoden für die Einschränkung der Kammerwasserproduktion:
— die Zyklodiathermie,
— die Zyklokryothermie.

Basale Iridektomie. Nach Freipräparieren und Vorklappen eines etwa 1½ cm großen, mit seiner Basis dem Limbus anliegenden Lappens der bulbären Bindehaut (Abb. 193) wird die vordere Augenkammer etwa 1 mm vom Limbus entfernt mittels eines Lanzen- oder eines Messerschnittes eröffnet. Der Wurzelabschnitt der Iris wird mit einer Pinzette erfaßt, vorgezogen und mit einer Wecker-Schere abgetragen. Aufgrund der reichen Blutversorgung der Iris ist jedoch mit unangenehmen Blutungen in die vordere Augenkammer zu rechnen. Aus diesem Grunde sollte bei der Schnittführung der etwa in der Mitte der Iris liegende Circulus arteriosus iridis major geschont werden. Abschließend ist die Bindehautwunde mit Knopfnähten zu schließen.

Zyklodialyse nach Heine. Der Eingriff erfolgt am unteren äußeren Quadranten der Sklera etwa 8 mm vom Limbus entfernt. Nach Durchtrennen und Mobilisieren eines entsprechend großen Konjunktivalbereiches wird die Sklera schichtweise mit einer Lanze durchtrennt, bis der schwarze Ziliarkörper erscheint. Durch die Sklerawunde wird nun ein abgebogener Spatel zwischen Sklera und Ziliarkörper in Richtung vordere Augenkammer geführt (Abb. 194), wobei zweckmäßigerweise die Spatelspitze immer mit der Sklera in Berührung bleiben sollte. Nach Überwinden eines geringen Widerstandes gelangt das Spatelende in den Kammerwinkel und ist von hier aus durch die Hornhaut hindurch zu sehen. Nunmehr wird durch entsprechende Drehungen des Spatels nach rechts und links bzw. oben und unten etwa ein Viertel des Ziliarkörpers von seiner Unterlage gelockert und gelöst; dann wird der Spatel aus der Wunde zurückgezogen. Das mit dem Spatel aus dem Bulbus tretende Kammerwasser bringt sofortige Druckentlastung des Augapfels. Im weite-

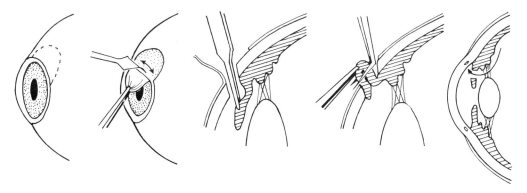

Abb. 193. Basale Iridektomie. Zustand nach der Operation.

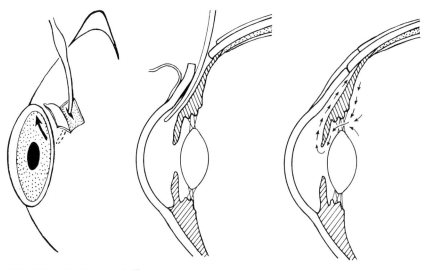

Abb. 194. Zyklodialyse nach HEINE.

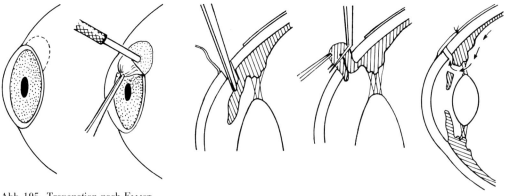

Abb. 195. Trepanation nach ELLIOT.

ren bleibt eine ständige Verbindung zwischen vorderer Augenkammer und dem lockeren Subskleralraum bestehen. Der von seiner Unterlage gelöste Ziliarkörperanteil wird atrophisch und fällt für die weitere Kammerwasserproduktion aus.

Trepanation nach Elliot. Bei 12^h wird ein Bindehautlappen aus der Conjunctiva bulbi gewonnen. Er soll mit seiner Basis am Limbus fest anhaften. Etwa 1 mm vom Limbusrand entfernt wird sodann ein kreisrundes Sklerastück mit einem Durchmesser von 2 mm heraustrepaniert. Der nach dem Entfernen des Trepans spontan vorfallende Irisanteil wird abgesetzt (basale Iridektomie), der Bindehautlappen durch Zurückschlagen wieder in Position verbracht und durch Nähte fixiert. Über der Trepanationsöffnung und im Bereich der unterminierten Bindehaut entwickelt sich nun ein Sickerkissen, in das das Kammerwasser ständig abgeleitet wird (Abb. 195). In Abwandlung dieser Methode lassen sich durch Einlegen eines PVC-Tubus zwischen vorderer Kammer und dem subkonjunktivalen Bereich ein ständiges Offenhalten des skleralen Defektes und ein Absickern von Kammerwasser aufrechterhalten.

Iridenkleisis. Der Hund ist in Seitenlage und dem Operateur mit dem Rücken zugewandt. Zügelnähte. Präparieren eines Bindehautlappens (Abb. 196), Eröffnen des Bulbus mit dem Keratom 2 mm vom Limbus entfernt in die Sklera, Einführen eines Irishäkchens in die vordere Augenkammer, Erfassen des Irisrandes bei 12^h, Vorverlagern dieser Teile der Iris, Erfassen und vorsichtiges Zerreißen des Irisgewebes mit Hilfe von zwei am Irisrand angesetzten Pinzetten. Blutstillung durch Kompression oder Elektrokauter. Fixation der zwei Irisschenkel mit Hilfe von 9/0 Dederonnähten. Füllung der Vorderkammer mit Luftblase, Naht der Konjunktivawunde mit 2/0 Dederon.

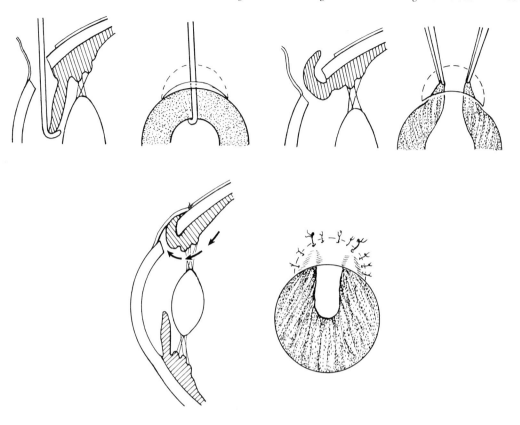

Abb. 196. Iridenkleisis.

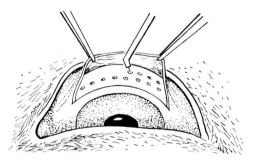

Abb. 197. Zyklodiathermie.

eine Rotation des Bulbus während der Punktion zu vermeiden, ist unmittelbar neben dem Einstich oder genau gegenüber eine Fixierpinzette am Bulbus (unter Erfassen der Tenonschen Kapsel) anzusetzen. Bei der Parazentese (Vorderkammerpunktion mit der Lanzette) erfolgt das limbusnahe Eingehen in die Vorderkammer mit einer speziellen Parazenteselanzette. Hinsichtlich der Technik gelten die oben beschriebenen Gesichtspunkte. Die Punktion kann erforderlichenfalls mehrmals durch die alte Einstichstelle wiederholt werden.

Zyklodiathermie (Abb. 197). Die Conjunctiva bulbi wird in etwa 2 mm Entfernung vom Limbus durchtrennt, von ihrer Unterlage abpräpariert und vorsichtig zurückgeschoben. Sodann wird mittels zugespitzter oder kugelförmiger Elektroden in Ziliarkörperhöhe eine dichte Doppelreihe von Diathermiekoagulationen gesetzt (Abb. 198). Es ist darauf zu achten, daß gerade eben die Sklera perforiert wird, ohne daß Glaskörper absickert. Abschließend ist die bulbäre Bindehaut in ihre alte Position zu verbringen und mit Nähten zu fixieren.

Zyklokryothermie. Das Ober- und das Unterlid werden nacheinander durch Lidsperrer oder Lidhalter vom Bulbus abgehoben. Die Kälteapplikation erfolgt mittels des

Punktion der vorderen Augenkammer. Wählt man für die Punktion eine Kanüle, so kann der Einstich entweder durch die Hornhaut oder durch die Sklera erfolgen. Im Falle der Hornhautpunktion sollte er unmittelbar neben dem Limbus liegen. Es ist darauf zu achten, daß die Kanüle parallel zur Irisvorderfläche eingeführt wird. Um

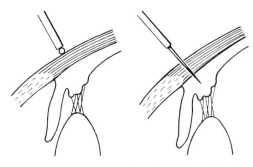

Abb. 198. Zyklodiathermie. Oberflächliches und perforierendes Brennen (Situation im Schnitt).

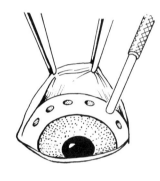

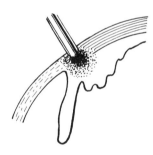

Abb. 199. Zyklokryothermie. Situation von vorn und im Schnitt.

Applikators, etwa 3 mm vom Limbus entfernt in zirkulärer Anordnung der Kryobereiche, die untereinander mindestens einen Abstand von 5 mm haben sollen (Abb. 199), für die Kältevermittlung sind jeweils 30 bis 60 s anzusetzen.

Literatur

BARRIE, Kathleen P., GELATT, K. N., GWIN, R. M., and PEIFFER, R. L. Jr.: Effects of iridocryothermy in the normal dog. Amer. J. Vet. Res. **41**, 51 (1980).

BEDFORD, P. G. C.: A practical method of gonioscopy and goniophotography in the dog and cat. J. Small Anim. Pract. **14**, 601 (1973).

BEDFORD, P. G. C.: Gonioscopy in the dog. J. Small Anim. Pract. **18**, 615 (1977).

BEDFORD, P. G. C.: The clinical and pathological features of canine glaucoma. Vet. Rec. **107**, 53 (1980).

BEDFORD, P. G. C.: The aetiology of canine glaucoma. Vet. Rec. **107**, 76 (1980).

BEDFORD, P. G. C.: The treatment of canine glaucoma. Vet. Rec. **107**, 101 (1980).

BOEVÉ, M. H., en STADES, F. C.: Glaucom bij Hond en Kat. Overzicht en retrospective evalutie van 421 patienten. II. Klinische aspecten. Tijdschr. Diergeneesk. **110**, 228 (1985).

COHEN, C. M., and REINKE, D. A.: Equine tonometry. J. Amer. Vet. Med. Assoc. **156**, 1884 (1970).

DIETZ, H. H., JENSEN, O. A., and WISSLER, J.: Lens-induced Uveitis in a Domestic Cat. Nord. Vet. Med. **37**, 10 (1985).

ELFLEIN, G.: Untersuchungen über das Verhalten des intraokulären Druckes beim Hund und des Hornhautastigmatismus des Hundeauges. Vet.-med. Diss., Leipzig 1970.

FRAUENFELDER, H. C., and VESTRE, W. A.: Cryosurgical treatment of glaucoma in a horse. Vet. Med. Small. Anim. Clin. **76**, 185 (1981).

GELATT, K. N., PEIFFER, R. L. Jr., JESSEN, C. R., and GUM, G. G.: Consecutive water provocative tests in normal and glaucomatous beagles. Amer. J. Vet. Res. **37**, 269 (1976).

GELATT, K. N., GUM, G. G., WILLIAMS, L. W., and GWIN, R. M.: Ocular hypotensive effects of carbonic anhydrase inhibitors in normotensive and glaucomatous beagles. Amer. J. Vet. Res. **40**, 334 (1979).

GELATT, K. N., SAMUELSON, D. A., BAUSER, J. F., DAS, N. D., WOLF, E. D., BARRIE, K. P., and ANDRESEN, T. L.: Inheritance of congenital cataracts and microphthalmia in the Miniature Schnauzer. Amer. J. Vet. Res. **44**, 1130 (1983).

GELATT, K. N., GUM, G. G., BROOKS, D. F., WOLF, E. D., and BROMBERG, N. M.: Dose response of topical pilocarpine-epinephrine combinations in normotensive and glaucomatous beagles. Amer. J. Vet. Res. **44**, 2018 (1983).

GWIN, R. M., GELATT, K. N., GUM, G. G., and PEIFFER, R. L., Jr.: Effect of topical 1-epinephrine and dipivalyl epinephrine on intraocular pressure and pupil size in the normotensive and glaucomatous Beagle. Amer. J. Vet. Res. **39**, 83 (1978).

HENROTEAUX, M.: Aspects cliniques du glaucome chez le chien. Ann. Med. veter. **121**, 339 (1977).

HILSDORF, C., und MARXER, J.: Adrenalin-Augentropfen in der Glaukombehandlung. Klin. Mbl. Augenhk. **152**, 399 (1968).

HOMMEL, H.: Über den intraokulären Druck und das Vorkommen glaukomatöser Erkrankungen, insbesondere des primären Glaukoms beim Rind. Vet.-med. Diss., Leipzig 1961.

KRÄHENMANN, A.: Sekundär-Glaukom beim Hund. Ätiolo-

gie, Pathogenese und Klinik. Schweiz. Arch. Tierhk. 120, 67 (1978).
KUHNS, E. L.: Use of an intraocular prosthesis in a dog. Vet. Med. Small Anim. Clin. 77, 745 (1982).
LOVEKIN, Louise G.: Primary Glaucoma in Dogs. J. Amer. Vet. Med. Assoc. 145, 1081 (1964).
LOVEKIN, Louise G., and BELLHORN, R. W.: Clinicopathologic changes in primary glaucoma in the cocker spaniel. Amer. J. Vet. Res. 29, 379 (1968).
MARTIN, C. L.: Feline ophthalmologic diseases. The anterior chamber and glaucoma. Mod. Vet. Pract. 63, 211 (1982).
MARTIN, C. L., and WYMAN, M.: Glaucoma in the Basset hound. J. Amer. Vet. Med. Assoc. 153, 1320 (1968).
MCCLURE, J. R., GELATT, K. N., and MANNING, J. P.: The effect of parenteral acepromazine and xylazine on intraocular pressure in the horse. Vet. Med. Small Anim. Clin. 71, 1727 (1976).
PEIFFER, R. L., Jr.: Miotics in glaucoma therapy. J. Amer. Vet. Med. Assoc. 175, 377 (1979).
PEIFFER, R. L., Jr.: Animal Models of Glaucoma, JLAR News 26, 10 (1983).
PEIFFER, R. L., Jr., GELATT, K. N., JESSEN, C. R., GUM, G. G., GWIN, R. M., and DAVIS, J.: Calibration of the Schioetz tonometer for the normal canine eye. Amer. J. Vet. Res. 38, 1881 (1977).
PEIFFER, R. L., Jr., and GELATT, K. N.: Aqueous humor outflow in Beagles with inherited glaucoma. Gross and light microscopic observations of the iridocorneal angle. Amer. J. Vet. Res. 41, 861 (1980).
PEIFFER, R. L., Jr., GUM, G. G., GRIMSON, R. C., and GELATT, K. N.: Aqueous humor outflow in Beagles with inherited glaucoma. Constant pressure perfusion. Amer. J. Vet. Res. 41, 1808 (1980).
PRITCHARD, D. L., and HAMLET, M. P.: A silastic dacron implant for the treatment of glaucoma. Vet. Med. Small Anim. Clin. 65, 1191 (1970).
REBHUN, W. C.: Congenital anterior staphyloma with rudimentary lens in a calf. J. Amer. Vet. Med. Assoc. 171, 440 (1977).
ROSENBERGER, V.: Beitrag zur Messung des intraokulären Drucks beim Rind — Prüfung einiger Tonometer auf ihre Brauchbarkeit. Vet.-med. Diss., Hannover 1978.
ROTZSCHE, H.: Der intraokuläre Druck beim Pferd und über das Vorkommen vom Primärglaukom bei Pferden. Vet.-med. Diss., Leipzig 1958.
RUBIN, L. F.: Medical management of glaucoma. Mod. vet. Pract. 49, 34 (1968).
SAMUELSON, D. H., GELATT, K. N., and GUM, G. G.: Kinetics of phagocytosis in the normal canine iridocorneal angle. Amer. J. Vet. Res. 45, 2359 (1984).
SOURI, E. N.: Use of the tonomat applanation tonometer in small animal ophthalmology. Vet. Med. Small Anim. Clin. 65, 469 (1970).
ÜBERREITER, O.: Glaukom beim Hunde. Arch. Wiss. prakt. Tierhk. 74, 235 (1939).
ÜBERREITER, O.: Die Kammerwasservenen beim Hund. Wien. Tierärztl. Mschr. 46, 721 (1959).
VESTRE, W. H.: Use of Cyclocryotherapy in Management of Glaucoma in Dogs. Mod. Vet. Pract. 65, 93 (1984).
VIERHELLER, R. C.: Surgery for glaucoma: an analysis of technics. Mod. Vet. Pract. 49, 46 (1968).
WALDE, I.: Glaukom beim Hund. I. Mitteil. Kleint.-Prax. 27, 223 (1982).
WALDE, I.: Glaukom beim Hund. II. Mitteil. Kleint.-Prax. 27, 289 (1982).
WALDE, I.: Glaukom beim Hund. III. Mitteil. Kleint.-Prax. 27, 343 (1982).
WALDE, I.: Glaukom beim Hund. IV. Mitteil. Kleint.-Prax. 27, 387 (1982).
WALDE, I.: Glaukom beim Hund. V. Mitteil. Kleint.-Prax. 28, 23 (1983).
WHITLEY, R. D., GELATT, K. N., and GUM, G. G.: Dose-response of topical pilocarpine in the normotensive and glaucomatous Beagle. Amer. J. Vet. Res. 41, 417 (1980).

11. Krankheiten der Linse

Die Linse ist das einzige durchsichtige Medium des Auges, das sich auf eine bestimmte Lichtbrechung aktiv einzustellen vermag. Sie ist von zwei Flächen, einer vorderen, mehr flachen, und einer hinteren, mehr gewölbten, begrenzt, die in einem kreisförmigen stumpfen Rand (Aequator lentis) zusammentreffen. Mit ihrer Rückfläche legt sie sich in eine tellerförmige Grube des Glaskörpers (Fossa hyaloidea) ein, nach vorn wird sie unter Freilassen ihres zentralen axialen Bereiches durch die bewegliche Iris begrenzt. Die von den Ziliarfortsätzen entspringenden und am äquatorialen Anteil ihrer Kapsel inserierenden Fäden der Zonula Zinii fixieren sie in ihrer Position und verändern zudem durch Straffung oder Entspannung die Linsenform (Akkommodationsvorgang). Im Verhältnis zum Bulbus besitzt die Linse eine speziesabhängige Größe. Sie beträgt für den Hund $1/10$ bis $1/8$ des gesamten Bulbusvolumens (Mensch $1/20$). Sie baut sich aus einer elastischen Kapsel und dem Linsenparenchym auf. Letzteres besteht aus Linsenfasern und Kittsubstanz. Die eigenartige Architektur des Linsenparenchyms wird durch die vom Linsenepithel ausgehenden appositionellen Wachstumsprozesse hervorgerufen. Unter Hinterlassung der Zellkerne am Äquator schiebt sich das Protoplasma der Fasern nach vorn und nach hinten unter die Kapsel und bildet die oberflächliche und jüngste Parenchymlage. Bei Berührung der Faserenden im axialen Bereich der Linse kommt es zur Ausbildung des vorderen bzw. hinteren Nahtsystems in Form eines dreistrahligen Linsensterns (Stella lentis anterior et posterior), wobei die weichen peripheren Fasern die Rindensubstanz (Substantia corticalis) bilden. Mit zunehmendem Alter verlieren die Faserlagen ihre Grenzen, verfestigen sich durch Wasserverarmung und schrumpfen zu einer homogenen Masse, zum Linsenkern (Nucleus lentis), zusammen. Die Linse enthält keine Gefäße und Nerven, sie ist ein bradytrophes Gewebe und entnimmt ihre Nährstoffe nach Rückbildung des fetalen Gefäßsystems (Tunica vasculosa lentis) auf dem Wege des Diffusionsaustausches mit dem Kammerwasser durch die Linsenkapsel hindurch, zum Teil des aktiven Transports über das Linsenepithel. Es ist vor allem ein Kohlenhydratstoffwechsel, der die Energie für den Aufbau der Zelleiweiße liefert. Als eiweißreichster Organteil des Körpers (35%) unterliegt sie im Laufe des Lebens hinsichtlich ihrer Form, Größe und Zusammensetzung Veränderungen, die ihrerseits Funktionsbeeinflussungen bedingen. Beim jungen Tier überwiegt der Anteil der elastischen Linsensubstanz, die Linse ist mehr rund und enthält zu etwa $2/3$ der 35% wasserlösliche Eiweiße. Mit dem ständigen Neuaufbau der Linsensubstanz von der Peripherie her geht ein kontinuierlicher Schrumpfungsprozeß im Linsenzentrum einher. Damit wird der uneingeschränkten exzessiven Vergrößerung der Linse Einhalt geboten, zudem reduziert sich im höheren Alter die Zubildung, während die Sklerosierung weiter fortschreitet; die Kernzone vergrößert sich im Verhältnis zur Rindenschicht. Der Neuaufbau von Linsenfasern einerseits und der Schrumpfungsprozeß andererseits lassen neben Schichten mit variabler optischer Dichte (Diskontinuitätszonen) flüssigkeitsgefüllte Lücken und Spalten entstehen, die einen unterschiedlichen Brechungsindex bedingen. Mit dem Fortschreiten der Schrumpfungsvorgänge erleidet die Linse einen Elastizitätsverlust, der zur Abnahme der Akkommodationsfähigkeit und zur Altersschwächesichtigkeit (Presbyopie) führt.

11.1. Untersuchung

Die Untersuchung der Linse erfolgt im auf- und durchfallenden Licht unter Verwendung des Tageslichtes, einer Kerzenflamme mit stark fokussiertem Strahlenbündel oder mit dem Augenspiegel bei weitgestellter Pupille. Pathologische Zustandsänderungen der Linse betreffen vornehmlich ihre Durchsichtigkeit und ihre Lage. Eine durchsichtige Linse läßt sich mit Hilfe der Purkinje-Sansonschen Spiegelbildchen (Prinzip: Reflexion von Strahlen an jeder optischen Trennungsfläche) darstellen. Sie werden in einem abgedunkelten Raum durch eine etwa 5–10 cm vom Auge entfernt gehaltene Licht

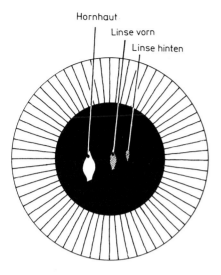

Abb. 200. Darstellung der Purkinje-Sansonschen Spiegelbildchen (Hornhaut, vordere und hintere Linsenfläche).

quelle (gut geeignet ist eine Kerze) erzeugt und präsentieren sich in Gestalt
— eines aufrecht stehenden, verkleinerten, in seinen Konturen klar erkennbaren Reflexbildes an der Hornhautoberfläche,
— eines aufrecht stehenden, blasseren, weiter verkleinerten (bei akkommodiertem Auge) Reflexbildes an der Linsenvorderfläche,
— eines umgekehrt stehenden, noch kleiner erscheinenden Reflexbildes an der Linsenhinterfläche (Abb. 200), wobei bei Bewegung der Lichtquelle die beiden vorderen Reflexbildchen „mitlaufen", während das dritte Bildchen sich entgegengesetzt zur Bewegungsrichtung der Lichtquelle verhält. Mitunter kommt es zur Ausbildung von Spalten zwischen der Kortikalis und dem Kern der Linse, zu einer Verdoppelung der Linsenbildchen (Vorhandensein weiterer optischer Trennungsebenen).
Fehlen beide Linsenbildchen, so ist die Linse entweder nicht vorhanden, oder die Spiegelung ist aufgrund pathologischer Veränderungen der Linsenoberfläche verlorengegangen. Fehlt nur das dritte Reflexbildchen, so weist der Linseninhalt diffuse oder umschriebene Trübungen auf, so daß an der Hinterfläche der Linse keine Spiegelung mehr zustande kommt. Bei Aphakie (Fehlen der Linse) bleiben die Linsenbildchen aus. Ein möglicherweise vorhandenes zweites Spiegelbildchen zeigt dann lediglich die vordere Begrenzung des Glaskörpers an. In diesem Fall sind Einzelheiten des Augenhintergrundes bei durchfallendem Licht ohne Augenspiegel und nicht vergrößert erkennbar.

Die echte Linsentrübung (Cataracta vera) erscheint weißgrau, die falsche Trübung (Cataracta falsa) dagegen braunschwarz. In oder auf der Linse befindliche Trübungen sind immer starr, fix, nicht beweglich. Ihre nähere Lokalisation ist mit Hilfe der Purkinje-Sansonschen Spiegelbildchen unter Zuhilfenahme des Irisschattens (Schlagschatten) oder mit dem Augenspiegel (Parallaxenprinzip) möglich. Verlagerungen der Linse bedingen unter anderem veränderte Brechungs- und Reflexionsverhältnisse. Eine in die vordere Augenkammer luxierte Linse vergrößert — eine durchsichtige Hornhaut vorausgesetzt — den von ihr bedeckten Teil der Iris bei durchfallendem Licht. Das erste und das zweite Purkinje-Sansonsche Spiegelbildchen liegen auffallend dicht hintereinander, der Linsenäquator ist sichtbar, bei auffallendem Licht hell, bei durchfallendem dunkel, und über oder neben dem Linsenäquator ist bei auffallendem Licht durch den von der Linse entblößten Teil der Pupille hindurch der Augenhintergrund erkennbar. Bei einer Linsenluxation in den Glaskörper erscheint der linsenfreie Teil der Pupille mehr oder minder breit sichelförmig über dem deutlich sichtbaren Linsenäquator, und der Augenhintergrund ist im linsenfreien Bereich ohne Augenspiegel im Detail in seinen realen Ausmaßen, bei Fortfall der vergrößernden Eigenschaft der Linse, zu erkennen. Die Purkinje-Sansonschen Reflexbildchen Nr. 2 und 3 fehlen. Eine Lockerung des Aufhängeapparates der Linse äußert sich durch das sog. Linsenschlottern: abnorme, „nachhinkende" Beweglichkeit der Linse, abnorme Beweglichkeit des pupillaren Irisanteils.

11.2. Angeborene Anomalien

Sie betreffen die Form, die Größe und die Durchsichtigkeit der Linse. Bei **Mikrophakie** oder Sphärphakie imponiert die kleine Linse durch Kugelform. Sie ist fast immer mit anderen Fehlbildungen des Auges wie Mikrophthalmie, Retinadysplasie, Retinaablösung, z. B. beim Australischen Schäferhund, Bedlington-Terrier, Sealyham-Terrier, Labrador Retriever, Beagle, bei Jersey-Kälbern und Perser-Katzen, vergesellschaftet. Mikrophakie bedingt zwangsläufig Abweichungen des Aufhängeapparates, die zu Lageveränderungen der Linse führen. Auch eine abnorm große Linse (**Makrophakie**) oder kongenitale kerbähnliche Einschnürungen (**Kolobom**) sind von anderen Fehlausbildungen im Bulbus begleitet. Der **Ectopia lentis congenita** liegt eine partielle oder totale Linsenverlagerung zugrunde. Sie ist immer beidseitig und im Hinblick auf Richtung und Grad der Dystopie symmetrisch anzutreffen. Angeborene Linsenlosigkeit (**Aphakie**) ist, da die Linse während der Embryonalentwicklung einen formativen Reiz auf die Ausbildung der Augenstrukturen ausübt, von weiteren sehr einschneidenden Anomalien des Auges begleitet. (Der Verlust der Linse in der postnatalen Lebensperiode, z. B. durch Operation, Verletzungen, stellt keine Aphakie, sondern eine Pseudophakie dar.)

Eine relativ häufig vorkommende kongenitale Anomalie der Linse hinsichtlich ihrer Durchsichtigkeit resultiert aus der **Persistenz embryonaler, intraokulärer vaskulärer Strukturen**, die beim Pferd, Rind, bei der Katze, vor allem aber bei Hunden der Rassen Basenji und Dobermann als erblicher Defekt nachgewiesen wurden. Sie präsentieren sich im Fall der persistierenden Pupillenmembran in Gestalt kapsulärer oder subkapsulärer Trübungen, die häufig als braun pigmentierte, kleinkörnige, flächige Konglomerate der Linsenvorderfläche aufliegen oder von grauen, in Form und Größe unterschiedlichen Trübungsbereichen fädige Ausläufer bis in das Irisgewebe oder an das Hornhautendothel senden. Im Fall der *Persistenz des primären Glaskörpers* erstreckt sich gefäßführendes Bindegewebe durch den Bulbusraum hindurch bis an die Hinterfläche der Linse und bedingt hier breitflächige, pigmentierte Trübungen. Linsenkolobome, Mikrophakie, ferner Iriskolobome, Retinadysplasie können Begleiterscheinungen dieser Fehlbildung sein.

11.3. Linsentrübung

Jede optische Inhomogenität der Linse gilt als Trübung. Da diese in der Regel grau bis grauweiß wirkt, wird sie als „Grauer Star" (abzuleiten von „starren"; mittelhochdeutsch „staraplint") oder Cataracta (= Wasserfall, weil man die Trübung im Pupillargebiet für einen erstarrten Flüssigkeitserguß hielt) bezeichnet. Bei vollständiger Trübung der Linse spricht man von Cataracta totalis, bei teilweiser von Cataracta partialis und bei unregelmäßiger von Cataracta diffusa. Die Trübung ist bei der Cataracta capsularis oder subcapsularis in der Kapselzone, bei der Cataracta lenticularis im Linsenparenchym lokalisiert. Hier kann die Rindenzone (Cataracta corticalis) oder die Kernzone (Cataracta nuclearis oder perinuclearis) erfaßt sein.

Den echten Trübungen (Cataracta vera) liegen pathologische Veränderungen an den Linsenepithelien, den Linsenfasern, beim angeborenen Star auch der Kapsel zugrunde. Sie präsentieren sich in Gestalt von Epithelwucherungen, Epitheldestruktionen, Faserquellung, Faserverflüssigung und pathologischen Ablagerungen. Trübe Linsen haben mit Ausnahme der angeborenen Katarakta einen höheren Gehalt an wasserunlöslichen Eiweißen bei gleichzeitigem Abbau des Cysteins (wichtig für die Atmung der Linse), sie weisen eine Zunahme von Lipoiden und anorganischen Bestandteilen, insbesondere Calcium, ferner einen veränderten pH-Wert und einen abweichenden osmotischen Druck auf. Pseudotrübungen (Cataracta spuria) werden durch Auflagerung von Pigmenten, Exsudaten, Blut, Gewebeteilen usw. erzeugt. Sie sind unter anderem im Zusammenhang mit Resten einer persistierenden Pupillarmembran beim Hund häufiger zu beobachten (s. 12.2.2.).

11.3.1. Angeborene Linsentrübung

Die **Cataracta congenita** muß den Entwicklungsanomalien des Auges zugeordnet werden. Sie resultiert aus Ursachen, die zu einem realtiv frühen Zeitpunkt des Embryonallebens auf die Linsenanlage eingewirkt haben, wie z. B. Intoxikations- oder Infektionskrankheiten des Muttertieres in der Zeit der noch fehlenden Linsenkapsel des Embryos, Stoffwechselstörungen, entzündliche Intrauterinprozesse, Vitaminmangel während der Trächtigkeit, oder aber es bildet sich ein von vornherein minderwertiges Gewebe mit regelwidriger Apposition der Linsenfasern, mit Wasserspalten oder eingelagerten Flüssigkeitstropfen.

Angeborene Trübungen müssen nicht sofort in Erscheinung treten, sondern können sich in einer mehr oder weniger langen postnatalen Zeitspanne entwickeln. Als Beispiel mag hierfür die angeborene Katarakta des Afghanischen Windhundes dienen, die sich im dritten bis fünften Lebensmonat herausbildet, oder die des Zwergschnauzers, die im Laufe der ersten vier Lebensjahre erkennbar wird, und die des Kleinpudels, die sich noch im Alter von fünf bis sieben Jahren einstellen kann. Nicht selten beobachtet man angeborene Trübungen innerhalb einer Tierart rassegebunden und in familiärer Häufigkeit. So entsteht der Verdacht der *Erblichkeit* für diesen Defekt. Bewiesen ist sie beim Belgischen

Kaltblutpferd. Hier rangiert der Nahtstar (Y-Star), der im Bereich der vorderen und hinteren Linsennaht Bläschen, Punkte, Flecken oder Striche aufweist, an erster Stelle. Er bleibt im durchfallenden Licht als echte Trübung gut sichtbar und darf nicht mit dem „Nahtsternreflex" verwechselt werden, der nur im auffallenden Licht als eine durch Refraktionsänderung hervorgetretene Scheintrübung auffällt. Erbliche Linsentrübungen werden ferner in Zuchtlinien des Holstein-Friesian-, Jersey- und Hereford-Rindes nachgewiesen. Die hereditäre Katarakta des Hundes ist in vielen Rassen verbreitet (u. a. Klein- und Zwergpudel, Zwergschnauzer, Welsh-Springer-Spaniel, Englischer und Amerikanischer Cocker-Spaniel, Boston-Terrier, West-Highland-Terrier) und ist bei weiteren Rassen mit Malformationen anderer Augenstrukturen vergesellschaftet (u. a. Kleinpudel, Altenglischer Schäferhund, Beagle, Labrador Retriever, Dobermann). Man spricht dann von einer *Cataracta consecutiva*. Ihr Anteil scheint bei Hunden relativ hoch zu sein.

Die Mehrzahl der Fälle angeborener Linsentrübungen hat einen progressiven *Verlauf*. Von initialen partiellen subkapsulären oder kortikalen Trübungsbereich ausgehend, werden weitere Zonen der Linse und schließlich der Linsenkern einbezogen. In Abhängigkeit von der Lokalisation und dem Ausmaß der Trübung ist das Sehvermögen gestört bis aufgehoben (Abb. 201). Der Zustand kann allerdings auch unverändert bestehenbleiben, dann sollte man daran denken, daß der Star möglicherweise pathognomonisch für neuroophthalmologische Komplikationen ist. Er kann im Verlaufe eines längeren Zeitraumes einer Spontanresorption unterworfen werden. Diese Erscheinung basiert auf einer erhöhten Kapselpermeabilität infolge eines gestörten Osmogefälles. Nachteilig ist hierbei, daß das hydratisierte wasserlösliche Linseneiweiß toxisch wirkt, es kann sich eine linseninduzierte Uveitis entwickeln. Dem ist prophylaktisch durch Atropinisierung des Auges und örtliche und systemische Kortikosteroidtherapie zu begegnen.

11.3.2. Erworbene Linsentrübungen

Alle Linsentrübungen, die in ihrer Klassifizierung nicht den angeborenen oder konsekutiven (im Zusammenhang oder in der Folge angeborener Malformationen des Auges) Formen zuzuordnen sind, werden als erworbener Star (**Cataracta acquisita**) angesehen. Er scheint beiden Haustieren den geringeren Teil im Krankheitsgut auszumachen.

11.3.2.1. Altersstar

Die in dieser Gruppe beim Hund wohl am häufigsten auftretende Form ist die *Cataracta senilis*. Die Pathogenese der Altersstarbildung ist in ihren Einzelheiten nicht voll geklärt. Fest steht, daß mit der Abnahme enzymatischer Umsetzungen eine Sauerstoffunterbilanz entsteht, die schließlich zu den

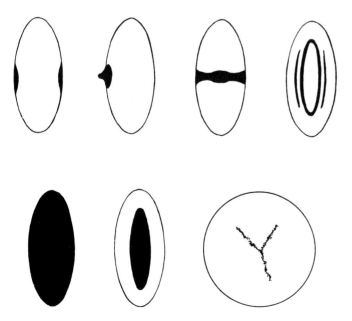

Abb. 201. Formen der Cataracta congenita.

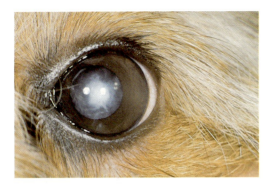

Abb. 202. Cataracta senilis, Hund. Trübung des Linsenkerns. Marmorierung der Kernperipherie.

morphologisch faßbaren Veränderungen in der Linse wie Vakuolenbildung, Sklerosierung und kristalline Einlagerungen führt. Der Altersstar ist beim Hund vom zehnten Lebensjahr an zu erwarten, er bleibt bei dieser Tierart längere Zeit unreif, d.h., die Randschichten erscheinen zunächst noch weniger trüb. Seltener als beim Hund ist der Altersstar beim Pferd und bei der Katze zu beobachten, obwohl auch die Vertreter dieser Tierarten das Senium erreichen. Dies mag eine Erklärung dafür sein, daß offensichtlich nicht nur das Altern, sondern weitere Einflüsse – diskutiert werden für den Hund diätetische, infektiöse, hormonale, konstitutionelle und auch dispositionelle – wirksam werden. Da das zeitliche Auftreten des Altersstars individuell sehr unterschiedlich ist, ergeben sich hinsichtlich der differentialdiagnostischen Abgrenzung zum Grauen Star anderer Pathogenese mitunter Schwierigkeiten. Aufschlußreich sind in diesem Fall Sitz, Form und Ausmaß der Trübung. Beim Altersstar ist die Linsenopazität mehr homogen und betrifft zunächst mehr den Linsenkern und den perinukleären Bereich (Abb. 202). Mit dem Altersstar darf nicht der *Altersreflex* verwechselt werden, der Ausdruck des physiologischen Schrumpfungsprozesses der Linse ist und lediglich im auffallenden, nicht dagegen im durchfallenden Licht sichtbar wird. Es handelt sich hier um eine Sklerose des Linsenkerns im Zuge der physiologischen Alteration. Der Altersstar kann sowohl ausgeprägt progressiv als auch sehr schleichend verlaufen. Die Trübung tritt bilateral, aber nicht unbedingt symmetrisch auf. Hinsichtlich des *Verlaufs* und der Erscheinungsform lassen sich Graduierungen vornehmen. Im Anfangsstadium (Cataracta incipiens) ist die Linse bei Vorhandensein sehr feiner Trübungen noch durchsichtig. Unter Zunahme des Wassergehaltes (Cataracta intu-

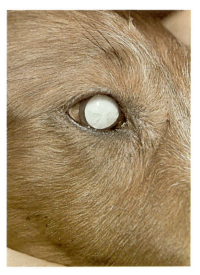

Abb. 203. Hypermature Cataracta senilis mit speichenartigen Verdichtungslinien.

mescens) schwillt sie an. Das Tier läßt in diesem Stadium noch keine visuelle Behinderung erkennen, dennoch ist aufgrund der Trübung eine Reduzierung der Sehschärfe zu vermuten. Die Trübung erzeugt eine stärkere Lichtstreuung, woraus Bildverzerrungen entstehen. Das Tier zeigt sich in entsprechenden Situationen wesensverändert, ist scheu oder auch aggressiv gegenüber imaginären Objekten. Die trübungsbedingte Lichtstreuung verursacht eine Blendung, der das Tier durch Lidspaltenverengung begegnet. Die Veränderungen der Lichtbrechung führen zu einer Myopie, so daß die Nahsicht des Tieres relativ verbessert erscheint. Bei Trübungen im zentralen Linsenbereich ist das Sehvermögen in der Dämmerung (reflektorische Weitstellung der Pupille) besser als am Tage (reflektorische Engstellung). Liegen die Trübungen peripher, tritt ein umgekehrtes Verhältnis ein. Marmorierungen mit punkt- oder streifenförmigen, häufig radiären oder speichenartigen Verdichtungslinien treten auf (Abb. 203). Der Fundus ist bei durchfallendem Licht nun nicht mehr zu erkennen. Die Pupille ist bei abgeschirmten Licht weit geöffnet, im hellen Sonnenlicht dagegen eng. Sie reagiert bei Lichteinfall anläßlich der ophthalmoskopischen Untersuchung prompt bei Intaktheit der Retina und des Regelkreises (s. S. 21).

Schrumpfung und Volumenverlust der Linse führen im weiteren Verlauf (Cataracta hypermatura) zur Vertiefung der Vorderkammer und zur Fältelung der Linsenkapsel. Damit ist die Gefahr der Entstehung feiner Kapselrisse gegeben, die zum Austritt von Linseneiweiß und zur linseneiweißinduzierten Uveitis führen können.

11.3.2.2. Symptomatischer Star

Der symptomatische Star (Cataracta symptomatica) entsteht im Verlauf oder im Ergebnis von systemischen Erkrankungen (Infektionen, Allergien, endogenen oder exogenen Intoxikationen). Gehen die Linsenveränderungen mit anderen erworbenen pathologischen Veränderungen des Auges wie Iritis, Zyklitis, Chorioiditis, Retinitis, Glaukom oder Netzhautablösung einher, werden sie auch als *Cataracta complicata* bezeichnet. Ist die getrübte Linse mit benachbarten Teilen des Auges verwachsen, spricht man von einer *Cataracta accreta*. Im Gegensatz zur Cataracta senilis nehmen die Trübungen hierbei von den subkapsulär gelegenen stoffwechselaktiven Kortikalisschichten ihren Ausgang. Den Veränderungen liegen sowohl Quellung und Zerfall vorhandener als auch Neubildung minderwertiger Linsenfasern zugrunde.

Unter den Stoffwechselstörungen der Linse ist die beim Hund durch Diabetes mellitus hervorgerufene von Bedeutung. Die hierbei über das Kammerwasser in die Linse vermehrt eingedrungene Glucose wird, da die Enzymakapazität für den Abbau überfordert ist, über Sorbitol gespalten. Die Sorbitolakkumulation begünstigt das Osmogefälle zwischen Linse und Kammerwasser und führt zum Wassereinzug in die Linse, zur Vakuolisierung und Schwellung der Linsenfasern und damit zur Trübung, zum *Zuckerstar*. Er entwickelt sich beidseitig und ist auffällig durch den rapiden Verlauf. Zunächst ist der subepitheliale kortikale Äquatorbereich betroffen, sehr schnell entwickelt sich eine mature Katarakta mit Trübung der Linsennähte.

Eine ähnliche Form der Linsentrübung entsteht bei der idiopathischen oder posttraumatischen parathyreopriven Tetanie, wenn es zum stationären oder temporären Ausfall der Nebenschilddrüsen kommt, zur *Cataracta tetanica*. Die staubförmigen, im Verlauf der Linsennähte der Kortikalis auftretenden Trübungen bieten das Bild einer fischgrätenartigen, radiären Streifung. Bei der *Cataracta traumatica* rufen stumpfe Gewalteinwirkungen Erschütterungen im Auge hervor, die an der Linse eine Auflockerung, einen Zerfall des Linsenepithels oder eine Schädigung des Aufhängeapparates bewirken und zum Kontusionsstar führen können. Häufig ist

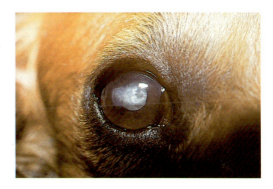

Abb. 204. Perforationsstar. Die pigmentierte Hornhautnarbe weist auf das ehemalige perforierende Trauma hin.

er erst nach Ablauf eines längeren Zeitraumes in Form unterschiedlicher Trübungen des kortikalen Linsenteils zu erkennen (Abb. 204). Gewalteinwirkungen, die mit einer Zusammenhangstrennung der Kapsel einhergehen, bedingen einen *Perforationsstar*. Bei der jugendlichen Linse kommt es durch die Kapselverletzung dann zu einer starken Quellung, die ihrerseits durch Volumenvergrößerung der Linse, intraokuläre Drucksteigerung und linseneiweißinduzierte Uveitis verursacht (s. S. 169). Bei der verhärteten Linse älterer Tiere dagegen ist die Gefahr nicht in dem Maße gegeben. Die Kapselwunde kann durch Proliferation des Linsenepithels verschlossen werden, es verbleiben jedoch Trübungen (Nachstar = *Cataracta secundaria*). Ein Nachstar kann sich übrigens auch nach extrakapsulärer Linsenextration durch Verbleiben von Kapselresten und Linsenfasern in der Pupillenöffnung entwickeln. Gelangen sterile Fremdkörper (Glas, Holz usw.) in die Linse, so verursachen sie geringgradige Trübungen am Ort ihrer Ablagerung ohne weitere Folgen. Handelt es sich jedoch um leicht oxydierbare Metalle, so werden größere Linsenanteile in die Veränderungen einbezogen. Bei Eisen „verrosten" die Epithelzellen (Eisenstar), nach Eindringen von Kupfer (Kupferstar) lagert sich Patina in der Linse ab. Weitaus gefährlicher aber wird die Situation, wenn Bakterien in die Linse gelangen. In dem gefäßlosen, gequollenen und teilweise gequetschten Linsengewebe finden die Mikroorganismen einen ausgezeichneten Nährboden. Panophthalmitis und Verlust des Auges können die Folgen sein. Seltener nach Verletzungen auftretende Starformen sind der *Feuerstar* (beim Kaninchen nach Ultrarotbestrahlung des Kopfes), der *Blitz-* oder *Elektrizitätsstar* nach Starkstrom- oder Blitzschlägen, ferner die Starbildung infolge von Röntgenstrahlen und nach

Verätzung oder durch in die Linse eingedrungene Parasiten.

Therapeutisch gestaltet sich die konservative Beseitigung von Linsentrübungen aufgrund der irreversiblen Gewebeschäden äußerst schwierig. Beim symptomatischen Star wird das Grundleiden behandelt, d. h., bei Diabetes ist der Blutzuckerspiegel zu regulieren, bei Tetanie das Calcium-Magnesium-Mißverhältnis zu beseitigen. Damit wird vielleicht der weiteren Ausbreitung der Trübungen begegnet. Bei juvenilen Katarakten kann die Spontanresorption durch systemische Zuführung von Selen in Kobination mit Vitamin E, proteinfreiem Pferdeserumextrakt, der mit einer Strahlenpilzkultur vorbehandelt wird, sowie durch örtliche Instillation von Thyreotropin-Releasing-Hormon unterstützt werden. Dieser Spontanresorption liegt eine besondere Aktivität intralentikulär vorkommender Proteasen zugrunde, die den Abbau bestimmter Proteine und die Auflockerung der Linsenkapsel bewirken und damit den Eintritt von Kammerwasser in die Linse und die Resorption des Linseninhalts begünstigen. Die zu erwartende linseneiweißinduzierte Uveitis ist prophylaktisch durch Atropin und Glukokortikoide abzublocken.

Abgesehen von diesen Möglichkeiten bleibt zur Verbesserung des Sehvermögens eines Tieres die *chirurgische Entfernung der getrübten Linse* das Mittel der Wahl. Die Operation ist beim angeborenen Star, beim Altersstar und bei bestimmten Formen des symptomatischen Stars (Cataracta diabetica) unter der Voraussetzung *angezeigt,* daß das zu operierende Auge frei ist von Infektionen und sonstigen pathologischen Veränderungen und eine volle Funktionsfähigkeit der Retina besitzt. Ein wichtiger Hinweis für die Intaktheit der Retina und des Sehnerven ist die Lichtreaktion, was nicht besagt, daß eine normale Pupillenreaktion retinale Schäden ausschließt. Vielmehr ist die Gesamtheit aller anamnestischen Ermittlungen und aller klinischen einschließlich der ophthalmoskopischen Befunde für die Entscheidung zur Operation maßgebend. Die Pupillenreaktion muß bei Beleuchtung des Auges mit starkem und fokussiertem Licht prompt und vollständig erfolgen. Ist sie nicht auszulösen, oder bestehen hinsichtlich ihrer Stärke oder der Reaktionsgeschwindigkeiten Abweichungen, so sind neuroophthalmologische Schäden nicht auszuschließen, was ganz besonders wichtig ist für die Differenzierung Altersstar — symptomatischer Star (PRA, z. B. beim Zwerg- und Kleinpudel, Golden- und Labrador Retriever). Sofern eine Asymmetrie hinsichtlich des Trübungsgrades der Linse besteht, ist möglicherweise der Fundus des zweiten Auges noch zu erkennen. Beispielsweise im Falle atrophischer Veränderungen der Sehnervenpapille fallen die Schlußfolgerungen eindeutig aus. Eine eindeutige Aussage über die Intaktheit der Retina läßt sich mit Hilfe der *Elektroretinografie* treffen. Sie ergibt bereits Hinweise, selbst wenn die Pupillenreaktion noch prompt und vollständig ist. Die Kataraktoperation ist *kontraindiziert* bei entzündlichen und degenerativen Keratopathien, beim nichtkontrolliertem Primärglaukom, bei der Irisatrophie und bei der Uveitis. Für letztere ist das Pupillenverhalten nach Instillation eines kurzwirkenden Mydriatikums diagnostisch aufschlußreich. Ist die Mydriasis unvollkommen, spricht dies für eine Uveitis, z. B. infolge hypermaturer Katarakta bei alten Hunden oder Spontanresorption bei kongenitalen Starformen. Die maximale Mydriasis wird dann mit 1%igem Atropinsulfat oder 10%igem Phenylephrin für die unerläßliche Linsenbetrachtung hergestellt. Eine einmal abgelaufene Uveitis bietet keine gute Prognose für eine Kataraktextraktion, selbst wenn diese medikamentell beherrscht werden konnte. Jeder Staroperation beim Tier sind, abgesehen von den vorgenannten Bedingungen, folgende Überlegungen vorauszuschicken:

— *Die Operation ist kein risikoloser Eingriff* und aufgrund einer Reihe von Erschwernissen wie tiefliegender, beweglicher Augapfel, kleine Lidspalte, Vorfall der Nickhaut, narkosebedingtes Rotieren des Augapfels, ferner großes Volumen der Linse, notwendig werdende große Operationswunde, starke Sphinkterwirkung in der Iris, reichliche Blutversorgung von Iris und Ziliarkörper, kräftige Zonula, innige Verbindung zwischen Glaskörper und hinterer Kapselmembran problematisch. Die Entscheidung zu ihrer Durchführung sollte sorgfältig überdacht werden. Tierarzt und Tierbesitzer müssen sich darüber im klaren sein, daß intra- oder postoperative Komplikationen, so ein Glaskörpervorfall, Netzhautablösung oder Blutungen den Operationserfolg in Frage stellen können. Ein befriedigendes Resultat hängt außerdem nicht unwesentlich von der gewählten Operationstechnik und der Erfahrung des Operateurs ab.

— *Die Operation ist kein dringender Eingriff.* Man sollte sie nur bei solchen Tieren ausführen, die sich in einem guten Allgemeinzustand befinden und vom Alter her noch eine gewisse Lebenserwartung aufweisen. Zu temperamentvolle Tiere und solche, die durch Ängstlichkeit oder Aggressivität die postoperative Behandlung erschweren, stellen die chirurgische Therapie in Frage und sind deshalb besser nicht zu operieren. Es ist von Vorteil, den Tierbesitzer in der Applikation von Ophthalmika und in der Ausführung einfacher Handlungen wie Säubern der Augenumgebung, Auflegen von Kompressen usw. vor dem geplanten Eingriff zu trainieren.

Weisen beide Augen eine getrübte Linse auf, sollte auch beiderseits operiert werden, allerdings erst dann, wenn die Trübung so ausgeprägt ist, daß das Tier nichts mehr sehen kann. Andererseits ist zu bedenken, daß Tiere sich gut an die zunehmende Verdichtung der Linsentrübung gewöhnen, sich dann mehr und mehr auf die anderen Sinnesorgane einstellen und schließlich anscheinend auch visuell sicherer werden. Ein zu langes Abwarten birgt die Gefahr der Weiterentwicklung des Zustandes in einen hypermaturen und der dadurch bedingten Operationserschwernis und linseneiweißinduzierten Uveitis infolge Brüchigkeit der Kapselmembran in sich. Ist der Graue Star nur einseitig vorhanden, besteht keine Operationsindikation.

Am *pseudophaken* Auge (Zustand nach Kataraktextraktion) entsteht eine Hypermetropie. Sie tritt bei brachyzephalen Hunden, die ohnehin eine Hyperopie haben, subjektiv nicht wesentlich in Erscheinung, und sie wird auch von allen anderen Hunden, die normalerweise eine Myopie von -1 bis $-3\,D$ hatten, in ihrer Auswirkung gemindert. Nach einer Gewöhnungszeit von vier Wochen reagieren die Tiere auf Bewegungen in der Ferne, während in der Nähe befindliche Hindernisse zunächst angelaufen werden. Später verliert sich diese Erscheinung. Der Verlust der Akkommodationsfähigkeit des linsenlosen Auges fällt beim Hund als einem akkommodationsträgen Tier nicht sehr ins Gewicht. Somit reicht das durch eine gelungene Operation erzielte Sehvermögen aus, um das Tier nach einer Zeit der Gewöhnung an die veränderten dioptrischen Verhältnisse fortan die Möglichkeit der optischen Orientierung und damit der freien, ungehinderten Bewegung ohne Gefahr des Anstoßens, Gegenlaufens oder Stürzens zurückzugeben. Es besteht die Chance der optischen Korrektur des Linsenverlustes durch Kontaktlinsen ($+7\,D$). Nach eigenen Erfahrungen toleriert der Hund diese erstaunlich gut. Doch die Gefahr des unbemerkten Verlierens und der hohe Anschaffungspreis dieser Sonderausführung setzen dieser Form der optischen Korrektur Grenzen. Die intraokuläre alloplastische Linse (kammerwinkelgestützte, irisgetragene oder kapselinterne Modelle) werden beim Hund und beim Pferd bereits erprobt. Beim Hund ergeben sich jedoch aufgrund der zarten Irisstruktur und der Synechieneigung Probleme.

Die *Operationsvorbereitung* beinhaltet im wesentlichen die Keimreduzierung und die Herstellung einer optimalen Mydriasis. Dem erstgenannten Ziel dient die wiederholte präoperative Spülung des Bindehautsackes und der Tränenwege mit physiologischer Kochsalzlösung und der Instillation von Breitbandantibiotika (Oxytetracyclin oder Chloramphenicol). Für die Herstellung einer Mydriasis wird Atropinsulfat in 1%iger Lösung zweimal täglich über vier Tage ante op. geträufelt. Eine zuverlässige Mydriasis ist für den Operationserfolg essentiell. Die Erhaltung der Mydriasis während der Operation bereitet beim Hund spezifische Probleme, da infolge Traumatisierung der Augengewebe speziell bei dieser Spezies Histamine oder Prostaglandine freigesetzt werden, die eine Miosis erzeugen können. Dieser Erscheinung wird begegnet, indem 15 min ante op. die subkonjunktivale Applikation einer Kombination von 2% Homatropin-Hydrobromid und 10% Phenylephrin-Hydrochlorid ($\overline{aa}$ 0,1 ml) und die präoperative orale Applikation von Aspirin (10–25 mg/kg KM dreimal täglich) oder Antihistaminika empfohlen werden. Zur Reduzierung entzündlicher Reaktionen eignen sich die präoperative systemische Kortikosteroidtherapie (2 mg/kg KM Prednisolon). Vorteilhaft ist es, den intraokulären Druck während der Operation zu senken, indem Mannitol 20% (0,5–1,0 g/kg KM) 15 min vor Beginn der Operation verabreicht wird. Augendrucksenkende Wirkung hat auch die digitale Massage des Augapfels über 3–5 min durch die Augenlider hindurch. Die **Entfernung der Kataraktlinse** erfolgt in der Veterinärmedizin, abgesehen von vielen Modifikationen, die das Detail betreffen, zum gegenwärtigen Zeitpunkt auf *drei* grundsätzlichen Wegen: die extrakapsuläre Entbindung (Linsenkapsel und Linseninhalt werden separat extrahiert); die intrakapsuläre Entbindung (Linsenkapsel und Linseninhalt werden gemeinsam extrahiert); die Linsendiszision mit Aspiration des Linseninhalts. Für jede dieser Methoden muß der Augapfel zugänglich gemacht und seine Immobilisation gewährleistet werden. Hierzu sind einige vorbereitende Maßnahmen unumgänglich. Sie beinhalten die laterale Kanthotomie (Abb. 15), die Lidretraktion mittels Zügelnähten oder instrumentellen Lidspreizern (Abb. 8), die Fixation des Augapfels mit Zügelnähten (Abb. 17), die Präparation der Bindehaut zur Freilegung des Limbus oder der Schnittlinie bei skleralem Zugang. Der **Zugang zur vorderen Augenkammer** kann auf skleralem, limbalem oder kornealem Wege erfolgen. Der *sklerale* Zugang erfolgt 1 mm hinter dem Limbus. Von Vorteil

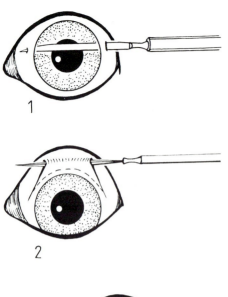

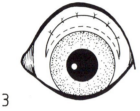

Abb. 205. 1 = Skleraler Zugang in die Vorderkammer mit dem Graefe-Messer. 2 = Nach Durchtrennung der Sklera weiterführen des Messers unter der Conjunctiva bulbi und Aufstellen des Messers am Ende des Schnittes. 3 = Situation nach Naht der Konjunktiva.

ist hierbei, daß der dem Limbus anliegende Konjunktivalappen gut für den Verschluß verwendet werden kann (Abb. 205). Nachteilig ist die Blutung der durchtrennten skleralen Gefäße. Der *limbale* Zugang ermöglicht ebenfalls die Einbeziehung des zuvor präparierten Konjunktivalappens in die Wundabdeckung. Den Blutungen bei Durchtrennen des Gewebes begegnet man, indem das Schneidin-

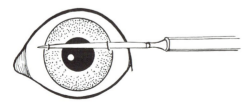

Abb. 206. Transkamerale Führung des Graefe-Messers.

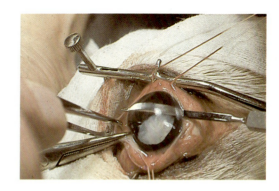

Abb. 207. Korneale Schnittführung zur Eröffnung der Vorderkammer bei Cataracta (Foto: Christoph, Leipzig).

strument entlang der Inzisionslinie etappenweise unter Durchtrennung der Gefäße mit sofortiger Blutstillung geführt wird. Für den skleralen und limbalen Zugang eignen sich gut Keratome, deren Schnittlinie mittels Schere nach beiden Seiten fortzusetzen ist (Abb. 193). Der *korneale* Zugang erfolgt 1—2 mm vom Limbus entfernt durch das avaskuläre Gewebe (Abb. 207 und 206). Nachteilig ist, daß die Wundheilung mit Narbenbildung in der Hornhaut einhergeht, ferner dieses Narbengewebe gegenüber späteren Hornhautentzündungen anfälliger ist. Der Schnitt läßt sich mit Keratom und Schere oder mit dem Starmesser (z.B. Kataraktmesser nach Graefe; Abb. 206) ausführen. Letzteres ist aufgrund der glatten Schnittführung sehr endothelschonend, zudem lassen sich durch die etwas schräge Schnittlegung die Wundränder gut adaptieren (Abb. 207). Ein besonderes Problem stellt die *Sprengung der Zonula* dar, die beim Hund ungewöhnlich fest ist. Dies erfolgt mechanisch mittels geeigneter Instrumente (Linsenschieber, Linsenspatel, Kapselpinzette) entweder durch Ansetzen eines einseitigen Drucks auf die Linse, durch rotierendes Bewegen der Linse, durch Verkanten der Linse oder durch Einführen eines hakenförmigen Instruments hinter den Linsenäquator. Allen Methoden gemeinsam haftet die Gefahr der Linsenkapselruptur und der ungewöhnlichen Traumatisierung des Ziliarkörpers an. Das kann man nur durch eine enzymatische Zonulolyse verhindern. Allerdings haben sich die beim Menschen verwendeten Konzentrationen von α-Chymotrypsin von 1:5000 oder 1:10000 beim Hund als nicht effektiv erwiesen. Konzentrationen von 1:2500 bei einem 10minütigem Kontakt überwinden zumindest beim älteren Tier die um die Zonulafasern befindliche spezifische Mucopolysaccharid-Schutzschicht. Postoperative Gefah-

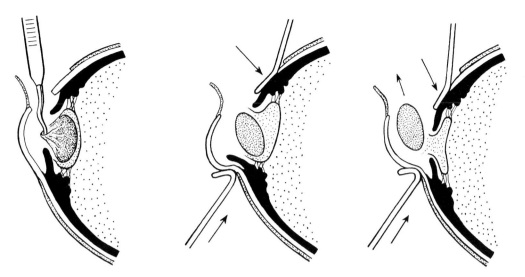

Abb. 208. Extrakapsuläre Entbindung der Linse.

ren hinsichtlich intraokulärer Entzündung, Sekundärglaukom und toxischer Retinaschädigung müssen allerdings einkalkuliert werden.

Für die *extrakapsuläre Entbindung* wird zunächst mit Hilfe einer scharfen Kapselpinzette ein mehr oder weniger großer Teil der vorderen Linsenkapsel extrahiert. Rinde und Kern der Linse werden nunmehr im gegensätzlichen Zusammenspiel einer von oben eingeführten schlanken Linsenschlinge und eines von außen ansetzenden Linsenschiebers (Augenmuskelhaken) aus dem Wundspalt geschoben (Abb. 208). Vorsichtiges Spülen der Vorderkammer beseitigt Linsenreste, die als Fremdeiweiß uveitiserzeugend wirken können. Bei dieser Methode verbleiben immer Reste der hinteren Kapsel und des Aufhängeapparates der Linse am Ort. Das hat den Vorteil, daß der Glaskörper weniger leicht vorfällt und weitere Komplikationen im Augeninnern vermieden werden. Andererseits kann es zur Ausbildung eines Nachstars kommen, der die Pupillenöffnung mit mehr oder weniger dichten Trübungsmassen verlegt. Die *intrakapsuläre Entbindung* beinhaltet die Sprengung der Zonula und die Extraktion der Linse in toto. Hierfür geeignet ist die Methode des „Stürzens" oder die des „Gleitens" der Linse. Im ersteren Fall wird durch zwei gegenläufige Bewegungsrichtungen von Schielhaken und exzentrisch angesetzter Kapselpinzette die Linse aus ihrer Lage gestürzt, im zweiten Fall setzen beide Instrumente gleichläufig im Schub und Zug an. Anstelle der Kapselpinzette läßt sich auch ein Sauglöffel (Erisyphake) verwenden, mit dem die Linsenkapsel flächig angesaugt und damit eine entsprechende Zugkraft entwickelt wird. Eine Weiterentwicklung dieses Prinzips stellt die Kryoextraktion dar. Hier wird auf dem Wege der Kryoadhäsion mit kältemitteldurchströmten Applikatoren die Linse nach Sprengung der Zonula ausgezogen. Allen genannten Methoden der intrakapsulären Entbindung gemeinsam steht das Problem der innigen Verbindung der Linsenrückfläche mit dem Glaskörper und des daraus resultierenden Glaskörpervorfalls mit der Gefahr der Entstehung eines Sekundärglaukoms entgegen. Der Vorteil der genannten Methoden besteht jedoch darin, daß jederzeit intra operationem in Abhängigkeit von den Gegebenheiten des Auges und in Modifikation des Vorgehens die Entscheidung zu einer extrakapsulären Entbindung getroffen werden kann.

Die Operation sog. weicher Stare, hierbei handelt es sich um kongenitale Starformen, die vornehmlich beim Pferd und beim Hund auftreten, eignet sich vom Prinzip her die **Diszision**. Darunter versteht man die Spaltung oder Trennung der Linsenkapsel. In Abhängigkeit von der Zielstellung erfährt das Vorgehen *Modifikationen*: Man eröffnet die vordere Kapsel mit Hilfe einer speziellen Diszisionsnadel (lanzettähnliches Instrument), um eine Untermischung des Kammerwassers mit den ausgetretenen weichen, wasserlöslichen Linsenmassen zu erzielen, die anschließend durch **Aspiration** aus der Kammer gezogen werden. Dieser Methode haftet der Nachteil postoperativer Synechien an, ferner der Entstehung eines Nachstars durch Wucherung von Kapselepithelien und eine iritische Reizung (linseneiweißinduzierte Uveitis, Iritis phacoanaphylactica). Einen Kompromiß stellt die Aspiration des wasserlöslichen und flüssigen Inhalts der juvenilen Katarakta des Pferdes dar. Nach Abpräparieren der bulbären Bindehaut bei Uhrzeigerstellung 12 wird neben dem Limbus durch die Sklera eine Inzision angelegt, durch diese eine weitlumige Kanüle in den Bulbus und in die Linse verbracht und die getrübte Linsensubstanz mit Hilfe intermittierender Spülungen aufgesaugt. Vordere Kapselanteile sollten so weit wie möglich mit entfernt werden, da sonst die Gefahr der Entwicklung eines Nachstars groß ist. Anschließend wird die kleine Inzisionsöffnung mit der präparierten Bindehaut wieder verschlossen. Die im Bulbus verbleibenden Reste der Linsenkapsel unterliegen der Quellung und späteren Resorption. Postoperative Antibiose, später Glukokortikoide zur Vermeidung einer reaktiven Uveitis.

Eine weitere Modifikation ist die in den USA entwickelte Methode der **Phakoemulsion** oder Phakofragmentation. Mit Hilfe eines direkt auf die Linse aufzusetzenden Applikators werden Ultraschallwellen zur Destrukturierung des gesamten Linsengewebes vermittelt. Eine dem Applikator in technischer Perfektion beigefügte Aufsaugvorrichtung sorgt für die unmittelbare Aspiration des zertrümmerten Linsengewebes. Diese Methode eignet sich auch für die Beseitigung fester Stare anderer Genese.

Der Wundverschluß erfolgt bei kornealem Zugang durch Einzelnähte, die aufgrund der Limbusnähe (Präsens der perilimbalen Vaskularisation) mit resorbierbarem Material (Polyglycolsäure-Derivate, 5/0 oder 1 metric) erfolgen kann. Bei skleralem Zugang werden lediglich Situationsnähte zum Verschließen der skleralen Wunde gesetzt, die Abdeckung findet durch bulbäre Bindehaut statt, deren Wundränder mit Einzelnähten adaptiert werden müssen (Abb. 205).

Die *postoperative Therapie* der Kataraktchirurgie hat drei Zielstellungen zu dienen: dem Schutz des Auges vor traumatischen Insulten, vor Infektionen und vor Entzündungen. **Schutzmaßnahmen** umfassen das Ausbinden des Pferdes, das Anlegen von Halskragen oder starren Kopfumrahmungen, das Ausbinden der Vorderpfoten, das Auflegen korboder gitterähnlicher Schutzschalen auf die Orbitaumgebung, die Bandagierung. Eine Sedierung führt zur allgemeinen Ruhigstellung temperamentvoller Tiere. Erfahrungsgemäß schonen in den meisten Fällen jedoch die Tiere von sich aus die Augenregion.

Die **Infektionsprophylaxe** erstreckt sich auf die systemische und örtliche Anwendung von Breitbandantibiotika. Die **Entzündungshemmung** erfolgt durch Mydriatika, Antiprostaglandine und Kortikosteroide. Es kommen zur Anwendung Atropin-Sulfat 1-2%ig oder Phenylephrin-Hydrochlorid, Scopolamin-Kombinationen, Aspirin (10 mg/kg KM) 2–3mal/die, Prednisolon 2 mg/kg KM/die und zurückgehend in Abhängigkeit vom klinischen Zustand. Beim Hund, aber auch beim Pferd, weniger stark bei der Katze sind, abhängig vom Operationsverlauf, dann aber auch von Einflüssen in der postoperativen Phase, **Komplikationen** in der Heilung oder funktionellen Wiederherstellung des Auges zu erwarten. So besteht die Gefahr der kornealen *Ulzeration* nach ungewöhnlichem chirurgischem Trauma, durch Traumatisierung in der postoperativen Phase oder ungenügenden Lidschluß. Relativ häufig tritt ein *Hornhautödem* auf, das durch starke endotheliale Schädigung während der Operation oder durch ungenügende Wundrandadaptation entsteht. Ein *mangelhafter Wundverschluß* basiert auf unzureichender Nahttechnik oder Automutilation. Postop. Kammerwasserabfluß, Irisprolaps, Panophthalmitis sind mögliche Folgen, wenn nicht sofort auf dem Wege der rekonstruktiven Chirurgie ein solider Wundverschluß, evtl. unter Hinzuziehung konjunktivoplastischer Maßnahmen, erzielt wird. Eine gefürchtete Komplikation ist die *Uveitis*, deren Pathogenese komplexer Natur ist und die aus der Operation selbst, aus der Histamin- oder Prostaglandinausschüttung intra und post operationom oder aus traumatischen und anderen postoperativen Komplikationen resultiert. Zu befürchten ist auch das *Sekundärglaukom*, das auf der Grundlage einer Uveitis nach extrakapsulärer Extraktion infolge Verwachsungen oder nach intrakapsulärer Extraktion durch Glaskörpervorfall oder Glaskörperadhäsion am Pupillenrand oder an der Hornhaut entsteht. Schließlich sind *intraokuläre Blutungen* möglich, die sich nach einem Glaskörpervorfall und konsekutiver Netzhautablösung einstellen.

11.4. Linsenverlagerungen

Bei Lageveränderungen hat die Linse ihre normale Lage in der Fossa hyaloidea des Glaskörpers partiell (Subluxation) oder total (Luxation) verlassen und fällt infolge ihres relativ größeren Gewichtes auf den Grund entweder der vorderen Augenkammer (Luxatio lentis anterior) oder in den Glaskörperraum (Luxatio lentis posterior). Nur selten tritt die Linse bei perforierenden Verletzungen ganz aus

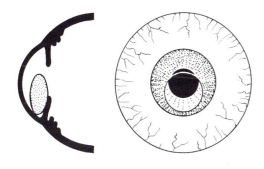

Abb. 209. Luxatio lentis anterior. Die Iris wird partiell durch die Linse überdeckt.

dem Bulbus heraus oder verlagert sich bei Skleralruptur unter die Konjunktiva (Luxatio lentis subconjunctivalis). *Ursächlich* liegen der Ortsveränderung der Linse immer Defekte ihres Aufhängeapparates zugrunde. Diese werden durch traumatische Insulte, durch infektiöse oder toxische Schädigung, durch mechanische Verdrängung (Blut, Exsudate, entzündliche Schwarten, Neubildungen, intraokuläre Druckerhöhung) hervorgerufen. Für die bei Terriern (Fox-, Welsh-, Sealyham-, Jagd-, Tibet-, ,Jack-Russel- und Bullterrier) vorkommenden Linsenluxationen werden angeborene erbliche Defekte des Aufhängeapparates der Linse (Ungleichheit und partielles Fehlen) als Ursache und traumatische Insulte als auslösendes Moment angesehen. Sie treten nicht selten, allerdings zeitlich nacheinander, an beiden Augen auf. Die klinischen Symptome und der Verlauf sind vom Grad und von der Art der Luxation abhängig.

11.4.1. Luxatio lentis anterior

Die Linse liegt bei der Luxatio lentis anterior in der vorderen Augenkammer und ist damit der Iris und der Pupillenöffnung partiell vorgelagert (Abb. 209, 210). Das Tier wird wegen Lichtscheue, Lakrimation, Rötung der Konjunktiven, Schmerzäußerungen bei Anstoßen und möglicher Hornhauttrübung vorgestellt. Ist die Hornhaut noch durchsichtig, so sieht man, insbesondere bei Betrachtung von der Seite, eine vertiefte vordere Augenkammer bei gleichzeitiger Ausbuchtung des ventralen Anteils der Iris nach hinten. Die Pupille ist weit, mitunter verzerrt, bei Lichteinfall reagiert sie verzögert, unvollständig oder überhaupt nicht. Die dislozierte Linse ist in der Vorderkammer bereits mit bloßem Auge und bei auffallendem Licht gut zu sehen. Ihr reflektierender Äquatorialrand tritt als heller, konvexer Bogen deutlich hervor (Abb. 211). Ist die Hornhaut durch Ödematisierung trüb (Abb. 212), so gestaltet sich die *Diagnosestellung* schwieriger. Aufgrund der Trübung kommt es nicht selten zu Fehlschlüssen, besonders dann, wenn das Hornhautödem fälschlich als entzündliche Trübung angesehen und nach Grundsätzen, wie sie bei einer Keratitis üblich sind, therapiert wird. Damit geht für die Erhaltung des Auges wertvolle Zeit verloren, demzufolge ist eine sorgfältige Untersuchung notwendig. Bei Betrachtung im abgedunkelten Raum mit seitlich einfallendem, stark fokussiertem Lichtstrahl ist es möglich, auch bei ödematisierter Hornhaut die Linse in der Vorderkammer liegend als Schatten zu erkennen. Sie wird deutlicher wahrgenommen, wenn man sie durch leichten Druck auf die Hornhaut von unten und außen her in ihrer Lokalisation etwas verändert. Die Diagnosestellung läßt sich des weiteren durch Gebrauch der Woodschen Lampe oder einer Skleralleuchte erleichtern. Erhöhter innerer Augendruck und ziliarer Blutandrang sollten unter Berücksichtigung der Rasse des Tieres, des Vorberichtes, des klinischen Bildes immer als ernstzunehmende Hinweise auf eine Linsenluxation gewertet werden. Da das andere Auge oftmals der Linsenluxation dem ersterkrankten „nachhinkt", ist es unbedingt in die Untersuchung einzubeziehen. Möglicherweise sind hier bereits Anzeichen einer Lockerung der Zonula wahrzunehmen. Sie äußern sich im Auftreten kleiner, bei Augenbewegung flatternder Fibrinfädchen am Pupillenrand, ferner durch partielles Schlottern von Iris oder Linse. Die Luxatio lentis anterior führt sehr bald durch mechanische Verlegung breiter An-

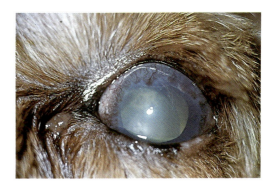

Abb. 210. Luxatio lentis anterior. Linse verdeckt teilweise die Iris. Aufleuchten des Tapetums durch sichelförmigen Durchblick zwischen Iris und luxierter Linse. Reaktive Hornhautvaskularisation, Linse getrübt.

11. Krankheiten der Linse

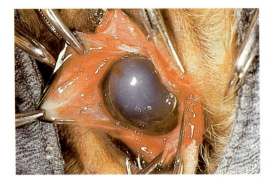

Abb. 211. Luxatio lentis anterior. Linsenäquator ist als aufleuchtender Ring in der Vorderkammer erkennbar. Partielle Hornhauttrübung durch druckerzeugtes Ödem (Blutungen in der hyperämisierten Bindehaut sind artifiziell durch Präparation des Auges für die fotografische Darstellung).

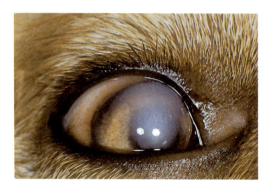

Abb. 212. Hornhautödem infolge Luxatio lentis anterior (Berührungsfläche der Linse an der Hornhaut erzeugt Druck).

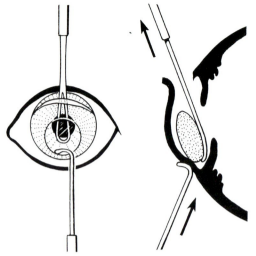

Abb. 213. Extraktion der nach vorn luxierten Linse.

teile des Kammerwinkels durch die Linse selbst, durch Zonulakonglomerate, durch Fibrinfädchen oder durch die ödematisierte Hornhaut und Iris zur Kammerwasserabflußbehinderung, damit zur Tensionserhöhung bis hin zum Sekundärglaukom, und zur Vernichtung des Auges.

Die *Behandlung* muß deshalb unverzüglich einsetzen. Konservative Methoden sind hier nur insoweit angebracht, als sie der Vorbereitung einer Operation dienen. Eine Glaukomprophylaxe mit Miotika ist kontraindiziert, da die Kontaktfläche der Iris mit der Linse einerseits und der Linse mit der Hornhaut andererseits vergrößert, dadurch der Linsendruck erhöht und die intraokuläre Zirkulation gestört werden. Besteht die Luxation länger, ist ein Sekundärglaukom oder sind umfangreiche intraoku-

läre Verwachsungen vorhanden, fehlt die Lichtempfindung, so sind druckentlastende chirurgische Maßnahmen in Aussicht zu nehmen, oder der Bulbus ist zu exstirpieren. Liegen dagegen noch keine schwerwiegenden intraokulären Veränderungen vor und befindet sich das Tier in einem guten Allgemeinzustand, ist die **Extraktion der Linse** die *Therapie* der Wahl. Für die Bulbuseröffnung eignet sich der korneale oder sklerale Lappenschnitt. Mit einer Linsenschlinge geht man in die vordere Augenkammer ein, umfaßt die luxierte Linse und hebelt sie sorgfältig unter gleichzeitiger Entfaltung eines von außen durch Schielhaken oder Finger ausgeübten Gegendrucks nach oben aus der Wunde heraus (Abb. 213). Bei Verwenden eines Kryoextraktors entfällt die Notwendigkeit eines Gegendrucks. In der Wunde erscheinende Teile des Glaskörpers sind vorsichtig mit kleinen, aus aufsaugendem Material (z. B. Gelaspon-Schwämmchen) bestehenden Tupfern zu entfernen (partielle Vitrektomie). Der Wundverschluß gestaltet sich wie bei der Kataraktextraktion. In der postoperativen Phase sind die Tiere vor Bewegung und Aufregung zu bewahren; gegebenenfalls ist Sedierung angebracht. Das Auge ist über fünf Tage mindestens 5mal/die mit Antibiotika zu versorgen. Ist die Pupille eng, so werden unter sorgfältiger Beachtung des inneren Augendrucks über zwei bis drei Tage spastische Mydriatika instilliert. Nach zehn Tagen werden die Wundnähte gezogen. Die medikamentelle Behandlung ist dann mit Glukokortikoiden zu kombinieren. Das Tier gewöhnt sich erst im Laufe eines gewissen

Zeitraumes (ca. 6 Wochen) an die veränderten optischen Verhältnisse. Nahegelegene Hindernisse werden infolge der Weitsichtigkeit zunächst öfter angelaufen, später stellt sich das Tier darauf ein.

11.4.2. Luxatio lentis posterior

Bei der Luxatio lentis posterior oder Luxatio lentis ad corpus vitreum ist die verlagerte Linse hinter der Pupille in ihrer äquatorialen Begrenzung als konvexer Bogen erkennbar (Abb. 214). Der darüberliegende linsenfreie Teil der Pupille erscheint sichel- bis halbmondförmig (Abb. 215) im auffallenden Licht meist dunkler und läßt im durchfallenden Licht Details des Fundus mit bloßem Auge deutlich erkennbar aufleuchten. Bei ophthalmoskopischer Untersuchung sieht man das Fundusbild aufgrund der nebeneinanderliegenden unterschiedlichen Brechungsebenen doppelt. Die Pupille ist erweitert, mitunter ist ihr Rand unregelmäßig oder sie flattert. Manchmal wirbeln bei Bulbusbewegungen zarte, fädige oder wolkige Gebilde in der Pupille oder am Linsenrand auf. Es sind rupturierte, aufgequollene Zonulaknäuel. Ist die Linse tief in den Glaskörper eingesunken, so besteht das Krankheitsbild der **Aphakie**, der mit bloßem Auge erkennbare Fundus ist in weiten Teilen übersehbar, das zweite und dritte Purkinje-Sansonsche Bild fehlen. Eine runde, umschriebene Hornhauttrübung weist darauf hin, daß die Linse zunächst in der vorderen Augenkammer war und sich von dort aus über den Pupillenrand hinweg in den hinteren Bulbusteil verlagert hat (Abb. 212). Die **Extraktion** einer in den Glaskörper luxierten Linse gestaltet sich schwierig. Zunächst muß versucht werden, die durch die ständige mechanische Reizung des M. sphincter pupillae erzeugte Pupillenenge zu überwinden. Sodann bietet sich für das Erfassen und die Extraktion der Linse die Kryosondentechnik mit intraokulärer Beleuchtungsvorrichtung als schonende Methode an. Steht diese Möglichkeit nicht zur Verfügung, so kann man versuchen, die Linse mit Hilfe eines schlingenähnlichen Instruments bei gleichzeitig von außen erzeugtem instrumentellem Gegendruck (z. B. durch Anpressen eines Schielhakens) zu entbinden. Beim Vorverlagern und Extrahieren der Linse besteht allerdings in jedem Fall die akute Gefahr des Verlustes großer Glaskörperanteile und weiterer Bulbusdestruktionen. Aus diesen Gründen kann man zunächst eine nach hinten verlagerte Linse belassen. Das Auge aber muß unter ständiger Kontrolle bleiben. Einer temporären intraokulären Druckerhöhung kann hierbei nach eigenen Erfahrungen mit zeitweiligem Träufeln spastischer Miotika erfolgreich begegnet werden. Im Falle einer Verlagerung der Linse aus dem Glaskörperraum in die vordere Augenkammer ist sofort zur Extraktion der luxierten Linse zu schreiten.

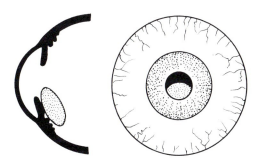

Abb. 214. Luxatio lentis posterior. Die Linse ist mit einem Teil ihrer äquatorialen Begrenzung hinter der Pupille liegend erkennbar.

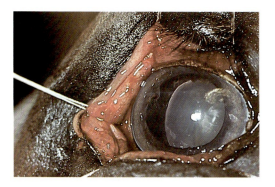

Abb. 215. Luxatio lentis posterior. Äquatoriale Begrenzung vor dem linsenfreien Ausschnitt des Fundus gut erkennbar (durch Zügelhefte artifizielle Blutungen).

11.4.3. Subluxatio lentis

Die Subluxatio lentis ist durch Schlottern der ungenügend befestigten Linse (Lentodonesis) und durch Flattern der unzureichend gestützten Iris (Iridonesis) gekennzeichnet. Die Pupille ist meist eng. Stürzt die Linse infolge mangelhafter Befestigung um, so kann sie in der Pupillenöffnung eingekeilt zu liegen kommen. Bei allen Graden der Verlagerung ist das Sehvermögen durch Trübungen oder Unterschiede im Brechungsindex beeinträchtigt. Sie führen zu mehr oder weniger ausgeprägter Unsicherheit in der Bewegung.

Die *Prognose* ist hinsichtlich der Möglichkeit einer Wiederherstellung der anatomischen und physiologischen Verhältnisse bei allen Formen der Luxation schlecht. Sie ist für die Erhaltung der Sehfähigkeit des Auges beim Pferd und Rind ungünstig, da bei diesen Tierarten eine Linsenverlagerung fast ausschließlich Folge anderer intraokulärer Schäden ist. Aus diesem Grunde entfällt auch hier die spezielle Behandlung einer Luxation. Dagegen gestaltet sie sich beim Hund günstig, vorausgesetzt, daß der Zustand rechtzeitig erkannt wird.

Literatur

ABE, M., and ONO, H.: Effect of thyrotropin releasing hormone instillation on canine senile cataracts. Jap. J. Vet. Sci. 41, 325 (1979).

ASHTON, N., BARNETT, K.C., CLAY, C.E., and CLEGG, F.G.: Congenital nuclear cataracts in cattle. Vet. Rec. 100, 505 (1977).

BARRIE, Kathleen P., GELATT, K.N., GUM, G.G., and SAMUELSON, D.A.: Effects of alpha-chymotrypsin on the canine eye. Amer. J. Vet. Res. 43, 207 (1982).

BEECH, I., AGUIRRE, G., and GROSS, S.: Congenital nuclear cataracts in the Morgan horse. J. Amer. Vet. Med. Assoc. 184, 1363 (1984).

BOHN, F.K.: Klinisch empirische Bemerkungen zum grauen Star und zur Linsenextraktion beim Hund. Prakt. Tierarzt. 63, 624 (1982).

BÖKE, W.: Zur Kryoextraktion der Linse. Klin. Mbl. Augenhk. 149, 177 (1966).

BRIGHTMAN, A.H., and HELPER, L.C.: Aspirin stabilization of the blood-aqueous barrier in the dog. 7th Proc. Am. Coll. Vet. Ophthalmol. 95, (1976).

CSAPODY, I.: Über das Schicksal der Augen mit luxierten Linsen. Klin. Mbl. Augenhk. 149, 197, (1966).

CURTIS, R., BARNETT, K.C., and LEWIS, S.J.: Clinical and pathological observations concerning the aetiology of primary lens luxation in the dog. Vet. Rec. 112, 238 (1983).

DRAEGER, J., KÖHLER, L., ALLMELING, G., und WINTER, R.: Mikrochirurgische Eingriffe am Pferdeauge. Tierärztl. Prax. 9, 479 (1981).

DRAEGER, J., GUTHOFF, R., KÖHLER, L., und ALLMELING, G.: Veterinärmedizinische ophthalmologische Mikrochirurgie. Kleint-Prax. 28, 65 (1983).

FAULBORN, J., und BERG, G.: Erfahrungen mit der chirurgischen Behandlung der Katarakt beim Hund. Tierärztl. Umschau 36, 109 (1981).

GELATT, K.N.: Spontaneous cataract resorption and iridocyclitis. Vet. Med. Small Anim. Clin. 65, 1068 (1970).

GELATT, K.N.: Cataracts in cattle. J. Amer. Vet. Med. Assoc. 159, 195 (1971).

GELATT, K.N.: Spontaneous cataract resorption and lens-induced uveitis in the dog. Mod. Vet. Pract. 56, 331 (1975).

GELATT, K.N., and KRAFT, W.: A technic for aspiration of cataracts in young horses. Vet. Med. Small Anim. Clin. 64, 415 (1969).

GELATT, K.N., MYERS Jr., V.S., and MCCLURE Jr., J.R.: Aspiration of congenital and soft cataracts in foals and young horses. J. Amer. Vet. Med. Assoc. 165, 611 (1974).

GELATT, K.N., BRUSS, M., and DECOSTANZA, Susan M.: Reduced, oxidized, and protein-bound glutathione concentrations in normal and cataractous lenses in the dog. Amer. J. Vet. Res. 43, 1215 (1982).

GELATT, K.N., SAMUELSON, D.A., and BARRIE, Kathleen P.: Biometry and clinical characteristics of congenital cataracts and microphthalmia in the Miniature Schnauzer. J. Amer. Vet. Med. Assoc. 183, 99 (1983).

KRUININGEN, H.J., VAN: Intracapsular cataract extraction in the horse. J. Amer. Vet. Med. Assoc. 145, 773 (1964).

LETTOW, E., DÄMMRICH, K., und TRAUTVETTER, E.: Spontane Cataracta tetanica bei einem Hund. Berl. Münch. tierärztl. Wschr. 79, 445 (1966).

MAGRANE, W.G.: Rationale of Cataract Surgery. N. Amer. Vet. 35, 759 (1954).

MAGRANE, W.G.: Cataract extraction: a follow-up study (429 cases). J. Small Anim. Pract. 10, 545 (1969).

MARTIN, C.L., and LEIPOLD, H.W.: Aphakia and multiple ocular defects in Saint Bernard puppies. Vet. Med. Small Anim. Clin. 69, 448 (1974).

MATTHÄUS, W.: Kryotherapie in der Augenheilkunde. Dt. Gesundh-wesen 35, 806 (1980).

NARFSTRÖM, Kristina, and DUBIELZIG, R.: Posterior lenticonis, cataracts and microphthalmia; congenital ocular defects in the Cavalier King Charles Spaniel. J. Small Anim. Pract. 25, 669 (1984).

PEIFFER Jr., R.L.: Removal of a luxated lens and anterior vitrectomy using a disposable vitreophage. Vet. Med. Small Anim. Clin. 75, 1249 (1980).

PEIFFER Jr., R.L., GELATT, K.N., and GWIN, R.M.: Diabetic cataracts in the dog. Can. Pract. 4, 18 (1977).

ROBERTS, S.R., and HELPER, L.C.: Cataracts in Afghan hounds. J. Amer. Vet. Med. Assoc. 160, 427 (1972).

RUBIN, L.F., and MATTIS, P.A.: Dimethyl sulfoxide: Lens changes in dogs during oral administration. Science 153, 83 (1966).

RUBIN, L.F., KOCH, S.A., and HUBER, R.J.: Hereditary cataracts in Miniature Schnauzers. J. Amer. Vet. Med. Ass. 154, 1456 (1969).

SANFORD, S.E., DUKES, T.W., CREIGHTON, M.O., and TREVITHICK, J.R.: Cortical cataracts induced by hygromycin B in swine. Amer. J. Vet. Res. 42, 1534 (1981).

SAUNDERS, L.Z., and FINCHER, M.J.: Hereditary multiple eye defects in grade Jersey calves. Cornell Vet. 41, 351 (1951).

SPREULL, J.S.A., CHAWLA, H.B., and CRISPIN, S.M.: Routine lens extraction for the treatment of cataract in the dog. J. Small Anim. Pract. 21, 535 (1981).

STADES, F.C.: Persistent Hyperplastic Tunica Vasculosa Lentis and persistant Hyperplastic Primary Vitreous (PHTVL/PHPV) in the Dobermann Pinscher. Habilschrift, Utrecht 1983.

STARTUP, F. G.: Enzymatic Zonulolysis as an Aid to Cataract Surgery in the Dog. Vet. Rec. **72**, 245 (1960).

SZÚTTER, L.: Die bläschen- und sternförmigen Linsenstare des Pferdeauges. Inaug. Diss., Budapest 1924.

SZÚTTER, L.: Ophthalmoskopische und Lupenspiegeluntersuchungen an neugeborenen Haustieren. I. II. Acta Vet. Acad. Sci. Hungar. **11**, 183 (1961).

SZYMANSKI, Carol M., KOCH, S. A., and SILVERA, C. E.: Effective mydriasis for cataract surgery in the dog. J. Amer. Vet. Med. Assoc. **163**, 260 (1973).

ÜBERREITER, O.: Der Y-Star (Embryonalstar) beim Pferd. Wien. tierärztl. Mschr. **27**, 1 (1940).

WEBER, M.: Über spontane Linsenluxationen beim Hund. Inaug. Diss., Münster 1940.

WEBER, A. Angeborener Star, eine rezessive Mutation beim Pferd. Schweiz. Arch. Tierhk. **89**, 397 (1947).

WESTHUES, M.: Der Schichtstar des Hundes. Arch. Tierhk. **54**, 32 (1926).

WESTHUES, M.: Die Luxatio lentis anterior beim Hunde und ihre operative Behandlung. Münch. tierärztl. Wschr. **88**, 121 (1937).

YAKELY, W. L.: A study of heritability of cataracts in the American Cocker Spaniel. J. Amer. Vet. Med. Assoc. **172**, 81 (1978).

12. Krankheiten des Glaskörpers

Der Glaskörper (Corpus vitreum) füllt als wasserklares Medium (Brechungsindex 1,33) den Raum zwischen Linse, Ziliarkörper und Retina aus und stellt damit volumenmäßig den größten Augapfelteil dar. Es handelt sich um ein dem mesenchymalen Bindegewebe zuzuordnendes Gebilde, das sich um den von der Linse bis zur Papille erstreckenden Zentralkanal (Canalis hyaloideus Cloqueti) formiert. Dieser Zentralkanal dient während der Embryonalentwicklung des Auges der Aufnahme der zum primitiven Gefäßsystem gehörenden A. hyaloidea. Er enthält beim Wiederkäuer einen von der Papille ausgehenden, zapfenartigen, von Gliazellen umgebenden Fortsatz (Processus hyaloideus), der als Überbleibsel der A. hyaloidea angesehen wird. In seinem Feinaufbau besteht der Glaskörper aus einem nerven- und gefäßfreien Netzwerk (Stroma corporis vitrei) feinster kollagener, bündelförmig angeordneter Fibrillen, das an seiner Oberfläche durch besondere Fibrillenanordnung allseitig eine Grenzmembran (Membrana hyaloidea) ausbildet. Diese Membran ist im Bereich der Pars optica elektronenoptisch als vitreo-retinale Grenzschicht in einer Drei-Lamellen-Struktur angeordnet, wovon die der Retina anliegende als „Membrana limitans interna retinae" ein Synzytium horizontaler Ausläufer der Müllerschen Stützzellen der Retina darstellt und so mit dieser verbunden ist. In der den Glaskörper umgebenden Grenzmembran, insbesondere aber im Bereich des Orbiculus ciliaris, sind Glaskörperrindenzellen, die zu den Makrophagen gehören, anzutreffen. Sie werden als Träger des Glaskörperstoffwechsels angesehen, die eine kurze Verweildauer haben und sich aus den ziliaren und retinalen Blutgefäßen rekrutieren. Die Zwischenräume des kollagenen Gerüstwerkes enthalten von den Makrophagen gebildete Hyaluronsäure. Sie ist in Gemeinschaft mit den Kollagenfasern für die Stabilität des Gerüstes und für die Viskosität und Transparenz zuständig. Die Kettenmoleküle der Hyaluronsäure haben ein hohes Wasserbindungsvermögen, das dem Glaskörper tierartlich unterschiedlich einen Wassergehalt um 99% (Rind 98,64%, Pferd 99,68%) verleiht. Die Hyalozyten sind außerordentlich proliferationsaktiv und haben demzufolge maßgeblichen Anteil an der raschen Regeneration des Glaskörpers. Der Glaskörper paßt sich in seiner Gestalt den anliegenden Augenstrukturen an und bildet auf diese Weise an der Oberfläche der Linse eine Fossa hyaloidea.

12.1. Untersuchung

Die Untersuchung des Glaskörpers erfolgt im abgedunkelten Raum bei erweiterter Pupille. Als Lichtquellen eignen sich das elektrische Ophthalmoskop, Handleuchten, Stableuchten und Otoskopleuchten. In besonderen Fällen ist für die Ortung von Fremdkörpern oder Neubildungen die Ultraschalldiagnostik empfehlenswert. Bei direkter Beleuchtung und extrem geweiteter Pupille lassen sich beim Hund Teile der Zonula und der vordere Bereich des Glaskörpers in Gestalt faltenähnlicher Membranen erkennen. Beim Pferd plaziert man die Lichtquelle zwischen der Nüster des Tieres und der Schläfe des Untersuchers und lenkt den Lichtstrahl in rostrodorsale Richtung zur Sichtbarmachung des nasodorsalen Glaskörperraumes. Es ist wichtig, stark fokusiertes Licht in den Glaskörper zu lenken, um sehr feine Opazitäten rechtzeitig erfassen zu können. Die physiologische Durchsichtigkeit des Glaskörpers erleidet neben mitunter vorkommenden angeborenen Cholesterolkristallen (aufleuchtender Glaskörperstaub) durch solche pathologischen Zustände Beeinflussung, die mit exsudativen Entzündungsformen einhergehen und vornehmlich die Chorioidea oder die Retina betreffen. In diesem Falle finden sich in einer verflüssigten oder in seiner Konsistenz veränderten Glaskörpersubstanz die Exsudate Blut, Fibrin oder Eiter in Form kleinster, bei rascher Augen- oder Kopfbewegung aufwirbelnder Konglomerate, beweglicher oder schwingender, den Glaskörperraum durchziehender Membranen oder Schwarten, oder der Glaskörper ist diffus mit den Exsudaten durchsetzt und nicht durchsichtig. Unter Umständen erscheint die gesamte Glaskörpermasse rot nach Gefäßzerreißungen oder nach Blutstauung. Bei Vorliegen einer grau-gelblichen, faden- oder strangförmigen Trübung mit charakteristischem Verlauf (Papilla nervi optici — hinterer Linsenpol) ist an eine A. hyaloidea persistens zu denken. Die Pupillenreaktion ist vorhanden, wenn die Trübungen nur im dorsalen Glaskörperraum sind. Ist dagegen die Pupillenreaktion verzögert oder bleibt ganz aus und der Augenhintergrund ist ohne erkennbare Befunde, so spricht dies für eine Glaskörperverflüssigung.

12.2. Angeborene Anomalien

Unter den angeborenen Anomalien sind aus der Embryonalentwicklung des Augapfels persistierende Gewebe, und zwar der primitive oder primäre Glaskörper, die A. hyaloidea und die Tunica vascularis lentis von Bedeutung.

12.2.1. Entwicklung des Glaskörpers und der embryonalen Gefäßstrukturen

Der primitive Glaskörper füllt den Raum zwischen der Retina und der Linse, später den zwischen Retina, Linse, A. hyaloidea und Tunica vasculosa lentis aus und dient der Aufnahme ektodermalen und mesodermalen fibrillären Materials. Er bildet sich sukzessive mit der Entwicklung der Linsenkapsel beim Hund etwa um den 25. Gestationstag zurück. An seine Stelle tritt der definitive oder sekundäre Glaskörper, der kein Gewebe, sondern ein Zellprodukt der Elemente des primären Glaskörpers ist. Das fibrilläre Gewebe des primitiven Glaskörpers wird durch die A. hyaloidea, die bis zum hinteren Linsenpol verläuft, durchdrungen. Sie spaltet sich am hinteren Linsenpol in drei Hauptäste, die unter Gabelung als Tunica vasculosa lentis die Linse in ihr Geflecht einhüllen. Dieses, im embryonalen Auge vorhandene, der Ernährung des primären Glaskörpers und der Linse dienende transitorische Gefäßsystem unterliegt im Laufe der ontogenetischen Entwicklung einem Regressionsprozeß, der sich tierartlich mit temporären Unterschieden zunächst über die Obliteration des Gefäßes bis hin zur Rückbildung der Gefäßschläuche und der Membranen bis in die ersten Lebenswochen und -monate erstreckt. Dabei ist zu bemerken, daß diese Regression grundsätzlich umgekehrt proportional zur Länge der Trächtigkeit abläuft, d. h., je kürzer die Tragezeit,

desto länger sind (allerdings nicht blutführende) Überreste der A. hyaloidea im Glaskörper auffindbar. So existieren durchsichtige, bindegewebige Membranen zu etwa 70% im Auge neugeborener Fohlen, zu 99,3% bei 4—8 Wochen alten Kälbern, zu 77% bei 1—3jährigen Schafen und zu 40% bei 1—3 Jahren alten Ziegen. Bei Tieren, die mit einem Ankyloblepharon geboren werden, sind zum Zeitpunkt der Lidtrennung die Regressionsvorgänge in der Regel bereits weiter vorangeschritten. Das ophthalmoskopische Bild ist vielgestaltig und offenbart sich als band- oder schnurförmige, bei Bulbusbewegung leicht pendelnde präpapilläre Gewebsformation, die entweder bis zur Linsenhinterfläche zieht oder sich als grauweißer Zapfen von der Papille her unterschiedlich weit in den Glaskörper erstrecken kann. Das Sehvermögen der Tiere wird nicht beeinflußt. Wenn von einer Persistenz gesprochen wird, so müssen Tierart und Alter des Tieres beachtet werden. Die Bezeichnung Persistenz ist nur dann anzuwenden, wenn die Rückbildungs- und Resorptionsvorgänge über einen für diese Tierart üblichen Zeitraum hinaus nicht abgeschlossen sind.

12.2.2. Persistenz embryonaler Glaskörper- und Gefäßstrukturen

Unter den möglichen Spielarten des Erscheinungsbildes persistierender Gewebe treten **Reste der Membrana capsulopupillaris** (fetale Gefäßversorgung des vorderen Teils der Linse, der Iris und der Hornhaut) am häufigsten auf. Sie werden bei Hund und Katze als Zufallsbefund anläßlich ophthalmoskopischer Untersuchungen festgestellt und zeigen

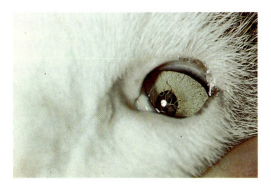

Abb. 216. Membrana pupillaris persistens bei einer Katze (spangenartige Überbrückung von Iristeilen und der Pupille). Netzförmige Auflagerungen auf der Vorderfläche der Linse.

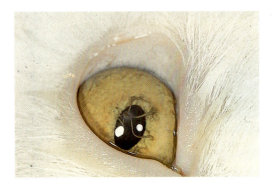

Abb. 217. Membrana pupillaris corneae adhaerens persistens.

sich in Gestalt hirsekorn- bis linsengroßer, unregelmäßig konturierter, manchmal sternförmig erscheinender pigmentierter Bereiche, die der Linsenvorderfläche aufliegen. Als **Membrana pupillaris persistens** treten die Überreste als fädige Gebilde auf, die entweder an beiden Enden mit der Iris fest verbunden sind (Abb. 216) und Teile der Iris und Pupille straff oder auch schlingenförmig überbrücken oder sich mit einem freien Ende mehr oder weniger weit in die vordere Augenkammer erstrecken und entsprechend den Augapfelbewegungen flottierende Bewegungen ausführen. Haften sie mit einem Ende der Hornhaut an (**Membrana pupillaris corneae adhaerens persistens**), so entstehen durch sie an der Hornhautrückfläche unterschiedlich große graubraune, pigmentierte Gefäßreste (Abb. 217) oder graue Trübungsbezirke (Hornhautödem Abb. 157). Persistiert der **Primärglaskörper**, so präsentiert er sich als den Augapfel durchziehendes strangförmiges Gebilde, das sich aus einer fibroblastenreichen Hyperplasie zellulärer Elemente zusammensetzt. Er endet breitflächig aufliegend an der hinteren Linsenkapsel und erzeugt auf diese Weise als auffälligstes Symptom einer *Leukokorie*. Die Linse erscheint bei durchfallendem Licht grau und bei Persistenz von Ästen der Tunica vasculosa lentis mit netzartigen Verdichtungen belegt. Führen die persistierenden Gefäße noch Blut, so sind die Gefäßnetze kräftig braun oder rotbraun. Nach Pupillenerweiterung sind stark gestreckte Linsenfasern zu erkennen, die teilweise in die grauweiße Masse des persistierenden Glaskörpers einbezogen erscheinen. Als *Begleitsymptom* können je nach Ausmaß der Anomalien Mikrophthalmus, hinterer Lentikonus, Linsenkolobome, intralentikuläre Blutungen, hinterer Polstar, Glaukom, Rentinaablösung auftreten. Die Anomalie wird beim Beagle, Kalifornischen Schäferhund, Staffordshire-Bullterrier, Greyhound familiär gehäuft, und beim Basenji und Dobermann-Pinscher als dominant, nicht geschlechtsgebundene Erbkrankheit bewiesen. Im Falle persistierender Kapselmembranen hängt die *visuelle Behinderung* vom Ausmaß und vom Sitz der bindegewebigen Stränge ab. Mitunter haben die fädigen Reste noch Rückbildungstendenz. Bei Bewegungsbehinderungen der Pupille lassen sich mit Hilfe intraokulärer chirurgischer Maßnahmen (Synechiotomie) funktionelle und visuelle Besserungen erzielen. Die durch persistierenden Primärglaskörper getrübte Linse kann — sofern keine weiteren destruierenden Veränderungen des Augapfels vorliegen — extrahiert werden.

12.3. Erworbene Veränderungen der Glaskörperstruktur

Glaskörpertrübungen sind das Leitsymptom einer Reihe von Abweichungen des physiologischen Zustandes der inneren Glaskörperstruktur. Fast immer kommt es aufgrund endogener oder exogener Noxen zu biochemischen Umsetzungsprozessen im Sinne der Entmischung auf der Grundlage der Veränderung des Wasserbindungsvermögens der Hyaluronsäure und des Zusammenbruchs des kollagenen Gerüstwerks. Hierbei werden in der Empfindlichkeit der Reaktion tierartliche Unterschiede in aufsteigender Reihenfolge Rind — Schaf — Schwein — Hund — Katze — Mensch — Pferd — Kaninchen hinsichtlich der Umwandlung des „geordneten" Gelzustandes in den Solzustand wirksam. Das Substrat sind einerseits die Verflüssigung, andererseits irreversible Verklumpungen von Glaskörperfibrillen (fädige Opazitäten) oder Ausflockungsprodukte von Hyaluronsäure und löslichem Protein in Gestalt feinkörniger oder staubähnlicher Partikel.

12.3.1. Glaskörperverflüssigung

Steht das Bild der Glaskörperverflüssigung (Synchysis corporis vitrei) im Vordergrund, so dominieren klinisch im fokalen Lichtbündel optisch leere Räume als Zeichen der Verflüssigung, in denen bei Bewegung des Auges die fädigen oder körnigen kor die Chorioidea versorgt wird (Pferd, Huhn) und erst recht bei Tieren, bei denen die äußeren Schichten zusätzlich durch retinale Gefäße erreicht werden (Hund, Katze, Wiederkäuer, Schwein), abgedeckt sein dürfte.

Die **Sehnerv** (N. opticus) ist im eigentlichen Sinne kein Nerv, sondern eine zwei Hirnteile verbindende, interzerebrale Bahn, die aus Millionen zentripetal ziehender Achsenzylinder besteht. Er beginnt innerhalb des Auges an der ophthalmoskopisch zugänglichen Sehnervenscheibe (Sehnervenkopf, Papilla nervi optici), verläuft vom Bulbus aus als extrakranieller (retrobulbärer) Teil zwischen den Bündeln des M. retractor bulbi mit einer S-förmigen Krümmung zum Canalis nervi optici und weiter als intrakranieller Teil bis in das Chiasma. Seine intra- und extraorbitale Verlaufsstrecke ist von Fortsetzungen der Gehirnhülle umkleidet, deren intervaginale Räume mit den epizerebralen Hohlräumen kommunizieren. Im Chiasma opticum nähern sich die Sehnerven beider Augen, und unter Überkreuzen (bei Säugern teilweise, bei Vögeln vollkommen) der Faseranteile beider Nerven verlaufen sie als Tractus opticus zu den Corpora geniculata über die Radiatio optica (Gratioletsche Strahlung) und schließlich zum Sehzentrum weiter. Die Erregungsleitung erfolgt im Sehnerven in Impulsen, wobei die Frequenz Ausdruck der Helligkeitsempfindung ist.

13.1. Kongenitale Anomalien

Kongenitale Anomalien der Netzhaut präsentieren sich durch fehlende (Aplasie), unvollständig ausgebildete (Hypoplasie) oder fehlgestaltete (Dysplasie) Anlage der Tunica nervosa. Diese Defekte sind nicht selten mit Anomalien anderer Augenstrukturen, des Gehirns (Hydrozephalus, Septumanomalien) oder anderer Organsysteme (Gaumenspalte, Herzscheidewanddefekte) vergesellschaftet und werden außer beim Rind (Shorthorn-, Jersey-, Holstein-Friesian), beim Pferd, Hund, Schwein, bei der Katze, beim Rotwild, bei Labormäusen und -ratten beobachtet. Den Malformationen liegen häufig hereditäre Ursachen zugrunde. *Ätiologisch* als nicht unbedeutend ist daneben die induzierende Rolle exogener Einwirkungen in der fetalen Entwicklungsperiode einzuschätzen, wie z. B. Infektionen durch Viren der Panleukopenie, der felinen infektiösen Peritonitis, des felinen Leukosekomplexes, der Blue tongue disease, der bovinen Mucosaldisease, der caninen Staupe und Hepatitis, der Choriomeningitis der Labornager, ferner durch konstitutionelle Krankheiten des Muttertieres (Diabetes), durch Strahlenexposition, Langzeittherapie mit Virustatika und Mykostatika, Vitamin-A-Mangel des Muttertieres oder durch Traumen. Die *Netzhautdysplasie* verursacht in Abhängigkeit von ihrem morphologischen Charakter und ihrer Ausdehnung funktionelle Fehlleistungen der Netzhaut oder des Sehnerven, die möglicherweise erst klinisch relevant werden, wenn weitere und zusätzliche Teile der Netzhaut durch die unmittelbare Nachbarschaft dysplastischer Anteile im Verlaufe eines längeren Zeitraumes degenerativen Veränderungen unterliegen. Dann allerdings bleibt die Ätiologie der Netzhautinsuffizienz ungeklärt, sofern keine anamnestischen Hinweise bestehen oder Rückschlüsse auf Rassen- oder Zuchtliniendisposition zu ziehen sind.

13.1.1. Hypoplasie des Sehnerven

Eine selbständige Anomalie stellt die Hypoplasie des Sehnerven dar, die beim Menschen, Pferd, Hund, Miniaturschwein, bei der Katze, Maus und Ratte beobachtet wird. *Zeichen* herabgesetzten Sehvermögens sind Anlaß zur ophthalmoskopischen Untersuchung. Die Pupillenreaktion ist in solchen Fällen träge und/oder nicht konsensuell. Der Fundus erscheint mit Ausnahme der Papille, die stark verkleinert und von einem Pigmentrand begrenzt wird, ohne Besonderheiten. Die Hypoplasie kann uni- oder bilateral auftreten. Histologisch läßt sich eine stark verdünnte Retina mit extrem schmaler Nervenfaser- und Ganglienzellschicht bei völliger Ausbildung der äußeren Netzhautschichten ermitteln. Mitunter sind die für den Durchtritt des N. opticus vorhandenen Foramina von subnormalem Querschnitt.

13.1.2. Pigmentmangelanomalien

Fast zwangsläufig muß mit der Möglichkeit retinaler Defekte bei erblich bedingten Pigmentmangelanomalien (Merle-Faktor) gerechnet werden, da Melanozyten und neurale Strukturen gemeinsamen Ursprung in den embryonalen Neuralwülsten haben. Nicht selten entstehen *Defektkoppelungen*, die mit Störungen des Zentralnervensystems, am Auge und Ohr, mit Störungen der sexuellen Potenz und Spermaqualität beim Rüden oder mit gestörter Hämatopoese einhergehen. Die Spielarten der am Auge lokalisierten Defekte umfassen neben der möglichen

Retinadysplasie Hypopigmentation des Augenfundus, Pigmentmangelanomalien der Iris, Nystagmus, Strabismus, Mikrophthalmus. Sie werden außer bei kleinen Säugern (Mäuse, Goldhamster, Meerschweinchen) bei Katzen und Hunden beschrieben.

Abgesehen von den systemischen Pigmentmangelzuständen sind solche von klinischer Relevanz, die sich auf Defekte des Pigmentepithels der Retina beziehen. Sie beeinträchtigen den unmittelbaren formativen Reiz des Pigmentepithels auf die Ausbildung der retinalen Schichten und sind somit in vielen Fällen für die Entstehung **retinaler Dysplasien** maßgebend. So wird es als möglich erachtet, daß sich hierdurch die Strukturen der Neuroretina entweder *hyperplastisch* und in ungeordneter Formation entwickeln oder ausgedehnte bzw. *partielle Aplasien* aufweisen können. Aus Hyperplasien resultieren rosettenartige oder faltenähnliche Einstülpungszonen der Photorezeptorenschicht mit Abweichungen im Verlauf und in der Kontinuität der Lamina limitans, der äußeren retikulären Schicht, des weiteren auch aller anderen Schichten. Das histologische Bild über Umfang und Anordnung partieller Hyper- und Aplasien, des Verlustes der Schichtenanordnung, des Vorhandenseins von Hohlräumen oder proliferierenden gliösen Zellelementen sind maßgebend für die Klassifizierung der retinalen Dysplasien. Insbesondere werden sie bei Hund und Katze — und zwar mit Rassendisposition — beobachtet. Für die wissenschaftliche Bearbeitung der Ätiopathogenese, der klinischen und histologischen Diagnostik gelangten demzufolge diese Tierarten in den Vordergrund des Interesses. Wenn sich insgesamt das Spektrum der damit belasteten Rassen von Jahr zu Jahr erweitert, so scheinen hierfür Veränderungen der genetischen Konstellation, die durch züchterische Maßnahmen oder auch durch Umwelteinflüsse bedingt sind, verantwortlich zu sein. Außerdem dürften verbesserte und verfeinerte ophthalmologische Untersuchungstechniken die Erkennung der Retinadysplasien erleichtert haben.

Visuelle Störungen sind das *Hauptsymptom* und demzufolge der Anlaß für die tierärztliche Konsultation. Nach Ausschluß pathologischer Veränderungen der durchsichtigen Augenmedien sind folgende Kriterien für die Anamnese bei Verdacht einer Retinadysplasie von Wichtigkeit:
— Rasse des Tieres;
— Alter des Tieres;
— der Besitzer hat den Hund von jung an unter seiner Beobachtung;
— das Tier war niemals zuvor erkrankt;
— der Verlust des Sehvermögens erfolgt graduell, wobei der Besitzer seit geraumer Zeit einen verstärkten Tapetumreflex (Aufleuchten des Tapetums infolge geweiteter Pupille) bemerkte;
— es sind keine anderen neurologischen Krankheitssymptome beobachtet worden.

Differentialdiagnostisch kommen in Betracht: Infektions- oder Invasionskrankheiten mit uvealer und retinaler Beteiligung (canine infektiöse Hepatitis, Febris canis contagiosa, systemische Mykosen, Toxoplasmose), Mangelkrankheiten (Vitamine A, E, Aminosäuren), exogene und endogene Intoxikationen, Leukosen, Diabetes. Für die *Diagnose* sind die Ophthalmoskopie, Sehproben, neurophthalmologische Untersuchungsmethoden und die Elektroretinografie aufschlußreich.

13.1.3. Progressive Retinaatrophie des Hundes

Einen großen Komplex kongenitaler Netzhautanomalien stellt die sog. progressive Retinaatrophie des Hundes dar. Es handelt sich um einen **klinischen Oberbegriff** einer Reihe primär dysplastischer und sekundär degenerativer Netzhautzustände, die als Erbkrankheit bei verschiedenen Hunderassen auftreten. Unter Berücksichtigung der Veränderungen des Pigmentepithels werden im wesentlichen *zwei* Typen unterschieden: die generalisierte, primär vom Neuroepithel und die zentrale, primär vom Pigmentepithel ausgehende Form.

13.1.3.1. Generalisierte (periphere) Form

Die generalisierte (periphere) Form präsentiert sich klinisch und ophthalmoskopisch sehr ähnlich bei Vertretern der Rassen Irish Setter, Norwegischer Elchhund, Englischer Springer-Spaniel, Englischer Cocker-Spaniel, Rauhhaariger Collie, Samojede, Zwerg- und Kleinpudel, ferner Tibet-Terrier, Cardigan-Welsh-Corgi, Bedlington-Terrier, Cairn-Terrier. *Verlauf* und *Symptome* gestalten sich bei den genannten Rassen mit nur geringen Unterschieden. In frühen Stadien ist die Pupillenreaktion unvollständig und verzögert. Der Fundus zeigt in diesem Zustand noch keine pathologischen Veränderungen. Mit zunehmender Visuseinschränkung (Nachtblindheit) wird die Pupille weiter, träger, schließlich starr. Es tritt eine Hyperreflexion des *Tapetums* auf, wobei die Orange-, Grün- und Gelbfärbung einem silbrig spiegelähnlichen Farbeffekt weicht. Die granuläre Struktur geht mehr und mehr verloren. Nicht selten treten anfangs peripher, später auf

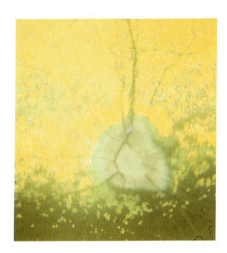

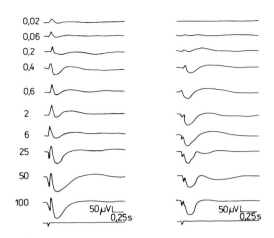

Abb. 219. Retina- und Papillenatrophie bei einem Pudel. Papillengefäße schattenhaft erkennbar. Papille blaß, Tapetum blaß.

Abb. 220. Elektroretinografische Ableitung.
li. = ERG eines netzhautgesunden Beagles. re. = Pathologisches ERG eines Beagles. Im gesamten Intensitätsbereich sind nur sehr kleine b-Wellen ableitbar. Die a-Welle zeigt eine normale Intensitätscharakteristik.

die Papille zuwandernd perivaskulär angeordnete, unregelmäßig begrenzte, teilweise wirbelartige Pigmentflecken (Degeneratio pigmentosa retinae) auf. Der *tapetumfreie Anteil* des Fundus verliert seine kräftige Färbung, er wird aschfarben bis weißgrau mit dunklen Pigmentinseln, die verklumpt wirken. Im weiteren Verlauf verengen sich die größeren Fundusgefäße, die kleineren Venolen und Arteriolen sehen fadenförmig aus. Die *Papille* verändert ihre Farbe über Blaugrau bis Grau, ihre Ränder sind verschwommen. Die in der Papille vorhandenen Blutgefäße sind nur noch schemenhaft zu erkennen und verschwinden schließlich völlig (Abb. 219). Die Tiere erblinden total, noch bevor die letzten Stadien erreicht sind. Der Vorgang kann sich über Monate bis Jahre erstrecken. Der Beginn der degenerativen Vorgänge setzt bereits in den ersten Lebenswochen ein und liegt weit vor den ersten klinischen Zeichen der Sehbehinderung. Tiere, die erst mit drei bis vier Jahren Fundusveränderungen zeigen (latente Form der PRA), behalten ihren Visus erfahrungsgemäß noch über weitere Jahre.

Umfangreiche Untersuchungen beim **Pudel** weisen aus, daß vor allem der Kleinpudel gegenüber dem Zwerg erblich stärker belastet ist. Mehr als bei anderen für PRA disponierten Rassen ist beim Pudel die *konsekutive Katarakta* im Verlauf der PRA zu beobachten. Erste *Krankheitszeichen* (Nachtblindheit) sind im Alter von drei bis fünf Jahren bemerkbar. Der Besitzer wird erst auf den Zustand aufmerksam, wenn das Tier in fremder Umgebung Orientierungsschwierigkeiten hat, Treppenstufen unsicher erklimmt, Furcht vor Dunkelheit besitzt und die Nahsicht gegenüber dem Distanzsehen sich verschlechtert (Ausfall der Netzhautperipherie). Die Iris, insbesondere die Sphinkterregion, atrophiert, demzufolge ist der Pupillarreflex hinsichtlich seiner Aussagekraft unzuverlässig. Erste ophthalmoskopische Zeichen sind Hyperreflexion der Fundusperipherie, Fleckung des nichttapetalen Fundusanteils, kleine Gefäßkaliber, Fortschreiten der Veränderungen zum Funduszentrum und Papillenatrophie. Mit Hilfe des ERG lassen sich auf dem Weg der Verwendung von Licht unterschiedlicher Wellenlänge, unterschiedlicher Intensität und unterschiedlicher Applikationsfrequenzen bei PRA-belasteten Tieren bei bereits geringem Lebensalter (Pudel 24. Lebenstag) und weit vor dem Zeitpunkt klinisch in Erscheinung tretender Symptome Hinweise für eine Depression der Anteile des skotopischen Systems (stäbchenabhängige retinale Funktion) ermitteln (Abb. 220). Sie präsentieren sich mit rassespezifischen Besonderheiten in Gestalt einer *herabgesetzten Ansprechbarkeit der Stäbchen* auf Lichtreize geringerer Intensität, wofür die Amplitudenhöhe der a- und b-Wellen, die Latenzzeit und die Gipfelzeit (implicit-time) objektive Kriterien sind. Die bei dieser Form der PRA zunächst noch vorhandene unbeeinflußte Reaktion des photopischen Systems (zapfenabhängiger Anteil der retinalen Funktion) geht im Gefolge der Progredienz der degenerativen Prozesse an der Retina über Verlauf eines Zeitraumes bis zu zwei Jahren (mit Rassenunterschieden) zunehmend verloren. Letztendlich erlischt das ERG völlig. *Histologisch* präsentieren sich die primär dysplastischen, dann degenerativen Veränderungen in Verlust der Photorezeptorenlage, zunächst insbesondere in der Peripherie. Im weiteren Verlauf fallen auch die äußeren und inneren retikulären und plexiformen Netzhautschichten der Degeneration anheim und werden durch Gliazellproliferationen durchwebt.

Beim **Norwegischen Elchhund** dominieren primär Veränderungen in den *Stäbchen* in Gestalt eines Verlustes ihrer Fortsätze, Pyknose und Auflösung ihrer Zellkerne in der äußeren retikulären Schicht. Schließlich löst sich das Pigmentepithel unter Abflachung seiner Zellen von den übrigen Retinaschichten. Letztlich kommt es zum progressiven Verlust der inneren Körnerschicht, zur Destruierung aller Retinaschichten und der Atrophie der Retina bei gleichzeitig einsetzender Gliaproliferation, kombiniert mit generalisierter Sklerose. Bei den erkrankten Tieren ist im Alter von $\frac{1}{2}$ bis 2 Jahren eine verringerte Sehleistung in der Dämmerung zu beobachten, während gute Zimmerbeleuchtung keinerlei Visusschwäche erkennen läßt. Im ERG ist der positive Stäbchenfunktionstest (Ausbleiben der Reaktion auf Einzelblitz mit geringer Intensität) und bei Flickerstimulation (rasche Aufeinanderfolge hoher Lichtblitzintensitäten) nur der Zapfenanteil zu registrieren. PRA-belastete Tiere der Rasse **Irish Setter** zeigen schon im Alter von 24 Tagen histologisch nachweisbare Destruktionen der Stäbchenaußen- und innenglieder und der Zapfenaußenglieder. Es handelt sich um eine *primäre Stäbchen-Zapfen-Dysplasie*, die bereits bei sechs bis acht Wochen alten Tieren klinisch wahrnehmbar ist. Für den graduellen Ausfall von Zellen beider Systeme sind elektroretinografisch ein Anheben der Reizschwelle der dunkeladaptierten Netzhaut bei weißen Lichtblitzen, ein Ausbleiben der skotopischen b-Welle als Antwort auf rote Lichtblitze, die herabgesetzte Antwortreaktion bei Flickerstimulation mit hoher und die ausbleibende Antwort bei geringer Lichtblitzintensität. Ähnliche ERG-Aufzeichnungen konnten auch von Tibet-Terriern und Samojeden gemacht werden.

13.1.3.2. Zentrale Form

Die zentrale, direkt vom Pigmentepithel ausgehende Form der progressiven Retinadysplasie wird bislang beim Pudel, Golden Retriever, Labrador-Retriever, Border-Collie, Irish-Setter, English-Springer-Spaniel, beim Rauhaarigen Collie und beim Briard als Erbkrankheit mit autosomalem dominantem Erbgang nachgewiesen. Da die Retina zunächst störungsfrei arbeitet, wird die Erkrankung erst in einem Lebensalter von zwei bis sechs Jahren *klinisch* offensichtlich, wodurch sich die Gefahr ihrer Verbreitung durch erblich belastete Elterntiere erheblich vergrößert. Das Tier kommt erst zur Vorstellung, wenn vom Besitzer der Tapetumreflex (grünschimmernde Pupille) bemerkt wird. Zu diesem Zeitpunkt ist der Pupillenreflex bereits verzögert oder unvollständig. Das Sehvermögen der Tiere wird sukzessive, besonders bei Tageslicht, schlechter. Sie orientieren sich im Dämmerungslicht besser, außerdem werden bewegliche und entferntere Objekte besser und schneller als ruhende und nahegelegene erkannt (symptomatisch für Stimulation der peripheren Netzhautanteile). Die *ophthalmoskopischen* Befunde sind bei dieser Form der Dysplasie eindeutig. In Größe und Zahl variierende Pigmentherde gruppieren sich im tapetalen hyperreflektierenden Fundusteil mehr oder weniger weit um die Papille. Der nichttapetale Teil des Fundus erscheint aufgrund der Verklumpung von Pigment gefleckt. Kaliberverengung der Gefäße und Atrophie der Papille stellen sich im weiteren *Verlauf* ein. Er ist dramatisch, wenn das Tier unter zwei Jahre alt ist; er erfolgt langsam und protrahierter, wenn die Initialsymptome im höheren Alter auftreten. Den Fundusveränderungen liegen histologisch Hypertrophie und nestartige Verbreitungstendenz degenerativer pathologischer Pigmentansammlungen in der Neuroepithelschicht zugrunde. Bis auf die Ganglienzellage fallen alle anderen Schichten der Retina der Degeneration anheim. Der Prozeß ist zunächst in den zentralen Retinabereichen nachweisbar, wobei die pathologisch veränderten Areale übergangslos von mehr peripher liegenden gesunden Bereichen begrenzt werden. In fortgeschrittenen Stadien erstreckt sich die Degeneration auch über die peripheren Netzhautanteile.

Die *Prognose beider Formen* der retinalen Dystrophie ist ungünstig. Die zeitweilige Therapie mit Vitaminen, insbesondere Vitamin-A- und -B-Komplex sowie mit Anabolika kann den Zeitpunkt der Erblindung durch Stärkung der Regenerationskraft noch vorhandener und funktionsfähiger Netzhautanteile etwas hinauszögern, die Krankheit aber nicht stoppen oder heilen.

In jüngster Zeit werden darüber hinaus bei verschiedenen anderen Rassen (Schweizer Rassen, Greyhound, Deutscher Schäferhund, Japanischer Akita) *progressive degenerative Retinaprozesse* beobachtet, die klinisch, ophthalmologisch und histologisch vom klassischen Bild der zwei großen, pathogenetisch gut zu differenzierenden Formen *abweichen*. Weitere Untersuchungen sind hierzu erforderlich.

13.1.4. Zapfendegeneration

Eine beim Alaska-Malamuten und Kleinpudel selbständig auftretende *Tagesblindheit*, in der amerikanischen Literatur irreführend als Hemeralopie bezeichnet, kommt bei erblich belasteten Tieren im Alter von zwei bis sieben Monaten vor. Die Tiere sind am Tage und bei hellem Licht blind, dagegen in der Dämmerung visuell unbeeinflußt. Tiere, die vom Tages- ins Dämmerlicht treten, akklimatisieren sich innerhalb von drei Minuten und sehen dann. Gelangen dagegen die Tiere vom Dämmerungslicht ins Helle, so haben sie Blindheitssymptome. Die *ophthalmoskopische* Untersuchung erbringt zunächst keinen Befund. Im ERG wird offensichtlich, daß die dunkeladaptierten Tiere hinsichtlich der Stäbchenfunktion unbeeinflußte Antwortreaktionen auf weiße Lichtblitze unterschiedlicher Intensität zeigen. Zum Zeitpunkt der Stäbchensättigung fällt der Amplitudenzuwachs infolge der ausbleibenden Zapfenreaktion relativ ab. Bei Flickerstimulation sinkt die Kurve nach Höhepunkt der Stäbchensättigung überhaupt ab, da nunmehr der photopische Netzhautanteil ausfällt. Der gestörten retinalen Funktion liegt zunächst eine verminderte Zapfenzahl, im weiteren Verlauf eine totale Degeneration aller Zapfen und ihrer synaptischen Verbindungen zu den inneren Netzhautschichten zugrunde. Letztendlich bleibt eine Stäbchenretina übrig.

13.1.5. Retinadysplasie der Katze

Die vornehmlich bei **Perser-Katzen** auftretende Retinadysplasie äußert sich etwa im dritten Lebensmonat durch Sehbehinderung, nicht Blindheit. Der *Verlauf* hat eine nur geringe Neigung zur Progressivität. *Histologisch* ist in diesen Fällen eine zahlenmäßige Verringerung der Photorezeptoren und Verschmälerung der äußeren nukleären und plexiformen Schicht erkennbar. Bei **Abessinischen Rassekatzen** wird eine progressive Retinaatrophie, die in zwei Varianten aufzutreten scheint, beobachtet. Sehbehinderungen werden bei einem Teil der Fälle (Großbritannien) erst im höheren Lebensalter (6 Jahre) festgestellt. Sie sind dann durch Progredienz gekennzeichnet. Es fallen ein zunächst noch vorhandener, später sich abschwächender Pupillarreflex, zentrale tapetale Hyperreflexion, Atrophie der retinalen Blutgefäße auf. Da das Bewegungssehen für längere Zeit erhaltenbleibt, kann geschlußfolgert werden, daß die peripheren Stäbchenregionen weniger stark der Atrophie unterliegen. Bei anderen Tieren der gleichen Rasse (Skandinavien) werden die Symptome bereits im ersten bis dritten Lebensjahr bemerkt und entwickeln sich bis hin zur rasch fortschreitenden Erblindung. Die *histologischen* Befunde der zwei vermutlich unterschiedlichen Verlaufsformen sind identisch und gleichen im ganzen den bei Perser-Katzen beschriebenen. Zusätzlich werden bei den in Skandinavien beobachteten Fällen Pigmentzellproliferationen gesehen, die sich bis in die inneren nukleären Schichten hinein erstrecken.

13.1.6. Kolobome

Eine weitere Gruppe angeborener Anomalien sind Kolobome der Netzhaut. Häufig sind sie mit Kolobomen der Chorioidea und Sklera vergesellschaftet und rufen umschriebene spaltenförmige, grubenähnliche Vertiefungen unterschiedlicher Gestalt sowie Farbabweichungen des Fundus hervor. Beim Hereford-Rind stellen sie ein Teilsymptom des erblichen Hydrozephalussyndroms dar.

Collie-Augenanomalie (CEA)

Von großer klinisch-praktischer Bedeutung in der Kleintiermedizin ist die weltweit verbreitete Collie-Augenanomalie. Der mit den Synonyma Collie-Ektasie-Syndrom, Augenfundusanomalie, Ectasia sclerae posterior bezeichneten Krankheit liegen *primär* Differenzierungsstörungen des Pigmentepithels zugrunde, die im weiteren, da damit der induktive Formationsreiz auf die mesodermalen Anteile des Auges fehlt, bereits um den 30. Embryonaltag zu Fehlbildungen führen. Die Anomalie wird autosomal rezessiv beim Collie und Sheltie aller Farben und Schläge (mit Ausnahme des Border Collie) *vererbt*. In verschiedenen Ländern durchgeführte Reihenuntersuchungen weisen einen hohen Befallsgrad aus (USA beim rauhhaarigen Collie bis zu 90%, DDR beim langhaarigen Collie 54%, Niederlande beim Sheltie 48%, England beim Sheltie 80%). Die *ophthalmoskopischen* Befunde variieren und werden abhängig von ihrem Ausmaß *graduell* unterschieden, wobei jede der Veränderungen für sich allein oder in Kombination mit anderen auftreten kann. Es sind fast immer beide Augen, allerdings nicht symmetrisch betroffen. Bei einem beträchtlichen Anteil von Tieren ist eine ungewöhnlich starke

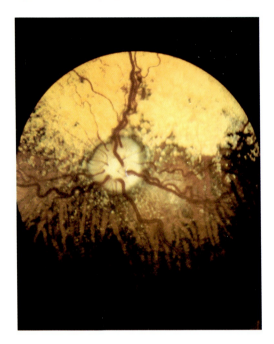

Abb. 221. Chorioretinale Dysplasie bei der Collie-Augenanomalie. Stark geschlängelte arterielle Gefäße.

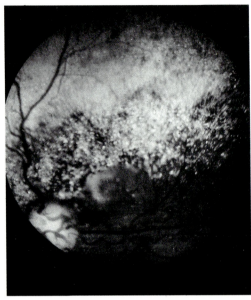

Abb. 222. Sklerale Ektasie (umschriebener, nierenförmiger, unscharfer Bereich in der Übergangszone zwischen dem tapetalen und nichttapetalen Bereich und seitlich der Papille).

Windung der primären retinalen Arterien und Venen zu erkennen. Hierfür gilt die hypothetische Meinung, daß der N. opticus mit den ihn begleitenden Hauptgefäßen des Auges den Bulbus aufgrund einer geringgradigen Achsenverdrehung in einem anderen, mehr spitzen Winkel erreicht. Obwohl ähnliche Beobachtungen auch bei Vertretern anderer Rassen, z. B. Airedale-Terrier, vorliegen, wird diese Erscheinung von einem Teil der Untersucher als ein Symptom der CEA (Collie-eye-anomaly) gewertet. Eine CEA liegt vor, wenn folgende Fundusabweichungen gegeben sind:
— Die chorioretinale Dysplasie (CRD) tritt in Gestalt unterschiedlich großer, umschriebener Pigmenthypoplasien („pale area") temporal oder superiortemporal der Papille im tapetalen Teil des Fundus oder in der Übergangszone zum nichttapetalen Anteil auf. Der Defekt ist durch reduzierte Pigmentierung, herabgesetzte Tapetumreflexion, Verminderung der chorioidalen Vaskularisation und Sichtbarwerden der darunterliegenden weißen Sklera charakterisiert (Abb. 221).
— Grubenähnliche Vertiefungen im oder neben dem Sehnervenkopf, als Kolobome, hintere sklerale Ektasien oder Staphylome bezeichnet. Sie sind bei 30 % aller mit CEA behafteten Fundi zu

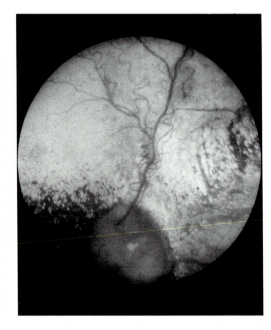

Abb. 223. Ektasie im Bereich der Lamina cribriformis. Abgeknickt erscheinende Gefäße. Starke Windung der arteriellen Gefäße.

erwarten. Die Ektasien haben Tiefen von −5 bis −30 Dioptrien und Ausdehnungen, die entweder den gesamten Papillenbereich erfassen oder auch nur unregelmäßig geformte Areale der Lamina cribriformis oder der Papillenperipherie der Sklera betreffen (Abb. 222, 223). Im Falle eines die gesamte Papillenausdehnung betreffenden Koloboms erscheinen die über dem Papillenrand verlaufenden Blutgefäße scharf abgeknickt.

— Netzhautablösungen stellen sich vornehmlich in der juvenilen Lebensphase der Tiere und in Abhängigkeit von den Ausmaßen der chorioretinalen und skleralen Kolobome ein. Dagegen ist bei Tieren, die älter als ein Jahr sind, mit Entstehung von Retinaablösungen fast ausnahmslos nur im Zusammenhang mit weiteren und erworbenen Zustandsänderungen im Augapfel, wie Entzündungen, Glaskörperalterationen, chorioidalen Blutungen zu rechnen.

— Intraokuläre Blutungen entstehen im Gefolge von Netzhautablösungen.

Die klinischen *Symptome* der CEA sind vom Grad der Veränderungen des Augenhintergrundes abhängig. Sie erstrecken sich von Zeichen einwandfreier Sehfunktion (wobei die Leistungsanforderung an den Hund und die Beobachtungsgabe des Besitzers im Hinblick auf die Abweichungen sehr wesentlich sind) über alle Zwischenstadien bis hin zur Blindheit. Offensichtliche Visusausfallserscheinungen stellen sich nur in Fällen mit hochgradigen Veränderungen wie ausgedehnten Ektasien und Retinaablösungen ein. Sie sind begleitet von Veränderungen der Pupillenstellung und der Pupillenreaktion, einem auffälligen Tapetumreflex bei durchfallendem Licht, evtl. vorhandenen intraokulären Blutungen oder im Augeninnern flottierenden Membranen (Retinaablösung), mitunter zentralen dystrophischen Hornhauttrübungen. Hin und wieder werden Mikrophthalmie und Nystagmus beobachtet.

Den Fundusveränderungen liegen im Falle der CRD *histologisch* Defekte im retinalen Pigmentepithel zugrunde. Die Chorioidea ist in diesen Bereich hypoplastisch und entbehrt der Tapetumzellen. Dies erklärt das Sichtbarwerden der retinalen Blutgefäße auf dem hellen skleralen Untergrund. Bei größeren Defekten ist die retinale Nervenfaserschicht verschmälert, und die Ganglienzellen weisen Vakuolisierung auf. Mitunter treten in der Retina degenerative Veränderungen auf in Gestalt zystenähnlicher Formationen in ihren inneren Lagen, Hypertrophien bzw. Hyperplasien des Pigmentepithels oder Hypoplasien in der Photorezeptorenschicht. Die Kolobome repräsentieren Deformationen, die während der Embryonalentwicklung der primitiven epithelialen Papille oder der fetalen Fissur entstehen. Die darüberliegende Retina ist verdünnt und weist Unterbrechungen in ihren äußeren Lagen auf. Im Bereich ausgedehnter Kolobome fehlen Chorioidea und Retina überhaupt, und Glaskörperstränge ziehen in die Vertiefungen. Liegt die Ektasie papillennah, können hierdurch Lageveränderungen des Sehnerven bedingt sein. Hintere Ektasien entwickeln sich aus orbitalen Zysten, die sich im Zuge des gestörten Verschlusses der embryonalen Augenspalte bilden. Mitunter deutet sich diese Entwicklungsstörung auch nur durch Verdopplungen umschriebener Retinabereiche oder durch Optikusausläufer an. Die Anomalien sind stationär. Zu *Verlaufsformen* kommt es nur, wenn sich infolge ausgedehnter Ektasien Blutungen oder Retinaablösungen als zusätzliche Komplikationen einstellen.

Die *Prognose* ist hinsichtlich der optischen Funktionsfähigkeit und bei normalen Leistungsansprüchen an das Tier bei geringgradigen Abweichungen günstig, doch bei ausgedehnten Ektasien, Blutungen oder Ablösungen zweifelhaft bis ungünstig. Im Hinblick auf die prognostische Beurteilung der Situation in der Collie- und Sheltie-Population ist die starke Verbreitung dieses erblichen Mangels, auch wenn bei nur 4% der erkrankten Tiere stärkere visuelle Behinderungen konstatiert werden, ein ernst zu nehmender Mangel, der zur züchterischen Reglementierung Anlaß geben sollte. Zuchtausschließende Maßnahmen von Merkmalsträgern, unabhängig von der Stärke der Fundusveränderungen, erbrachten in verschiedenen Ländern (England, USA) eine beachtliche Reduzierung der Befallsrate.

13.2. Erworbene Krankheiten der Netzhaut

Unter den erworbenen Krankheiten der Netzhaut nehmen die entzündlichen einen breiten Raum ein. Sie betreffen allerdings nur selten primär und allein die Netzhaut (Retinitis), sondern befinden sich aufgrund der engen nutritiven und topographischen Beziehungen zur Chorioidea hinsichtlich des Krankheits- bzw. Entzündungsgeschehens in engem Wechsel. Insofern erscheint es didaktisch günstiger, die pathologischen Prozesse für den Augenfundus insgesamt zu betrachten.

13.2.1. Entzündungen des Augenfundus

Krankheiten des Augenfundus entwickeln sich
— durch Fortleitung von Prozessen aus anderen Bereichen (aszendierend: Chorioiditis — Retinitis — Neuritis); deszendierend: Meningitis bzw. Enzephalomeningitis — Neuritis — Neuroretinitis); aus der Umgebung (Sinusitis, Periostitis, Zellulitis);
— durch raumeinengende intra- oder extraokuläre Prozesse (Gewebeneu- oder -zubildungen, Abszesse, Retikulose);
— durch hämatogene Ausbreitung von Infektionserregern, insbesondere enzephalotroper (Tollwut, Bornasche Krankheit), endotheliotroper (primäre Retikulose, Petechialfieber, Rhinotracheitis des Rindes und der Katze, Staupe des Hundes, Bösartiges Katarrhalfieber des Rindes, Schweinepest); solcher, die granulomatöse Herde ausbilden (Toxoplasmose, Leishmaniose, Histoplasmose, Blastomykose, Coccidioidomykose, Cryptococcose);
— durch Krankheiten des Blutgefäßsystems (Thrombozytopenie, Lupus erythematodes, Makroglobulinämie, hämolytische Anämie, Bluthochdruck);
— durch hämatogene Ansiedlung von Parasiten *(Toxocara canis)* und Algen *(Protetheca)*;
— durch konstitutionelle Systemerkrankungen (Diabetes);
— durch hämatogenen Transport endogener und exogener Schadstoffe (Harnstoff, Blei, Arsen, Herbizide, Adlerfarn, Wirkstoffe);
— durch Mangelzustände (Vitamin A, E, Taurin);
— durch allergische Reaktionen;
— durch funktionelle Überbelastung (Überblendung).

Symptomatik. Klinisches Leitsymptom aller Formen *entzündlicher* Veränderungen des Augenfundus ist die funktionelle Insuffizienz des erkrankten Auges, die direkte und konsensuelle Pupillenreaktion ist stark verzögert bis aufgehoben, der Pupillenstand mäßig bis extrem weit. Die ätiologisch vorrangig systemisch wirkende Noxen im Spiele sind, erkranken fast immer beide Augen. Damit tritt das Symptomenbild der Blindheit des Tieres in den Vordergrund. Erst die ophthalmoskopische Untersuchung, möglichst mit zusätzlichen Methoden (Fluoreszenzangiographie), geben Aufschluß über die Lokalisation, über den Charakter und den Verlaufsstatus der Entzündung und bieten Hinweise für detaillierte diagnostische Erhebungen.

In der **akuten Phase** der Entzündung sind aufgrund zelliger Infiltrate oder Extravasate die Gefäßgrenzen verschwommen, und die Peripherie der Gefäße erscheint aufgehellt. Infolge eines retinalen Ödems wirkt die Farbe des nichttapetalen Fundusteils im ganzen heller oder partiell fleckig oder streifig; das Tapetum hat herabgesetzte Reflektion, es verliert seine Sprenkelung. Umfangreiche Exsudationen können Netzhautablösungen bedingen. Der Fundus wird partiell unübersichtlich, wenn die Entzündungsprodukte zur Glaskörpertrübung führen. Die in der Papille sichtbaren Gefäße (Rind, Hund, Katze) erscheinen im Kaliber verdickt und in der Kontur unscharf, sie kommen beim Pferd am Papillenrand stärker gefüllt zum Vorschein. Der nichttapetale Fundusanteil, bevorzugter Sitz der Alterationen, kann beim Hund grauweiße Flecken und Streifen aufweisen.

Die **subakute** oder ins **chronische** Stadium übergehende Entzündung (inaktive Chorioretinitis) ist die Form, die dem Untersucher aufgrund der nunmehr manifesten und damit auch dem weniger aufmerksamen Beobachter bemerkbaren visuellen Ausfallerscheinungen häufiger entgegentritt. Der Augenfundus wirkt in seinen Bereichen im ganzen wieder klarer, ehemals entzündliche oder entzündlich infiltrierte Bereiche des Tapetums setzen sich deutlich vom umgebenden Gewebe ab. Sie sind gegenüber der Umgebung farblich schwächer und weisen nicht selten in ihrem Zentrum Pigmentierungen auf. Der nichttapetale Fundus wirkt durch Depigmentation ehemals entzündlich infiltrierter Bereiche grausilberfleckig. Die in diesen Arealen vorhandenen Gefäße sind engkalibrig, stärker geschlängelt und von einem Pigmentsaum begrenzt. Als Ausdruck starker Beteiligung der Chorioidea kann das Tapetum so brüchig sein, daß die darunterliegenden tieferen Teile des chorioidalen Gefäßnetzes erkennbar werden. Anstelle der tapetalen Pigmentgranula treten im weiteren Verlauf umschriebene pigmentierte Flecken auf, die für die proliferative retinale Pigmentzellwucherung im Gefolge der schweren Schädigung der retinalen Schichten charakteristisch sind. Da ätiologisch nicht selten entzündlich-allergische Vorgänge wirksam werden, besteht Rezidivgefahr, wobei sich die Alterationen von Mal zu Mal umfassender gestalten. Neben Zeichen akuter Entzündungen können dann solche von bereits überwundenen bestehen. Grundsätzlich verursachen Noxen, die über das eigene Blutgefäßsystem der Retina an die Netzhaut gelangen, plötzliche Erblindung durch unmittelbare Schädigung der Elemente der Gehirnschicht, während die Neuroepithelschicht infolge ihrer Ernährung auf dem Wege der Diffusion dem Geschehen etwas nachhinkt und erst dann mit Ausfällen in Erscheinung tritt, wenn eine Chorioiditis vorliegt. Im klinischen *Verlauf* zeigen sich zunächst exsudative und infiltrative Prozesse in der Chorioidea und in der Retina, aus denen eine Zellzerstörung, insbesondere in der Pigmentzellschicht der Retina, resultiert. Makrophagen beseitigen die Zelltrümmer, und an die Stelle retinaler Gewebeschichten tritt narbiges Bindegewebe, das das retinale Schichtsystem destruiert. Verbleibende Pigmentzellverbände hypertrophieren und führen zum histologischen Erscheinungsbild der degenerativen Pigmentierung inmitten destruierter Retina- und Chorioideaareale. Die unterschiedlichen Formen und Verlaufsstadien sind klinisch selten klar abgrenzbar, demzufolge ergeben sich für die Diagnose Schwierigkeiten. Die morphologischen und funktionellen Untersuchungsergebnisse führen nur selten zur ätiologischen Klärung des Krankheitsfalles. Neben einer sehr sorgfältig zu erhebenden Anamnese, einer umfassenden klinischen Untersuchung sind weitere Parameter (Hämogramm, Hämatokrit, Blutgerinnungszeit, Blutsenkungsgeschwindigkeit, Rest-N, Kreatinin, Glucose, Transaminasen und der Harnstatus einschließlich Sediment) sowie spezielle Nachweismethoden, unter anderem zur Ermittlung möglicher Infektionen (Staupe, Toxoplasmose, Leptospirose), in die Diagnosefindung einzubeziehen.

Die *Prognose* bleibt im Hinblick auf die Regeneration der entzündlichen und veränderten Netzhautbereiche immer zweifelhaft.

Hauptanliegen der *Behandlung* muß sein, rechtzeitig und prophylaktisch alle Faktoren zu eliminieren, die zur degenerativen Veränderung der Netzhaut und zur Atrophie des Sehnerven führen können.

Parallel mit einer Kausaltherapie sind folgende Maßnahmen essentiell:
— Eliminieren möglicher Erreger durch Chemotherapie,
— Eindämmen der Entzündung durch hochdosierte und langfristige systemische Kortikosteroidzufuhr,
— Eindämmen weiterer Exsudationen durch gefäßabdichtende Substanzen,
— Tensionssenkung und Resorptionsbegünstigung durch systemische und örtliche Osmotherapie,
— Stärkung der Netzhaut- und Nerventätigkeit durch Zufuhr von Vitamin A und Vitaminen der B-Reihe, insbesondere B_1, B_2.

Da während, vor allem aber nach Ablauf einer **Staupeinfektion des Hundes** bei etwa 10% der Erkrankungsfälle fortschreitende Sehbehinderung auftritt, soll hierzu ausführlicher Stellung genommen werden. Das Virus besitzt ausgeprägte Affinität zum Mesenchym, während ein eigentlich neurotropes Verhalten nicht besteht. Unter den pathologisch-anatomischen Veränderungen des Zentralnervensystems dominieren als Ausdruck des Virusangriffs Aktivierungsvorgänge an den Gefäßwandzellen, gefolgt von gefäßbezogenen Gliareaktionen. Hieraus resultieren Alterationen (u. a. Demyelination) der durch Ernährung gestörten Nervenelemente. Ganz ausgeprägt sind diese Vorgänge im Bereich der Chorioidea unter Einbeziehung der Retina. Die retinalen Blutgefäße werden streckenweise manschettenartig von Plasmazellen und Lymphozyten ummantelt und erzeugen so das *histologische* Bild einer multifokalen Retinitis und Neuritis und bewirken eine Kontinuitätsunterbrechung der normalen Retinaarchitektur. Im weiteren Gefolge ergibt sich ein Untergang der Zellen der inneren nukleären Schichten, sehr bald geht die Photorezeptorenschicht verloren. Die Zellen der äußeren nukleären Lage zeigen rosettenartige Anordnung, und chorioidales Pigment wandert in die Bereiche der retinalen Degenerationen. Gemäß den beschriebenen entzündlichen und degenerativen Vorgängen läßt sich für die verschiedenen Stadien eine *Klassifikation* durchführen, nach der eine perakute von einer chronischen generalisierten Retinopathie, die Dystrophie des retinalen Pigmentepithels und fokale Retinadegeneration unterschieden werden. Sofern der *Fundus* im akuten Zustand der Entzündung der Retina zu übersehen ist, fallen ophthalmoskopisch erkennbare, farblich matter erscheinende Ödemareale, andererseits farblich kräftigere, perivaskuläre Infiltrate auf. Im subakuten und chronischen Stadium weisen die gleichen Bereiche, sofern das Ödem nicht zur Resorption gebracht werden konnte, Hyperreflexion auf. Als Zeichen degenerativer Veränderungen sind im chronischen Stadium herdförmige Pigmentierungen erkennbar. Der tapetumfreie Teil enthält graue Herde, die darin erkennbaren Blutgefäße wirken erheblich verdünnt. In fortgeschrittenen Stadien ist die Fundusfärbung im ganzen matt und die Papille atrophisch.

13.2.2. Netzhautblutungen

Netzhautblutungen entstehen infolge Kontusionsverletzungen des Augapfels oder im Zusammenhang mit Netzhautablösungen *(Blutung per rhexin)*. *Ophthalmoskopisch* erscheint der Fundus in sehr abgeschwächter Farbgebung, die Pigmentschollen des Tapetum lucidum sind unscharf begrenzt, mitunter ist der gesamte Fundus rötlich verfärbt. Der Sehnervenkopf wirkt infolge eines Ödems vergrößert oder wulstig vorragend, die Blutgefäßkonturen unklar. Die Pupille reagiert verzögert und unvollständig, das Sehvermögen ist je nach Ausmaß der Blutungen gestört oder aufgehoben.

Die *Therapie* besteht zunächst in einer Ruhigstellung des Tieres, Gerinnungsfördernde und gefäßabdichtende Maßnahmen (Vitamin K, Ascorvit, Calcium) verhindern den weiteren Austritt von Blut, die Resorption der Blutextravasate kann durch eine systemische Osmotherapie, z. B. Mannitol oder 40%ige Glucoselösung, begünstigt werden.

Blutungen per diapedesin sind Zeichen von Koagulopathien, wie sie im Zusammenhang mit septikämischen Erkrankungen (Schweinepest, infektiöse Anämie, Petechialfieber, Fohlenlähme, Leptospirose, Staupe, Toxoplasmose, Hämobartonellose), bei konstitutionellen Krankheiten (Diabetes, chronische Nephritis, Arterisklerose) oder nach Vergiftungen (Cumarin, Farnkraut, Phosphor, Harnstoff) entstehen. Die Ausdehnung und der Sitz der Blutung geben Hinweise für den *Ort ihrer Entstehung*: Die subretinalen, aus der Choriokapillaris stammende Blutung ist dunkelrot und flächig; die den Gefäßen der Plexiform- und Körnerschicht entspringende ist durch unterschiedliche Flecken gekennzeichnet; flammenförmig angeordnete Extravasate sind typisch für Blutaustritt in die Nervenzellschicht, während dunkelrote, kreisförmige Blutflecken, die der Retina aufliegen oder sich in den Glaskörper erstrecken, aus dem oberflächlichen Gefäßmaschenwerk der Retina stammen. In die diagnostischen Erhebungen sind Feststellungen des Hämatokrits, Thrombozytenzahl und Gerinnungszeit einzubeziehen. Das Sehvermögen der Tiere ist gestört oder aufgehoben. Die *Therapie* ist zunächst auf das Grundleiden auszurichten. Gerinnungsfördernde und gefäßabdichtende Maßnahmen stoppen weitere Blutungen. Eine Unterstützung der Resorption kann erst eingeleitet werden, wenn Sicherheit besteht, daß die Koagulopathie überwunden ist. Andernfalls werden neue Blutaustritte induziert. Sie wird durch örtliche Anwendung von Wärme und Atropin, durch subkonjunktivale NaCl-Lösungen, allgemein durch Salicylsäurepräparate, hochprozentige Glucoselösungen und Glukokortikoide unterstützt.

13.2.3. Netzhautablösung

Die Netzhautablösung (Ablatio retinae) besitzt infolge der nur losen Verbindung der Rezeptorenschicht mit dem Pigmentepithel eine Prädilektionsstelle zwischen diesen beiden Zellagen. Man *unterscheidet* eine partielle von einer kompletten Ablösung (Ablatio retinae partialis s. totalis) und nach der Ursache ihrer Entstehung eine primäre oder sekundäre. Die totale Ablösung behält lediglich zwei Fixpunkte: am Sehnerv und an der Ora serrata. Es ergibt sich im Augenquerschnitt die sog. Windblütenform der Netzhautablösung. Die *primäre* Form ist fast ausschließlich Begleiterkrankung kolobomartiger Fundusveränderungen, die häufiger beim Rind und beim Hund als erbliche Defekte auftreten. Insbesondere dann, wenn die sklerale Exkavation größeren Umfangs und zugleich tief ist, erweist sich die in diesem Bereich ohnehin verdünnte, mitunter dysplastische Netzhaut der mechanischen Zugbelastung nicht gewachsen. Die Ablösung überragt dann allerdings in der Größenausdehnung das Kolobom. Blutungen, die in diesem Zusammenhang durch Gefäßruptur entstehen, heben nur ihrerseits weitere Netzhautbereiche ab, und durch retinale Risse dringt Blut in den Glaskörper und erzeugt das für die Collie-eye-Anomaie typische und zuletzt Blindheit erzeugende Stadium. Ungleich häufiger ist die Netzhautablösung *Begleitsymptom* schwerwiegender intraokulärer Schäden, und zwar auf dem Wege der Abdrängung oder der Retraktion. Abdrängungen werden durch subretinale Flüssigkeitsansammlung (Blut, Exsudat), durch Gewebezubildungen (entzündliche Granulome, Neoplasien) oder durch Zysten, sog. Retinatränen, hervorgerufen. Die Retraktion ist auf intraokulär wirksame Zugkräfte zurückzuführen. Die wohl häufigste Ursache hierfür sind beim Hund und Pferd die Linsenluxation, die Linsenextraktion, der Glaskörpervorfall, ferner bei allen Haustierarten plötzliche Tensionssenkung infolge perforierender Bulbuswunden, die Schrumpfung des Glaskörpers bei Atrophie des Ziliarkörpers, die bindegewebige Organisation intraokulärer Entzündungsprodukte.

Symptome und Verlauf. Kleinere, peripher gelegene Ablösungen verursachen bei den Tieren kaum festzustellende Visusbeeinflussungen und werden deshalb oft nicht bemerkt oder diagnostiziert. Größere vorgefallene Bereiche äußern sich klinisch und funktionell durch starke Sehbehinderung bis hin zur totalen Blindheit. Die Pupille reagiert bei Lichteinfall sehr träge oder überhaupt nicht. Unter der Voraussetzung ungetrübter, durchsichtiger Augenmedien ist das ophthalmoskopische Bild abgelöster Retinaanteile sehr vielgestaltig. Der mobilisierte Teil der Netzhaut wölbt sich bei möglicher Überlagerung der Papille blasen- oder trichterförmig in das Augeninnere vor. Er erscheint dann graurosa, gelblichgrau bis silbrig glänzend und hebt sich von den nicht vorgefallenen Fundusanteilen scharfrandig ab. Bei Bewegungen des Auges flottiert die Vorwölbung oder wirft kleine Falten. Die Gefäße des abgehobenen Anteils haben einen unregelmäßigen, geschlängelten Verlauf und sind dünner. Später fallen die vorgewölbten Retinaanteile einer progressiven Atrophie anheim. Folgen können Linsentrübungen, Uveitis, Sekundärglaukom oder Phthisis bulbi sein. Die von den übrigen Retinalagen entblößten Pigmentepithelien hypertrophieren und proliferieren herdförmig. In günstig gelagerten Fällen und bei Lösung kleinerer Retinabereiche stellen sich auf diese Weise spontan chorioretinale Adhäsionen ein, und weitere Ablösungen werden verhindert.

Therapie. Die Möglichkeiten der operativen Behandlung einer Ablatio (perforierende Diathermie, Bulbusverkürzung durch partielle Resektion der Sklera, Elektro-, Licht- oder Kältekoagulation) kommen derzeit im veterinärmedizinischen Arbeitsfeld noch immer höchst selten in Anwendung; nicht zuletzt deswegen, weil die Diagnose häufig erst bei längerem Bestehen der Ablösung gestellt werden kann. Zu diesem Zeitpunkt sind die abgehobenen Netzhautanteile bereits funktionsuntüchtig. Das „Anlöten" abgehobener Netzhautanteile hätte hier lediglich noch die Aufgabe, weitere Netzhautteile vor der Ablösung zu bewahren. Demzufolge beschränkt sich die Behandlung neben einer möglichen gezielten Einflußnahme auf das Grundleiden fast ausschließlich auf konservative Maßnahmen, die darauf hinauslaufen, Exsudate zur Resorption zu bringen (s. Therapie der Entzündungen oder Blutungen) oder durch subretinale Punktion abzusaugen, um weitere Ablösungen zu verhüten.

Die *Prognose* einer Netzhautablösung ist ungünstig, weil einmal gelöste Netzhautanteile nicht mehr funktionsfähig werden und zudem auch partielle Ablösungen größeren Ausmaßes fortschreitenden Charakter haben, wenn nicht oben genannte Maßnahmen durchgeführt werden.

13.3. Krankheiten der Sehnerven

Krankheiten der Sehnerven entstehen aufgrund der geweblichen und topographischen Verbundenheit mit der Netz- und Aderhaut einerseits und dem Gehirn andererseits vorrangig durch Fort- oder Überleitung.

13.3.1. Ödem des Nervus opticus

Das Ödem des N. opticus hat seine Ursache fast ausschließlich auf der Grundlage von Zirkulationsstörungen. Hierfür sind vor allem raumeinengende Prozesse verantwortlich, die ihren Sitz intrakraniell, extrakraniell oder extrabulbär haben. Hervorzuheben sind Tumoren, abnorme Flüssigkeitsansammlungen (Hydrozephalus), periostitische Verlegungen der Foramina orbitalia bei Vitamin-A-Mangel, Hämatome. Sie äußern sich klinisch durch entsprechende systemisch erscheinende Symptome und im Hinblick auf den Sehnerv auf funktionelle Ausfälle, die durch den Flüssigkeitsdruck auf die Nervensubstanz erzeugt werden. Liegt die Stauung extrakraniell, so verbreitet sich das Ödem zunächst entlang des Stützgewebes des Fasciculus und erfaßt auch dann die Achsenzylinder. Gelangt es bis an den Sehnervenkopf (Papille), so tritt mit Ausnahme des Pferdes das Bild einer sog. Stauungspapille in Erscheinung. In diesem Fall ist statt der um 1—2 D vorhandenen Einsenkung des Zentrums der Papille eine Erhabenheit vorhanden. Die Papille wirkt glasig, über ihren Rand mehr oder weniger deutlich gewulstet und farblich verändert, die Gefäße sind strotzend gefüllt. Insbesondere treten die Venen hervor und sind, sofern Permeabilitätsstörungen der Gefäßwandungen eintreten, konturenverschwommen. Sie wirken aufgrund der Papillenprominenz im Randbereich abgeknickt. Die Ödematisierung erfaßt auch die peripapillären Bereiche und führt hier zu umschriebenen Farbaufhellungen des tapetalen und nichttapetalen Teils des Fundus, in ausgedehnter Form sprengt sie den Gewebeverband der Retina und hebt diesen in ungünstigen Fällen von ihrer Unterlage ab (Ablatio retinae). Diapedesisblutungen trüben den Glaskörper ein und verwehren dann die genaue Adspektion des Fundus.

Die **entzündliche Ödematisierung des Sehnervenkopfes** nimmt dagegen fast ausschließlich ihren Ausgang vom intrabulbären Raum und ist nicht selten Begleitsymptom und Begleiterkrankung einer Chorioretinitis. Mitunter kommt das entzündliche Ödem als kollaterales Ödem bei der Zellulitis vor. Das Bild der aktiven entzündlichen Papillitis ist von dem der Stauungspapille kaum zu unterscheiden. Maßgebend für die Differentialdiagnose sind die ophthalmoskopischen Befunde von Fundus und

Glaskörper und weitere allgemeine klinische Zeichen. Begleitsymptome sind Ausfall der Pupillenmotilität bei vollkommener Mydriasis oder halboffener Pupillenstarre.

Für eine *Behandlung* ist das Grundleiden von ausschlaggebender Bedeutung. Die symptomatischen Maßnahmen beschränken sich auf eine tonusmindernde Therapie am Bulbus, allgemein auf Spasmolytika und Osmotherapie.

13.3.2. Entzündung des Sehnerven

Die Entzündung des Sehnerven läßt sich in solche des Sehnervenkopfes (Papillitis, Neuritis intraocularis, Neuritis papillae optici) und des Sehnervenstammes (Neuritis retrobulbaris) unterscheiden. Letztere ist bei deszendierenden Entzündungsprozessen der Sehbahn zu erwarten und nur dann ophthalmoskopisch zu erfassen, wenn der Sehnervenkopf, die Papille, erreicht wird. Von der Netzhaut auf die Papille übergreifende Entzündungen präsentieren sich als Papilloretinitiden. Die klinischen *Symptome* ähneln denen eines akuten entzündlichen Papillenödems. Die Papille ist oftmals farblich stark verändert (Pferd ziegelrot, Hund braunrot). Im Krankheitsverlauf sind — eine gute Beobachtungsgabe des Tierbesitzers vorausgesetzt — deutliche visuelle Ausfallerscheinungen bei dem erkrankten Tier zu erkennen. Die Pupille ist reaktionsträge oder starr, meistens halbweit geöffnet. Die ophthalmoskopische Untersuchung fällt, sofern die Krankheitsprozesse extrabulbär ablaufen, negativ aus. Erst nach Wochen des akuten Entzündungsgeschehens können Farbveränderungen der Papille in Richtung eines Blasserwerdens der natürlichen Färbung entstehen. Zu diesem Zeitpunkt kann zumindest ein Teil der Nervenfasern durchaus leistungsfähig sein. Das Tier orientiert sich wieder visuell, was jedoch vom Ausmaß weiterer Veränderungen des Sehnerven im Hinblick auf Atrophien abhängt und durchaus nur eine vorübergehende Erscheinung sein kann.

Die *Behandlung* gestaltet sich nach den unter 13.2.1. genannten Prinzipien.

13.3.3. Atrophie des Sehnerven

Die Atrophie des Sehnerven (Atrophia nervi optici) geht fast regelmäßig mit einer Atrophie des Sehnervenkopfes (Atrophia papillae) einher. Sie kann Symptom *angeborener und erblicher* Krankheiten sein (erbliches Hydrozephalussyndrom bei Hereford-Kälbern, angeborene Neigung zur Obliteration oder Stenose des Foramen opticum bei Jersey-, Shorthorn-, Guernsey-Rindern, progressive Retinaatrophie beim Hund). Meist ist sie jedoch erworben. Dann ist sie Endzustand krankhaft-zerstörender Prozesse am und im Bulbus, an der Retina und am Nerven (s. Glaukom, Ursachen der Retinitis, Neuritis, Stauungspapille usw.), oder sie präsentiert sich als *separate, selbständige Erkrankung*. Bekannt ist dies von der Arsenvergiftung beim Schwein, wo Blindheit und Papillenatrophie bei regelmäßigem ERG zu ermitteln sind. Für die N.-opticus-Atrophie nach Aufnahme von bleihaltigen Substanzen werden primär Spasmen der Hirngefäße genannt. In Abhängigkeit vom Ausmaß und Zeitraum des Fortschreitens der Atrophie werden Visusausfallerscheinungen unterschiedlichen Grades für den Beobachter erkennbar. Die Pupille reagiert träge, oder sie ist starr. Zu diesem Zeitpunkt erscheint die Papille ophthalmoskopisch farblich schwächer, grauweiß oder weiß. Sie wirkt kleiner, ihre Ränder sind partiell eingezogen oder gezackt. Mitunter ist die atrophische Papille von eng aneinanderliegenden pigmentierten Radiärstrahlen durchzogen, oder sie wird von einem Pigmentsaum begrenzt. Die Papillengefäße werden dünner, blasser und sind schließlich nur noch schattenhaft zu erkennen. Eine Behandlung dieses in sich abgeschlossenen Zustandes erübrigt sich.

13.4. Netzhautdegeneration

Die Netzhautdegeneration stellt den Endzustand der meisten erworbenen und eines Teils der angeborenen Netzhauterkrankungen dar.

Sie entsteht
— durch direkte (am Nervengewebe) oder indirekte (am Gefäßgewebe) Schadwirkung exogener Gifte (Blei, Kohlenmonoxid, Arsen, Chinin, Adlerfarn, Herbizide),
— durch direkte oder indirekte Schadwirkung von Infektionserregern oder ihrer Toxine (Bornasche Krankheit, Brustseuche, Influenza, Toxoplasmose, Hundestaupe, Schweinepest),
— durch Unterbrechung der Ernährung der Netzhaut bei Blutungen, Embolien, Anämien, Lipämien, infolge Netzhautablösung, Neubildung oder Glaukom,
— durch Mangelzustände (Mangel an Vitamin A und E, Taurin),

— durch konstitutionelle Krankheiten (Diabetes, Albuminurie, Leukämie),
— durch senile Abbauvorgänge (zystoide Retinadegeneration beim Hund und Pferd) oder
— durch Dysplasien und ihren Auswirkungen auf benachbarte Gewebe (progressive Retinadysplasie beim Hund bei der Katze).

Gemäß diesem breiten pathogenetischen Hintergrund sind die *histologischen* Substrate an der letztendlich degenerierten Netzhaut außerordentlich vielgestaltig. So entstehen beispielsweise bei einem Vitamin-A-Mangel ein Schwund der Ganglienzellen und Nervenfasern und eine Auflockerung der inneren Körnerschicht, bei einer Vergiftung mit Herbiziden sind vakuoläre Degenerationen in den Ganglienzellen und in den bipolaren Neuronen der inneren Ganglienzellschicht auffindbar. Die Adlerfarnvergiftung ruft einen absoluten Untergang der Photorezeptoren und der Ganglienzellschicht hervor. Es kommt bei Blut- und Exsudatergüssen, bei Neubildungen oder entzündlich bedingten perivaskulären Infiltrationen zu mechanisch ausgelöster Desorganisation der Schichtstruktur der Retina und zu Atrophien. Die angeborene progressive Retinadysplasie des Hundes und der Katze ist durch Hypertrophie und nestartige Verbreitung des Pigmentepithels (peripherer Typ) oder durch Pyknose und Auflösung der Zellkerne der Stäbchen (zentraler Typ) gekennzeichnet. Infolge dieser Abläufe entstehen einschneidende Störungen im inter- und intrazellulären Metabolismus auch der benachbarten, zunächst normal angelegten Zellverbände oder -areale und damit zu deren Untergang.

Die *Symptome* der Netzhautdegeneration richten sich nach der auslösenden Ursache und können mit Ausnahme primär dysplastischer und der durch Mangel hervorgerufenen Formen im Anfangsstadium durch allgemeine Symptome einer Vergiftung, Entzündung, Blutung oder ähnliches überdeckt sein. In der Regel werden funktionelle Ausfallerscheinungen der Retina bei Tieren für den Beobachter erst dann offensichtlich, wenn sie größere Ausmaße und damit stärkere visuelle Leistungsbeeinflussungen aufweisen. Sie äußern sich durch herabgesetztes Sehvermögen bis hin zur Blindheit. Entsprechend sind die Verhaltensweisen. So treten Störungen im Dämmerungssehen auf, ferner in der Wahrnehmung wenig markanter Hindernisse, wie Draht; unsicherer, tappender Gang, verändertes Verhalten (Angst, Mißtrauen, Aggressivität, Absondern usw.). Die Pupille ist reaktionsträge oder völlig starr, und der Tapetumreflex (Aufleuchten des Fundus im auffallenden Licht) ist bei sonst unverändert erscheinendem Auge zunächst besonders intensiv. Da die degenerativen Veränderungen sich nicht von einem auf den anderen Tag als abgeschlossener Zustand einstellen, existieren Übergangsstadien, in deren Verlauf Füllungszustand und Verlauf der Fundusgefäße, eine herabgesetzte Plastizität des Fundus und Farbabweichungen der Tapeta gewisse ophthalmoskopische Anhaltspunkte für mögliche Netzhautschäden bieten können. Im fortgeschrittenen Zustand verliert der Fundus seine kräftige Färbung, dadurch treten die Fundusgefäße stärker hervor, in anderen Fällen sind sie engkalibrig und wenig blutgefüllt. Die Papille wird zunehmend atrophisch. Ebensogut ist es auch möglich, daß der Fundus trotz Blindheit zunächst keine Veränderungen aufweist. Manchmal werden rein zufällig anläßlich einer ophthalmoskopischen Untersuchung herdförmige, pigmentfreie, homogen erscheinende Bereiche aufgefunden, die auf eine Retinadegeneration schließen lassen.

Die *Prognose* der Retinadegeneration ist aufgrund der irreversiblen Veränderungen und der Neigung zur Atrophie infaust. Im Hinblick auf einen häufig vorhandenen schubweisen Verlauf kann neben einer möglichen kausalen *Therapie* zur Unterstützung und Erhaltung noch vorhandener Zellanteile die Funktionskraft durch Verabfolgung von Vitaminen (A, B, C und E) und Anabolika gestärkt werden.

13.5. Nutritiv bedingte Retinopathien

13.5.1. Vitamin-A-Mangel

Ein Vitamin-A-Mangel ist von klinischer Relevanz bei **Jungrindern** im Alter von 6 bis 15 Monaten. Es werden insbesondere männliche Tiere betroffen, da sie gegenüber den weiblichen ein geringeres Vitamin-A-Speicherungsvermögen aus der Milchernährung haben. Eine Vitamin-A-Unterbilanz stellt sich ein,
— wenn die Tiere durch hohe Kraftfuttergaben zuungunsten eines ausreichenden Angebotes an Wurzelfrüchten, Grünfutter oder Silage für den Verkauf vorbereitet werden sollen;
— die normalerweise carotinhaltigen Futtermittel, wie Heu und Silage, durch schlechte Erntebedingungen und Lagerung Verluste an diesem Provitamin aufweisen;

— andere Komponenten in den Futtermitteln (z. B. Nitrit- und Nitratgehalt des angebotenen Futters) die Carotinumwandlung einschränken:
Die ständige Unterbilanz der Ernährung an Vitamin A macht sich nach vier bis fünf Monaten klinisch bemerkbar. Das bedeutet, daß in einem Lebensalter von sechs bis sieben Monaten erste Mangelzustände offensichtlich werden können.

Klinische *Symptome* äußern sich zunächst durch Blindheitserscheinungen (Anlaufen von Gegenständen, tappender, stolpernder Gang bei gestreckter Kopf- und Halshaltung, Absonderung von der Herde). Dem geht meist schon ein Prozeß der Nachtblindheit (Hemeralopie) voraus, der beim Rind aber nur sehr selten zur Beobachtung kommt. Alle durchsichtigen Augenmedien (Hornhaut, Augenkammer, Linse, Glaskörper) erscheinen unverändert. Die Pupille ist maximal erweitert (Mydriasis), reagiert nicht auf Lichteinfall, ihre Öffnung hat bei senkrecht einfallendem Licht einen grünlich-bläulichen Schimmer (Reflexion des Tapetum lucidum). Es besteht ein geringgradiger Exophthalmus. Der Augenhintergrund zeigt bis auf ein mitunter vorhandenes Papillenödem vorerst keine pathologischen Veränderungen, später kann sich das Tapetum lucidum aufhellen. Gelegentlich und besonders bei starkem Vitamindefizit, kommt es zu Erscheinungen einer katarrhalischen Konjunktivitis und Xerophthalmie. Anhaltender Vitamin-A-Mangel bewirkt außerdem Freßunlust, schuppige Haut, ein stumpfes Haarkleid, verminderte Hitzetoleranz, zentralnervöse Symptome, Enteritis, Infektionsanfälligkeit. Den Augenhintergrundveränderungen liegen *histologisch* Degenerationen vornehmlich in Gestalt eines Schwundes der Ganglienzellen und ihrer Nervenfasern zugrunde.

Blindheit ohne sinnfällige Augenveränderungen, Lebensalter und Geschlecht, Zusammensetzung der Ernährung geben wesentliche diagnostische Hinweise für das Vorliegen einer Vitamin-A-Mangelernährung. Darüber hinaus läßt sich die Diagnose durch Blutanalysen großer Gruppen von Tieren oder eines ganzen Bestandes, durch bioptisch oder bei der Schlachtung gewonnenen Lebergewebes auf den Gehalt an Vitamin A erhärten. Differentialdiagnostisch ist an Vergiftungen (Blei, Herbizide, Farnkraut u. a.) zu denken. Eine *Therapie* in Form einer Vitaminzufuhr kann bei Hemeralopie zunächst noch vorhandene und funktionstüchtige Photorezeptoren erhalten. Liegt Amaurosis vor, sind die Retinaschäden irreparabel. Die Vitaminzufuhr stützt hier lediglich die allgemeine Widerstandskraft und damit den Aufmästungserfolg. Zur *Prophylaxe* wird ein mit Carotinen angereichertes Futter an tragende Kühe gegeben. Die Futterzusammenstellung hinsichtlich ihres Carotingehaltes in Kälber- und Jungrinderbeständen muß kontrolliert werden, gegebenenfalls sind Vitamin-A-Präparate zusätzlich zu verfüttern.

13.5.2. Taurinmangel

Ein Mangel an Taurin in der Nahrung führt bei der **Katze** zur Blindheit. Taurin ist eine für die Funktion der Photorezeptorenschicht essentielle Aminosäure, die von allen Haussäugern aus den Vorstufen Cystein und Methionin synthetisiert wird. Der Katze fehlt dieses Synthesevermögen. Sie ist deshalb auf die Zufuhr von mindestens 10 mg/kg KM über die Nahrung angewiesen. Taurin ist in Muskelfleisch und Fisch enthalten, wird allerdings durch Erhitzungsprozesse zerstört. Einseitige, eiweißarme Ernährung, Verfütterung von trockenerhitztem Futter (Trockenfertigfutter für Hunde) führt, wenn die taurinreduzierte Nahrung über einen längeren Zeitraum (ca. 20 Wochen) ausschließlich und allein verfüttert wird, zu einem markanten Abfall des Plasmataurinspiegels auf 20 bis 40 nmol/g gegenüber der Mindestnorm von 150 nmol. Hieraus resultiert eine Retinopathie, die klinisch zunächst durch eingeschränktes Sehvermögen, schließlich durch Blindheit gekennzeichnet ist. Doch die Tiere werden bei gutem Besitzer-Tier-Kontakt schon lange vor dem Einsetzen der Blindheit wegen glanzlosem Haarkleid, schlechtem Ernährungszustand und Inappetenz dem Tierarzt vorgestellt. Die *ophthalmoskopische* Untersuchung kann in solchen Fällen unter Hinzuziehen aller Auskünfte einer gezielten Befragung relativ schnell und einfach zur Diagnose führen, da sich am Fundus sehr charakteristische Körnungen in der Arearegion, später oberhalb der Papille im Tapetum horizontal verlaufende bandartige Farbveränderungen einstellen. *Histologisch* sind Degenerationen in der äußeren Retina erkennbar. Sie betreffen die Photorezeptorenschicht im Bereich der Area, während sie mehr peripher noch erhalten sein kann. Im weiteren Verlauf kommt es allerdings zum kompletten degenerativen Verlust aller Retinaschichten und in allen Bereichen. Dies dürfte zum Zeitpunkt der absoluten Erblindung eingetreten sein.

Die *Behandlung* ergibt sich aus der Ätiologie und beinhaltet vor allem die Aufwertung der Nahrung durch Fleisch und Fisch. So wird es möglich, noch funktionsfähige Retinaareale zu erhalten und die absolute Erblindung zu verhindern. *Prophylaktisch* sollte beachtet werden, daß der Tauringehalt der Nahrung 30 bis 50 mg/Tag/Tier betragen muß.

13.5.3. Vitamin-E-Mangel

Vitamin-E-Mangel führt zu Störungen von Oxidationsprozessen im Zusammenhang mit der Substitution ungesättigter Fettsäuren. Im Ergebnis werden die für das Pigmentepithel der Netzhaut essentiellen Aminosäuren Methionin, Cystein, Lysin zerstört. Das Pigmentepithel regeneriert sich nicht, worauf progressive Degenerationserscheinungen an den Photorezeptoren der Netzhaut einsetzen. Die klinischen *Symptome* äußern sich zunächst in Nachtblindheit, später zunehmender Verschlechterung des Tagessehens bis hin zur Blindheit. Der Vitamin-E-Bedarf richtet sich nach dem Gehalt des Futters an ungesättigten Fettsäuren. Vitamin E ist umso höher zu dosieren, je mehr ungesättigte Fettsäuren in der Nahrung sind. Für den Hund sind pro Tag 1—20 IE Tocopherol notwendig, um einen Blutserumspiegel von 100—600 µg/100 ml Serum zu ergeben. Ähnliche Erscheinungen sind auch bei Selenmangel zu erwarten. Selen hat ebenfalls eine entgiftende Funktion im Fettstoffwechsel. Der Serumspiegel an Selen sollte beim Hund 0,1—0,2 µg/100 ml betragen.

13.6. Tumoren

13.6.1. Tumoren der Retina

Tumoren der Retina werden seltener diagnostiziert; nicht zuletzt wahrscheinlich deswegen, weil sie erst bei größeren Ausmaßen offensichtlich klinische Symptome hervorrufen. Bisher werden bei allen Haustierarten Retinoblastome (tumoröse Entartung der kernhaltigen Retinaschicht), ferner beim Pferd rundzellige Sarkome und Neurofibrome und beim Rind und Hund Melanosarkome, außerdem beim Hund Gangliogliome (wahrscheinlich mit perinataler Entwicklung) beobachtet. Sie offenbaren sich ophthalmoskopisch im Fundusbereich als unterschiedlich große, vom übrigen Fundus gibt abgrenzbare, fleckige und erhabene Bereiche, denen von der Papille her feine Blutgefäße zustreben. Im fortgeschrittenen Stadium brechen sie in den Glaskörper ein, führen zu Trübungen und schließlich zur Destruktion der Bulbusstrukturen.

13.6.2. Tumoren des Sehnerven

Tumoren des Sehnerven werden nach ihrem geweblichen Aufbau in Neuroblastome (von der Nervensubstanz ausgehend), Gliome (von der Nervenstützsubstanz ausgehend) oder Melano- oder Angiosarkome (vom extraneuralen Gewebe ausgehend) unterschieden. Je nach Sitz und Ausmaß der Neubildung kommt es aufgrund des expansiven oder infiltrativen Wachstums zu morphologischen und funktionellen Störungen der Sehbahn. Es entstehen Exophthalmus und Blindheit. Liegt die Neubildung extrakraniell, sind die Erscheinungen meistens unilateral ausgeprägt; rücken sie in die Nähe des Chiasmas, so treten sie bilateral auf. Die Mehrzahl der in Frage kommenden Tumoren des Netzhaut- und Nervengewebes sind Malignome mit Metastasierungstendenz (im Falle des Retinablastoms nachgewiesen). Die Exenteratio orbitae, wenn möglich nach vorheriger Durchfrostung des Augapfels, ist unverzüglich durchzuführen.

13.7. Sehschwäche und Blindheit

Sehschwäche und Blindheit sind klinische Sammelbegriffe für den Zustand eingeschränkten bis verschwundenen oder nicht vorhandenen Sehvermögens.

Die Vielzahl der möglichen Abstufungen von Sehschwäche kommt unter anderem darin zum Ausdruck, daß in der humanophthalmologischen Terminologie Differenzierungen vorgenommen werden. So unterscheidet man im wesentlichen
Vollblindheit = Amaurose (auch als Schwarzblindheit oder Schönblindheit bezeichnet)
Schwachsichtigkeit = Amblyopie
Nachtblindheit = Hemeralopie (herabgesetztes Seh- und Anpassungsvermögen bei geringer Lichtintensität)
Tagesblindheit — Nyktalopie (herabgesetzte Tagessehkraft oder Nachtsehen)
Farbenblindheit = teilweiser oder kompletter Ausfall des Sehens von bestimmten oder allen Farben
korneale Blindheit = Sehschwäche infolge Undurchsichtigkeit der Hornhaut
kataraktogene Blindheit = herabgesetztes bis aufgehobenes Sehvermögen, aber Hell- und Dunkelwahrnehmung, bei getrübter Linse
Sozial- oder Erwerbsblindheit = Beurteilungskriterien im Hinblick auf bestimmte Leistungsanforderungen an den Menschen.

Umso schwerer fallen Graduierung und Differenzierung im veterinärophthalmologischen Arbeitsgebiet, wo Sehschwäche oder Blindheit in den meisten Fällen — und dann aufgrund der Aktivität der anderen Sinnesorgane kompensiert — aus dem Verhalten des Tieres abgeleitet werden müssen und nur selten objektivierbar sind (s. Anhang).

Literatur

Aguirre, G. D.: Retinal degeneration associated with the feeding of dog foods to cats. J. Amer. Vet. Med. Assoc. 172, 791 (1978).
Aguirre, G. D., and Rubin, L. F.: Progressive retinal atrophy (rod dysplasia) in the Norwegian elkhound. J. Amer. Vet. Med. Assoc. 158, 208 (1971).
Aguirre, G. D., and Rubin, L. F.: Progressive retinal atrophy in the miniature poodle. An electrophysiologic study. J. Amer. Vet. Med. Assoc. 160, 191 (1972).
Akcan, A., und Wegner, W.: Veränderungen an Sehbahn und Sehzentrum beim Merle-Syndrom des Hundes. Z. Versuchstierk. 25, 91 (1983).
Barnett, K. C.: Primary retinal dystrophies in the dog. J. Amer. Vet. Med. Assoc. 154, 804 (1969).
Barnett, K. C., et al.: Hereditary Retinal Dysplasia in the Labrador Retriever in England and Sweden. J. Small Anim. Pract. 10, 755 (1970).
Barnett, K. C.: WVA congress: progressive retinal atrophies. Vet. Rec. 97, 159 (1975).
Barnett, K. C., and J.-H. Burger: Taurin deficiency retinopathy in the cat. J. Small Anim. Pract. 21, 521 (1980).
Bedford, P. G. C.: Feline central retinal degeneration in the United Kingdom. Vet. Rec. 112, 456 (1983).
Bedford, P. G. C.: Retinal pigment epithel dystrophy (CPRA): a study of the disease in the Briard. J. Small Anim. Pract. 25, 129 (1984).
Bellhorn, R. W., and Haring, B. C.: Peripheral retinal cysts. Vet. Med. Small Anim. Clin. 69, 1528 (1974).
Blanchard, G. L., Howard, D. R., Krehbiel, J. D., and Keller, W. F.: Amaurosis and associated electroretinographic alterations in canine distemper. J. Amer. Vet. Med. Assoc. 163, 976 (1973).
Blogg, J. R.: Collie eye anomaly. Aust. vet. J. 46, 530 (1970).
Borbe, H. O., und Müller, E.: Die Retina. Struktur, Funktion und Bedeutung als neurophysiologisches Modell. Naturwiss. Rundschau 35, 309 (1982).
Brahm, R., Brahm, E., und Saers, K. J.: Collie-Augen-Anomalie (CEA). Kleint.-Prax. 23, 221 (1978).
Brightman II, A. H., Bestre, W. A., and Helper, L. C.: Lipemia retinalis associated with pancreatitis in a dog. A case report. Vet. Med. Small Anim. Clin. 75, 803, 806 (1980).
Burger, J. H., and Barnett, K. C.: The taurine requirement of the adult cat. J. Small Anim. Pract. 23, 553 (1982).
Buyukmihci, N., Rubin, L. F., and Depaoli, A.: Protothecosis with ocular involvement in a dog. J. Amer. Vet. Med. Assoc. 167, 158 (1975).

Carlile, J. L.: Feline retinale atrophy. Vet. Rec. 108, 311 (1981).
Carlile, J. L., Carrington, S. D., and Bedford, P. G. C.: Six cases of progressive retinal atrophy in Abessinian cats. J. Small Anim. Pract. 25, 415 (1984).
Center, S. A., and Smith, J. F.: Ocular lesions in a dog with serum hyperviscosity secondary to an IgA myeloma. J. Amer. Vet. Med. Assoc. 181, 811 (1982).
Clegg, F. G., Terlecki, S., and Bradley, R.: Blindness in dairy cows. Vet. Rec. 108, 101 (1981).
Coulter, D. B.: A Dog with a Partial Merle Coat, White Iris, and Bilaterally Impaired Hearing. California Vet. 12, 9 (1982).
Deore, P. A., and Shirguppi, B. S.: Funduscopy of normal eyes with a comparative study in animals suffering from nervous disorders and blindness, in Tharparker cattle. Indian Vet. J. 50, 453 (1973).
Doherty, M. J.: Ocular manifestations of feline infectious peritonitis. J. Amer. Vet. Med. Assoc. 159, 417 (1971).
Donovan, R. H.: Collie-eye Syndrome. Mod. Vet. Pract. 46, 34 (1965).
Donovan, R. H., Freeman, H. M., and Schepens, C. L.: Anomaly of the Collie eye. J. Amer. Vet. Med. Assoc. 155, 872 (1969).
Dowling, J., and Wald, G.: Vitamin A Deficiency and Night Blindness. Proc. Nat. Acad. Sci. 44, 648 (1958).
Engermann, R. L., and Bloodworth, J. M. B.: Experimental diabetic retinopathy in dogs. Arch. Ophth. 73, 205 (1965).
Ernest, J. T.: Bilateral optic nerve hypoplasia in a pup. J. Amer. Vet. Med. Assoc. 168, 125 (1976).
Fischer, C. A.: Retinopathy in anemic cats. J. Amer. Vet. Med. Assoc. 156, 1415 (1970).
Fischer, C. A.: Intraocular cryptococcosis in two cats. J. Amer. Vet. Med. Assoc. 158, 191 (1971).
Fischer, C. A.: Retinal and retinochoroidal lesions in early neuropathic canine distemper. J. Amer. Vet. Med. Assoc. 158, 740 (1971).
Fischer, C. A., and Liu, S.-K.: Neuro-ophthalmologic manifestations of primary reticulosis of the central nervous systems in a dog. J. Amer. Vet. Med. Assoc. 158, 1240 (1971).
Fischer, C. A., and Jones, G. T.: Optic neuritis in dogs. J. Amer. Vet. Med. Assoc. 160, 68 (1972).
Ferraro, A., and Roigin, L.: Neuropathologic Variations in Experimental Allergic Encephalomyelitis. J. Neuropath. Exptl. Neurol. 13, 13 (1954).
Frith, C. H.: Meningioma in a young dog resulting in blindness and retinal degeneration. Vet. Med. Small Anim. Clin. 70, 307 (1975).
Gelatt, K. N., and Veith, L. A.: Hereditary multiple ocular anomalies in Australian shepherd dogs. Vet. Med. Small Anim. Clin. 65, 39 (1970).
Gelatt, K. N., McGill, L. D., and Perman, V.: Ocular and systemic cryptococcosis in a dog. J. Amer. Vet. Med. Assoc. 162, 370 (1973).
Gilman, J. P. W.: Congenital Hydrocephalus in Domestic Animals. Cornell Vet. 65, 487 (1965).

GREAVES, K. J. P., and SCOTT, P. P.: Feline retinopathy of dietary origin in cat. Vet. Rec. 74, 904 (1962).

HALLSTRÖM, M.: Collie eye anomaly. Svensk. Veterin.-Tidn. 23, 364 (1971).

HAMM, K.: Neurofibrome der Retina an beiden Augen eines Pferdes. Wien. tierärztl. Mschr. 46, 117 (1959).

HATZIOLOS, B. C., SASS, B., ALBERT, T. F., and STEVENSON, Margaret C.: Ocular changes in a horse with gutturomycosis. J. Amer. Vet. Med. Assoc. 167, 51 (1975).

HEYWOOD, R., and WELLS, G. A. H.: A Retinal Dysplasia in the Beagle Dog. Vet. Rec. 87, 178 (1970).

HODGMAN, S.F.J., PARRY, H.B., RASBRIDGE, W.J., and STEEL, J.D.: Progressive Retinal Atrophy in Dogs. Vet. Rec. 61, 185 (1949).

HUBER, W.G., and SMITH, G.S.: Field Aids in the Diagnosis of Bovine Vitamin A Deficiency. Vet. Med. 58, 875 (1963).

JUBB, K. V., SAUNDERS, L. Z., und STENIUS, P.J.: Die histologischen Augenveränderungen beim bösartigen Katarrhalfieber des Rindes. Schweiz. Arch. 102, 392 (1960).

KAMPEN, K.R., VAN, and JAMES, L.F.: Ophthalmic lesions in lockweed poisoning of cattle, sheep and horses. Amer. J. Vet. Res. 32, 1293 (1971).

KEEP, J.M.: Clinical aspects of progressive retinal atrophy in the Cardigan Welsh Corgi. Austral. vet. J. 48, 197 (1972).

KELLY, D. F., and LEWIS, D. G.: Rapidly progressive diffuse retinal degeneration in a kitten. J. Small Anim. Pract. 26, 317 (1985).

KERN, Th. J., and RIIS, R. C.: Optic Nerve Hypoplasia in three Miniature Poodles. J. Amer. Vet. Med. Assoc 178, 49 (1980).

KOCH, S. A., and RUBIN, L.F.: Distribution of cones in the hemeralopic dog. J. Amer. Vet. Med. Assoc. 159, 1257 (1971).

KOESTNER, A., and ZEMAN, W.: Primary Reticulosis of the Central Nervous System in Dog. Amer. J. Vet. Res. 23, 381 (1962).

KOWALCZYK, D.F.: Lead poisoning in dogs at the University of Pennsylvania Veterinary Hospital. J. Amer. Vet. Med. Assoc. 168, 428 (1976).

LAHUNTA, A., DE, and CUMMINGS, J. F.: Neuro-opthalmologic lesions as a cause of visual deficit in dogs and horses. J. Amer. Vet. Med. Assoc. 150, 994 (1967).

LATSHOW, W. K., WYMAN, M., and VENZKE, W. G.: Embryologic development of an anomaly of ocular fundus in the Collie dog. Amer. J. Vet. Res. 30, 211 (1969).

LEIPOLD, H. W., GELATT, K. N., and HUSTON, K.: Multiple ocular anomalies and hydrocephalus in grade beef Shorthorn cattle. Amer. J. Vet. Res. 32, 1019 (1971).

LIPTON, D. E.: Intraocular cryptococcosis in a dog. Vet. Med. Small Anim. Clin. 68, 357 (1973).

MACMILLAN, A. D.: Acquired retinal folds in the cat. J. Amer. Vet. Med. Assoc. 168, 1015 (1976).

MARSALSKIJ, K. L.: Spuchai pigmentoi degeneratsii cetcheatki u korovy. Trudy Sibir. Vet. Inst. 3, 86 (1923).

McCORMACK, J. E.: Papilla edema related to left cerebral hemisphere abscess in a heifer. Vet. Med. Small Anim. Clin. 68, 1249 (1973).

McNUTT, S. H., and WALL, J. F.: Nutritional Blindness in Steers. Vet. Med. 33, 497 (1938).

MENGES, R.W.: KINTNER, L.D., SELBY, L.A., STEWART, R.W., and MARIENFELD, C. J.: Arsanilic acid blindness in pigs. Vet. Med. Small Anim. Clin. 65, 565 (1970).

MICHAELIS, W.: Augenveränderungen beim Merlesyndrom des Hundes. Vet.-med. Diss., Hannover 1977.

MILKE, B., and CARITHERS, R. W.: Chorioretinitis and detached retina as post-distemper lesions in the canine. Iowa State Univ. Veter. 37, 40 (1975).

MORRIS, M. L.: Feline degenerative Retinopathy. Cornell Vet. 55, 295 (1965).

MÜLLER, W.: Zur Technik, Indikation und Aussage des Elektroretinogramms. Folia ophthal. (Leipzig) 9, 307 (1984).

NARFSTRÖM, L. K., and NILSSON, S. E. G.: Progressive retinal atrophy in the Abyssinian cat. An update. Vet. Rec. 112, 525 (1983).

PARRY, H. B.: Degenerations of the dog. retina. IV. Retinopathies associated with dog. distemper-complex virus infections. Brit. J. Ophthalmol. 38, 295 (1954).

PATERSON, P. Y.: Experimental Allergic Encephalomyelitis and Autoimmune Disease. Advance Immunol. 5, 131 (1966).

PRIESTER, W. A.: Canine progressive retinal atrophy: occurrence by age, breed, and sex. Amer. J. Vet. Res. 35, 571 (1974).

REICHENBACH, A., und BAAR, U.: Klinische Elektroretinographie in der Veterinärmedizin. 2.Mitt. Progressive Retinaatrophie und Hemeralopie. Arch. exp. Vet.-med. (Leipzig) 39, 243 (1985).

RICKETTS, J. D.: Feline central retinal degeneration in the domestic cat. J. Small Anim. Pract. 24, 221 (1983).

RIIS, R. C., SHEFFY, B. E., LOEW, E., KERN, T.J., and SMITH, J.S.: Vitamin E deficiency retinopathy in dogs. Amer. J. Vet. Res. 42, 74 (1981).

ROBERTS, S.R.: The Collie eye anomaly. J. Amer. Vet. Med. Assoc. 155, 859 (1969).

RUBIN, L.F.: Atrophy of the rods and cones in the cat. retina. J. Amer. Vet. Med. Assoc. 142, 1415 (1963).

RUBIN, L. F.: Heredity of retinal dysplasia in Bedlington Terriers. J. Amer. Vet. Med. Assoc. 152, 260 (1968).

RUBIN, L. F., and SAUNDERS, L. Z.: Intraocular Larva Migrans in dogs. Path. Vet. 2, 566 (1965).

RUBIN, L. F., BOURNS, T. K. R., and LORD, L. H.: Hemeralopie in dogs; heredity of hemeralopia in Alaskan malamutes. Amer. J. Vet. Res. 20, 355 (1967).

RUBIN, L.F., and LIPTON, D.E.: Retinal degeneration in kittens. J. Amer. Med. Vet. Assoc. 162, 467 (1973).

SAUNDERS, L. Z., GELB, L. W., and BARRON, C. N.: Intraocular Ganglioglioma in a Dog. Pathol. Vet. 6, 525 (1969).

SAUNDERS, L. Z., BISTNER, S. I., and RUBIN, L. F.: Proliferative Optic Neuropathy in Horses. Vet. Pathol. 9, 368 (1972).

SCOTT, P.P., GREAVES, K.J.P., and SCOTT, M.G.: Nutritional blindness in the cat. Exp. Eye Res. 3, 357 (1964).

SEIDEL, U.: Die Collieaugenanomalie — Vorkommen in der DDR und ihre fotografische Darstellung mit dem Retinophot 210. Vet.-med. Diss., Leipzig 1982.

SLATTER, D.H., BLOGG, J.R., and CONSTABLE, I.J.: Retinal degeneration in greyhounds. Aust. Vet. J. 56, 106 (1980).

SOURI, E.: Observations of feline retinal degenerations. Vet. Med. Small Anim. Clin. 67, 983 (1972).

ÜBERREITER, O.: Retinochorioiditis maculosa disseminata beim Hund. 1. Mitt. Wien. tierärztl. Mschr. 55, 707 (1968).

VAINISI, S.J., and CAMPBELL, L.M.: Ocular toxoplasmosis in cats. J. Amer. Vet. Med. Assoc. 154, (1969).

VIERNEISEL, H., und RITTENBACH, P.: Klinische und pathologisch-anatomische Untersuchungen zweier Glioblastome beim Hund. Berl. Münch. tierärztl. Wschr. 84, 88 (1971).

WALDE, I.: Kasuistik zum fluoreszenzangiographischen Nachweis chorioretinitischer Erkrankungen beim Hund. Tierärztl. Prax. 6, 365 (1978).

WALDE, I., and SWOBODA, R.: Die „plötzliche Erblindung" des Hundes. Diagnostik — Therapie, Prognose. Kleint.-Prax. 25, 61 (1980).

WALDE, I., und BURTSCHER, H.: Ablation retinae infolge Kryptokokkose beim Hund. Kleint.-Prax. 25, 251 (1980).

WALDE, I., SCHONBAUER, M., MOLZER, Brunhilde, und MITTERER, Th.: Lipaemia retinalis infolge Lipoproteinlipase-Mangels beim Hund. Kleint.-Prax. 29, 365 (1984).

WATSON, W. A., BARLOW, R. M., and BARNETT, K. C.: Bright blindness — A condition prevalent in Yorkshire Hill Sheep. Vet. Rec. 77, 1060 (1965).

WEISSE, I., SEITZ, R., und STEGMANN, H.: Eine multifokale seröse Chorioretinitis beim Beagle. Vet. Patol. 18, 1 (1981).

WESTHUES, M.: Über angeborene und vererbte Hypoplasie des Sehnerven und der Retina mit Amotio retinae beim Hunde. Arch. Tierhk. 61, 264 (1930).

WITZEL, D. A., SMITH, E. L., BEERWINKLE, K. R., and JOHNSON, J. H.: Arsanilic acid-induced blindness in swine: electroretinographic and visually evoked responses. Amer. J. Vet. Res. 37, 521 (1976).

WYMAN, M., and DONOVAN, E. F.: Eye anomaly of the Collie. J. Amer. Vet. Med. Assoc. 155, 866 (1969).

YATAKA, T.: Über den pathologisch-anatomischen Befund bei Pigmentdegeneration der Netzhaut des Hundes. Acta Soc. Ophth. Japon. 39, 264 (1963).

14. Augenkrankheiten der Vögel

Sowohl im Nutzgeflügelbestand als auch in der Kleintiersprechstunde wie in Exotenhaltungen (besonders bei in ihrer Existenz gefährdeten Formen) gewinnt der Vogel zunehmend an Bedeutung — aus ökonomischen und ethischen Gründen sind die Erwartungen an Leistungsbereitschaft und -vermögen der Tiermedizin gestiegen. Eine erhebliche Rolle spielen hierbei Krankheiten des Auges als Symptom von Systemerkrankungen oder als isolierte Organveränderungen, die zur Leistungsminderung des Einzeltieres (u. U. auch epidemiologisch bedeutsam) führen oder die Lebensfähigkeit überhaupt begrenzen. Strukturelle und physiologische Besonderheiten des Vogelauges lassen die vom Säugetierauge getrennte Darstellung sinnvoll erscheinen.

14.1. Das gesunde Vogelauge

In Relation zu ihrer Körpergröße besitzen Vögel unter den landlebenden Wirbeltieren die größten Augen, die innerhalb systematischer Gruppen in Anpassung an Biotop und Lebensweise so variieren, daß kleinere Formen oft über die größeren Augen verfügen. Die mit Ausnahme der binokulär fixierenden Eulen bei den meisten Arten seitwärts angelegten Augen erlauben eine vorwiegend nach vorn unten weisende Blickrichtung. Erweiterungen des Gesichtsfeldes der im Vergleich zum Säuger meist weniger beweglichen Bulbi werden durch enorme Beweglichkeit des Kopfes und des Halses ermöglicht.

Die **Orbita** ist nicht vollständig knöchern geschlossen und wird von Os lacrimale, Septum interorbitale, Orbitosphenoid und Pars orbitale des Os frontale gebildet. Das am Os lacrimale entspringende Ligamentum mandibulare longum bildet die laterale Begrenzung.

Von den im Gegensatz zu Säugetieren drüsenlosen Palpebrae ist außer bei Eulen, Papageien, Zaunkönigen und Wasseramseln das untere Lid größer, dünner und beweglicher als das obere und enthält bei einigen Formen kleine, stützende Knorpelspangen. Kleine Federn mit sehr kurzer Fahne ersetzen die Zilien der Säuger. Die Membrana nictitans, ohne knorplige Grundlage, meist durchsichtig, bei Eulen und Tauchenten weißlich (bei letzteren in der Mitte mit einem durchsichtigen Fenster versehen), ist als Duplikatur der Konjunktiva durch den Zug des Musculus quadratus und des M. pyramidalis palpebrae tertiae in der Lage, vom nasalen Augenwinkel aus die gesamte Kornea zu bedecken. Bulbusseitig trägt sie pinselähnliche Zytoplasmafortsätze des Epithels und den Ausführungsgang der Harderschen Drüse (sie entspricht mit ihren Ableitungswegen weitgehend der Situation bei den Mammalia), die die Tränendrüse — außer beim Uhu — an Größe übertreffen kann. Das mukoide Sekret der Nickhautdrüse wird über einen einfachen Ductus in die von drittem Augenlid und Sklera gebildete Tasche abgeleitet und dient der Reinigung und dem Feuchthalten der Kornea (Abb. 224).

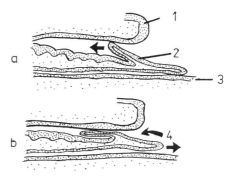

Abb. 224. Funktion der Nickhaut beim Vogel (nach KING und MCLELLAND, 1975).
Während der Bewegung zur äußeren Kommissur liegt der spatelähnliche Vorsprung der Nickhaut ihrer Außenseite flach an (b) und erlaubt das Fließen der Tränenflüssigkeit über die letztere. Beim Rückzug der Nickhaut nach nasal stellt sich dieser Vorsprung auf (a) und befördert das überstehende Sekret zur medialen Kommissur des Augenlides, wo es über die Puncta lacrimalia abfließt; gleichzeitig streicht der freie Rand der Nickhaut über die Kornea. Die geraden Pfeile zeigen die Bewegungsrichtung der Membrana nictitans an.
1 = Lidepithel, 2 = Nickhautepithel, 3 = Korneaepithel, 4 = Richtung des Sekretflusses.

14. Augenkrankheiten der Vögel

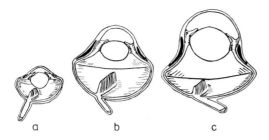

Abb. 225. Bulbusform bei Vögeln (nach KING und MCLELLAND, 1975).
Ventralhälfte des linken Augapfels des flachen Typs von Schwänen (a), der Kugelform von Adlern (b) und des Tubus von Eulen (c).

Die **Augenmuskeln** sind bis auf den fehlenden Musculus retractor bulbi als vier Mm. recti bulbi und zwei Mm. obliqui bulbi ähnlich den Säugetieren (jedoch weniger kräftig) angelegt und erlauben außer bei Dohlen und Nachtschwalben nur vergleichsweise geringe Beweglichkeit der Augäpfel.

Die Form des **Bulbus** variiert artverschieden von stumpfen Kegelformen (Enten) über verschiedene flache (Schwäne), globuläre (Adler) bis zu tubulären Formen der Eulenartigen (Abb. 225).

Formgebend wirken insbesondere der artverschiedene Krümmungswinkel der Kornea und die ebenfalls speziesabhängige Gestalt der Sklera. Ausgehend von einem korneaseitig knorpelfreien, knöchernen Ring (aus 10 bis 17 Knochenscheiben bestehend), übernimmt die undurchsichtige bindegewebige Sklera, die in ihrem hinteren Bereich durch eine mehr oder weniger halbkugelige Schale aus hyalinem Knorpel wie bei zahlreichen Reptilienformen verstärkt ist, die Stütz- und Schutzfunktion der unvollständig ausgebildeten Orbita. Die Eintrittsstelle des Sehnerven ist durch einen ring- oder hufeisenförmigen kleinen Knochen der Sklera geschützt. Bei allen Vögeln ist der Bulbus etwas asymmetrisch geformt, so daß die optische Achse von Kornea und Linse leicht nach nasal von der Mittelachse abweicht.

Entsprechend der unterschiedlichen Lebensweise als tag-, dämmerungs- oder nachtaktive Tiere oder dem Sehen unter Wasser angepaßt, sind Kornea, Iris und Linse als Teile des dioptrischen Apparates artverschieden gestaltet. Sie dienen, den Gesetzen der Optik folgend, der Abbildung des Gesichtsfeldes auf der Retina.

In einer rinnenförmigen Vertiefung, am Skleralring anschließend, begrenzt die gefäßlose, lichtdurchlässige **Kornea** (Hornhaut) die vordere Augenkammer außenseitig. Ähnlich wie bei den Säugetieren besteht sie aus einer äußeren Epithelschicht, einer strukturlosen Grenzmembran, der bindegewebigen Substantia propria, einer inneren Grenzmembran und schließt mit einer Endothelschicht ab. Aus ihrer tierartlich verschiedenen Krümmung resultieren Öffnungswinkel von 84° bei Tauchvögeln (Kormoran) bis zu 160° bei nachtaktiven Formen (Eulen, Nachtschwalben), ihr Durchschnitt beträgt 120° (Singvögel, Greifvögel). An ihrer Peripherie setzt der quergestreifte Cramptonsche Muskel an, der bei Tauchvögeln mit dicker Hornhaut zurückgebildet, bei nachtaktiven Vögeln mit dünner Kornea kräftig entwickelt, die Akkommodation durch besonders rasche Reaktionsfähigkeit unterstützt (Abb. 226).

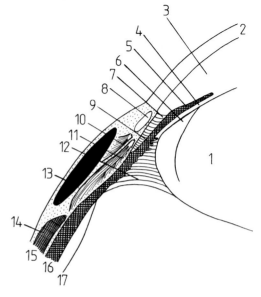

Abb. 226. Vogelauge. Schematischer Schnitt durch den Bereich des Ziliarkörpers und des sklerokornealen Winkels (nach KING and MCLELLAND, 1975; BERNDT und MEISE, 1959).
1 = Linse, 2 = Kornea, 3 = vordere Augenkammer, 4 = hintere Augenkammer, 5 = Iris, 6 = Ringwulst, 7 = Zona pectinata, 8 = Plexus venosus, 9 = Ziliarkörper, 10 = Cramptonscher Muskel, 11 = Brückscher Muskel, 12 = Zonula Zinnii, 13 = Skleralringknochen, 14 = Knorpel, 15 = Sklera, 16 = Chorioidea, 17 = Retina.

Als Teil der Uvea bildet die **Iris** die Fortsetzung des Ziliarkörpers eine epithelisierte Ringfalte aus quergestreiften Muskelfasern (deren peripherer Anteil der Akkommodation dient) und glatten Myofibrillen, Ziliarnerven, Gefäßen, kollagenen und elastischen Fasern sowie Pigmenten (Melanine, Pterine, Hämoglobin, Carotinoide, farblose Fettsubstanzen) und „Strukturblau", d. h. von Pigmenten und stark lichtreflektierenden Substanzen freies Irisgewebe vor dunklerem Hintergrund (Pigmentepithel oder Melanin). Dieser dunkle Hintergrund bedingt mit der fett-, pigment- und gefäßfreien inneren Randzone der Iris den auf die Seh- und Flugleistung bedeutungslosen „Wertungsring" bei Sporttauben und Hühnervögeln. Die Irisfarbe variiert in Abhängigkeit von Art, Geschlecht, Alter, Gesundheits- und Ernährungszustand auch beim Einzeltier schon physiologischerweise erheblich von Braun bis Schwarz, verschiedenen Gelbtönen bei Eulen bis zu Grün bei Flamingos und Blau oder Grün bei Kormoranen. Die Pupille ist meist rund, kann sich aber bei einigen Spezies während der Dilatation horizontal-oval verändern; beim Steinkauz *(Athene noctua)* gilt die flach-ovale Pupille als physiologisch.

Vom Ziliarkörper ausgehend, umgibt (abweichend vom Auge der Säugetiere) ein Ringwulst von senkrechten Fasern in Nähe des Äquators die **Linse**. Er ist als Teil des Akkommodationssystems bei rasch fliegenden Formen infolge schnell sich ändernder Lichtverhältnisse besonders stark ausgebildet und umschließt die als Rest der embryonalen Linsenhöhle verbliebene Linsenkammer. Die Hauptfasermasse der gefäß- und nervenlosen Linse ist artverschieden weich bei Tauchvögeln (große Akkommodationsspanne) bis fest und kaum formveränderlich bei Eulen.

Das **Corpus vitreum** (Glaskörper) ist im Verhältnis zum Säugetierauge kleiner und füllt den Raum zwischen Linse, Ziliarkörper und Retina als gefäß- und nervenloses, weichflüssiges Medium aus (bei Adlern und Eulen gelatinös) und ist artverschieden auch für UV-Licht durchlässig.

Von der Durchtrittsstelle des Sehnerven ragt der **Pecten** als Kamm oder Fächer artspezifisch gefaltet (3 bis 30 Laminae) und verschieden geformt, in den Glaskörper in Richtung Linse so, daß der Discus nervi optici ophthalmoskopisch nicht erfaßbar ist. Bei Sing- und Greifvögeln ist er groß und faltenreich, bei Nachtvögeln gering entwickelt. Bei Kiwis hat er die Form eines ungefalteten Konus (Abb. 227). Er besteht aus Neuroglia, Blutgefäßen und Nerven und ist artverschieden dunkel pigmentiert. Ihm kommen Aufgaben zu in der Ernährung von Glaskörper, Linse und Retina (da im Gegensatz zu Säugetieren die Netzhaut gefäßlos ist), der Druck- und Thermoregulation im Corpus vitreum sowie für optische und navigatorische Leistungen. Seine intensive Stoffwechselleistung äußert sich in

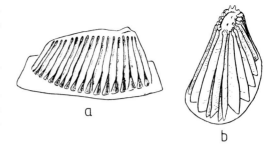

Abb. 227. Hauptformen des Pecten oculi (nach KING und McLELLAND, 1975).
a) „Faltentyp": dicke vertikale Falten, typisch für Kielbrustvögel (Carinatae), b) „Fahnentyp": dünne vertikale Lamellen, charakteristisch für Flachbrustvögel (Ratitae).

hoher Aktivität von Carboanhydrase. Die Rolle als nutritives Organ wurde durch Angiographien zur Ermittlung der Permeabilität mittels Fluorescein nachgewiesen.

Die **Retina** (Netzhaut) ist gefäßlos, transparent und weist einige Strukturbesonderheiten gegenüber Säugetieren auf. Stäbchen und Zapfen als Sinnesepithelzellen sind als funktionelle Einheiten (Areae) ungleichmäßig auf der Netzhaut verteilt. Als Vertiefung in den Areae ist eine Fovea centralis (bei den meisten Singvögeln) für monokuläres Sehen oder Fovea temporalis (lateralis, bei Eulen) für binokuläres Sehen, bei einigen Formen auch kombiniert angelegt (Greifvögel, Papageien, Segler, Eisvögel). Seeschwalben, Schwalben und Wasservögel besit-

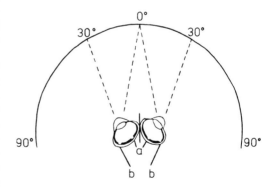

Abb. 228. Fokussieren beim Turmfalk *(Falco tinnunculus)*, nach KARE und ROGERS (1976).
Die zentralen Sehgruben (a) können gleichzeitig zwei Objekte (monokulär) erfassen, die Foveae laterales (b) fixieren ein Objekt (binokulär). Das Vorhandensein beider Typen von Sehgruben ermöglicht somit, drei verschiedene Objekte gleichzeitig zu fokussieren.

zen noch eine dritte solche Sehgrube, Hühnervögeln fehlen sie gänzlich. Die Foveae sind rundlich flach, sehr tief (bei *Passeriformes*) oder als trichterförmige Krater entwickelt, letztere besonders deutlich bei den Bewegungsjägern (Greifvögel, Eisvögel, Schwalben, Seeschwalben; Abb. 228). Sie und ihre unmittelbare Umgebung sind als Bereiche mit dem dichtesten Besatz an Zapfen (z. B. bis zu 1 000 000/mm² bei Falken) die Stellen maximaler optischer Auflösung. Der Feinbau entspricht artspezifisch der Lebensweise so, daß bei dämmerungs- und nachtaktiven Formen im Neuroepithel die Stäbchen, bei Tagtieren die Zapfen überwiegen, beim Waldkauz letztere sogar in einer Doppellage.

Die **Chorioidea** (Aderhaut) als dünnster und gefäßreichster Teil der Tunica vasculosa überschichtet die Retina und mündet in den Ziliarkörper und die Iris. Sie dient vornehmlich der Ernährung des Auges. Abweichend von den Mammalia, fehlt hier ein Tapetum lucidum, folglich ist das Leuchten des Augenhintergrundes beim Vogel nicht möglich.

Die weitverbreitete Annahme von der großen Überlegenheit der **Sehleistung des Vogelauges** gegenüber anderen Wirbeltieren ist keineswegs allgemeingültig. Das Gesichtsfeld und die morphologische Sehschärfe bzw. das Auflösungsvermögen variieren artverschieden ganz erheblich, und das resultierende Sehvermögen der Vögel übertrifft nicht einheitlich das der Mammalia. Das Gesichtsfeld ist angesichts der bei den meisten Arten sehr kurzen Augenmuskeln relativ begrenzt. Große Beweglichkeit von Kopf und Hals, eine streifenförmig angelegte dritte Sehgrube der Retina bei den an das Panoramasehen angepaßten Formen (Wasservögel) und bei einigen wenigen Arten auch durch besser ausgebildete Augenmuskeln sehr gut bewegliche Bulbi („Rundblickaugen" von Dohlen und Nachtschwalben) können aber ausgleichend ein Gesichtsfeld von 280° bis 360° ermöglichen. Öffnungswinkel der Hornhaut und tubuläre Gestalt des Bulbus sind weitere Anpassungshilfen an das Sehen unter ungünstigen Lichtverhältnissen der dämmerungs- und nachtaktiven Formen.

Die quergestreiften Binnenmuskeln des Vogelauges erlauben entsprechend der durch die Lebensweise rasch wechselnden Lichtintensität eine gegenüber den meisten Säugern kurzfristigere **Akkommodation**. Im Ruhezustand ist die Linse auf Fernsicht eingestellt. Für die Nahsicht wird sie durch Zusammenziehen des Brückschen Muskels, unterstützt durch den Musculus sphincter pupillae und den Cramptonschen Muskel, aktiv zusammengedrückt (bei Säugetieren umgekehrt durch Nach-

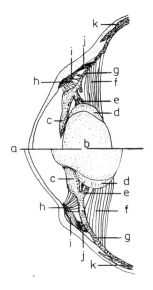

Abb. 229. Vogelauge bei Fernsicht und Naheinstellung (schematisch, nach BERNDT und MEISE, 1959).
a = Kornea, b = Linse, c = Iris, d = Ringwulst, e = Processus ciliaris, f = Zonula Zinii, g = Ziliarkörper, h = Zona pectinata, i = Cramptonscher Muskel, j = Brückscher Muskel, k = Skleralring.

lassen der Spannung (Abb. 229). Das Akkommodationsvermögen der Vögel ist sehr unterschiedlich entwickelt. Die Mehrzahl hat einen Anpassungsspielraum von ca. 20 Dioptrien, Tauchvögel sind zu Änderungen um 40 bis 50 Dioptrien befähigt, Hühnervögel und Tauben verfügen über 8 bis 12, Eulenartige nur über 2 bis 4 Doptrien. Demzufolge können letztere in der Nähe relativ schlecht scharf sehen. Die **Leistungsfähigkeit der Retina** hängt von der speziesverschiedenen Verteilung der Stäbchen und Zapfen und ihrem Zahlenverhältnis zueinander und ihrer bei Vögeln hochentwickelten vertikalen und horizontalen neuronalen Verschaltungen ab. Die Lokalisation und Relation der Stäbchen und Zapfen spiegeln weitgehend die Aktivitätszeiten der Arten wider. So überwiegen bei den Eulen die Stäbchen, die hochempfindlich auf verschiedene Helligkeitswerte zwischen Weiß und Schwarz reagieren und in Verbindung mit der Augenstellung und dem Vorhandensein von Foveae laterales das binokuläre Sehen selbst bei schwachem Dämmerungslicht (nicht bei völliger Dunkelheit!) ermöglichen. Bei den meisten Tagvögeln überwiegen zahlenmäßig die Zapfen. Da sie auch an der Peripherie der Netzhaut eine hohe Besatzdichte aufweisen, ist unter Tageslichtbedeingungen eine gute Sehschärfe und Farbempfindlichkeit über die gesamte Regina möglich und befähigt die Tiere zum Panoramasehen. Wesentlich beeinflussen kleine farbige oder farblose Ölkugeln in den Zapfen durch ihre Funktion als spektrale Lichtfilter das **Erkennen von Farben**. Gemeinsam mit den Sehpigmenten gewährleisten sie hochdifferenzierte Farbwahrnehmungen bis zum UV-Bereich um 310 nm. Die Wahrnehmung polarisierten Lichtes gilt als wahrscheinlich bisher nur bei Tauben, die durch spezielle Polarisation in den Zapfen die Polarisationsrichtung des UV-Himmelslichtes als Navigationshilfe nutzen können.

Anzahl, Tiefe, Ausdehnung und Art der Begrenzung der Foveae wirken entscheidend auf das **Bewegungssehen**, indem bewegte Objekte verzerrt und deshalb frühzeitig erkannt werden. Die gleiche Funktion wird neben seinen anderen Aufgaben auch dem Pecten zugeschrieben, der aufgrund seiner Gestalt einfallende Strahlen als gitterartigen Schatten auf die Netzhaut wirft, so daß selbst kleine Objekte am strukturarmen hellen Himmel leichter bemerkt werden. Das Erkennen bewegter Gegenstände wird durch kurze Refraktärzeiten der retinalen Strukturen und daraus folgernd gut entwickeltes zeitliches Auflösungsvermögen erheblich unterstützt, z.B. durch die Wahrnehmung von bis zu 150 aufeinanderfolgenden Bildern pro Sekunde (das Zwei- bis Siebenfache des Menschen), besonders bei den rasch fliegenden Formen.

Der Abstand der Photorezeptoren bedingt die morphologische **Sehschärfe**. Diese ist bei vielen Vogelarten geringer, bei Greifvögeln annähernd gleich und nur bei größeren Adlern und Geiern zwei- bis dreifach größer als die des Menschen. Eine Verbesserung der Sehschärfe wird durch das im Verhältnis zum Säugetier effektivere (größere) Verhältnis von Ganglienzellen zu Photorezeptoren erreicht, indem dieses die kortikalen Umsetzungsprozesse begünstigt.

14.2. Untersuchungsgang

Anamnese
Da Veränderungen des Auges in hohem Maße Ausdruck von Systemerkrankungen sein können (virusbedingte und bakterielle Infektionen, Mykosen, Parasitosen, Intoxikationen), sollte auch beim vorgestellten Einzeltier neben den routinemäßigen Detailerhebungen immer die epizootiologische Situation mitbeurteilt werden. In Verdachtsfällen von Anthropozoonosen auch bei als Heimtiere gehaltenen Exemplaren ist die Konsultation eines Humanmediziners angezeigt.

Morphologische Untersuchung
Adspektion. Beim Vogel als ausgeprägtem „Augentier" gehen krankhafte Beeinträchtigungen des Sehvermögens weit häufiger als bei Säugetieren mit Veränderungen des Allgemein- und Ernährungszustandes einher. Deshalb ist stets die *Beurteilung des Sozialverhaltens* (besonders bei Herdentieren des Nutzgeflügels) und der Nahrungsaufnahme in die Befunderhebung einzubeziehen. Um Flucht- und Abwehrreaktionen zu vermeiden, die insbesondere bei nicht handzahmen Tieren die diagnostischen Aussagen beeinflussen können, sollte zuerst die Adspektion des nicht fixierten Tieres erfolgen: Kopf- und Körperhaltung, Bewegung des Kopfes, der Bulbi und der Lider sowie sichtbare Verletzungen können erste wichtige diagnostische Hinweise bringen.

Die *Umgebung der Augen* wird im Vergleich mit der anderen Kopfseite auf Verletzungen, Umfangsvermehrungen, Verklebungen beurteilt. Die Lider signalisieren durch Stellung, Größe, Beweglichkeit und Oberflächenbeschaffenheit oft Traumen, lokale und allgemeine Infektionen, Bulbusanomalien und -läsionen, Parasitosen, Neoplasien.

Die unverletzte *Kornea* ist glatt, glänzend und artverschieden gekrümmt; veränderte Reflexbilder durch natürliche oder künstliche Lichtquellen sind analog dem Säugetierauge einzuschätzen. Da die Beurteilung der Hornhautoberfläche durch reflektorischen Lidschlag (auch einseitig möglich) erschwert werden kann, ist die Verwendung eines Lokalanästhetikums häufig angezeigt. Bewährt haben sich Oxybuprocain, Cocain 10%ig, Pantocain.

Hornhautläsionen sind gut darstellbar durch Fluorescein-Tropfen (2%ig), die zur Grünfärbung von Epitheldefekten führen. Den gleichen Effekt (bei längerer Lagerfähigkeit) bewirken Fluorescein-Na-Streifen nach Einlegen in den unteren Bindehautsack, indem die Tränenflüssigkeit den Farbstoff für die Anfärbung der epithelgeschädigten Korneapartien freisetzt. Mit Fluorescein-Na-Lösung (10%ig) läßt sich nach perforierenden Hornhautverletzungen austretendes Kammerwasser hellgrün im dunkelbraunen Fluoresceinfilm erkennen.

Veränderungen der Hornhautkrümmung infolge traumatischer Insulte, Änderungen des Augeninnendruckes (Keratokonus, Keratozele, Ulzera, Glaukom) oder Pigmenteinlagerungen sind ebenso wie der Zustand der vorderen Augenkammer, der Pupille und der Linse mit einer seitlich fokal beleuchtenden und vergrößernden Handspaltlampe oder einem Keratoskop feststellbar. Für die frontale Betrachtung von Kornea, vorderer Augenkammer, Iris, Pupille und Linse mit diffusem auffallendem Licht genügt eine lichtstarke Taschenlampe.

Bei der morphologischen Beurteilung der *Iris* in Aufsicht oder seitlichem Strahlengang sind physiologische Artverschiedenheiten in Farbe und Form zu berücksichtigen; ihre pupillenseitige Begrenzung ist bei allen gesunden Vögeln scharf und glattrandig. Für die Wertung des Pupillarreflexes (durch eine mittelstarke Lichtquelle auslösbar) sind beim gewaltsam festgehaltenen Vogel psychisch bedingte, willkürliche Veränderungen zu beachten. Infolge Kreuzung aller Fasern des Fasciculus opticus im Chiasma opticum erfolgen Pupillenreaktionen der Vögel auf Lichtreize nicht konsensuell, wohl aber auf taktile Reizung der Kornea. Da Greifvögel und Eulen über ein hochempfindliches Gehör verfügen, sollten zur Vermeidung von überlagernden Reaktionen alle diagnostischen Manipulationen besonders bei diesen Formen so geräuscharm wie möglich vorgenommen werden.

Die *Linse* ist mit Hilfe auffallenden oder durchscheinenden Lichtes auf mögliche Lageanomalien und verschiedengradige Trübungen zu beurteilen. Die genauere Typisierung der letzteren ist möglich nach den bei Säugetieren beschriebenen Purkinje-Sansonschen Spiegelbildchen oder mit dem Augenspiegel. Für die Beurteilung der orbitalen Anteile des inneren Auges kann die Weitstellung der Pupille erforderlich werden. Infolge Querstreifung der Binnenmuskulatur ist dies schwieriger als am Säugetierauge, weil Parasympathikolytika hier uneffektiv sind. Am sichersten ist die Mydriasis durch Vollnarkose erreichbar, weniger verläßlich wirken Muskelrelaxantien: Von einzelnen Untersuchern wird die lokale Anwendung von Nicotinlösung, Gallamintropfen mit Homatropin, Adrenalin und Cocain oder Neosynephrin vorgeschlagen.

Glaskörper und Augenhintergrund werden mit einem Handophthalmoskop untersucht. Hierbei sind (ungetrübte Linse vorausgesetzt) Einblutungen und Trübungen im Glaskörper (Fibrin, Eiter) und morphologische Veränderungen des Pecten (Atrophie, Rupturen) zu erfassen. Bei der Beurteilung des Pecten ist die breite artspezifische Formenvielfalt zu beachten.

Der *innere Augendruck* kann mittels Betasten des Augapfels durch das geschlossene Lid grobsinnlich eingeschätzt werden. Diese vage Aussage wird dadurch eingeengt, daß auf diese Weise beim Vogel nur der korneale Anteil, nicht aber der durch Skleralring oder -wulst geschützte orbitale Bereich erfaßbar ist. Eine Objektivierung kann die Messung am lokalanästhesierten Auge mit Hilfe eines Tonometers bringen. Beim Habicht *(Accipiter gentilis)* liegt der Augeninnendruck bei 15 bis 17 mm Hg, beim Huhn um 20 mm Hg (Abb. 230).

Die *Konjunktiven* und die Außenfläche der Nickhaut sind nach digitaler Spreizung der Lider in großen Partien zu inspizieren. Nach Ektropionierung mittels Lidhalter, Lidspreizer oder Pinzette (optimal unter Lokalanästhesie) ist auch die Korneaseite der Membrana nictitans zugänglich. Lokal- und Allgemeininfektionen, Stoffwechselstörungen, Mangelzustände, Kreislaufinsuffizienzen, Intoxikationen, lokale Traumata und Neoplasien sind hier diagnostisch unterstützend zu erkennen.

Die *tränenproduzierende Drüse* im temporären Augenwinkel, ihr Ausführungsgang, der Tränennasengang (2 kurze Tränenröhrchen) und der Tränenkanal entsprechen denen der Mammalia. Wegen ihrer Kleinheit entziehen sie sich jedoch weitgehend einer spezifischen klinischen Diagnostik. Im Falle von Abflußbehinderungen kommt es zum Sekretrückstau, u. U. mit Umfangsvermehrung im Bereich des Sinus infraorbitalis („Eulenkopf").

Palpation. Sie beschränkt sich weitgehend auf die digitale Untersuchung der Periorbita (Traumen, Entzündungen, Flüssigkeitsansammlungen), der Lider (Entzündungen, Verletzungen) und der extraorbitalen Teile des Bulbus (Korneadefekte, Bulbusatrophie, Entzündungen).

Zusätzliche Untersuchungsverfahren. Die Röntgenuntersuchung kann wertvolle unterstützende Aussagen über Veränderungen der Orbita und der röntgenschwelligen Teile des Bulbus (Skleralring), insbesondere bei Verletzungen und Fremdkörpern geben.

Der Wert zytologischer und mikrobiologischer Untersuchungen (einschließlich erregerspezifischer Resistogramme) von Sekreten, Exsudaten, auch von Kammerwasser, übertrifft angesichts der hohen Stoffwechselintensität der Vögel und des somit rascheren Krankheitsverlaufes noch ihre Bedeutung in der Säugetierpraxis.

Funktionelle Untersuchungen

Die **Methoden zur Ermittlung des Sehvermögens** sind für die Vogelpraxis nicht weniger bedeutungsvoll als für die Mammalia. Bis auf einige durch Dressurversuche an domestizierten Formen zur Beurteilung des Farben-, Formen- und Bewegungsse-

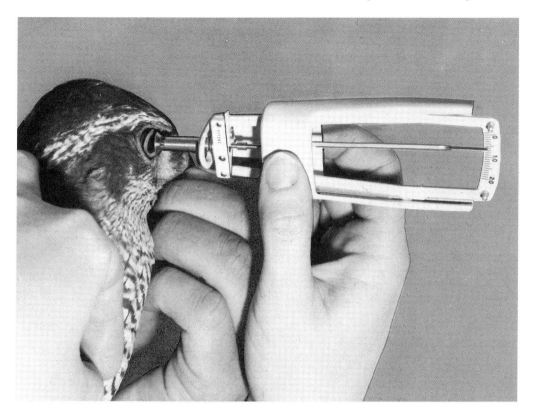

Abb. 230. Messung des Augeninnendrucks mittels Schiötz-Tonometer (Foto: HENSCHEL, Wittenberg).

hens und zur Wahrnehmung polarisierten Lichtes sind die Verfahren vergleichsweise gering entwickelt. In ihrem Sehvermögen beeinträchtigte Vögel zeigen neben dem klinisch faßbaren Befund, sofern beide Augen betroffen sind, auch Orientierungs- und Motilitätsstörungen mit Veränderungen im Sozialverhalten. Für freilebende und in Volieren gehaltene Vögel kann die Beobachtung der Flugsicherheit, der Nahrungsaufnahme und des Reagierens auf unbekannte Objekte eine wesentliche Beurteilungshilfe sein. Da Vögel bis auf wenige Ausnahmen (neben Kiwis erwiesenermaßen unter den Neuweltgeiern besonders Truthahn- und Rabengeier) das verminderte visuelle Erkennen der Nahrung im allgemeinen kaum olfaktorisch kompensieren können, resultiert hieraus auch eine rasche Verschlechterung des Ernährungszustandes.

Physiologischerweise reagieren Vogelaugen nicht konsensuell auf Umweltreize. Dies gilt es bei der Beurteilung der Blickrichtung und der Pupillenreaktion zu beachten. Letztere kann, sofern keine unphysiologischen mechanischen Behinderungen ihre Reaktionsfähigkeit peripher einengen, eine Hilfe für Funktionstests der Retina sein. Es entfallen jedoch die beim Säugetier durch sein konsensuelles Reagieren mit optischen Hilfsmitteln erreichbaren Aussagen über das die Retina erreichende Licht, dessen Rezeption und die nervale Leitungsfähigkeit. Der Verdacht auf Amblyopie oder Amaurosis wird konkretisiert, wenn der Lidschluß, bzw. das Vorschieben der Nickhaut auf Berührungsreize der Kornea verzögert eintritt oder ausbleibt.

Ein wesentliches Hilfsmittel zur Beurteilung des retinalen Leistungsvermögens auch beim Vogel ist das Elektroretinogramm. Allerdings limitiert der hohe technische Aufwand z. Z. noch den Einsatz in der Praxis. Im ERG werden extrazellulär abgeleitete Summationspotentiale erfaßt, die bei Reizung der Photorezeptoren durch variierende Lichtimpulse entstehen. Mehrere Arbeiten lassen hoffen, künftig die Entscheidungsfindung über die Erfolgschancen von Kataraktoperationen auf die Wiedererlangung des Sehvermögens von wertvollen Einzeltieren mit dieser Technik zu objektivieren.

14.3. Erkrankungen und ihre Therapie

Ziel der Darstellungen ist es, anhand des klinischen Bildes eine der Ätiologie gemäße Therapie für die teilweise oder vollständige Wiedererlangung des Sehvermögens zu erreichen oder, wo dies nicht möglich ist, bei wertvollen Einzeltieren die Lebensfähigkeit und das Reproduktionsvermögen zu erhalten. Bei einigen Infektionskrankheiten und Parasitosen gilt es, aus Gründen der Übertragbarkeit humanmedizinische und veterinärrechtliche Reglementierungen zu beachten. Da auch das Vogelauge mit seinen Anhangsorganen eine funktionelle Einheit bildet, ist es schwierig und nicht immer sinnvoll, die klinischen Symptome nach den betroffenen Organen streng zu trennen. Deshalb sind im Text teilweise Überschneidungen und Wiederholungen im Interesse der Gesamtaussage unvermeidbar.

14.3.1. Periorbita

Angeborene Anomalien. *Anophthalmie* kommt extrem selten zur Vorstellung, weil sie als Letalfaktor bei Nestflüchtern sofort, bei Nesthockern zum Zeitpunkt des Beginns der selbständigen Futtersuche zur Inanition führt. *Partielle Agenese von Lidern* kann versuchsweise bei kostbaren Einzeltieren chirurgisch therapiert werden. Sofern kein voll funktionsfähiger Lidschluß erreichbar ist, der Korneainsulte vermeidet, sollten jedoch Behandlungsversuche unterbleiben.

Läsionen. Besonders bei freilebenden Greifvögeln (seltener bei Eulen) und bei in der Falknerei eingesetzten Tieren kommt es nicht selten während des Verfolgens der Beutetiere zu Kollisionen mit Fahrzeugen, Zäunen und Fenstern, gelegentlich zu Schußverletzungen. Es resultieren neben möglichen zentralen Schäden (Commotio) überwiegend einseitig Weichteilzertrümmerungen und/oder Verletzungen der Orbita und des Bulbus. Ihr Zustand bei der Vorstellung ist weitgehend vom Zeitpunkt des zurückliegenden Ereignisses abhängig, häufig sind die Läsionen erregerbedingt oder durch Myiasis kompliziert.
Therapie: lokale Wundversorgung nach den Grundsätzen der allgemeine Chirurgie, erforderlichenfalls lokale und allgemeine Antibiose (Oxytetracyclin-Augensalbe, Oxytetracyclin 70 mg/kg i. m. oder oral an 5 aufeinanderfolgenden Tagen), Ruhigstellung in abgedunkeltem Raum, bei Beizvögeln evtl. Aufhauben.

Periorbitale Abszesse treten häufig bei als Heimtiere gehaltenen Nymphensittichen periodisch bei Erkrankungen der oberen Atemwege auf und manifestieren sich meistens oberhalb oder hinter dem Bulbus.
Therapie: Allgemeinantibiose entsprechend dem Grundleiden und, sofern erreichbar, chirurgisches Abtragen.

Abszesse der Tränendrüse zumeist unbekannter Genese, sind gelegentlich vergesellschaftet mit periorbitalen Abszessen und Fällen von Sinusitis, besonders bei Psittaziden. Sie sind erkennbar als verschiebliche Indurationen in Nähe des medialen Canthus, die Puncta lacrimalia können vergrößert und durch käsige Massen verstopft sein.
Therapie: in milden Fällen sanftes Auspressen, bei Zähflüssigkeit Öffnen der Puncta lacrimalia und Abtragen mit einer feinen Augenpinzette, tägliches Spülen mit adstringierendem Augenwasser und Einbringen OTC-haltiger Augensalbe. Wegen der Gefahr folgenreicher Narbenbildung sollte die chirurgische Exstirpation der Drüse nur in besonders schweren, chronischen Fällen mit Distorsion der Lider und Epiphora vorgenommen werden.

Sinusitis. Eine besonders dramatische Sinusitis kommt bei Aras vor mit sehr starkem Sekretfluß über die Nase oder die Orbita (mukopurulent, Mischflora aus *Escherichia coli*, Klebsiellen, *Pseudomonas*- und *Haemophilus*-Keimen) und kann in schweren Fällen zum Tonusverlust des Augapfels, in Extremfällen auch zur Bulbusatrophie mit Einsinken in die Orbita führen. *Therapieversuche* bestehen in lokalantibiotischen Spülungen des Sinus infraorbitalis und des Ductus nasolacrimalis entsprechend dem Antibiogramm. Als ganz besonders prädisponiert, aber bei frühzeitigem Erkennen gut zu behandeln sind *(Ara macao)*, Grünflügelaras *(Ara chloroptera)* und der Goldnackenara *(Ara auricollis)*. Entzündungen der Nasenhöhlen, der oberen Luftwege, des Rachenraumes und der Schnabelhöhle greifen häufig, bakteriell superinfiziert und durch Vitamin-A-Mangel begünstigt, ein- oder beidseitig auch bei anderen Vogelarten auf die Sinus infraorbitales über und können schlimmstenfalls den bekannten „Eulenkopf" bewirken. Beidseitig ist die Sinusitis typisch bei der Trichomoniasis der Tauben, Greifvögel und Eulen und bei der Mykoplasmose des Wirtschaftsgeflügels und freilebender Wildputen im Ursprungsbiotop. Bei letztgenannter Infektion gilt es, aus epidemiologischen Gründen und wegen der klinisch-diagnostischen Schwierigkeiten, die Diagnose pathohistologisch und serologisch zu sichern und für die Therapie (Antibiotika-

Vitamin-Kombinationen) und Prophylaxe (Vakzinierung) die jeweils territorialen amtstierärztlichen Festlegungen zu beachten.

Therapie: Die Lokalbehandlung nach chirurgischen Grundsätzen, gegebenenfalls unter Eröffnung der betroffenen Sinus, und die Wiederherstellung der Abflußverhältnisse sind stets mit einer lokal- und allgemeinantibiotischen Therapie zu kombinieren; mögliche Vitamindefizite sind zu beheben. Für die Trichomoniasis ist Metronidazol als Trinkwasserkur derzeit optimal: prophylaktisch und zur Nachbehandlung mindestens eine Woche lang 0,005–0,01%ige Lösung, zur Therapie ebenfalls mindestens während einer Woche 0,01–0,02%ige Lösung. Bei kostbaren Einzeltieren ist die Applikation von Dimetridazol 220 mg/kg per Magensonde über 5 Tage erfolgreich praktikabel. Es ist Sorge zu tragen, daß die Tiere während der Kur keinen Zugang zu anderen Wasserquellen haben.

14.3.2. Augenlider

Angeborene Anomalien. Vollständiges oder partielles Fehlen der Lider (beidseitig als Letalfaktor) oder einseitig mit oder ohne Anophthalmie sind vom Hausgeflügel und bei Greifvögeln bekannt. Sie sollten als möglicher genetischer Defekt zuchthygienisch geahndet werden.

Läsionen. Unter den isolierten Erkrankungen der Palpebrae überwiegen die Verletzungen durch äußere Gewalteinwirkung. Entsprechend dem Trauma treten sie als Quetsch-, Stich- und Rißwunden oberflächlich oder perforierend, bakteriell sekundär infiziert oder durch Insekten (Myiasis) kompliziert auf.

Therapie: Sie entspricht dem Ausmaß der Schädigung und wird nötigenfalls in Allgemeinnarkose nach chirurgischen Grundsätzen (einschließlich operativer Wundversorgung) erfolgen. Je nach Umfang der Läsionen macht sich neben der lokalen evtl. auch eine mehrtägige allgemeinantibiotische Versorgung erforderlich. Bei Zerstörungen oder irreversiblem Vorfall der Nickhaut muß deren Extirpation (unter Allgemeinanästhesie, Abtragen durch Scherenschlag, Kauterisieren der oft stark blutenden Gefäße, Lokal- und Allgemeinantibiotika) die ultima ratio bleiben. Die solcherart ihres Schutzes beraubte Kornea ist besonders bei schnellfliegenden Formen der Gefahr des Austrocknens ausgesetzt. Deshalb sollte stets zuerst versucht werden, konservativ durch Wundtoilette, evtl. durch kosmetische partielle Resektion und mehrtätigen Antibiotikaschutz zumindest Teile der Membrana nictitans zu erhalten.

Entzündungen. In der Mehrzahl der Fälle von *Blepharitis diffusa* und/oder *crustosa* ist diese das Begleitsymptom von Allgemeinerkrankungen oder vergesellschaftet mit Konjunktivitiden oder Veränderungen des Bulbus. Dabei sind die Lider mehr oder wenig ödematisiert, bei Sekretfluß ist ihre Umgebung krustös verklebt. Als Sekundärerreger werden häufig *E. coli, Streptokokken* und *Staphylokokken* isoliert. Die *Therapie* entspricht dem Grundleiden und wird durch antibiotische örtliche Behandlung ergänzt.

Geschwürige Blepharitiden bei Insektenfressern unter Gefangenschaftsbedingungen werden einer übermäßigen Mehlwurmfütterung zugeschrieben. Futterumstellung und Vitaminsubstitution unterstützen die Heilung.

In ihrer chronischen Hautform können auch *Pokkeninfektionen* an den Lidern oder in deren unmittelbarer Umgebung lokalisiert und somit leicht zu diagnostizieren sein. Die Veränderungen treten sporadisch oder endemisch als einzelne oder konfluierende Effloreszenzen oder hirse- bis bohnengroße Exantheme und Eruptionen mit oder ohne Allgemeinstörungen auf, die letztlich die Prognose limitieren. Aufgrund klinischer, immunologischer und histologischer Eigenschaften sind mehrere Virusstämme (Hühner-, Puten-, Wachtel-, Tauben-, Kanarienpockenvirus und spezielle Agaporniden- und Kapuzenseig-Stämme) isoliert. Neben den Hauptwirten erkranken auch Fasane, Perl-, Wald- und Rebhühner, Pfauen, Gänse, Enten, wildlebende Finken, Greifvögel, Trappen, Kraniche, Pinguine und Albatrosse.

Die *Therapie* richtet sich nach dem Grad der Veränderungen. Entsprechend dem Allgemeinzustand ist die Behandlung mit allen die allgemeine Resistenzlage stützenden Maßnahmen zu kombinieren. In der Lokaltherapie kostbarer Einzeltiere hat sich die Anwendung einer keratolytisch und vitaminsubstituierend wirkenden und die bakterielle Begleitflora hemmenden „Acopocit-Salbe E" gut bewährt:

Chloramphenicol	2,0
Propylenglycol	5,0
Glycerol	20,0
Ol. Therebinth.	2,5
Ol. Eucalypt.	1,0
Ol. Menth. pip.	1,0
Vitamin-A-Öl	1 000 000 IE
Vasel. alb./Lanolin $\overline{aa}$	ad 100,0

Die gleichzeitige zehntägige orale Chloramphenicolkur mit einem wasserlöslichen Präparat sollte bei Weichfutterfressern, kombiniert mit einem Multivitaminpräparat, wegen der schlecht kontrollierbaren Wasseraufnahme über das Futter erfolgen.

Die aktive Immunisierung ist möglich, jedoch sind die Wirtsspezifität und die epidemiologische Situation streng zu beachten (Durchbrüche sind besonders bei Impfungen in der Inkubationszeit risikoreich!). Für wertvolle Populationen gelten bestandsspezifische Vakzinen als am wirksamsten. Das Überstehen der Krankheit hinterläßt eine lebenslange Immunität. Bei Vakzinierungen in Nutzgeflügelbeständen sind die jeweiligen territorialen amtstierärztlichen Festlegungen, insbesondere bei Kombination mit anderen Impfprogrammen, zu beachten.

Für die DDR ist derzeit die Weisung Nr. 1/82 des MLFN vom 3. März 1982 „Zur Anwendung des Rahmenimpfprogrammes in den Betrieben der Geflügelproduktion" verbindlich.

Paraisten. Unter den *parasitären Blepharitiden* bereiten diagnostisch kaum Schwierigkeiten die vornehmlich bei Psittaziden durch *Cnemidocoptes pilae* verursachten grauweißen, borkig-bröckeligen Auflagerungen an den Lidern, die aber auch auf die Wachshaut, die Ohren und die Ständer übergreifen können.

Therapie: Keratolytisch wirkendes und luftabschließendes Paraffinöl, Vaselinum album oder antibiotikumhaltige ölige Augentropfen mit einem Kontaktinsektizid (2%iges HCH, Sulfiram) werden über 4 bis 6 Tage angewandt und nach 3 bis 4 Wochen wiederholt. Ivermectin mit 0,2 mg/kg i.m. ist als gut verträglich und hochwirksam an Sittichen getestet.

Insektenstiche kommen vor an den Lidern und können (durch 11 Bienenstacheln mit Giftdrüsen je Oberlid bei einem Wanderfalken, *Falco peregrinus*, erwiesen) zu starker Ödematisierung der Palpebrae, der Wachshaut und der Nickhaut mit erheblichen Allgemeinstörungen (Apathie, vorübergehende Amaurosis) führen. *Therapie:* Entfernen der Giftstacheln, Ruhigstellung, B-Vitamine parenteral, Zwangsfütterung für die Zeit der unterbrochenen Nahrungsaufnahme.

Treiberameisen (*Dorylus* spp.) führen bei massivem Befall (auch unter Gefangenschaftshaltung bei Falken festgestellt) zu schweren Weichteilzerstörungen auch an den Lidern. *Therapie:* manuelles Absammeln der Insekten, Kontaktinsektizide (HCH) lokal, Wundversorgung, mehrtägige Lokalantibiose.

14.3.3. Konjunktiva

Erkrankungen der Bindehaut können isoliert entstehen, in ihrer überwiegenden Mehrheit signalisieren sie aber Systemerkrankungen, häufig unter Beteiligung der Lider und der vorderen Bulbusanteile, mitunter auch echte Idiosynkrasie.

Verletzungen werden gelegentlich bei Greifvögeln durch Teile von Futtertieren (Federn, Wolle) oder bei Körnerfressern und Stelzvögeln durch Spelzen und Samen von Gräsern verursacht.

Therapie: Nach Oberflächenanästhesie werden die Fremdkörper mit einer feinen Augenpinzette entfernt. Resultierende lokale Infekte sind je nach der Umgänglichkeit der Tiere zu behandeln. Für zahme Vögel eignen sich am besten wasserlösliche antibakterielle Substanzen (z. B. Oculoguttae chloramphenicoli), die nach Schwere der Veränderungen in ein- bis sechsstündigen Abständen zu applizieren sind. Weniger umgängliche Tiere erhalten ölige Präparate oder Salben.

Konjunktivalzysten treten vereinzelt bei Psittaziden, Kranichen und Kuckucksvögeln (vorwiegend an den Unterlidern) subkonjunktival und meist einseitig als anfangs fluktuierende, später eindickende Schleimzysten in Erscheinung. Die darüberliegende Bindehaut ist nur selten entzündet. *Therapie:* Eröffnung und Ausräumen unter Vollnarkose, Resezieren der Zystenwand oder Verätzung mit $AgNO_3$, 1%ig; mehrtägiger lokaler Antibiotikumschutz (Abb. 231).

Xerophthalmie ist nach anfänglich fibrinöser Exsudation mit fortschreitender Keratinisierung auch der Nickhaut, der Lider und der Kornea (Keratomalazie) als Ausdruck eines Vitamin-A-Mangels von Nutz-, Wild- und Zoovögeln bekannt. Als besonders anfällig gilt Wassergeflügel; vorwiegend rasch wachsende Jungtiere sind betroffen, in Zeiten absoluter Mangel- oder Fehlernährung aber auch Alttiere. Differentialdiagnostisch sind Trichomoniasis und Pocken auszuschließen.

Therapie: Zur Herdenbehandlung empfiehlt sich die Trinkwasserkur, für Einzeltierbehandlung neben der Verabreichung Vitamin-A-haltiger Augensalben auch die parenterale Applikation. Die therapeutischen Dosen schwanken alters- und speziesabhängig erheblich, bei Hühnervögeln betragen sie 900 bis 1 000 IE/kg für Jungtiere, für Alttiere um 1 800 bis 3 000 IE/kg. In klinisch akuten Fällen ist die (einmalige!) Applikation von 500 bis 200 000 IE/Vogel s. c. oder oral angezeigt.

Ein ähnliches Bild mit Krustenbildung (Desquamation der Deckepithelien) an Lidern und Kon-

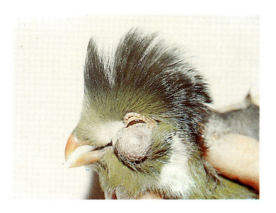

Abb. 231. Konjunktivalzyste beim Weißohrturako *(Turacus leucotis)*.

junktiva tritt neben Wachstums- und Befiederungsstörungen auch bei Pantothensäuremangel der Hühner- und Greifvögel, Enten und Puten auf. Der Tagesbedarf an Pantothensäure schwankt zwischen 4,6 und 35,2 mg/kg Futter, therapeutisch sollten zusätzlich 20 mg täglich parenteral gegeben werden.

Parasiten. Häufig kommen *parasitär bedingte Konjunktivitiden* vor. Bisher sind über 70 **Nematodenarten** der Gattung *Oxyspirura* als spezifisch augenpathogen bei mehr als 100 Arten von Wild- und Nutzvögeln bekannt. Dabei überwiegen weltweit die Invasionen mit *O. mansoni* bei Hausgeflügel, Puten, Pfauen, Enten, Fasanen, Tauben, Mainas, Sperlingen. Ihr definitiver Sitz ist im Konjunktivalsack, hinter der Nickhaut, in den Tränendrüsen, Nasen- und Orbitalhöhlen, wo sie je nach der Befallsstärke über milde Konjunktivitis bis zu letal endender purulenter Ophthalmitis durch bakterielle Sekundärinfektionen mit Erblindung und Tod führen können. Eine wesentliche Rolle im Entwicklungszyklus wird Schaben zugeschrieben.

Therapie: Bisher empfiehlt sich nur das manuelle Absammeln der adulten Nematoden; die in den Sinus befindlichen Exemplare sind versuchsweise durch Invermectin zu erreichen. Anschließend symptomatische Behandlung des Sekundärleidens. Vivi- und ovipare Filarien (*Aprocta*-Arten) parasitieren analog lokalisiert bei Trappen, Krähen, Drosseln, Greifvögeln und Möwen in Europa, Afrika, Amerika, Asien. *Hempella*-Arten sind beim Pampashuhn und Schwarzfleckentinamu nachgewiesen, desgleichen verschiedene *Ceratospirinae* bei Psittaziden und mehrere *Thelazia*-Arten. Ihre *Therapie* entspricht der der *Oxyspirura*-Arten. Besonders in Asien gilt massiver Befall mit **Trematoden** der Familie *Philophthlamidae* (insbesondere *Philophthlamus gralli*) wirtschaftlich bedeutsam bei Hühnern, Gänsen, Enten und Pfauen. Der gleiche Parasit bewirkt auch bei Zootieren (Straußen) durch Lokalisation zwischen Nickhaut und palpebraler Bindehaut des Unterlides Lichtscheue, Lakrimation und Konjunktivitis.

Therapie: manuelle Entfernung, Carbamat-Lokal- und -Allgemeinbehandlung.

Protozoen: Erhebliche Bindehautödeme können (oft einziges sichtbares!) Begleitsymptom der Malaria sein. Von den über 40 bei Vögeln vorkommenden *Plasmodium*-Arten sind besonders betroffen: Hühner (hier mit Augenbeteiligung nur *P. lophurae*), Kanarienvögel *(P. cathemerium)*, Sperlingsvögel *(P. praecox)*, Falken, Eulen und Pinguine *(P. relictum* und *P. elongatum)*; ganz besonders die letzteren, Kanarienvögel und Gerfalken erkranken häufig mit tödlichem Ausgang. Überträger sind vorwiegend *Culex-*, *Aedes-* und *Anopheles*-Arten, deren Ausschaltung über den Therapieerfolg entscheidet.

Therapie: Sie resultiert aus dem Grundleiden und besteht in der Eliminierung der Schizonten und Gameten durch Aminoquinolin-Derivate. Prophylaktisch/metaphylaktisch wird während der Flugzeit der Insekten Quinacrin 7,5 mg/kg über 7 bis 10 Tage oder Primaquin 0,75 mg/kg wöchentlich verabreicht. Als hochwirksam bei bereits klinisch erkrankten wertvollen Einzeltieren (Greifvögel, Pinguine) hat sich folgende Intensivtherapie bewährt: Chlorochin 25 mg/kg über 48 Stunden verteilt, d. h. 10 mg/kg orale Initialdosis, jeweils 5 mg/kg 6, 18 und 24 Stunden nach der Erstapplikation, kombiniert mit Primaquin 0,03 mg/kg/die (an 3 aufeinanderfolgenden Tagen).

Im Verlaufe viszeraler Kokzidiose durch *Eimeria* spp. sind auch große Granulome unter der palpebralen Konjunktiva beim Sandhügelkranich bekannt.

Infektionskrankheiten. Bei zahlreichen Viruskrankheiten und bakteriell bedingten Infektionskrankheiten sind die Lidbindehäute sekundär mit verändert. Durch Ausschlußdiagnose, den Nachweis von Einschlußkörperchen in den Epithelzellen der palpebralen Konjunktiva und durch Übertragungsversuche sind spezifische, **virusbedingte Konjunktivitiden**, die z.T. als Keratokonjunktivitis beginnen, aber auch zur Panophthalmitis und Zerstörung des Bulbus führen können, beim Hausgeflügel beschrieben. Die **Mykoplasmose** lokalisiert sich besonders in der Periorbita, die **Pocken** erscheinen vor allem an den Lidern.

Newcastle disease: Konjunktivitis mit sehr starker Ödembildung, Hämorrhagien und seröser Sekretion kann Begleitsymptom bei atypischer Geflügelpest sein, die heute weltweit in Wildpopulationen und Haustierbeständen von Hühner- und Wasservögeln, Greifvögeln, Eulen, Tauben, Straußen, Rabenvögeln, Sperlingen, Psittaziden und Finkenvögeln vorkommt. Das sehr variable klinische Bild erlaubt nur die Verdachtsdiagnose, die Sicherung erfolgt serologisch. Eine *Therapie* ist derzeit unbekannt. Veterinärhygienische Maßnahmen und Vakzinierungsprogramme für Nutzgeflügelbestände (veterinäramtliche Festlegungen beachten!) dienen der *Prophylaxe*. Mehrfach sind inaktivierte Vakzinen von Hühnerstämmen und Hyperimmunseren an Greifvögeln mit sehr wechselhaftem Erfolg versucht worden, so daß ihr Einsatz noch nicht allgemein empfohlen werden kann.

Influenza: Neben mukopurulenter Sinusitis sind Affekte der Bindehaut in Form entzündlicher, nodulärer Reaktionen durch mononukleäre Infiltrationen, die zu umschriebenen Nekrosen führen, durch verschiedene Erregerstämme bei Hühnern, Gänsen, Enten, Falken und Psittaziden bekannt. Neben veterinärhygienischen Maßnahmen werden zur Bekämpfung der Begleitflora Sulfathiazol (0,2 bis 0,4 %)-Trinkwasserkuren über 3 bis 5 Tage empfohlen.

Herpesvirusinfektionen: Sie können mit schweren Konjunktivitiden einhergehen (bei Tauben und Sperlingen; beide Formen gelten als mögliche Reservoire auch für das Eulen- und das Falkenvirus). *Therapie* und *Immunprophylaxe* für Vögel sind derzeit unbekannt.

Ornithose: In allen Fällen von seröser oder purulenter Konjunktivitis, zumeist mit Rhinitis, ist heute weltweit bei fast allen Vogelspezies auch der Verdacht auf Ornithose berechtigt. Als besonders exponiert gelten Tauben, Psittaziden, Wasser-, Hühner- und Sperlingsvögel und Kolibris, als weniger empfänglich werden Greifvögel eingeschätzt. Die Lokalveränderungen können ein- oder beidseitig auftreten, auch zu Keratitiden führen, und sind gelegentlich sekundärinfiziert durch Kokken (mit käsigem Exsudat unter der Nickhaut). Da das klinische Bild nicht pathognomonisch ist, muß die Diagnose serologisch (bei Psittaziden oft wegen schwankender Antikörpertiter unzuverlässig, deshalb hier Tierversuch oder Erregernachweis über Hühnerembryonen) oder mikrobiologisch durch Kotuntersuchung gesichert werden. Die *Therapie* entspricht dem Grundleiden. Wegen ihres Charakters als Anthropozoonose sind bei der Entscheidungsfindung humanmedizinische und veterinärrechtliche Festlegungen zu beachten. Da Chlamydien empfindlich gegen Tetracycline sind, ist die Therapie und analog die Prophylaxe oral über medikiertes Futter für Körnerfresser mit 500 mg/kg Futter über 45 Tage als Bestandsbehandlung angezeigt. In Fällen von Futterverweigerung empfiehlt sich die Behandlung der Einzeltiere parenteral: Tauben oder Papageienartige erhalten je nach Größe 5 bis 50 mg Chlor- und Oxytetracyclin in 0,5 bis 1,0 ml wäßriger Lösung i.m. so lange, bis die freiwillige Aufnahme des antibiotikumhaltigen Futters gewährleistet ist. Frucht- oder nektarfressende Vögel erhalten das Antibiotikum 0,05%ig in der Flüssignahrung.

Salmonellose: Konjunktivitiden verschiedenen Grades (bis zu schweren Ophthalmitiden) sind Begleitsymptome von Infektionen mit vorwiegend *Salmonella typhimurium* bei Hühnern, Tauben, Finkenvögeln, Sperlingen, Wasser- und Stelzvögeln, seltener bei Greifvögeln. Die Diagnose ist stets durch mikrobiologische Untersuchung zu bestätigen, da klinischer und pathohistologischer Befund nicht pathognomonisch sind. *Therapeutisch* muß das Primärleiden veterinärhygienisch und chemoprophylaktisch (in kostbaren Populationen auch mit bestandsspezifischen Vakzinen) bekämpft werden. Die Behandlung erfolgt nach dem Antibiogramm über das Trinkwasser, per os oder parenteral mit Breitbandantibiotika oder Sulfonamiden.

Tuberkulose: Infektionen mit *Mycobacterium avium* sind von nahezu allen Nutzgeflügel- und den meisten Wildvogelarten bekannt, für Psittaziden gibt es Nachweise über den Befall mit *M. bovis* und *M. tuberculosis*, bei Zierenten auch *M. intracellulare*. Die Lokalisation am Auge (speziell der Konjunktiva, aber auch den gesamten Bulbus erfassend) kann erkennbar werden, oft bevor sich Allgemeinerscheinungen zeigen. Anfänglich grießkornähnliche, gut abgesetzte Granulome rezidivieren nach dem Entfernen bis zu linsengroßen, subepithelialen Konglomeraten, aus denen kulturell und in der Ziehl-Neelsen-Färbung die Erreger nachweisbar sind (Abb. 232). In allen Verdachtsfällen von chronisch rezidivierenden Konjunktivitiden, bei denen keine Erregerisolierung gelingt, bringt die Objektträger-Schnellagglutination derzeit die sicherste Aussage unter allen ante mortem möglichen diagnostischen Verfahren. Die intrakutane Tuberkulinprobe (beim Vogel auch intrapalpebral) gilt zuverlässig positiv beweisend nur bei Hühnern im Herdentest bei anderen Vogelarten und bei Einzeltieren bringt sie keine sicher verwertbaren Aussagen. Die Ursache hierfür ist in einer Anergie zu suchen, die rasch

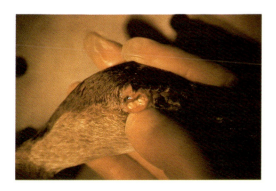

Abb. 232. Tuberkulose bei einer Amazonasente *(Amazonetta brasiliensis)*.

nach einer nur kurzen Allergiebereitschaft eintritt. Da *Mycobacterium avium* gegen alle bisher bekannten Tuberkulostatika resistent ist, verbieten sich derzeit aus epidemiologischen und anthropozoonotischen Gründen alle Behandlungsversuche.

14.3.4. Bulbus

Angeborene und erbliche Defekte in Form von *Mikrophthalmie* in Verbindung mit Microcorneae, Katarakten oder Aphakie und vergrößerten Orbitae und Lidspaltenverkleinerung sind von ingezüchteten Zebrafinken (Bleichwangen) bekannt.

Strukturelle Korneaschäden unterschiedlichen Ausmaßes **durch äußere Einwirkungen** treten am häufigsten bei Greifvögeln und Eulen auf, bedingt durch ihr Flugverhalten und die Art des Nahrungserwerbs. So dominieren Läsionen durch stumpfe und spitze Gegenstände beim Fliegen gegen Hindernisse, bei Abwehrbewegungen der Beutetiere oder als Folge von Schußverletzungen. Gelegentlich kommt es zu tiefgreifenden Gewebeschädigungen auch durch Gräser (Schnittverletzungen, Einspießen von Spelzen) und Insektenstiche (lokale Traumatisierung und umschriebene Intoxikation mit Epithelverlust, Fibrinergüssen in die vordere Augenkammer und Pigmentierungsstörung der Iris), die bei Wildvögeln unbehandelt zur Inanition mit tödlichem Ausgang führen können.

Therapie: Im Falle persistierender Fremdkörper werden diese, evtl. unter Lokalanästhesie, exstirpiert mit anschließender lokal- und allgemeinantibiotischer Versorgung. Die Prognose perforierender Verletzungen ist, sofern nicht bereits durch schwere Sekundärinfektionen und/oder Destruktionen die inneren Bulbusteile betroffen sind, infolge der guten Regenerationsfähigkeit des Korneaepithels beim Vogel gut. Die Wundränder werden unter Vollnarkose ohne Stufenbildung mit chromiertem Catgut adaptiert. Zur Ruhigstellung ist für 10 bis 15 Tage eine Blepharorrhaphe empfehlenswert, zusätzlich Lokal- und Allgemeinantibiotikabehandlung. Verbliebene Trübungen werden bis zur Aufhellung über 1 bis 2 Wochen mit kortikosteroidhaltigen Augensalben therapiert. Bei Fällen rezidivierender Ulzerationen ist die Wahl des Antibiotikums durch den Resistenztest zu objektivieren.

Entsprechend der sehr vielseitigen möglichen Ätiologie sind die **entzündlichen Hornhautveränderungen** zumeist vergesellschaftet mit Erkrankungen der umliegenden Gewebe oder des Gesamtorganismus. Ihre Typisierung muß folglich eine willkürliche bleiben.

Erregerbedingte Keratitiden resultieren aus den unter den lokalen oder systemischen Erkrankungen der Sinus, Palpebrae und Konjunktiven beschriebenen Veränderungen. Ihre Therapie entspricht der der Grundleiden. Eine weitere häufige Komplikation bei jungen Tauben, Hühnern und Puten, etwas seltener bei Psittaziden und Greifvögeln, stellt die Candidiasis dar. Durch *Candida (Monilia) albicans* kommt es zu grau-weißen, lockeren Effloreszenzen neben der typischen Lokalisation in den oberen Abschnitten des Respirations- und Digestionstraktes auch in den Kopfsinus, auf Kornea und Konjunktiven und kann die inneren Bulbusteile erfassen. Die Sicherung der Diagnose erfolgt mikroskopisch und kulturell.

Therapie: Neben der Lokalbehandlung (Ablösen der Beläge, nystatinhaltige Augensalbe) muß das Grundleiden systemisch über 5 bis 7 Tage behandelt werden über Trinkwasser (220 mg Nystatin/Liter Wasser), Futter (50 mg Nystatin/kg Futter), oder Mikonazol (20 bis 35 mg/kg i. m.) 7 bis 10 Tage lang. Die derzeit aussichtsreichste, intensive antimykotische Kombinationstherapie (ursprünglich für die Behandlung der Aspergillose entwickelt) ist folgende:

1. Amphotericin B   1,5 mg/kg i. v. 3× täglich
2. Amphotericin B   1,0 mg/kg intratracheal 2× täglich
3. 5-Fluorocytosin   120,0 mg/kg oral 4× täglich
4. Rifampicin   30,0 mg/kg oral 3× täglich

Metaphylaktisch ist bei den besonders prädisponierten Greifvögeln die zehntägige orale Applikation von 5-Fluorocytosin 120 mg/kg/die angezeigt.

Eine auffällige Häufung bisher ätiologisch nicht abzuklärender, vorwiegend einseitiger Keratitiden

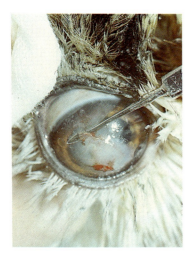

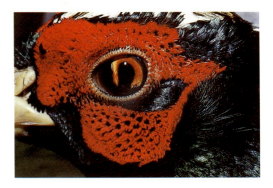

Abb. 234. Iriskolobom beim Koreanischen Ringfasan *(Phasianus colchicus kapovi).*

Abb. 233. Keratitis superficilais beim Uhu *(Bubo bubo).*

(mit Neigung zur Panophthalmie) ist bei Uhus und Waldkäuzen in freier Natur wie in Gefangenschaft zu beobachten. Da Traumen bei Volierenhaltung ausscheiden und Bakterien und Parasiten bisher nicht nachweisbar waren, scheint eine Virusinfektion nicht ausgeschlossen (Abb. 233).

Therapie: Bei frühzeitiger Intervention kann das Abtragen des desquamierten Epithels unter Vollnarkose, mehrtägiger lokaler Kortikosteroid- und Antibiotikumtherapie, unterstützt durch das Anlegen einer Lidschürze sowie eine ca. zehntägige allgemeinantibiotische Abschirmung, erfolgreich sein. Im Falle der Abb. 233 erfolgte die rezidivlose Heilung im Verlaufe von 5 Wochen.

Neurotrophe Keratitis: Das Ausbleiben des Kornealreflexes und persistierende Erosionen der Kornea spielen infolge toxischer oder traumatischer Trigeminusinsulte differentialdiagnostisch auch beim Vogel eine Rolle. Die Therapie richtet sich, unterstützt durch B-Vitamine, nach dem Primärleiden.

Parasitär bedingte Veränderungen: s. S. 247.

Keratoconjunctivitis sicca/Keratomalazie: Zur Objektivierung des Befundes kann mittels der Fließpapiermethoden nach SCHIRMER die Funktion der tränenproduzierenden Drüsen geprüft werden. Die Prognose richtet sich nach dem Ausmaß und der Therapiefähigkeit des Ursprungsleidens; die Behandlung erfolgt zusätzlich mit öligen, antibiotikumhaltigen Augenpräparaten und Vitamin(A, B_2)-Zufuhr.

Intoxikationen: Chemikalien, insbesondere Insektizide, Desinfektionsmittel, Lösungsmittel, Farben und Medikamente, können ebenso wie hohe Ammoniakkonzentrationen in der umgebenden Luft zu Hornhautschädigungen durch Desquamation des Epithels und Vaskularisation führen. Unterstützend wirken dabei hypovitaminöse Zustände. Hohe Morbidität kann besonders beim Wirtschaftsgeflügel ökonomisch bedeutsame Leistungsminderungen zur Folge haben.

Therapie: vordergründig Beseitigung der Ursache (Ventilation, Wechsel der Einstreu), lokal Adstringentien, Vitamin-A-Substitution.

Erkrankungen der Gefäßhaut sind am Vogelauge in den seltensten Fällen klinisch isoliert zu diagnostizieren. Sie finden sich fast immer im Gefolge von Veränderungen der umgebenden Gewebe oder des Gesamtorganismus.

Kongenitale spaltförmige Defekte der Aderhaut sind in der Vogelliteratur ausgesprochen selten erwähnt. Die Ursache hierfür dürfte darin zu suchen sein, daß Jungtiere mit beidseitigem Defekt lebensuntüchtig sind und nicht zur Untersuchung gelangen. Ein einseitiges Coloboma kann bei Vogelarten mit zwei oder drei Sehgruben der Retina gut kompensiert werden, und die Tiere überleben auch in freier Natur (erwiesen am Rauchfuß- und Rotschwanzbussard). Unter Gefangenschaftsbedingungen sind sie seltene Zufallsbefunde (Abb. 234).

Stumpfe Schädeltraumen führen besonders beim Vogel infolge seiner wenig elastischen Einbettung des Bulbus in der Orbita und wegen des kaum dehnungsfähigen Skleralringes durch den Contrecoup auf indirektem Wege auch zu *Zerreißungen* im Bereich der Gefäßhaut. Direkte Verletzungen entstehen vorwiegend durch traumatische Perforationen der Kornea, seltener auch durch lokale Intoxikationen (Bienenstiche), und führen zu Blutungen in die vordere Augenkammer oder in den Glaskörper. Die

Therapie richtet sich nach der Ätiologie (Beseitigung eingedrungener Fremdkörper, rekonstruktive Chirurgie). Antibiotika lokal und allgemein, erforderlichenfalls vorübergehende Blepharorrhaphe, Ruhigstellung.

Uveitiden und Pupillenveränderungen unterschiedlichen Charakters entstehen durch Übergreifen von den benachbarten Geweben, insbesondere bei erregerbedingten Krankheiten und speziell mit neurotropen Virusarten (aviäre Enzephalomyelitis, Newcastle disease, Mareksche Krankheit). Letztere als wirtschaftlich bedeutsam für Hühnerhaltungen, kann auch Wachteln, Fasanen, seltener Greifvögel und Eulen betreffen. Iridozyklitis gilt bei der chronischen Form nahezu als pathognomonisch. Meist einseitig bei subadulten und adulten Tieren wird die Pupille schlitzförmig, queroval oder eckig und fransig und reagiert nicht mehr auf Lichteinflüsse, im Endstadium kann sie nur noch punktförmig sein. Pigmentänderungen sind infolge der bereits physiologisch erheblichen Schwankungen unterworfenen Irisfärbung schwierig zu beurteilen. Eine Behandlung erfolgt nicht. Für veterinärhygienische und immunprophylaktische Maßnahmen (Vakzination) gelten territorial unterschiedliche veterinär-rechtliche Festlegungen.

Neubildungen der Uvea gelten beim Vogel als sehr selten. Sie sind als einseitige Irismelanome mit Verlust des Pupillarreflexes beim Haushuhn bekannt.

Unter den **Krankheiten der Linse** sind *kongenitale Defekte* bei Vögeln in Verbindung mit Kolobomen der Uvea, die vollständige oder partielle Aphakie bei Greifvögeln und Finken und die angeborene Katarakta bekannt. Die letztere ist nicht selten bei jungen Wasservögeln (insbesondere bei Kunstbruten gefangengehaltener Wildformen) und beim Hausgeflügel anzutreffen. Ursächlich kommen hierfür A- und E-Hypovitaminosen und erbliche Dispositionen nach Infektionskrankheiten (gilt als erwiesen für Hühner der Rasse Weißes Leghorn nach Ausbrüchen von aviärer Enzephalomyelitis) in Frage. Nachgewiesen ist der rezessive Erbgang für angeborene Linsentrübungen mit sekundärer Uveitis und hinteren Synechien bei einigen Stämmen von Haubenkanarien.

Im Falle vermuteter oder erwiesener Erblichkeit sollten Therapieversuche unterbleiben und die Tiere von der Zucht ausgeschlossen werden. Katarakte infolge vitaminöser Mangelzustände der Elterntiere rechtfertigen den versuchsweisen Einsatz spezifischer Präparate vor Brutbeginn.

Für das Entstehen einer *Cataracta acquisita* spielen bei Vögeln übergreifende Prozesse aus anderen erkrankten Augenanteilen eine ätiologisch große Rolle. Neben Traumen (insbesondere perforierende Verletzungen und Contrecoup-Effekte mit Hyphaema und Synechien) kommen Infektionskrankheiten (Kolibazillose, Lymphomatose, Newcastle disease, Toxoplasmose, Aspergillose), Diabetes und Vitaminunterbilanzen in Betracht. Der echte Altersstar wurde bisher nahezu ausschließlich bei Gefangenschaftstieren gefunden, vornehmlich bei Kanarien, Psittaziden (hier speziell bei Papageien und Kakadus), Pinguinen, Haus- und Wildenten, Falkenartigen, Eulen, Wachteln, Kranichen, Kuckucksvögeln, Staren, Raben, Brillenvögeln und Kittas (Abb. 235). Eine Prädispostion bestimmter Spezies für die senile Katarakta ist aus den bisherigen Erkenntnissen noch nicht sicher abzuleiten, zumal Befunde aus Wildpopulationen begreiflicherweise sehr selten sind und von freilebenden Tieren angenommen werden darf, daß sie nicht ihre mögliche Altersgrenze erreichen werden. Eine gewisse art- und altersbezogene Tendenz zur Katarakta wird diskutiert bei Virginiawachteln, die unter Domestikationsbedingungen leben.

Therapie: Konservative Methoden zur Behebung manifester Linsentrübungen bei Vögeln sind derzeit nicht praxisrelevant, so daß die chirurgische Linsenextraktion noch immer als die Methode der

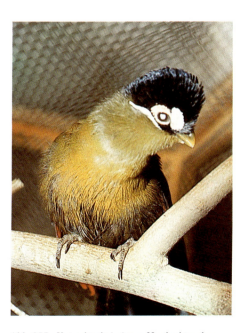

Abb. 235. Katarakta bei einem Hartlaubturako.

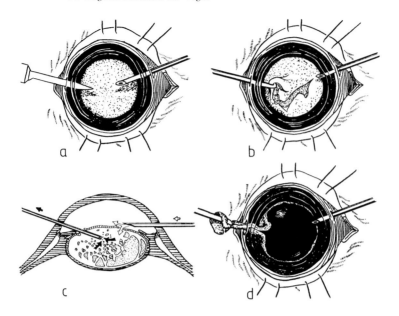

Abb. 236. Linsenaspiration beim Vogel.
a = Einführen der Sonden durch limbale Inzisionen; b = Zirkuläre, periphere vordere Kapsulotomie; c = Spülung mit Ringerlösung während des Emulgierens und Absaugens des Linseninhaltes; d = Entfernen der vorderen Linsenkapsel durch die zweite Inzisionsstelle (nach KERN, MURPHY and RIIS, 1984).

Wahl gelten muß. Zwei Verfahren sind bisher an Greifvögeln und Eulen erfolgreich angewandt worden mit Wiederherstellung des Sehvermögens zum Zweck des Auffindens von Nahrung und Geschlechtspartnern und zur Orientierung im nahen Umfeld:

Linsenaspiration (Abb. 236): Lokalantibiotisch (Neomycin-Polymyxin-B-Dexamethason-Lösung) wird das Auge 1 bis 3 Tage vorbereitet. Der Eingriff erfolgt unter Allgemeinanästhesie. Desinfektion des Operationsgebietes, die Lider werden zurückgelagert durch Zügelhefte oder Spreizspekulum. Mydriasis ist durch Tubocurarin-Injektion in die vordere Augenkammer erreichbar. Zwei 3 mm lange Inzisionen erfolgen perilimbal oder limbal bei 10 und 3 Uhr mit dem Kataraktmesser nach GRAEFE; wäßrige Natriumhydrogencarbonat- in-Ringer-Lösung (25 mEq/l) wird über die erste Inzision in die vordere Augenkammer instilliert, durch die zweite Öffnung wird ein Zystotom zur Kapsulotomie an der Linsenperipherie angesetzt und nach Reponieren an der gleichen Stelle die Ultraschallsonde unter die vordere Linsenkapsel geführt. Die Sonde dient zuerst der Ultraschallapplikation (um 40 000 Zyklen pro Sekunde), dann dem Absaugen des emulgierten Linseninhaltes. Abschließend Extraktion der vorderen Linsenkapsel durch die erste Inzisionsstelle. Die hintere Linsenkapsel verbleibt zum Schutz des Glaskörpers vor Prolaps oder Ausfluß. Abschließend Verschluß der Schnittstellen durch Einzelnähte. Postoperatives Fortführen der präoperativen antibiotischen Behandlung für 14 Tage. Für wenige Tage muß mit leichter Miosis und Korneaödem gerechnet werden.

In Fällen von Trübungen auch der hinteren Linsenkapsel ist die Linsektomie die besser geeignete Methode.

Linsenextraktion (Abb. 237a–d): Sie ist indiziert bei vollständiger Trübung von Linsenkapsel und -kern. Das präoperative Procedere entspricht dem bei der Linsenaspiration. Neuroleptanalgesie mit Ketamin/Diazepam. Aufgrund der spezifischen Topographie des Aufhängapparates der Vogellinse ist die intrakapsuläre Entbindung außerordentlich schwierig. Deshalb sollte auch schon beim Versuch dieser Methode das Instrumentarium für die extrakapsuläre Extraktion, d.h. der separaten Entfernung von Kapsel und Inhalt, bereitgehalten werden. Durch den ausgeprägten Skleralring gebietet sich die lobuläre Schnittführung mit dem Graefe-Messer zur Eröffnung der vorderen Augenkammer vom temporalen Lidwinkel her (kornealer Lappenschnitt). Durch die weit offene vordere Augenkammer wird die Linse in toto oder bei Ausfluß von

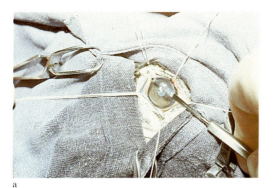
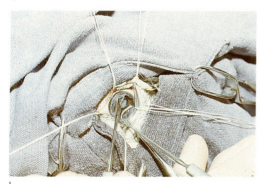
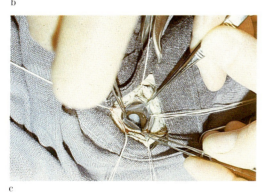
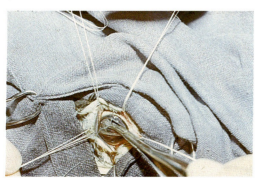

Abb. 237. Linsenextraktion beim Seeadler *(Haliaetus albicilla).*
a = Kornealer Lappenschnitt mit dem Graefe-Messer; b = Ansicht nach Eröffnung der Kammer; c = extrakapsuläre Entbindung der Linse; d = Hornhautnaht.

Linseninhalt nach Aspiration desselben, nur die zusammenhängende Kapsel extrahiert. Größte Sorgfalt gilt dem Ausziehen der hinteren Kapselteile, um das Prolabieren des Glaskörpers zu verhüten. Die Kornea wird mit Einzelnähten geschlossen. Vor dem Knüpfen der letzten Naht ist die vordere Augenkammer mit isotonischer Kochsalz- oder Ringer-Lösung aufzufüllen. Bei sehr unruhigen Wildvögeln empfiehlt sich eine Blepharorrhaphe für 3 bis 5 Tage. Lokal und allgemein ist ein 14tägiger Antibiotikumschutz empfehlenswert. Postoperativ muß mit einer vorübergehenden Ödematisierung und Vaskularisation im Bereich der Hornhautnaht gerechnet werden, die aber mit Kortikosteroiden aussichtsreich beherrscht werden kann. Sofern der postoperative Verlauf komplikationslos und die Retinafunktion gegeben ist, gestaltet sich die Prognose hinsichtlich selbständiger Nahrungsaufnahme, sozialer Reintegration und somit auch der angestrebten Zuchttauglichkeit für solche Vögel gut.

Luxationen der Linse in die vordere Augenkammer oder in den Glaskörper sind von Papageien und Eulen bekannt als Folgen äußerer Gewalteinwirkung. Die Therapie der Luxatio lentis anterior kann (entsprechende Mindestgröße des Tieres vorausgesetzt) dem Verfahren der Linsenextraktion entlehnt werden. Im Falle der Verlagerung in das Corpus vitreum sind mechanische Extraktionsversuche wegen der Risiken beim Überwinden der Pupillenenge nur sehr vorsichtig zu empfehlen. Weniger risikoreich könnten sich kryotechnische Verfahren gestalten.

Zu spät diagnostizierte oder nicht therapierte Linsenluxation kann auch beim Vogel zu irreparablen Entzündungen führen (polymorphkernige Leukozyten, Lymphozyten, Plasmazellen) als Audruck einer Anaphylaxie gegenüber dem Linseneiweiß. Es resultieren schwere destruktive Prozesse der Uvea und des Glaskörpers, die letztlich zur Exenteratio bulbi zwingen.

In ihrer Mehrzahl sind **Veränderungen am Glaskörper** der Vögel physikalisch-traumatischen Ursprungs, überwiegend durch perforierende Fremdkörper verursacht bei rasch fliegenden Formen, oder sie entstehen durch Übergreifen entzündlicher Prozesse aus anderen Bulbusanteilen (Infek-

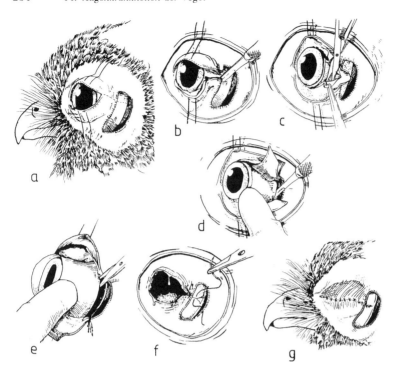

Abb. 238. Enucleatio bulbi beim Vogel (nach Murphy, Brooks, Kern, Quesenberry and Riis, 1983).
a = Operationsgebiet nach Entfernen der Federn und aseptischer Vorbereitung; Zügelhefte halten die Lider. Die Inzision erfolgt in der gestrichelten Linie. b = Laterale Kanthotomie in Ausdehnung des Skleralringes durch Konjunktiva und periorbitale Faszienanteile. c = Subkonjunktivales, zirkuläres Freipräparieren des Bulbus. d und e = Abtrennen des Bulbus von der knöchernen Orbita und dem Sehnerven. f und g = Resektion des Lidrandes nach Entfernen von Nickhaut und Konjunktiva. Wundnaht durch Einzelhefte.

tionen der Kornea und Uvea, Parasiten) oder den umgebenden Geweben. Gelegentlich entstehen durch den Contrecoup stumpfer Traumen Abrisse oder Mikroläsionen am Pecten mit Blutaustritt in den Glaskörper. *Hämorrhagien* und *Exsudate* kennzeichnen frische Prozesse, chronische Zustände lassen großräumige Degenerationen, Verflüssigungen und Narbenzüge erkennen als Folge von entzündlichen oder traumatischen Alterationen. Speziell bei Greifvögeln und Eulen sollte bei durch Orientierungsschwierigkeiten erkennbarer Schwachsichtigkeit oder vollständig fehlendem Sehvermögen die ophthalmoskopische Beurteilung des Glaskörpers und des Augenhintergrundes sehr sorgfältig geschehen, da bei solchen Formen die Schwere der Veränderungen dieser Organteile häufig in krassem Gegensatz zu geringfügigen oder gänzlich fehlenden Veränderungen des übrigen Organismus stehen. In der Folge chronischer Infektionskrankheiten (Tuberkulose, Salmonellose) kann der gesamte Bulbus zu einem strukturlosen Konglomerat aus reinem Eiter werden.

Therapie: Die Behandlungsversuche richten sich nach Ursache und Ausmaß der Veränderungen. Neben der Therapie der Grundleiden in Fällen lokaler oder allgemeiner Infektionen muß beim Vorliegen von Fremdkörpern deren restlose Entfernung (erforderlichenfalls mit operativem Verschluß der Kornea) mit lokal- und allgemeinantibiotischer Abschirmung erfolgen. Der Übernahme bewährter physikalisch-unterstützender Maßnahmen aus der Säugetierpraxis stehen die Kleinheit des Auges und das spezifische Verhalten der Vögel einschränkend entgegen. Als einziges Verfahren zur lokalen Ruhigstellung kann das Anlegen einer vorübergehenden Lidschürze dienen.

Beim Vorliegen einseitiger, nicht therapiefähiger Panophthalmitis bleibt die Enukleation als ultima ratio. Die Operation erfolgt in Vollnarkose nach lokal- und allgemeinantibiotischer Vorbereitung ana-

14. Augenkrankheiten der Vögel   255

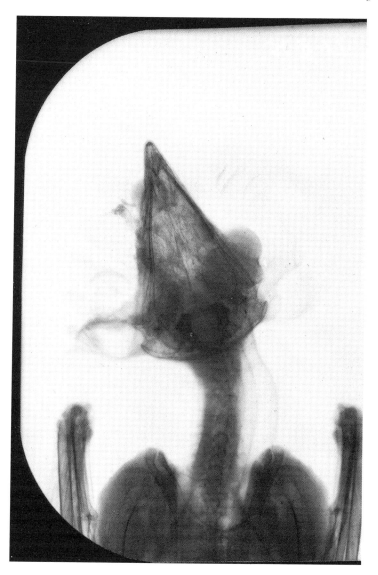

Abb. 239. Röntgenogramm des Kopfes einer Schleiereule *(Tyto alba)* nach linksseitiger Enucleatio bulbi. Auffällig die Pneumatisierung der knöchernen Orbita.

log der Linsenextraktion in Seitenlage unter aseptischen Kautelen. Details sind der Legende zu Abb. 238 zu entnehmen. Infolge Pneumatisierung der knöchernen Anteile der Orbita (im Gegensatz zum Säugetier) sind diese leicht verletzbar und verlangen besondere Sorgfalt beim Freipräparieren des Bulbus (Abb. 238, 239).

Bei der Enucleatio bulbi infolge nichtentzündlicher destruktiver Prozesse kann der Skleralring, sofern er selbst unverletzt ist, in der Orbita verbleiben. Dadurch sinken nach Abheilung die verwachsenen Lider weniger tief ein, und die Asymmetrie des Kopfes wird weniger augenfällig.

Nach zehn- bis fünfzehntägiger allgemeinantibiotischer Abschirmung werden die Einzelnähte entfernt. Die Vögel kompensieren den Verlust des Augapfels in der Regel nach kurzer Zeit durch Kopfdrehung.

Prothesen: Aus kosmetischen Gründen wurden bereits mehrfach bei Papageien, Greifvögeln und

Eulen künstliche Augäpfel aus Glas oder Kunststoff eingesetzt. Trotz anfänglich reaktionsloser Einbettung in die Orbita wurden die Implantate im Verlaufe weniger Wochen abgestoßen oder als störende Fremdkörper von den Tieren selbst entfernt.

Unter den **Krankheiten der Retina** sind *angeborene Anomalien* bisher im Zusammenhang mit dem Kolobom der Uvea in Form partieller Aplasie beschrieben. Sie müssen als nicht behandlungsfähig gelten.

Ähnlich wie beim Säugetier treten *erworbene Anomalien* zumeist als Folge von lokalen und allgemeinen Infektionen, Parasitosen (speziell bei Toxoplasmose) und Intoxikationen, Vitaminunterbilanzen, perforierenden Fremdkörpern und als Folge des Contrecoup auch nach stumpfen Traumen mit Störungen der vasalen und nervalen Versorgung sowie durch infektiös-toxisch oder traumatisch bedingte Sekundärglaukome auf. Vielgestaltig wie die Ursachen sind auch Art und Ausmaß der Veränderungen in Form von fokalen oder großflächigen Degenerationen, Entzündungen, Blutungen, Ablationen, Pigmentanomalien und -freisetzungen, Läsionen des Pecten und der Chorioidea. Pigmentepithelverlust, Destruktion und Degeneration der Photorezeptoren infolge Futtermittelkontamination mit Ammelin (Cyanurodiamid) können sogar epidemische Erblindung beim Wirtschaftsgeflügel bewirken. Als Folge autoimmuner Hypersensitivität gegenüber den Pigmenten der Uvea bei amelanotischen (pigmentlosen) Haushühnern kann Atrophie des Pigmentepithels und der Photorezeptoren eintreten; die Veranlagung sollte als genetischer Defekt züchterisch reglementiert werden.

Therapie: Entsprechend der unterschiedlichen Ätiologie von Netzhautdegenerationen und deren Irreparabilität ist nur das symptomatische Unterstützen der noch funktionsfähigen Retinateile durch Vitamine (A, B) sinnvoll. Netzhautentzündungen werden nach dem jeweiligen Grundleiden systemisch therapiert, evtl. zusätzlich Vitaminsubstitution und Ruhigstellung (bei einseitigem Auftreten u. U. auch mit Hilfe einer Blepharorrhaphe). In der Säugetier- und Humanpraxis bewährte physikalische Maßnahmen und adjuvierende Injektionen sind beim Vogel nicht praktikabel.

14.3.5. Amaurosis

Das Diagnostizieren der völligen Blindheit ohne äußerlich erkennbare Ursachen ist beim Vogel (insbesondere bei nichtdomestizierten Formen) noch schwieriger als beim Säuger. Die Gründe hierfür liegen im Abwehrverhalten der Tiere, die unter Streßeinwirkung als Übersprunghandlung Reaktionen zeigen (Gegenfliegen in panischer Flucht, scheinbar ungezieltes Hacken oder unbewegliches Verharren und Nichtreagieren auf Umweltreize), die gleichzeitig vermindertes oder fehlendes Sehvermögen anzeigen können. Zur Beurteilung sind deshalb die Beobachtung des sich ungestört fühlenden Vogels, die Art seiner Orientierungsfähigkeit und der Futteraufnahme sowie die möglichst detaillierte Anamnese von größter Bedeutung. Ätiologisch überwiegen traumatische Insulte, Intoxikationen, Infektionen (Salmonellosen!), Vitamindefizite bei der beidseitigen Amaurosis. Vitamin-A-Unterbilanzen können bereits angeboren unmittelbar nach dem Schlupf erkennbar sein. Besonders bei Kunstbruten gefangengehaltener Stelzvögel treten sie mit persistierender Mydriasis, völliger Reaktionslosigkeit auf wechselnde Lichtreize und ausschließlicher Orientierung nach dem Gehör auf. Bisherige Therapieversuche blieben erfolglos. Die einseitige Amaurosis kann als Folge von die Retina treffenden Noxen eintreten oder durch nervale Läsionen (zwischen Chiasma opticum und Mesenzephalon oder Mesenzephalon und Visualwulst) entstehen.

Therapie: Die Prognose ist stets vorsichtig zu stellen und richtet sich nach der Therapiefähigkeit des Ursprungsleidens. Auf möglichen endemischen Charakter ist zu achten. Ruhigstellung des Tieres, Vitaminsubstitutionen und Zwangsernährung können die Selbstheilungstendenz reparabler Fälle (besonders bei traumatischer Genese) nur flankierend unterstützen.

14.4. Arzneimittelübersicht

Arzneimittelübersicht

Substanz	Applikation	Dosis, mg/kg (sofern nicht anders ausgewiesen)	Anmerkungen
Adstringentien/Diagnostika			
Borsäure 1%	lokal		
Argentum nitricum 1%	lokal		zum Verätzen geleerter Konjunktivalzysten
Fluorescein-Tropfen 2%	lokal		Anfärbung von Korneaepitheldefekten
Fluorescein-Na-Streifen	lokal		
Fluorescein-Na-Lösung 10%	lokal		
Lokalanästhetika			
Cocain 2–10%	lokal		
Tetracain 0,1–1%	lokal		
Oxybuprocain 1%	lokal		nicht geeignet für Greifvögel
Allgemeinanästhetika			
Ketamin/Diazepam	i.m.	20–30–35/0,3	Stelzvögel
		14–16–18/0,2–0,5–1,0	Geifvögel, untere Werte für Geier
		16–18–60/1–5–9	Eulen, obere Werte für kleine Formen
		22–28–37/1–2,5–6	Papageien, obere Werte für kleine Formen
		26 /—	Rackenvögel
		25–36–52/—	Sperlingsvögel
		25 /—	Tauben
Ketamin/Xylazin	i.m.	s. oben/1–2	für alle Spezies (außer Loris)
Antibiotika/Chemotherapeutika			
Acopovit-E-Salbe	lokal		1× täglich
Sulfazetamid/Sulfafurazol	lokal		alle 4–6 Stunden
Chloramphenicol 1–2% (Salbe)	lokal		1. und 2. Tag alle 4, 3.–5. Tag alle 8 Stunden
1% (wäßrig)	lokal		1. Tag stündlich, 2.–5. Tag alle 2–3 Stunden
	oral	50–250	
	i.m., s.c., i.v.	40–60	
Tetracyline 1% (Salbe)	lokal		1. Tag stündlich, 2.–5. Tag alle 3 Stunden
0,5–1% (wäßrig)	lokal		alle 2 Stunden
Chlortetracylin	oral	100	
	i.m.	15	evtl. mit Gewebereaktionen
Oxytetracyclin	oral	250–500	evtl. 0,05% in Flüssignahrung
	i.m.	50–70	
Penicillin 1,5% (Salbe)	lokal		alle 2 Stunden
0,15% (wäßrig)	lokal		alle 30 Minuten
	i.m., oral	100 000 IE	Procainpenicillin ist vogeltoxisch!
Ampicillin	oral	250	
Gentamicin 0,3% (Salbe)	lokal		
	i.m.	5	alle 8 Stunden bei großen Formen
	i.m.	10	alle 6 Stunden bei kleinen Formen
Streptomycin	oral	(15[+])200	([+]) = Geifvogeldosis
	i.m.	20–35	
Neomycin	oral	20	für Geifvögel toxisch; streng nach Indikation (Resistogramm!)
	i.m.	15	
Polymyxin B	i.m.	10–15	

14. Augenkrankheiten der Vögel

Fortsetzung Arzneimittelübersicht

Substanz	Applikation	Dosis, mg/kg (sofern nicht anders ausgewiesen)	Anmerkungen
Tylosin	oral	bis 250	
	i.m.	15–25	evtl. mit Gewebereaktionen
Furazolidon	oral	35–50	in Trinkwasser
	i.m.	2–10	
Sulfathiazol	oral	0,2–0,4 %	in Trinkwasser
Glukokortikoide			
Dexamethason 0,1 % (wäßrig)	lokal		4–6× täglich
	i.v.	2–4	bei Streß und Schock
Prednisolon 0,25 % (Salbe)	lokal		3–4× täglich
	oral	bis 0,5	
Antimykotika			
Nystatin	lokal		
	oral	0,01–0,02 %	in Trinkwasser
Mikonazol	i.m.	10, 20–35	
Amphotericin B	i.t., i.v.	1,5	
5-Fluorocytosin	oral	120,0	Kombinationstherapie s. S. 249
Rifampicin	oral	30,0	
Antiparasitaria			
Antiprotozoika			
Metronidazol	oral prophylaktisch	0,005–0,01 %	Trichomoniasis, Trinkwasserkur
	theapeutisch	0,01–0,02 %	Trichomoniasis, Trinkwasserkur
Dimetridazol	oral per Sonde	220	
Quinacrin	oral	7,5	Malaria
Primaquin	oral	0,75	⎫ Malaria, Kombinationstherapie
Chlorochin	oral	25,0	⎬ s. S. 247
Anthelminthika/Akarizide			
Ivermectin	i.m.	0,2	
HCH-Salbe 2 %	lokal		nicht bei Geifvögeln anwenden
Sulfiram	lokal		
Carbamate 5 %	lokal		
Vitamine			
Vitamin A	lokal		mehrmals täglich 1 Tropfen
	i.m., s.c.	300–3 000 IE	
Vitamin E	i.m.	20 IE	
		30 IE	pro kg Futter
Panthothensäure	oral	4–35 mg	pro kg Futter
5 % (Salbe)	lokal		mehrmals täglich in den Konjunktivalsack

Literatur

ANDERSON, G.A., and BUYUKMIHCI, N.C.: Phacoanaphylactic endophthalmitis in an owl. Vet. Path. 20, 776–778 (1983).

ARNALL, L., and KEYMER, I.F.: Bird Diseases. Baillière Tindall, London, 528 pp (1975).

AULT, S.J.: Electroretinograms and retinal structure of the Eastern screech owl *(Otus asio)* and Great horned owl *(Bubo virginianus)*. Raptor. Res. 18, 62–66 (1948).

BELLHORN, R.W., and BELLHORN, M.S.: The Avian Pecten. I. Fluorescein Permeability. Ophthalm. Res. 7, 1–7 (1975).

BERNDT, R., und MEISE, W.: Naturgeschichte der Vögel. Franckhsche Verlagsbuchhandlung, Stuttgart, Bd. I, 390 S. (1959).

BORNSCHEIN, H., und TAUSLEY, K.: Elektroretinogramm und Netzhautstruktur der Sumpfohreule *(Asio flammens)*. Experientia 17, 185–187 (1961).

BRANDES, R., und VAN DER WALL, G.: Nematoden hinter dem 3. Augenlid eines Rosenbrustbartsittichs *(Psittacula alexandri)*. Tierärztl. Prax. 8, 75–80 (1980).

BRIDGES, Ch.H., and FLOWERS, A.I.: Iridocyclitis and Cataracta Associated with an Encephalomyelitis in Chikkens. J. Amer. Vet. Med. Ass. 132, 79–84 (1958).

BROOKS, D.E., MURPHY, C.J., QUESENBERRY, K., and WALSH

M.T.: Surgical correction of a luxated cataractous lens in a barred owl. J. Amer. Vet. Med. Ass. **183**, 1298—1299 (1983).

BROOKS, D.E., GRINER, E.C., and WALSH, M.T.: Conjunctivitis caused by *Thelazia* sp. in a Senegal parrot. J. Amer. Vet. Med. Ass. **183**, 1305—1306 (1983).

BUSH, H., MONTALI, R.J., SMITH, E.E., and PERATINO, W.S.: Clinical Experience with Tuberculosis in Exotic Birds. In: MONTALI, R.J. (ed.): Mycobacterial Infections of Zoo Animals. Smithsonian Institution Press, Washington, D.C. 1977, 199—204.

BUYUKMIHCI, N.C.: Lesions in the ocular posterior segment of raptors. J. Amer. Vet. Med. Ass. **187**, 1121—1124 (1985).

CAMPBELL, L.H.: A Screech Owl with Ocular Bee Stings. Wildl. J. **3**, 10 (1980).

CARPENTER, J.W., NOVILLA, M.N., FAYER, R., and IVERSON, G.C.: Disseminated visceral coccidiosis in sandhill cranes. J. Amer. Vet. Med. Ass. **185**, 1342—1346 (1984).

CHEN, D.M., COLLINS, J.S., and GOLDSMITH, T.H.: The ultra-violet receptor of bird retinae. Science **225**, 337—340 (1984).

COOPER, J.E.: Veterinary Aspects of Captive Birds of Prey. Standfast Press, Saul, Gloucestershire, 256 pp. (1978).

COOPER, J.E.: Physical Injury. In: HOFF, G.L., and DAVIS, J.W. (eds.): Noninfectious Diseases of Wildlife. Iowa State University Press, Ames, IA 1982, 74—83 (1982).

COOPER, J.E., HUTCHISON, M.F., JACKSON, O.F., and MAURICE, R.J.: Manual of Exotic Pets. British Small Animal Veterinary Association, Cheltenham, GLOS, 223 pp. (1985).

CRITCHLEY, K.L., and THAM, V.L.: Cataracts in a chicken flock. Austr. Vet. J. **60**, 223—224 (1983).

DATHE, H.: Idiosynkrasie bei Zootieren. In: RYDER, O.A., and BYRD, M.L. (eds.): One Medicine. Springer-Verlag, Berlin/Heidelberg, 150—153 (1984).

DAVIDSON, W.R., NETTLES, V.F., COUVILLION, C.E., and YODER Jr., H.W.: Infectious Sinusitis in Wild Turkeys. Avian Dis. **26**, 402—405 (1982).

DAVIS, J.W., ANDERSON, R.C., KARSTAD, L., and TRAINER, D.O. (eds): Infectious and Parasitic Diseases of Wild Birds. Iowa State University Press, Ames, IA, 344 pp. (1971).

DORN, P., ETREBY, M.F. el, and WEBER, R.: Keratokonjunktivitis mit intranukleären Einschlußkörperchen beim Huhn. Berlin. Münch. tierärztl. Wschr. **77**, 262—266 (1964).

EBERT, U.: Vogelkrankheiten. Verlag M. & H. Schaper, Hannover, 324 S. (1972).

FITE, K.V., and ROSENFIELD-WESSELS, Sh.: A Comparative Study of Deep Avian Foveas. Brain Behav. Evol. **12**, 97—115 (1975).

FITE, K.V., BENGSTON, L., and DORAN, P.: Retinal Pigment Epithelial Correlates of Avian Retinal Degeneration: Electron Microscopic Analysis. J. Comp. Neurol. **231**, 310—322 (1985).

FLACH, M., DAUSCH, D., und WEGNER, W.: Augenanomalien beim Zebrafinken. Kleintier-Prax. **25**, 505—509 (1980).

FRITZSCHE, K., und GERRIETS, E.: Geflügelkrankheiten. Verlag Paul Parey, Berlin/Hamburg, 2. Aufl., 445 S. (1962).

FRY, C.H.: Eye Size in Oena and Turtur. Malimbus **6**, 8—10 (1984).

FUDGE, A.M. (1981): Antimicrobial Therapy in Avian Medicine. Calif. Vet. **35**, 25—29 (1984).

GEIGES, R., GERLACH, H., und SALZERT, W.: Oculäre Candida-Infektion bei Psittaciden. Prakt. Tierarzt **54**, 612—613 (1973).

GÖTZ, K., GRIMM, F., und KÖSTERS, J.: Aviäre Tuberkulose — Erfahrungen mit einem Bekämpfungsprogramm. Prakt. Tierarzt **67**, 200—202 (1986).

GRÄNITZ, U.: Funktionelle Morphologie des Vogelauges mit besonderer Berücksichtigung der Elektrophysiologie. Belegarbeit KMU Leipzig, Sekt. Tierprod. Vet.-Med., WB Klein- und Heimtierkrankheiten, 43 S. (1985).

GREENWOOD, A.G., and BARNETT, K.C.: The Investigation of Visual Defects in Raptors. In: COOPER, J.E., and GREENWOOD, E.G. (eds.): Recent Advances in the study of Raptor Diseases. Proc. Int. Symp. Dis. Birds of Prey, London 1980 (publ. 1981), 131—135.

GREVE, J.H., and HARRISON, G.J.: Conjunctivitis Caused by Eye Flukes in Captive-Reared Ostriches. J. Amer. Vet. Med. Ass. **177**, 909—910 (1980).

HANSEN, W., and SILEO, L.: Trip Report — Investigation of Avipoxvirus Outbreak at Midway Island March 29—April 8, 1983, U.S. Governm. Memor., NWHL, Hawaii, June 2, 11 pp. (1983).

HENTSCHEL, P.: Beizvogelkrankheiten. Vorbeuge und Behandlung. Jagdinf. **9**, 84 S. (1980).

HENTSCHEL, P. (1985): Oculäre Läsionen bei Beizvögeln. Vortrag Jahrestagg. FK Kleine Haus- und Pelztiere d. Wiss. Ges. Vet.-Med., DDR, Erfurt 1985.

HOGAN, H.L., JOSEPH, B., HENRICKSON, R., and LOWENSTINE, L.: Efficacy and safety of Ivermectin treatment for scaley leg mite infestation in parakeets. Proc. Annu. Meetg. Amer. Ass. Zoo Vets. 1984, 156.

JÄHNE, M.: Zur Katarakt beim Papagei. Mh. Vet.-Med. **34**, 584—585 (1979).

JANTOŠOVIČ, J., FRIED, K.J., AUGUSTINSKÝ, V., KOPPEL, Z., KONRÁD, V., and SLÁVIK, J.: Pozotovania pri keratokonjuktivitíde sliepok účinkom amoniaku. Veterinářstí **21**, 71—74 (1971).

JESSUP, D.A.: Trichomoniasis in great horned owls. Modern Vet. Pract. **61**, 601—604 (1980).

KALETA, E.F., und MARSCHALL, H.-J.: Pocken beim Kapuzenzeisig *(Carduelis cucullata).* ZBl. Vet.-Med. **29 B**, 776—781 (1982).

KALETA, E.F., REDMANN, Th., HEFFELS-REDMANN, U., und FRESE, K.: Zum Nachweis der Latenz des attenuierten Virus der infektiösen Laryngotracheitis des Huhnes im Trigeminus-Ganglion. Dtsch. tierärztl. Wschr. **93**, 40—52 (1986).

KARE, M.R., and ROGERS, Jr., J.G.: Sense Organs. In: STURKIE, P.D. (ed.): Avian Physiology. Springer-Verlag, New York/Heidelberg/Berlin, 3rd ed., 30—36 (1976).

KARPINSKI, L.G., and CLUBB, S.L.: Clinical Aspects of Ophthalmology in Caged Birds. Proc. Annu. Meetg. Ass. Avian Vets. 1983, 216—227 (1983).

Kauth, H., und Sommer, H.: Das Ferment Kohlensäureanhydratase im Tierkörper. IV. Über die Funktion des Pekten im Vogelauge. Biol. ZBl. 72, 196−209 (1953).

Kern, T. J., Murphy, C. J., and Riis, R. C.: Lens extraction by phacoemulsification in two raptors. J. Amer. Vet. Med. Ass. 185, 1403−1406 (1984).

Kern, T. J., Murphy, C. J., and Heck, W. R.: Partial upper eyelid agenesis in a peregrine falcon. J. Amer. Vet. Med. Ass. 187, 1207 (1985).

Keymer, I. F.: Cataracts in birds. Avian Pathol. 6, 335−341 (1977).

King, A. S., and McLelland, J.: Outlines of Avian Anatomy. Baillière Tindall, London, 154 pp. (1975).

Kraft, V.: Untersuchungen zur Differenzierung eines von Zwergpapageien isolierten Pockenvirus. Vet.-med. Diss., FU, Berlin, 71 S. (1971).

Krehbiel, J. D.: Cataracts in Bobwhite quail. J. Amer. Vet. Med. Ass. 161, 634−637 (1972).

Kummer, J.: Seltene Erkrankung einer Großtrappe, *Otis tarda* L. Zool. Garten N. F. 34, 276−277 (1967).

Kummerfeld, N.: Häufige Hauterkrankungen bei Ziervögeln und ihre Therapie. Tierärztl. Prax. 8, 467−478 (1980).

Kuntze, A., Schröder, H.-D., und Ippen, R.: Geflügelpokken bei Breitschwingenbussarden *(Buteo platypterus)*. Verh. ber. Erkrg. Zootiere 10, 161−163 (1986).

Langdon, H. M.: The blood chemistry of patients with primary cataract. Trans. ophth. Soc. U. K. 45 I, 204−207 (1925).

Lord, R. D.: An Anomalous Condition in the Eye of Some Hawks. Auk 73, 457 (1956).

Martin, G. R., and Gordon, I. E.: Increment-threshold spectral sensitivity in the owl *(Strix aluco)*. Vision Res. 14, 615−621 (1974).

Martin, G. R., and Gordon, I. E.: Visual acuity in the tawny owl *(Strix aluco)*. Vision Res. 14, 1393−1397 (1974).

Martin, G. R., Gordon, I. E., and Cadle, D. R.: Elektroretinographically Determinded Spectral Sensitivity in the Tawny Owl *(Strix aluco)*. J. Comp. Phys. Psych. 89, 72−78 (1975).

Martin, G. R.: Absolute visual threshold and scotopic spectral sensitivity in the tawny owl *Strix aluco*. Nature 268, 636−638 (1977).

Martin, G. R.: An Owl's Eye: Schematic Optics and Visual Performance in *Strix aluco* L. J. Comp. Physiol. 145 A, 341−349 (1982).

Martin, G. R.: Sensory capacities and the nocturnal habit of owls (Strigiformes). Ibis 128, 266−277 (1986).

Mason, K.: The treatment of scaly face and scaly leg in budgerigars. Aust. Vet. J. 56, 400 (1980).

McCrary, M. D., and Bloom, P. H.: Lethal effects of introduced grasses on red-shouldered hawks. J. Wildl. Manage. 48, 1005−1008 (1984).

Minnemann, D.: pers. Mitt. (1986).

Murphy, C. J., Kern, T. J., and MacCoy, D. M.: Bilateral Keratopathy in a Barred Owl. J. Amer. Vet. Med. Ass. 179, 1271−1273 (1981).

Murphy, C. J., Kern, T. J., McKeever, K., McMeever, L., and MacCoy, D.: Ocular lesions in free-living raptors. J. Amer. Vet. Med. Ass. 181, 1302−1304 (1982).

Murphy, C. J., Kern, T. J., and Riis, R. C.: Intraocular trauma in a red-tailed hawk. J. Amer. Vet. Med. Ass. 181, 1390−1391 (1982).

Murphy, C. J., Brooks, D. E., Kern, T. J., Quesenberry, K. E., and Riis, R. C.: Enucleation in birds of prey. J. Amer. Vet. Med. Ass. 183, 1234−1237 (1983).

Mustaffa-Babjee, A.: Specific and non-specific conditions affecting Avian Eyes. Vet. Bull. 39, 681−687 (1969).

Needham, J. R.: Bacterial Flora of Birds of Prey. In: Cooper, J. E., and Greenwood, E. G. (eds.): Recent Advances in the study of Raptor Diseases. Proc. Int. Symp. Dis. Birds of Prey, London 1980 (publ. 1981), 3−9.

Neumann, U., und Kummerfeld, N.: Implantation einer Augenprothese beim Graupapagei. Tierärztl. Prax. 11, 195−199 (1983).

Oehme, H.: Vergleichende Untersuchungen an Greifvogelaugen. Zschr. Morph. Ökol. Tiere 53, 618−635 (1964).

Oehme, H.: Vergleichende Untersuchungen über die Färbung der Vogeliris. Biol. ZBl. 87, 3−25 (1968).

Oehme, H.: Blutgefäße und Bindegewebe der Vogeliris. Morphol. Jahrb. 113, 555−589 (1969).

Oehme, H.: Der Bewegungsapparat der Vogeliris. (Eine vergleichende morphologisch-funktionelle Untersuchung). Zool. Jahrb. Anat. 86, 96−128 (1969).

Ookawa, T., and Kuba, N.: Effect of Ammeline on the Chick Electroretinogram. Japan. J. Vet. Sci. 43, 501−507 (1981).

Panigraphy, B., Clark, F. D., and Hall, C. F.: Pet Bird Medicine: Case Report − Mycobacteriosis in Psittacine Birds. Avian Dis. 27, 1166−1168 (1983).

Redig, P. T.: Aspergillosis in Raptors. In: Cooper, J. E., and Greenwood, E. G. (eds.): Recent Advances in the study of Raptor Diseases. Proc. Int. Symp. Dis. Birds of Prey, London 1980 (publ. 1981), 117−122 (1981).

Remple, J. D.: Avian Malaria with Comments on Other Haemosporidia in Large Falcons. In: Cooper, J. E., and Greenwood, E. G. (eds.): Recent Advances in the study of Raptor Diseases. Proc. Int. Symp. Dis. Birds of Prey, London 1980 (publ. 1981), 107−110.

Schmidt, R. E., and Toft, J. D.: Ophthalmic lesions in animals from a zoologic collection. J. Wildl. Dis. 17, 267−275 (1981).

Schröder, H.-D.: Diseases of Birds of Prey with Special Reference to Infectious Diseases. In: Cooper, J. E., and Greenwood, E. G. (eds.): Recent Advances in the study of Raptor Diseases. Proc. Int. Symp. Dis. Birds of Prey, London 1980 (publ. 1981), 37−39.

Schwarz, D.: Untersuchungen zur biologischen Bedeutung der Salzdrüsen bei freilebenden Sturmmöven *(Larus canus* L.). J. Ornithol. 103, 180−186 (1962).

Schwarze, E., und Schröder, L.: Kompendium der Geflügelanatomie. 4. Aufl. VEB Gustav Fischer Verlag, Jena, 279 S. (1985).

Seidel, B.: Zu einigen Erkrankungen der Haut und ihrer Anhangsorgane bei Zootieren. Verh. ber. Erkrg. Zootiere 14, 171−181 (1972).

Simpson, V. R., Hunt, A. E., and French, M. C.: Chronic

lead poisoning in a herd of mute swans. Environ. Poll. **18**, 187—222 (1979).

SLATTER, D.H., BRADLEY, J.S., VALE, B., CONSTABLE, I.J., and CULLEN, L. K.: Hereditary Cataracts in Canaries. Trans. 13th Annu. Sci. Program Coll. Vet. Ophthalm., 97—101 (1982).

SMALL, E., and BURKE, T.J.: Diseases of the Organs of Special Sense. In : PETRAK, M. L. (ed.): Diseases of Cage and Aviary Birds. Lea & Febiger, Philadelphia, PA 1982, 2nd ed., 491—496 (1982).

STOSKOPF, M. K., and BEIER, J.: Avian Malaria in African Black-Footed Penguins. J. Amer. Vet. Med. Ass. **175**, 944—947 (1979).

STRESEMANN, E.: Aves (Handbuch der Zoologie VII, 2). De Gruyter, Leipzig (1927—34).

SURMON, P.G., SCHULTZ, D.J., and THAM, V.L.: Keratoconjunctivitis and Chlamydiosis in Cage Birds. Aust. Vet. J. **50**, 356—362 (1974).

VIZCAINO, L. L., y CASTROVIEJO, J.: Sobre infecciones estafilocócicas en el Aquila imperial ibérica (*Aquila adalberti* Brehm). Doñana **5**, 89—95 (1978).

WALLACH, J. D., and COOPER, J. E.: Nutritional Diseases of Wild Brids. In: HOFF, G.L., and DAVIS, J.W. (eds.): Noninfectious Diseases of Wildlife. Iowa State University Press. Ames. 113—126 (1982).

WILSON, J.E., and MACDONALD, J.W.: Salmonella infection in wild birds. Brit. vet. J. **123**, 123—219 (1967).

WOBESER, G. A.: Diseases of Wild Waterfowl. Plenum Press. New York, N.Y., ix + 300 pp. (1981).

WOOD, C. A.: The Fundus Oculi of Birds. Lakeside Press. Chicago. Ill., 181 pp. (1917).

Zusammenfassende Literatur (Handbücher, Lehrbücher, Monographien)

Archibald, J.: Canine Surgery. 2. Aufl. American Veterinary Publications, Inc. Drawes KK, Santa Barbara, California 1974.

Axenfeld, Th.: Lehrbuch und Atlas der Augenheilkunde. Gustav Fischer Verlag, Stuttgart 1973.

Beer, J.: Infektionskrankheiten der Haustiere. 3. Aufl. VEB Gustav Fischer Verlag, Jena 1987.

Bentz, H.: Veterinärmedizinische Pharmakologie. VEB Gustav Fischer Verlag, Jena 1982.

Bistner, S. I., Aquirre, G., and Batik, G.: Atlas of Veterinary Ophthlamic Surgery. W. B. Saunders Co., Philadelphia, 1977.

Blogg, J. R.: The Eye in Veterinary Practice; Extraocular Disease. W. B. Saunders Co., Philadelphia, London, Toronto 1980.

Christoph, H.-J.: Klinik der Hundekrankheiten. VEB Gustav Fischer Verlag, Jena 1973.

Dietz, O., und Wiesner, E.: Handbuch der Pferdekrankheiten für Wissenschaft und Praxis. VEB Gustav Fischer Verlag, Jena 1982.

Dolder, R., und Skinner, F. S.: Ophthalmika. Pharmakologie, Biopharmazie und Galenik der Augenarzneimittel. Wiss. Verlagsgesellschaft m.b.H., Stuttgart 1983.

Ebert, U.: Vogelkrankheiten. Verlag M. & H. Schaper, Hannover 1972.

Fowler, M. E. (ed.): Zoo and Wild Animal Medicine. W. B. Saunders Co., Philadelphia – London – Toronto 1978.

Freyler, H.: Augenheilkunde für Studium, Praktikum und Praxis. 2. Aufl. Springer Verlag, Wien – New York 1985.

Gelatt, K. N.: Textbook of Veterinary Ophthalmology. Lea & Febiger, Philadelphia 1981.

Günther, G.: Keratoplastik-Symposium. VEB Carl Marhold Verlag, Halle (Saale) 1957.

Heilmann, K., und Paton, D.: Atlas der ophthalmologischen Operationen. Bd. 1: Lider, Orbita, Äußere Augenmuskeln, Verlag Grune and Stratton, 1985.

Heydenreich, A.: Die Hornhautregeneration. VEB Carl Marhold Verlag, Halle (Saale) 1958.

Jacob, H.: Tierärztliche Augenheilkunde. Verlag Richard Schoetz, Berlin 1920.

Kirk, R. W. (ed.): Current Veterinary Therapy. VII. Small Animal Practice. W. B. Saunders Co., Philadelphia – London – Toronto 1980.

Kolb, E.: Lehrbuch der Physiologie der Haustiere. 5. Aufl. VEB Gustav Fischer Verlag, Jena 1988.

Komar, G., und Szútter, L.: Tierärztliche Augenheilkunde. Akadémiai Kiadó, Budapest 1968.

Kraft, W., und Dürr, L. M.: Katzenkrankheiten. Klinik und Therapie. 2. Aufl. Schaper Verlag, Hannover 1985.

Kronberger, H.: Haltung von Vögeln – Krankheiten der Vögel. 4. Aufl. VEB Gustav Fischer Verlag, Jena 1979.

Leydhecker, W.: Augenheilkunde. Springer Verlag, Wien – New York 1984.

Magrane, W. G.: Canine Ophthalmology. Verlag Lea & Febiger, Philadelphia 1965 (3. Aufl. 1977).

Moldovan, M., und Bolte, S.: Oftalmologie veterinară. Editura Ceres, București 1984.

Müller, F., und Pietruschka, G.: Lehrbuch der Augenheilkunde. VEB Georg Thieme, Leipzig 1963.

Prince, J. J., Diensem, C. D., Eglitis, I., and Ruskell, G. L.: Anatomy and Histology of the Eye and Orbit in Domestic Animals. Charles C. Thomas, Springfield/Ill. 1960.

Rintelen, F.: Augenheilkunde. Ein Lehrbuch für Studium und Praxis. 2. Aufl. S. Karger, Basel 1969.

Rohen, J. W.: Das Auge und seine Hilfsorgane. In: Möllendorff, W. v., und Bargmann, W.: Handbuch der mikroskopischen Anatomie des Menschen. Springer Verlag, Berlin 1964.

Rosenberger, G.: Krankheiten des Rindes. Paul Parey, Berlin, Hamburg 1970.

Rubin, L. F.: Atlas of Veterinary Ophthalmoscopy. Lea Febiger, Philadelphia 1974.

Sachsenweger, R.: Kompendium und Atlas der Augenheilkunde. 2. Aufl. Gustav Fischer Verlag, Suttgart 1978.

Sachsenweger, R.: Die Sehnervenpapille – Ein Atlas für Ophthalmologen, Neurologen und Internisten. Gustav Fischer Verlag, Stuttgart 1979.

Saunders, L. Z.: Pathology of the eye of domestic animals. Paul Parey, Berlin, Hamburg 1968.

Saunders, L. Z., and Rubin, L. F.: Opthalmic Pathology of Animals. An Atlas and Reference Book. Verlag S. Karger, Basel 1975.

Schöne, R., und Arnold, P.: Australische Sittiche. VEB Gustav Fischer Verlag, Jena 1985.

Smythe, R. H.: Veterinary Ophthalmology. Baillière, Tindall and Cox, London 1958.

Startup, F. G.: Diseases of the Canine Eye. Baillière, Tindall and Cassell, London 1969.

Steiner, C. V., and Davis, R. B.: Caged Bird Medicine. Iowa State University Press, Ames, IA 1981.

Stunkard, J. A., Russell, R. J., and Johnson, D. K.: A Guide to Diagnosis, Treatment and Husbandry of Caged Birds. Veterinary Medicine Publishing Co., Edwardsville, KS 1982.

Velhagen, K.: Der Augenarzt. 6 Bände. VEB Georg

Thieme Leipzig 1958 (I), 1959 (II), 1960 (III), 1961 (IV), 1963 (V), 1964 (VI).

Velhagen, K.: Propädeutische augenärztliche Operationslehre. VEB Georg Thieme, Leipzig 1964.

Wallach, J.D., and Boever, W.J. (eds.): Diseases of exotic animals. Medical and surgical management. W.B. Saunders Co., Philadelphia, PA 1983.

Wiesner, E.: Ernährungsschäden der landwirtschaftlichen Nutztiere. 2. Aufl. VEB Gustav Fischer Verlag, Jena 1970.

Wiesner, E., und Willer, S.: Lexikon der Genetik der Hundekrankheiten. S. Karger Verlag, Basel 1983.

Willis, M. B.: Züchtung des Hundes. Verlag Eugen Ulmer, Stuttgart 1984.

Anhang (Kardinalsymptome bei Augenkrankheiten)

Hauptsymptom „Augenausfluß"

- Pathologisches Tränenträufeln
  - Vermehrte Tränensekretion
    - Reizzustände
      - Fremdkörper
      - Lidstellungsanomalien
        - Entropium
        - Ektropium
        - Blepharophimose
    - Allergene
    - Stellungsanomalien von Wimpern oder Härchen
      - Trichiasis
      - Distichiasis
      - Dystopie von Härchen
    - Hyperplasie der Nickhautdrüse
    - Blinzknorpelanomalie
  - Behinderung des Tränenabflusses
    - Stenosen der tränenableitenden Wege
    - Atresie oder Agenesie von Teilen des tränenableitenden Apparates
      - Tränenpünktchen
      - Ductuli
      - Tränennasengang
    - starke Kongruenz zwischen Bulbus und Rand des Unterlides
- Exsudation
  - Conjunctivitis
    - catarrhalis
    - purulenta
    - pseudomembranosa
  - Dakryozystadenitis
  - Blepharitis

Hauptsymptom „Nickhautvorfall"

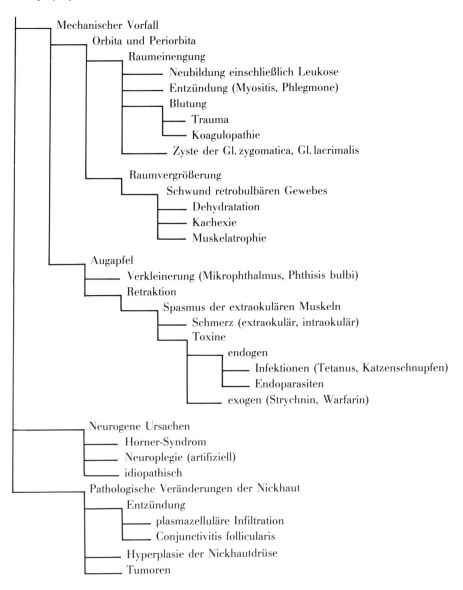

Hauptsymptome „Gerötetes Auge"

- Lokalisierte Rötung an den Adnexen
  - Wunden am Lid
  - Hypertrophie der Nickhautdrüse
  - Nickhautvorfall
  - Neubildungen an Lid, Nickhaut, Sklera, Episklera
  - Episkleritis, Faszeitis
  - Blepharitis
  - Hyposphagma: Traumatisierung von Thorax, Hals, Kopf, Koagulopathie
- Gefäßinjektion
  - episkleral: intraokuläre Druckerhöhung, halbweite Pupille
  - ziliar: Uveitis, enge Pupille
  - konjunktival: Konjunktivitis
    - einseitig: Reizzustände durch Fremdkörper, Lidstellungs- oder Zilienanomalien
    - beiderseitig: Allergene, Infektionen, systemische Krankheiten
  - korneal: Keratitis
    - superficialis chronica Überreiter, zugleich konjunktivale Injektion
    - herpetica, zugleich ziliare Injektion
    - ulcerosa, zugleich ziliare Injektion
    - parenchymatosa, zugleich ziliare Injektion
    - Pannus glaucomatosus, zugleich ziliare und episklerale Injektion
- Rötung des Augapfels:
  - **Korneaimbibition: Hämophthalmus**
  - Hyphäma } **Iristrauma, Koagulopathie, Chorioiditis, Iritis, Ablatio retinae, Infektion** (z. B. HCC, FIP, Leukose), Intoxikation (z. B. Warfarin, Pb)
  - Hämophthalmus

Hauptsymptom „Protrusio bulbi"

- Bulbusgröße unverändert
  - Raumgreifende Prozesse in der Orbita
    - Blutung (Trauma, hämorrhagische Diathese, retrobulbäre Injektion)
    - Neubildung (einschließlich Leukose)
    - Phlegmone, Abszeß
    - Entzündung (Myositis, Tenonitis)
    - zystische Vergrößerung der Gl. zygomatica
  - traumatischer Exophthalmus
  - thyreotoxischer Exophthalmus
  - rassebedingte flache Orbita
- Bulbus vergrößert
  - physiologisch, rassebedingt
  - intraokuläre Drucksteigerung
    - vermehrte Kammerwasserproduktion
    - Störung des Kammerwasserabflusses
      - Winkelblockglaukom
      - Offenwinkelglaukom
      - Synechie
      - Linsenluxation
- Tumoren
  - intraokulär
  - epibulbär

Hauptsymptom Pupillenstellung und -beweglichkeit

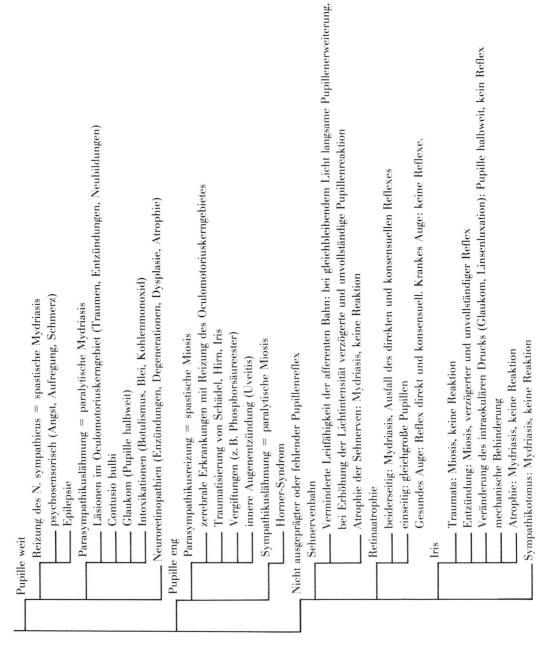

- Pupille weit
  - Reizung des N. sympathicus = spastische Mydriasis
    - psychosensorisch (Angst, Aufregung, Schmerz)
    - Epilepsie
  - Parasympathikuslähmung = paralytische Mydriasis
    - Läsionen im Oculomotoriuskerngebiet (Traumen, Entzündungen, Neubildungen)
    - Contusio bulbi
    - Glaukom (Pupille halbweit)
    - Intoxikationen (Botulismus, Blei, Kohlenmonoxid)
  - Neuroretinopathien (Enzündungen, Degenerationen, Dysplasie, Atrophie)
- Pupille eng
  - Parasympathikusreizung = spastische Miosis
    - zerebrale Erkrankungen mit Reizung des Oculomotoriuskerngebietes
    - Traumatisierung von Schädel, Hirn, Iris
    - Vergiftungen (z.B. Phosphorsäureester)
    - innere Augenentzündung (Uveitis)
  - Sympathikuslähmung = paralytische Miosis
    - Horner-Syndrom
- Nicht ausgeprägter oder fehlender Pupillenreflex
  - Sehnervenbahn
    - Verminderte Leitfähigkeit der afferenten Bahn: bei gleichbleibendem Licht langsame Pupillenerweiterung, bei Erhöhung der Lichtintensität verzögerte und unvollständige Pupillenreaktion
    - Atrophie der Sehnerven: Mydriasis, keine Reaktion
  - Retinaatrophie
    - beiderseitig: Mydriasis, Ausfall des direkten und konsensuellen Reflexes
    - einseitig: gleichgroße Pupillen
    - Gesundes Auge: Reflex direkt und konsensuell. Krankes Auge: keine Reflexe.
  - Iris
    - Traumata: Miosis, keine Reaktion
    - Entzündung: Miosis, verzögerter und unvollständiger Reflex
    - Veränderung des intraokulären Drucks (Glaukom, Linsenluxation): Pupille halbweit, kein Reflex
    - mechanische Behinderung
    - Atrophie: Mydriasis, keine Reaktion
  - Sympathikotonus: Mydriasis, keine Reaktion

Hauptsymptom „Blindheit"

- Behinderung des Lichtstrahleneintritts
  - Augenadnexen
    - Blepharospasmus
    - Ankyloblepharon
    - Nickhautvorfall
    - Chemosis
    - Blepharitis
    - Konjunktivitis
    - Neubildungen
  - Durchsichtige Augenmedien
    - Hornhaut
      - Ödem
      - Entzündung
      - Pigmentierung
      - Pathologische Auflagerungen
        - Pterygium
        - Dermoid
        - Neubildungen
    - Vordere Kammer
      - Exsudate
      - Blutung
      - Synechie
      - Linsenverlagerung
    - Linse
      - Trübung
    - Glaskörper
      - Trübung
      - Schrumpfung
- Funktionsstörungen von Netzhaut und Sehnerv
  - Entzündungen
  - Dysplasie
  - Degeneration
  - Atrophie
  - Netzhautablösung
- Funktionsstörungen im Verlauf der Sehbahn und des Sehzentrums

Sachregister

A
Abducensreflex 22
Ablatio retinae 228
Abrasio corneae 48
Abszeß
— der Tränendrüse 224
—, periorbital 244
—, retrobulbär 110
Adaptation 17
Aderhaut s. Chorioidea
Adstringentien 32, 257
Agenesie
— der Augenlider 51
— der Hornhaut 128
— der Tränenpünktchen 97
Akkommodation 17, 192, 240
Albinismus
— chorioideae et retinae partialis 166
— iridis externum diffusum 166
— — — partialis 166
Alkalialbuminat 131
Altersreflex der Linse 198
Amakrine Zellen 16
Amaurose 231, 233, 256
Amblyopie 233
Ametropie 16
Anästhesie 12
—, Leitung 44
— Oberfläche 35, 257
—, systemisch 257
Angulus iridocornealis
s. Kammerwinkel
Aniridie 166
Anisokorie 168
Ankyloblepharon 61
Anophthalmus 104
Antibiotika 37, 257
Antimykotika 38, 258
Antiparasitaria 258
Aphakie 196, 207
Aplasie der Netzhaut 219
Applikation 29
—, intraokulär 32
—, konjunktival 29
—, retrobulbär 31
—, subkonjunktival 30
—, subpalpebral 30
Area centralis 218
Arteria hyaloidea persistens adhaerens 148

Aspiration des Linseninhalts 201
Asteroide Hyalose 214
Astrozyten 218
Atresie
— der Ausführungspapille des Tränennasenganges 98
— der Tränenpünktchen 98
— der Tränenröhrchen 98
Atrophie
— der Netzhaut 185, 220
— der Papille 221, 230
— der Tränendrüse 95
— des Sehnerven 230
Augapfel 102
—, Anatomie 102, 238
—, Erweichung 183
—, Motilitätsstörung 114
—, Rigidität 182
—, Untersuchung 104
Augenanomalie des Collie 154, 167, 213, **233**
Augenausfluß (Kardinalsymptom) 264
Augenbewegung
—, unwillkürlich 23
—, willkürlich 23
Augendruck 181
—, Messung 182
—, Pathologie 183
Augenentzündung
—, periodische, des Pferdes 172
Augenfundus 160
—, Anatomie 160 ff.
—, Entzündungen 226
Augenhöhle 102, 237
—, Anatomie 102
—, Krankheiten 104
Augenkammer
—, hintere 181
—, vordere 160, **181**
Augenmuskeln 102, 238
Augenreflexe 20 ff.
—, tonische 23
Augenskalpell nach Gräfe 128
Augenspiegel 11
Augenwinkelanomalien 53
—, dritter Augenwinkel 60
—, Ekzem 65
—, Epikanthus 53
Augenzittern
s. Nystagmus
Auswärtsdrehung

—, des Lidrandes 58
—, des Nickhautknorpels 88
Azidalbuminat 131

B

Barrierensystem der Hornhaut 28, 120
Basischirurgie 45
Begleitschielen 115
Bewegungssehen 241
Bindehaut 45
—, Anatomie 72 ff.
—, Entzündung s. Conjunctivitis
—, Plastik 45 ff.
—, Untersuchung 73 ff.
—, Xerose 76
Bindehautdeckung der Hornhaut 45
Bindehautsack s. Saccus conjunctivae
Bipolare Zellen 16
Birkauge 166
Blaue Skleren 154
Blepharitis 63 ff.
— crustosa 64, 245
— diffusa 63, 245
— marginalis 64
— squamosa 64
— ulcerosa 64
Blepharospasmus 58, 61
Blepharophimose 53
Blindheit
—, kataraktogen 196
—, korneal 122, 123, 129, 136
—, retinal 219
—, Sammelbegriff 233, **269**
Blinzeln 51
Blinzknorpel
—, Lageveränderung 87
—, Topographie 72
Blue-eye 176
Blutungen 106
—, der Netzhaut 227
—, episkleral 156
—, intrabulbär 167, 214
—, intrakorneal 168
—, intraokulär 204
—, retrobulbär 106
Brechkraft s. Refraktion
Brechungsfehler s. Refraktionsanomalien
Bulbus oculi s. Augapfel

C

Canalis hyaloideus Cloqueti 210
Cancer eye des Rindes 67
Carboanhydrasehemmer 188
Cataracta
— accreta 199
— acquisita 197
— capsularis 196
— complicata 199
— congenita 196
— consecutiva 197, 221
— corticalis 196
— diabetica 198
— hypermatura 198
— incipiens 198
— intumescens 198
— juvenilis 196
— lenticularis 196
— nuclearis 196
— secundaria 199
— senilis 196
— spuria 196
— symptomatica 199
— vera 196
CEA s. Collie-Augenanomalie
Cellulitis orbitae s. Orbitalphlegmone
Chalazion 65
Chediak-Higashi-Syndrom der Katze 167
Chemosis conjunctivae **77**, 107
Chemotherapeutika **36**, 257
Chiasma opticum 219, 242
Choriocapillaris 16
Chorioidea 159, 240, 250
Chorioiditis 172, 226
Chorioretinale Dysplasie 167
Chorioretinitis 173
Collie-Augenanomalie 154, 167, 213, **223**
Coloboma s. Kolobom
Conjunctivitis
— catarrhalis 78
— follicularis 79
— infectiosa bei Vögeln 247
— parasitaria bei Vögeln 247
— purulenta 80
— simplex 78
Corona ciliaris 158
Corpora geniculata 219
Corpus ciliare s. Ziliarkörper
Corpus vitreum s. Glaskörper
Cramptonscher Muskel 238
CRD s. Chorioretinale Dysplasie

D

Dakryoadenitis 95
Dakryophlegmone 99
Dakryozystitis 99
Dämmerungssehen 17
Defektkopplung 105, 167
Degenerative Veränderungen
— der Bindehaut 75
— der Gefäßhaut 165
— der Hornhaut 148
— der Netzhaut 220 ff., 230
— der Zapfen 223
Dermoid
— der Bindehaut 74
— der Hornhaut 128

Descemetozele s. Keratozele
Desinfizienzien 33
Desmarres' Lidhalter s. Lidhalter nach DESMARRES
Distichiasis 53
Diszision der Linse 203
Dioptrie 16, 17, 165, 240
Dioptrischer Apparat 16
Drittes Augenlid s. Nickhaut
Droh- oder Optikofazialreflex 22, 51
Druck, intraokulärer, s. Augendruck
Dyskorie 165
Dysplasie
— der Chorioretina 224
— des Ligamentum pectinatum 184
— der Netzhaut 219
— der Stäbchen 223
— der Zapfen 223

E
Ectasia sacci lacrimalis 99
Ectopia
— cilii 55
— lentis 196
— pupillae 165
Ectropium
— spasticum 58
— subcutis hyperplasticum 58
— paralyticum 58
Einwärtsdrehung des Lidrandes s. Entropium
— des Nickhautknorpels 88
Eiweißtherapie
—, parenterale 42
Elektroepilation 54
Elektroretinographie 15, 221, 243
Emmetropie 169
Enophthalmitis 169
— phacolytica 186
Enophthalmus 113
Entropium 56 ff., 137
—, bulbare 56
—, cicatriceum 56
—, congenitale 56
—, spasticum 56
Enucleatio bulbi beim Vogel 254
Epiphora 54, 55, 97, 100, 264
Episkleritis 155
— nodularis 155
Epithelerosion der Hornhaut 143
Equine periodic ophthalmia 174
Erosiones corneae 125, 129
Erosio corneae recidiva 143
Erisyphake 203
Eulenkopf 242, 244
Exenteratio
— bulbi 108
— orbitae 107
Exkavation der Papille 189
Exophthalmus

—, physiologisch 113
—, traumatisch 107
Exstirpatio bulbi 107

F
Facette 126
Fasceitis nodularis 155
Farbabweichungen der Tapeta 160
Farbensehen 18, 241
Farbstoffe s. Untersuchung 39
Feline Hornhautschwärzung s. Herdförmige Hornhautnekrose
Fetale Pupillarmembran 148
Fettgewebsprolaps 87
Fistula sacci lacrimalis 99
Flickerstimulation 222
Fluoresceinprobe 13, 121
Fluoreszenzangiographie 15, 226
Fluxion periodic specific ophthalmia 174
Flügelfell s. Pterygium
Follikularkatarrh s. Conjunctivitis follicularis
Fornix conjunctivae 72, 74, 75
Fossa hyaloidea 194
Fovea centralis 239
Fremdkörper
— im Augapfel 106, 249
— in der Bindehaut 78
— in der Hornhaut 129
— unter der Nickhaut 78
Fundusanomalie des Collie s. Augenanomalie des Collie
Fundus oculi 160

G
Ganglienzellen 16
Gefäßhaut 158
—, Anatomie 158
—, Untersuchung 159
Gefäßinjektion
—, konjunktival 77
—, korneal 124
—, perikorneal 123
—, ziliar 77, 124
Geflügelpocken 247
Gehirnnerven
—, Funktion 24
Gerstenkorn s. Hordeolum
Gesichtsfeld 18, 240
Glandula
— lacrimalis 92
— profunda palpebrae tertiae 73, 237
— superficialis palpebrae tertiae 73
— zygomatica 102, 110, 111
Glasäugigkeit 166
Glaskörper 210, 239
—, Blutung 231
—, Einlagerung 213, 253
—, Embryologie 211

—, Glitzern 213
—, Staub 210
—, Trübung 175, 212
—, Untersuchung 210
—, Verflüssigung 212
—, Vorfall 214
Glaukom
—, absolut 187
—, angeboren 186
—, Offenwinkel- 184
—, primär 183
—, sekundär 186
—, Therapie 187
—, Winkelblock- 184
Glotzauge s. Exophthalmus
Gonioskopie 182
Goniosynechie 186
Granula iridis 158
Grauer Star s. Cataracta
Gratiolet-Strahlung 219
Grüner Star s. Glaukom

H
Habronemose 87
Hagelkorn s. Chalazion
Hammelfett-Präzipitate 177
Hämophthalmus 167, 214
Hämosiderin 149
Hämatokornea 168
Hängelid 58
Hardersche Drüse s. Gl. palpebrae tertiae profunda
Hasenauge s. Lagophthalmus
Hemeralopie s. Nachtblindheit
Hepatitis contagiosa canis (Hcc) 176
Herabhängen des oberen Augenlides s. Ptosis
Herpeskeratitis 142
Herpesvirusinfektion bei Vögeln 248
Heterochromia iridum 166
Heterophorie 115
Herdförmige Hautnekrose s. Feline Hautschwärzung
Hordeolosis 65
Hordeolum
— externum 64
— internum 64
Horizontalzellen 16
Horner-Syndrom 25, 62, 90, 114
Hornhaut
—, Anatomie 119, 238
—, -Dystrophie der Manx-Katze 145
—, Entzündung 123
—, Heilung 127
—, Intoxikationen bei Vögeln 250
—, Nekrose (Katze) 145
—, Ödem 122
—, Pigmentierung 149
—, Sensibilität 121
—, Trübung 123
—, Ulzeration 113, 125, 141

—, Untersuchung 120
—, Vaskularisation 124
Hornhauttransplantation s. Keratoplastik
Humor aquaeus 181
Hydrocephalus-Syndrom 223, 230
Hydrophthalmie 105, 186
Hyphaema 167, 171
Hypermetropie s. Hyperopie
Hyperopie 16, 201
Hyperplasie der Nickhautdrüse 96
Hypertonia bulbi 172, 182
Hypoplasie der Sehnerven 219
Hypopyon 126, 171
Hyposphagma 77, 107, 156
Hypotonia bulbi 183

I
Indolent Ulcer 113
Influenza bei Vögeln 248
Intraokulardruck s. Augendruck
Intraokularflüssigkeit 181
Iridektomie 189
Iridenkleisis 190
Iridonesis 207
Iridocyclitis fibrinosa 171
Irido-Zyklo-Chorioiditis 172, 174, 186
Iris 158, 238
Iris bombata 172
Irisdialyse 167
Irisheterochromie 166
Irisprolaps 130
Irisrelief 159
Iriszyste 167, 178
Iritis
— fibrinosa 169
— haemorrhagica 167
— obturans 171

K
Kammerwasser 181
Kammerwasserproduktion **158**, 181
Kammerwinkel 182
—, Untersuchung 182
Kanthoplastik 53
Kanthotomie 45
Kardinalsymptome 264ff.
Katarakt s. Cataracta
Kataraktextraktion
—, extrakapsulär 203
—, intrakapsulär 203
Keratektomie 47, 128, 136, 145
Keratitis 113, **123**, 133, 139, 140
— filamentosa 137
— neuroparalytica 144, 250
— parenchymatosa 139
— superficialis chronica (Überreiter) 66, **133**
— ulcerosa 140

Keratoconjunctivitis
— infectiosa der Schafe 81
— — der Ziegen 81
— — des Rindes 81
— — der Vögel 249
— sicca **136**, 250
Keratoglobus 128
Keratokonus 128
Keratomalazie 126
Keratoplastik 76, 136, 146
Keratozele 126
Koagulationsnekrose 131
Kolliquationsnekrose 131
Kolobom 52
— des Fundus 166
— des Lides 165
— der Linse 196, 203
— der Netzhaut 223
— der Regenbogenhaut 165, 250
— des Sehnervenkopfes 224
— der Ziliarkörper 166, 250
Kontusionsstar 197
Konsensuelle Lichtreaktion **20**, 242
Kornea s. Hornhaut
Korneale Degeneration 148
Korneale Dystrophie 147 ff.
Korneale Erosion 125
Kornealreflex 22
Korneamumifizierung s. Herdförmige Hornhautnekrose
Konjunktiva 72, 246
Konjunktivale Gefäßinjektion 77, 124
Konjunktivitis 77 ff.
— bei Systemerkrankung 85
—, infektiöse, der Katze 84
—, parasitäre 86
Konjunktivalplastik s. Bindehautdeckung der Hornhaut
Konjunktivalzysten 246
Konjunktivorhinostomie 99
Kortikosteroide 40, 258
Kontaktlinse 30, 201
Krebsauge s. Cancer eye des Rindes
Kryotherapie 42, 54, 69, 145
Kryptophthalmus 52
Kunsttränen 96
Kurzsichtigkeit s. Myopie
Kürettage
— der Hornhaut 48
— der Nickhaut 79

L
Lacus lacrimalis s. Tränensee
Laesio corneae 128
Lageveränderungen
— des Augapfels 107, 267
— der Linse 204
Lagophthalmus 61
Lakrimation 23
Lasertherapie 42

Lederhaut
—, Anatomie 154
—, Krankheiten 154
Lentodenesis 207
Leucoma adhaerens corneae 130, 168
Leucoma corneae binocularis hereditarium 148
Leukokorie 212
Leukose 113
Lichtbrechungssystem 16
Lichtkeratitis 140
Lid
—, Anatomie 50
—, Abszeß 65
—, Bewegung 51
—, Entzündungen 63
—, Ödem 62
—, Untersuchung 51
—, Verletzung 62
Lidhalter nach DESMARRES 13, 73
Lidkrampf s. Blepharospasmus
Lidspalte 50
Lidspreizer 13
Lidverschluß
—, artifiziell 47
Lidwinkelekzem 65
Linse
—, Anatomie 194
—, Diszision 203
—, Elastizität 16, 17
—, Extraktion 200, 207, 252
—, Luxation 204, 253
—, Trübung 196, 251
—, Untersuchung 194
Linsenschlottern 207
Liquor intraocularis 158
Lokalanästhesie 35, 257
Löschblattiris 172
Luftpolster 207
Lupenbrille 11
Luxatio
— bulbi 107
— lentis anterior 175, 204
— lentis posterior 207
Lymphsystem der Konjunktiva 73

M
Madarosis 64
Makroblepharie 53
Makrokornea 128
Makrophagie 195
Makrophthalmus 105
Makula 127
Mareksche Krankheit 251
Melanin 149
Melanosis iridis 167
Merle-Faktor 219
Membrana
— capsulopupillaris 211

— nictitans s. Nickhaut
— pupillaris persistens 212
— — corneae adhaerens persistens 212
Meibomsche Drüse 50
Meßlinien des Augapfels 103
Mikroblepharie 51
Mikrofilarien der Haut 87
Mikrokornea 128
Mikrophakie 195
Mikrophthalmus 105
Miosis 160, 171
Miotika 35
Mondblindheit 174
Mukopolysaccharidose 148
Mukozele 111
Müllersche Stützzellen 210, 217
Muskeln
— des Augapfels 102
— der Iris 158, 160
— der Lider 51
— des Ziliarkörpers 158
Mydriasis 160
Mydriatika 12, 34
Myiasis
—, okulovaskuläre 169, 244
Mykoplasmose 247
Myopie 16
Myositis eosinophilica 90, 110, 112, 114

N
Nachstar 199
Nachtblindheit 17, 221, 232
Nahtsternreflex 197
Napfkucheniris 172
Nervus opticus s. Sehnerv
Netzhaut s. Retina
Netzhautablösung 228
Netzhautblutungen 227
Netzhautdegeneration 230
Netzhautdysplasie 219
Netzhautdysplasie der Katze 223
Neuritis
— intraocularis 230
— papillae optici 230
— retrobulbaris 230
Newcastle disease 248
Nickhaut 73, 237
—, Drüse s. Gl. superficialis membranae nictitantis
—, Funktion beim Vogel 237
—, Knorpel s. Blinzknorpel
—, Pigmentmangel des Randes 89
—, plasmazelluläre Infiltration 88
—, Vorfall 89, 265
Nubecula 127
Nucleus lentis 194
Nyktalopie s. Tagblindheit
Nystagmus 115

O
Oberflächenanästhetika 35
Occlusio pupillae 171
Oculoguttae 29
Oculenta 29
Ödem
—, der Bindehaut 107
—, degeneratives, der Manx-Katze
—, degeneratives, der Kälber
—, endotheliales, des Pferdes 122
—, der Hornhaut 122, 176
Offenwinkelglaukom 185
Opacites corporis vitrei 212
Ophthalmoskop 11
Ophthalmoskopie
—, direkt, im aufrechten Bild 12
—, indirekt, im umgekehrten Bild 12
Ophthalmia neonatorum 80
Orbita s. Augenhöhle
Orbitalphlegmone 109
Orbitotomie 111
Ornithose 248

P
Pale area 224
Palpebra s. Lid
Palpebralreflex 22, 51
Pannus
— corneae 124
— glaucomatosus 185
Panophthalmitis 130, 168, 254
Panophthalmia infectiosa (toxica) recidiva equi s. Periodische Augenentzündung des Pferdes
Panoramasehen 18, 240
Pantothensäuremangel bei Vögeln 247
Panuveitis 169
Papilla nervi optici 219
Papillenatrophie 221
Papillenentzündung 230
Papillenödem 229
Papillitis 226, 230
Parasympathikolytika 34
Parasympathikomimetika 35
Pars caeca retinae 217
Pars optica retinae 217
Pathologisches Tränenträufeln s. Epiphora
Paternoster-Augenspiegel 12
Pecten oculi 239, 241
Perforationsstar 199
Periodische Augenentzündung des Pferdes 172
Periorbita 102, 244
Persistenz
— der A. hyaloidea 196, 211
— des primären Glaskörpers 196, 211
Phakoanaphylaxie 169
Phakofragmentation 203
Phakoemulsion 203
Phakolyse 186

Pharmakotherapie 32 ff.
Photopisches System 217, 221
Photorezeptoren 217, 241
Pigmentierungsanomalien der Gefäßhaut 167
Pigmentmangelanomalien der Retina 219
Pigmentmangelflecken der Iris 166
Pink-eye 81
Plasmazelluläre Nickhautinfiltration 66
Plattenepithelkarzinom s. Cancer eye des Rindes
Plexus venosus sclerae 181, 186
Postvakzinales Hornhautödem 176
Präkornealer Tränenfilm 92, 120
Präzipitate 171
Presbyopie 194
Primärglaskörper 212
Primärglaukom 183
Prolapsus
 — bulbi 107
 — corporis vitrei 214
 — iridis 130, 168
 — membranae nictitantis 89
 — des orbitalen Fettes 111
PRA s. Progressive Retinaatrophie
Progressive Retinaatrophie 220
—, —, generalisierte, periphere 220
—, —, zentrale 222
Protrusio bulbi 107, **267**
Pseudophakie 196
Pseudopterygium 76
Pseudoptosis 62
Pterygium 75
Ptosis 62
Punktatkeratitis 133
Punktion der Vorderkammer 191
Pupille
—, Erweiterung **34**, 261, 268
—, Funktion 16, 17, **20**
—, Lichtreaktion 20, 160
—, —, konsensuelle 20
—, Verengung **35**, 251, 268
—, Verwachsung 172
Pupillenreflex 22, 242
Pupillenverschluß s. Occlusio pupillae
Pupillenwirksame Mittel 34
Purkinje-Sansonsche Spiegelbilder 194

R
Randschlingennetz der Hornhaut 120
Rebleeding 167
Recurrent lymphocytic iridocyclitis s. Periodische Augenentzündung des Pferdes
Reduplicatio bulbi 105
Reflexe
 — des Auges 22 ff.
—, okulokardiale 31, 44
Refraktion 16
Refraktionsanomalien 16
Regelkreis der Lichtreaktion 20

Regeneration und Heilung der Hornhaut 127
Regenbogenhaut s. Iris
Rekoss-Scheibe 12
Retina
—, Ablösung 228
—, Anatomie 217, 239
—, Anomalien, angeborene 219 ff.
—, Blutung 227, 228
—, Dysplasie, der Katze 223
—, Entzündung 225
—, Krankheiten beim Vogel 256
Retinitis 225
Retinofotografie 15
Retinopathien
—, nutritiv bedingte 231
—, Taurinmangel 234
—, Vitamin-A-Mangel 231
—, Vitamin-E-Mangel 233
Rima palpebrarum s. Lidspalte
Röntgenstrahlen 43
Rückverlagerung des Bulbus s. Enophthalmus
Rundblickauge 240

S
Saccus conjunctivae s. Bindehautsack
Salmonellose bei Vögeln 248
Sammellinse 10
Scheuen der Pferde 18
Schielen s. Strabismus
Schlemmscher Plexus 181, 185
Schönblindheit s. Amaurosis
Schrankensystem
—, Blut-Kammerwasser 32
—, Hornhaut 28
Schwachsichtigkeit s. Amblyopie
Schwarzer Star s. Amaurosis
Schwermetallverbindungen 39
Sebum palpebrale 50
Seclusio pupillae 172
Sehnerv 217
Sehnervenhypoplasie 219
Sehnervenkopf s. Papilla nervi optici
Sehproben 20
Sehpurpur 218
Sehschärfe 17, 240, 241
Sehvermögen 18, 240
Sekundärglaukom 186
Sinusitis bei Vögeln 244
Sklera
—, Anatomie 154
—, Krankheiten 154
Sklerale Ektasie 154, 223
Sklerouveitis 156
Skotopisches System 217, 221
Spaltlampe 11
Spongium anguli iridocornealis 158
Stäbchen 16, 17, **218**, 239, 240
—, Funktionstest 222

Stäbchen-Zapfen-Dysplasie 222
Staphyloma
— corneae 130, 168
— sclerae 155
Star
—, Grauer s. Cataracta
—, Grüner s. Glaukom
—, Schwarzer s. Amaurosis
Staroperation 200
Stauungspapille 229
Stellungsfehler
— der Lider 56
— der Zellen 55
Stenose des Tränennasenganges 99
Stereoskopie 18
Strabismus 110, 114
— concomitans 115
—, mechanischer 110, 113, 115
—, paralytischer 115
Subluxatio lentis 207
Sulfonamide 38
Symblepharon 75
Sympathikomimetika 34
Synchysis
— bulbi 172
— corporis vitrei 212
— scintillans 214
Synechia
— anterior 168, 172
— posterior 168, 172
Synechiotomie 212

T
Tagblindheit 17, 223
Tapetum 159, 160
—, Hyperreflexion 220
—, Inseln 220
—, Reflexe 229
Tapetumfreier Teil des Fundus 160ff., 240
Tenonsche Kapsel 102
Tension s. Intraokulardruck
Thelaziose 86
Therapie
—, chirurgische 43ff.
—, lokal-medikamentelle 28
—, osmotische 32
—, physikalische 42
—, systemische 32
Thermozirkulation 181, 239
Tonometrie 182, 242
Tränenapparat
—, Anatomie 92
—, Untersuchung 93
Tränen
—, Ersatz, artifiziell 96, 137
—, -nasengang 98
—, -nasenkanal 93
—, pathologisches Träufeln 100

—, Pünktchen 97
—, Röhrchen 93
—, Test 93
Tränendrüse s. Gl. lacrimalis
—, Atrophie 95
—, Hyperplasie 96
Tränenfilm
—, präkornealer 92, 120
Tränensack
—, Empyem 99
—, Entzündung 96
—, Ersatz 99
—, Erweiterung 99
—, Fistel 99
Tränensee 93
Tränenträufeln, pathologisches, s. Epiphora
Transposition des Ductus parotideus 138
Traubenkörner 158, 178
Trepanation nach ELLIOT 190
Trichiasis 55, 64
Tumor
— der Bindehaut 87
— des Bulbus 116
— der Hornhaut 150
— der Lider 66
— der Nickhaut 90
— der Orbita 112
— der Retina 233
— des Sehnerven 233
— der Uvea 233, 251
Tunica
— conjunctivae 73
— fibrosa oculi 154
— nervosa 217
— vasculosa lentis 211
— vasculosa oculi 158
Tylosis 64
Tyndall-Phänomen 171

U
Ulcus corneae 125
— cornealis pseudoscrofulosum 140
— rodens 113
— serpens corneae 126
Ultraschall 43
Untersuchung
—, angiografisch 15
— der Augenfunktion 15, 242
—, elektroretinografisch 15
—, fotografisch
—, Hilfsmittel 10
—, klinisch 9
—, mikrobiologisch 13
—, röntgenologisch 14
—, sonografisch 15
—, zytologisch 14
Untersuchungen des Vogelauges 241
Uvea 158

—, Anatomie 158, 238
—, Untersuchung 159
Uveitis 169ff., 251
— anterior 170
—, granulomatöse 174
—, hämorrhagische 170
—, linseneiweißinduzierte 203
—, nichtfibrinöse 177
— posterior 172
—, rezidivierende 186

V
Vaskularisation
— der Bindehaut 77
— der Hornhaut 124
Verätzung 131
Verletzung
—, Augapfel 105, 249
—, Bindehaut 246
—, Hornhaut 128 ff.
—, Lid
—, Sklera 155
—, Uvea 167
Vitamine 41, 258
Vitamin-A-Mangel
— bei Vögeln 244
Vitrektomie 214
Virustatika 39
Vogelauge
—, Anatomie 327
—, Arzneimittelübersicht 257 ff.
—, Krankheiten 244 ff.
—, Untersuchung 241
Vorderkammer s. Augenkammer
Vorfall des Glaskörpers 203, **214**
Vorverlagerung des Augapfels s. Exophthalmus

W
Waardenburg-Syndrom 167
Wattetest 20
Weideblindheit 81
Wimpern s. Zilien
Winkelblockglaukom 184
Wirkstoffe
—, desinfizierende 32 ff.

X
Xerophthalmie 246
Xerosis
— conjunctivae 76
— corneae 149

Z
Zapfen 16, 17, **218**, 239, 240
Zellen
—, amakrine 16, **217**
—, bipolare 16, **217**
—, Ganglien- 218
—, horizontale 16, **217**
Zilien 50
Zilienektopie 55
Ziliare Gefäßinjektion **77**, 170
Ziliarkörper 158, 238
Zonulolyse 202
Zonula Zinnii 194
Zyklitis 170
Zyklochorioiditis s. Uveitis posterior
Zyklodialyse 186
Zyklodiathermie 191
Zyklokryothermie 191
Zyklopie 105
Zykloplegie 34, 175